MANUAL DE CARDIOLOGIA

Cardiopapers

CARDIOLOGIA

Outros livros de interesse

A Ciência e a Arte de Ler Artigos Científicos – **Braulio Luna Filho**
A Didática Humanista de um Professor de Medicina – **Decourt**
A Neurologia que Todo Médico Deve Saber 2ª ed. – **Nitrini**
A Questão Ética e a Saúde Humana – **Segre**
A Saúde Brasileira Pode Dar Certo – **Lottenberg**
Acessos Vasculares para Quimioterapia e Hemodiálise – **Wolosker**
Antibióticos e Quimioterápicos para o Clínico 2ª ed. – **Walter Tavares**
As Lembranças que não se Apagam – Wilson Luiz **Sanvito**
Artigo Científico - do Desafio à Conquista - Enfoque em Testes e Outros Trabalhos Acadêmicos – **Victoria Secaf**
Atividade Física e Obesidade – **Matsudo**
Atualização em Hipertensão Arterial – Clínica, Diagnóstico e Terapêutica – **Beltrame Ribeiro**
A Vida por um Fio e por Inteiro – Elias **Knobel**
Bases Moleculares das Doenças Cardiovasculares – **Krieger**
Cardiologia Clínica 2ª – Celso **Ferreira** e Rui **Povoa**
Cardiologia Prática – Miguel Antônio **Moretti**
Cardiologia Pediátrica – **Carvalho**
Cardiologia Preventiva - Prevenção Primária e Secundária – **Giannini**
Cardiopatias Congênitas no Recém-nascido 2ª ed. Revisada e Ampliada – **Virgínia Santana**
Cardiopatia Hipertensiva – **Rui Póvoa**
Células-tronco – **Zago**
Células Tronco Nova Perspectiva Terapêutica – **Carvalho Souza**
Chefs do Coração – **Ramires**
Cirurgia Cardiovascular – **Oliveira**
Climatério e Doenças Cardiovasculares na Mulher – **Aldrighi**
Clínicas Brasileiras de Cirurgia – **CBC** (Colégio Brasileiro de Cirurgiões)
Vol. 2/5 - Cirurgia Cardiovascular – **Oliveira**
Clínica Médica: Grandes Temas na Prática – **Milton** de **Arruda** Martins
Coluna: Ponto e Vírgula 7ª ed. – **Goldenberg**
Como Cuidar de seu Coração – Mitsue **Isosaki** e Adriana Lúcia Van-Erven **Ávila**
Como Ter Sucesso na Profissão Médica - Manual de Sobrevivência 4ª ed. – Mário Emmanuel **Novais**
Condutas em Terapia Intensiva Cardiológica – **Knobel**
Condutas no Paciente Grave 3ª ed. (vol. I com CD e vol. II) – **Knobel**
Coração...é emoção – **Knobel**
Coração e Sepse – **Constantino** José Fernandes Junior, Cristiano Freitas de **Souza** e Antonio Carlos **Carvalho**
Cuidados Paliativos – Diretrizes, Humanização e Alívio de Sintomas – **Franklin Santana**
Desfibrilação Precoce - Reforçando a Corrente de Sobrevivência – **Timerman**
Dicionário de Ciências Biológicas e Biomédicas – **Vilela Ferraz**
Dicionário Médico Ilustrado Inglês-Português – **Alves**
Dietoterapia & Avaliação Nutricional – **Isosaki**
Dinâmica Cardiovascular - Do Miócito à Maratona – **Gottschal**
Doença Cardiovascular, Gravidez e Planejamento Familiar – **Andrade e Ávila**
Doença Coronária – **Lopes Palandri**
Dor - Manual para o Clínico – **Jacobsen Teixeira**
Eletrocardiograma – **Cirenza**
Eletrocardiologia Atual 2ª ed. – **Pastore**
Eletrofisiologia Cardíaca na Prática Clínica vol. 3 – **SOBRAC**
Emergências em Cardiopatia Pediátrica – **Lopes e Tanaka**
Endotélio e Doenças Cardiovasculares – **Protásio, Chagas e Laurindo**
Enfermagem em Cardiologia – **Cardoso**
Enfermaria Cardiológica – Ana Paula Quilici, André Moreira Bento, Fátima Gil Ferreira, Luiz Francisco **Cardoso**, Renato Scotti Bagnatori, Rita Simone Lopes Moreira e Sandra Cristine da Silva
Epidemiologia 2ª ed. – **Medronho**
Equilíbrio Ácido-Base e Hidroeletrolítico 3ª ed. – Renato Delascio **Lopes**
Ergometria – Ergoespirometria, Cintilografia e Ecocardiografia de Esforço 2ª ed. – Ricardo **Vivacqua** Cardoso Costa
Falando de Ciência, Contrastes e Poesia – **Antonio Lopes**
Fitoterapia - Bases Científicas e Tecnológicas – **Viana Leite**
Gestão Estratégica de Clínicas e Hospitais – **Adriana Maria** André
Guia de Bolso de UTI – Hélio **Penna Guimarães**
Guia de Consultório - Atendimento e Administração – **Carvalho Argolo**
Hipertensão Arterial na Prática Clínica – **Póvoa**
ICFEN - Insuficiência Cardíaca com Fração de Ejeção Normal – Evandro **Tinoco** Mesquista
Insuficiência Cardíaca – **Lopes Buffolo**
Intervenções Cardiovasculares – **SOLACI**

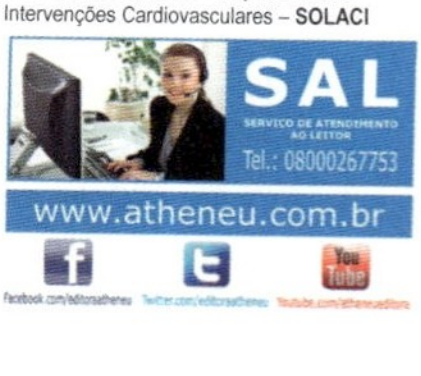

Lesões das Valvas Cardíacas - Diagnóstico e Tratamento – **Meneghelo e Ramos**
Manual de Cardiologia da SOCESP – **SOCESP (Soc. Card. Est. SP)**
Manual de Dietoterapia e Avaliação Nutricional – Serviço de Nutrição e Dietética do Instituto do Coração (HC-FMUSP) – **InCor**
Manual do Clínico para o Médico Residente – **Atala – UNIFESP**
MAPA - Monitorización Ambulatória de la Presión Arterial (edição em espanhol) – **Nobre, Mion e Oigman**
Medicina Intensiva Baseada em Evidência – **Luciano** Cesar Pontes de **Azevedo**
Medicina Nuclear em Cardiologia - Da Metodologia à Clínica – **Thom Smanio**
Medicina: Olhando para o Futuro – **Protásio** Lemos **da Luz**
Medicina, Saúde e Sociedade – **Jatene**
Memórias Agudas e Crônicas de uma UTI – **Knobel**
Monitorização Ambulatorial da Pressão Arterial 4ª ed. – **Nobre, Mion e Oigman**
Nem só de Ciência se Faz a Cura 2ª ed. – **Protásio da Luz**
O Exercício - Preparação Fisiológica, Avaliação Médica, Aspectos Especiais e Preventivos – **Ghorayeb e Turíbio**
O Pós-operatório Imediato em Cirurgia Cardíaca - Guia para Intensivistas, Anestesiologistas e Enfermagem Especializada – **Fortuna**
O que Você Precisa Saber sobre o Sistema Único de Saúde – **APM-SUS**
Os Chefs do Coração – **InCor**
Parada Cardiorrespiratória – **Lopes Guimarães**
Política Públicas de Saúde Interação dos Atores Sociais – **Lopes**
Prescrição de Medicamentos em Enfermaria – **Brandão Neto**
Prevenção das Doenças do Coração - Fatores de Risco – **Soc. Bras. Card. (SBC) – FUNCOR**
Problemas e Soluções em Ecocardiografia Abordagem Prática – José Maria **Del Castillo** e Nathan Herzskowicz
Ecocardiograma na Prática Clínica – Problemas e Soluções – **Del Castillo**
Pronto-socorro Cardiológico – **Chagas e Palandrini**
Psicologia e Cardiologia - Um Desafio que Deu Certo - SOCESP – Ana Lucia **Alves Ribeiro**
Ressuscitação Cardiopulmonar – Hélio **Penna Guimarães**
Riscos e Prevenção da Obesidade – **De Angelis**
Rotinas de Emergência – **Pró-cardíaco**
Rotinas Ilustradas da Unidade Clínica de Emergência do Incor – **Mansur**
Semiologia Cardiovascular – **Tinoco**
Série Clínica Médica - Dislipidemias – **Lopes e Martinez**
Série Clínica Médica Ciência e Arte – **Soc. Bras. Clínica Médica**
Série – Guia de Cardiologia de Bolso – 5 volumes
Vol. 1 – Doença Coronariana e Cardiologia Intervencionista
Vol. 2 – Miocardiopatias e Valvopatias
Vol. 3 – Arritmias
Vol. 4 – Emergências e Terapia Intensiva Cardiológica
Vol. 5 – Fármacos: Classificações, Escores de Risco, Escalas e Cálculos em Cardiologia
Doença Coronária – **Lopes Palandri**
Insuficiência Cardíaca – **Lopes Buffolo**
Série Fisiopatologia Clínica – **Carvalho**
Vol. 3 - Fisiopatologia Respiratória
Série Fisiopatologia Clínica (com CD-ROM) – **Rocha e Silva**
Vol. 1 - Fisiopatologia Cardiovascular – **Rocha e Silva**
Vol. 2 - Fisiopatologia Renal – **Zatz**
Vol. 3 - Fisiopatologia Respiratória – **Carvalho**
Vol. 4 - Fisiopatologia Digestiva – **Laudana**
Vol. 5 - Fisiopatologia Neurológica – **Yasuda**
Série Livros de Cardiologia de Bolso (Coleção Completa 6 vols.) – **Tinoco**
Vol. 1 - Atividade Física em Cardiologia – **Nóbrega**
Vol. 2 - Avaliação do Risco Cirúrgico e Cuidados Perioperatórios – **Martins**
Vol. 3 - Cardiomiopatias: Dilatada e Hipertrófica – **Mady, Arteaga e Ianni**
Vol. 4 - Medicina Nuclear Aplicada à Cardiologia – **Tinoco e Fonseca**
Vol. 5 - Anticoagulação em Cardiologia – **Vilanova**
Vol. 6 - Cardiogeriatria – **Bruno**
Série SOBRAC – vol. 2 – Papel dos Métodos não Invasivos em Arritmias Cardíacas – **Martinelli e Zimerman**
Série SOBRAC – vol. 4 – Terapia de Ressincronização Cardíaca
Série Terapia Intensiva – **Knobel**
Vol. 1 - Pneumologia e Fisioterapia Respiratória 2ª ed.
Vol. 3 - Hemodinâmica
Síndrome Metabólica – **Godoy Matos**
Síndrome Metabólica - Uma Abordagem Multidisciplinar – **Ferreira e Lopes**
Síndromes Hipertensivas na Gravidez – **Zugaib e Kahhale**
Síndromes Isquêmicas Miocárdicas Instáveis – **Nicolau e Marin**
Sociedade de Medicina do Esporte e do Exercício - Manual de Medicina do Esporte: Do Paciente ao Diagnóstico – Antônio Cláudio Lucas da **Nóbrega**
Stent Coronário - Aplicações Clínicas – **Sousa e Sousa**
Tabagismo: Do Diagnóstico à Saúde Pública – **Viegas**
Terapias Avançadas - Células-tronco – **Morales**
Transradial - Diagnóstico e Intervenção Coronária e Extracardíaca 2ª ed. – **Raimundo Furtado**
Tratado de Cardiologia do Exercício e do Esporte – **Ghorayeb**
Tratamento Cirúrgico da Insuficiência Coronária – **Stolf e Jatene**
Um Guia para o Leitor de Artigos Científicos na Área da Saúde – **Marcopito Santos**

MANUAL DE CARDIOLOGIA
Cardiopapers

Editores

Eduardo Cavalcanti Lapa Santos

Especialista em Cardiologia pelo Instituto do Coração do Hospital das Clínicas da Faculdade de Medicina da Universidade de São Paulo (InCor-HCFMUSP) e pela Sociedade Brasileira de Cardiologia (SBC). Especialista em Ecocardiografia pelo Pronto-Socorro Cardiológico de Pernambuco (Procape) e pela SBC. Especialista em Clínica Médica pela Universidade Federal de São Paulo (Unifesp) e pela Sociedade Brasileira de Clínica Médica. Médico-Assistente do Serviço de Ecocardiografia do Hospital das Clínicas da Universidade Federal de Pernambuco (UFPE).

Fernando Côrtes Remisio Figuinha

Especialista em Clínica Médica pelo Hospital das Clínicas da Faculdade de Medicina da Universidade de São Paulo (HCFMUSP). Especialista em Cardiologia pelo Instituto do Coração (InCor) do HCFMUSP e pela Sociedade Brasileira de Cardiologia (SBC).

André Gustavo Santos Lima

Especialista em Clínica Médica pela Universidade Federal de São Paulo (Unifesp). Especialista em Cardiologia pelo Instituto do Coração do Hospital das Clínicas da Faculdade de Medicina da Universidade de São Paulo (InCor-HCFMUSP) e pela Sociedade Brasileira de Cardiologia (SBC). Médico do Departamento de Emergências do InCor-FMUSP. Médico Plantonista do Pronto-Socorro do Hospital do Servidor Público Estadual de São Paulo do Instituto de Assistência Médica ao Servidor Público Estadual (HSPE/IAMSPE). Especialização em Ecocardiografia pelo InCor-HCFMUSP.

Bruna Bernardes Henares

Médica Clínica e Cardiologista do Centro de Acompanhamento da Saúde e Check-Up do Hospital Sírio-Libanês. Residência de Clínica Médica na Irmandade da Santa Casa de Misericórdia de São Paulo (ISCMSP). Residência de Cardiologia no Instituto do Coração do Hospital das Clínicas da Faculdade de Medicina da Universidade de São Paulo (InCor-HCFMUSP). Especialista em Cardiologia pela Sociedade Brasileira de Cardiologia (SBC).

Fábio Mastrocola

Residência em Clínica Médica pelo Hospital das Clínicas da Faculdade de Medicina da Universidade de São Paulo (HCFMUSP). Residência em Cardiologia pelo Instituto do Coração (InCor) do HCFMUSP. Título de Especialista pela Sociedade Brasileira de Cardiologia (SBC). Médico Cardiologista e Preceptor da Residência em Cardiologia do Hospital Universitário Onofre Lopes da Universidade Federal do Rio Grande do Norte (UFRN).

Atheneu

CardioPapers Blog

EDITORA ATHENEU

São Paulo	*Rua Jesuíno Pascoal, 30* *Tel.: (11) 2858-8750* *Fax: (11) 2858-8766* *E-mail: atheneu@atheneu.com.br*
Rio de Janeiro	*Rua Bambina, 74* *Tel.: (21) 3094-1295* *Fax: (21) 3094-1284* *E-mail: atheneu@atheneu.com.br*
Belo Horizonte	*Rua Domingos Vieira, 319, conj. 1.104*

PRODUÇÃO EDITORIAL: *Sandra Regina Santana*

Dados Internacionais de Catalogação na Publicação (CIP)
(Câmara Brasileira do Livro, SP, Brasil)

Manual de cardiologia Cardiopapers / editores Eduardo Cavalcanti Lapa Santos...[et al.] . -- São Paulo : Editora Atheneu, 2013.

Outros editores: Fernando Cortês Remisio Figuinha, André Gustavo Santos Lima, Bruna Bernardes Henares, Fabio Mastrocola.

Bibliografia
ISBN 978-85-388-0424-6

1. Cardiologia 2. Cardiologia - Obras de divulgação 3. Coração - Doenças 4. Coração - Doenças - Diagnóstico 5. Coração - Doenças - Tratamento 6. Medicina preventiva 7. Saúde - Promoção I. Santos, Eduardo Cavalcanti Lapa. II. Figuinha, Fernando Côrtes Remisio. III. Lima, André Gustavo Santos. IV. Henares, Bruna Bernardes. V. Mastrocola, Fabio.

13-09236 CDD-616.12

Índice para catálogo sistemático:

1. Cardiologia : Medicina 616.12

SANTOS, E. C. L.; FIGUINHA, F. C. R.; LIMA; A. G. S.; HENARES, B. B.; MASTROCOLA, F.
Manual de Cardiologia Cardiopapers – 2ª Reimpressão

Colaboradores

Adriana Brentegani

Graduada pela Faculdade de Medicina de Marília (Famema). Especialista em Clínica Médica pelo Hospital das Clínicas da Faculdade de Medicina da Universidade de São Paulo (HCFMUSP). Especialista em Cardiologia pelo Instituto do Coração (InCor) do HCFMUSP. Médica-Residente do Serviço de Ecocardiografia do InCor-HCFMUSP.

Ânderson Silveira Duque

Especialista em Clínica Médica pelo Instituto de Assistência Médica ao Servidor Público Estadual (IAMSPE) de São Paulo. Especialista em Cardiologia pelo Instituto do Coração do Hospital das Clínicas da Faculdade de Medicina da Universidade de São Paulo (InCor-HCFMUSP) e pela Sociedade Brasileira de Cardiologia (SBC). Especialização em Ecocardiografia de Adultos pelo InCor-HCFMUSP. Médico-Intensivista da Unidade de Terapia Intensiva Cardiológica do Hospital Nove de Julho. Médico Preceptor e Coordenador Clínico do Serviço de Emergência do IAMSPE.

Alexandre de Matos Soeiro

Graduação e Residência em Clínica Médica pelo Hospital das Clínicas da Faculdade de Medicina da Universidade de São Paulo (HCFMUSP). Residência em Cardiologia pelo Instituto do Coração (InCor) do HCFMUSP. Título de Especialista em Cardiologia pela Sociedade Brasileira de Cardiologia (SBC). Médico Plantonista do Hospital Israelita Albert Einstein (HIAE). Médico-Assistente da Unidade Clínica de Emergência do InCor-HCFMUSP.

Carlos Alberto Franchin Neto

Especialista em Clínica Médica pela Universidade Federal de São Paulo (Unifesp). Especialista em Cardiologia pelo Instituto do Coração do Hospital das Clínicas da Faculdade de Medicina da Universidade de São Paulo (InCor-HCFMUSP) e pela Sociedade Brasileira de Cardiologia (SBC). Médico Cardiologista do Hospital Sírio-Libanês.

Carlos Henrique Reis Esselin Rassi

Especialista em Clínica Médica e Cardiologia pelo Hospital das Clínicas da Universidade Federal de Goiás (HCUFG). Especialista em Cardiologia pela Sociedade Brasileira de Cardiologia (SBC). Especialista em Tomografia Computadorizada e Ressonância Magnética Cardiovascular pelo Instituto do Coração do Hospital das Clínicas da Faculdade de Medicina da Universidade de São Paulo (InCor-HCFMUSP).

Conrado Lelis Ceccon

Especialista em Clínica Médica pelo Hospital do Servidor Público Estadual do Instituto de Assistência Médica ao Servidor Público Estadual (HSPE/IAMSPE). Especialista em Cardiologia pelo Instituto do Coração do Hospital das Clínicas da Faculdade de Medicina da Universidade de São Paulo (InCor-HCFMUSP) e pela Sociedade Brasileira de Cardiologia (SBC). Especialização em Ecocardiografia pelo InCor-HCFMUSP. Médico do Departamento de Emergências do HSPE/IAMSPE.

Cristiano Guedes Bezerra

Médico da Unidade de Terapia Intensiva do Instituto do Coração do Hospital das Clínicas da Faculdade de Medicina da Universidade de São Paulo (InCor/HC-FMUSP). Especialista em Cardiologia pela Sociedade Brasileira de Cardiologia (SBC). Residência médica em Cardiologia no InCor/HC-FMUSP. Residência em Clínica Médica na Escola Paulista de Medicina da Universidade Federal de São Paulo (Unifesp/EPM).

Daniel Castanho Genta Pereira

Residência em Clínica Médica pela Irmandade da Santa Casa de Misericórdia de São Paulo (ISCMSP). Residência em Cardiologia pelo Instituto do Coração do Hospital das Clínicas da Faculdade de Medicina da Universidade de São Paulo (InCor-HCFMUSP). Especialista em Cardiologia pela Sociedade Brasileira de Cardiologia (SBC). Especialização em Ecocardiografia pelo InCor-HCFMUSP.

Danielle Menosi Gualandro

Doutora em Cardiologia pela Faculdade de Medicina da Universidade de São Paulo (FMUSP). Médica-Assistente da Unidade Clínica de Medicina Interdisciplinar em Cardiologia do Instituto do Coração (InCor) do Hospital das Clínicas da FMUSP.

Denise Tessariol Hachul

Doutora em Cardiologia pela Faculdade de Medicina da Universidade de São Paulo (FMUSP). Médica-Assistente da Unidade de Arritmia e Marcapasso do Instituto do Coração (InCor) da FMUSP.

Dirceu Thiago Pessoa de Melo

Pós-Graduando do Programa de Doutorado em Cardiologia do Instituto do Coração do Hospital das Clínicas da Faculdade de Medicina da Universidade de São Paulo (InCor-HCFMUSP). Especialista em Clínica Médica pela Universidade Estadual de Campinas (Unicamp). Especialista em Cardiologia pelo InCor-HCFMUSP e pela Sociedade Brasileira de Cardiologia (SBC). Médico Diarista da Unidade de Terapia Intensiva Cardiológica do Hospital do Coração de Campinas.

Edmundo Arteaga

Professor Livre-Docente pela Faculdade de Medicina da Universidade de São Paulo (FMUSP). Médico-Assistente da Unidade Clínica de Miocardiopatias do Instituto do Coração (InCor) do Hospital das Clínicas da FMUSP.

Eduardo Alberto de Castro Roque

Especialista em Clínica Médica pela Universidade Federal de São Paulo (Unifesp). Especialista em Cardiologia pelo Instituto do Coração do Hospital das Clínicas da Faculdade de Medicina da Universidade de São Paulo (InCor-HCFMUSP).

Eduarto Osawa

Médico-Assistente da UTI Cirúrgica do Instituto do Coração do Hospital das Clínicas da Faculdade de Medicina da Universidade de São Paulo (InCor-HCFMUSP).

Fernando Ramos de Mattos

Residência em Clínica Médica pelo Hospital das Clínicas da Faculdade de Medicina da Universidade de São Paulo (HCFMUSP). Residência em Cardiologia pelo Instituto do Coração (InCor) do HCFMUSP. Médico Pesquisador Colaborador da Unidade de Aterosclerose do InCor do HCFMUSP.

Germano Emílio Conceição Souza

Doutor em Cardiologia pela Faculdade de Medicina da Universidade de São Paulo (FMUSP). Professor Convidado de Disciplinas de Graduação (Propedêutica, Clínica Médica e Pronto-Socorro em Cardiologia) e Pós-Graduação (Doutorado) da FMUSP. Médico-Assistente da Unidade de Insuficiência Cardíaca e Transplante do Instituto do Coração (InCor) do Hospital das Clínicas da FMUSP. Coordenador da Liga de Insuficiência Cardíaca da FMUSP. Associado Delegado Eleito da Sociedade Brasileira de Cardiologia (SBC), Biênio 2014-2015.

Fábio Augusto Pinton

Especialista em Hemodinâmica e Cardiologia Intervencionista pelo Instituto do Coração do Hospital das Clínicas da Faculdade de Medicina da Universidade de São Paulo (InCor-HCFMUSP) e pela Sociedade Brasileira de Hemodinâmica e Cardiologia Intervencionista. Especialista em Cardiologia pelo InCor-HCFMUSP e pela Sociedade Brasileira de Cardiologia (SBC). Especialista em Clínica Médica pela Faculdade de Medicina de São José do Rio Preto (Famerp). Médico-Assistente do Serviço de Hemodinâmica e Cardiologia Intervencionista da Irmandade da Santa Casa de Misericórdia de São Paulo (ISCMSP).

Fábio Figueirêdo Costa

Especialista em Clínica Médica pela Universidade Federal de São Paulo (Unifesp). Especialista em Cardiologia pelo Instituto do Coração do Hospital das Clínicas da Faculdade de Medicina da Universidade de São Paulo (InCor-HCFMUSP) e pela Sociedade Brasileira de Cardiologia (SBC).

Fabrício Sanchez Bergamin

Doutorando em Cardiologia pela Faculdade de Medicina da Universidade de São Paulo (FMUSP). Especialista em Cardiologia pelo Instituto do Coração (InCor) do Hospital das Clínicas da FMUSP. Médico-Assistente da Unidade de Terapia Intensiva do Instituto do Câncer do Estado de São Paulo (ICESP) do Hospital das Clínicas da FMUSP.

Francisca Yane Bulcão de Macêdo

Especialista em Clínica Médica pela Universidade Estadual de Campinas (Unicamp). Especialista em Cardiologia pelo Instituto do Coração do Hospital das Clínicas da Faculdade de Medicina da Universidade de São Paulo (InCor-HCFMUSP) e pela Sociedade Brasileira de Cardiologia (SBC). Especialização em Ecocardiografia pelo InCor-HCFMUSP.

Francisco Carlos da Costa Darrieux

Doutor em Cardiologia pela Faculdade de Medicina da Universidade de São Paulo (FMUSP). Médico-Assistente da Unidade de Arritmia e Marca-Passo do Instituto do Coração (InCor) da FMUSP.

Louanne Tajra Melo Mendes

Especialista em Cardiologia pelo Instituto do Coração do Hospital das Clínicas da Faculdade de Medicina da Universidade de São Paulo (InCor-HCFMUSP). Especialista em Métodos Gráficos pelo InCor-HCFMUSP.

Luciano Moreira Baracioli

Médico-Assistente da Unidade Clínica de Coronariopatia Aguda do Instituto do Coração do Hospital das Clínicas da Faculdade de Medicina da Universidade de São Paulo (InCor-HCFMUSP). Doutor em Cardiologia pela FMUSP.

Luis Henrique Wolff Gowdak

Doutor em Cardiologia pela Faculdade de Medicina da Universidade de São Paulo (FMUSP). Médico-Assistente do Laboratório de Genética e Cardiologia Molecular e da Unidade Clínica de Coronariopatia Crônica do Instituto do Coração do Hospital das Clínicas da Faculdade de Medicina da Universidade de São Paulo (InCor-HCFMUSP). *Ex-fellow* do Laboratory of Cardiovascular Science, Gerontology Research Center, National Institute on Aging, National Institute of Health, Baltimore (EUA).

Luiz Aparecido Bortolotto

Diretor da Unidade de Hipertensão do Instituto do Coração do Hospital das Clínicas da Faculdade de Medicina da Universidade de São Paulo (InCor-HCFMUSP). Professor Livre-Docente do Departamento de Cardiopneumologia da FMUSP.

Luiz Eduardo Mastrocola

Doutor em Ciências pela Faculdade de Medicina da Universidade de São Paulo (FMUSP), Área de Concentração em Cardiologia. Vice-Presidente do Departamento de Imagem Cardiovascular da Sociedade Brasileira de Cardiologia (SBC), Área de Cardiologia Nuclear. Diretor do Serviço de Reabilitação Cardiovascular do Instituto Dante Pazzanese de Cardiologia (IDPC). Coordenador do Serviço de Medicina Nuclear do Hospital do Coração (HCor).

Marco Túlio Hercos Juliano

Especialista em Clínica Médica pelo Ministério da Educação (MEC), com Residência em Clínica Médica no Hospital do Servidor Público Estadual do Instituto de Assistência Médica ao Servidor Público Estadual (HSPE/IAMSPE). Título de Especialista em Cardiologia pela Sociedade Brasileira de Cardiologia (SBC), com Residência em Cardiologia no Instituto Dante Pazzanese de Cardiologia (IDPC). Especialista em Estimulação Cardíaca Artificial pelo Instituto do Coração do Hospital das Clínicas da Faculdade de Medicina da Universidade de São Paulo (InCor-HCFMUSP). Membro Habilitado do Departamento de Estimulação Cardíaca Artificial (DECA) da Sociedade Brasileira de Cirurgia Cardiovascular (SBCCV). Cardiologista e Arritmologista do UDI Hospital e do Hospital Dr. Carlos Macieira em São Luís, MA.

Maria Carolina Feres de Almeida

Especialista em Cardiologia pelo Instituto do Coração do Hospital das Clínicas da Faculdade de Medicina da Universidade de São Paulo (InCor-HCFMUSP) e pela Sociedade Brasileira de Cardiologia (SBC). Especialização em Ecocardiografia pelo InCor-HCFMUSP e pela SBC.

Martina Battistini Pinheiro

Especialista em Arritmia pela Sociedade Brasileira de Arritmias Cardíacas (Sobrac). Especialista em Cardiologia pela Sociedade Brasileira de Cardiologia (SBC).

Murillo de Oliveira Antunes

Especialista em Cardiologia pelo Instituto do Coração do Hospital das Clínicas da Faculdade de Medicina da Universidade de São Paulo (InCor-HCFMUSP). Professor da Faculdade de Medicina da Universidade São Francisco.

Philipe Rachas Saccab

Especialista em Cardiologia pelo Instituto do Coração do Hospital das Clínicas da Faculdade de Medicina da Universidade de São Paulo (InCor-HCFMUSP) e pela Sociedade Brasileira de Cardiologia (SBC). Médico-Assistente do Serviço de Cardiologia da Irmandade da Santa Casa da Misericórdia de Santos. Professor Voluntário da Disciplina de Cardiologia da Universidade Metropolitana de Santos (Unimes).

Roberto Nery Dantas Júnior

Especialista em Clínica Médica pela Universidade de Pernambuco (UPE). Especialista em Cardiologia pelo Instituto do Coração do Hospital das Clínicas da Faculdade de Medicina da Universidade de São Paulo (InCor-HCFMUSP) e pela Sociedade Brasileira de Cardiologia (SBC). Especialização em Imagem Cardiovascular (Tomografia Computadorizada e Ressonância Magnética) pelo Instituto de Radiologia (InRad) do HCFMUSP. Membro das Equipes de Imagem Cardiovascular dos Hospitais Sírio-Libanês e Bandeirantes, em São Paulo. Cardiologista do Hospital TotalCor, em São Paulo.

Ruth Carolina Lima

Médica-Assistente do Serviço de Emergência do Instituto do Coração do Hospital das Clínicas da Faculdade de Medicina da Universidade de São Paulo (InCor-HCFMUSP). Médica-Residente do Serviço de Ecocardiografia do InCor-HCFMUSP. Especialista em Cardiologia pela Sociedade Brasileira de Cardiologia (SBC) e pelo InCor-HCFMUSP. Residência em Clínica Médica pela Irmandade da Santa Casa de Misericórdia de São Paulo (ISCMSP).

Sílvia Ost

Especialista em Cardiologia pelo Instituto do Coração do Hospital das Clínicas da Faculdade de Medicina da Universidade de São Paulo (InCor-HCFMUSP) e pela Sociedade Brasileira de Cardiologia (SBC).

Especialista em Clínica Médica pela Universidade Federal do Espírito Santo (UFES).

Tarso Augusto Duenhas Accorsi

Médico-Assistente da Unidade Clínica de Valvopatias do Instituto do Coração do Hospital das Clínicas da Faculdade de Medicina da Universidade de São Paulo (InCor-HCFMUSP).

Thiago Midlej Brito

Especialista em Cardiologia pela Sociedade Brasileira de Cardiologia (SBC). Pós-Graduando da Unidade de Hipertensão do Instituto do Coração do Hospital das Clínicas da Faculdade de Medicina da Universidade de São Paulo (InCor-HCFMUSP).

Thiago Arthur de Oliveira Machado

Graduação e Residência em Clínica Médica pelo Hospital das Clínicas da Faculdade de Medicina da Universidade de São Paulo (HCFMUSP). Residência em Cardiologia pelo Instituto do Coração (InCor) do HCFMUSP. Título de Especialista em Cardiologia pela Sociedade Brasileira de Cardiologia (SBC). Instrutor de Suporte Avançado de Vida (ACLS). Médico Plantonista do Hospital Israelita Albert Einstein (HIAE).

Introdução

A Cardiologia é atualmente uma das especialidades clínicas com o maior volume de artigos científicos e diretrizes publicados. Isso faz com que seja difícil manter-se atualizado nessa especialidade. Com o intuito de facilitar essa árdua tarefa, decidimos criar, no final de 2010, um *site* com o objetivo de trazer, semanalmente, o resumo das principais publicações da área associado a dicas práticas. Surgiu, então, o *blog Cardiopapers*.

Ao longo do tempo, vimos a necessidade de complementar as informações contidas no *site* com um material impresso que abordasse os temas primordiais da Cardiologia. O objetivo era que essa publicação fosse prática e concisa, focada principalmente em rotinas de diagnóstico e tratamento à beira do leito.

Com o apoio da Editora Atheneu e contando com a ajuda de renomados médicos formados em Cardiologia no Instituto do Coração do Hospital das Clínicas da Faculdade de Medicina da Universidade de São Paulo (InCor/HC-FMUSP), conseguimos elaborar o presente *Manual de Cardiologia Cardiopapers*. Nos 70 capítulos que compõem este Manual, revisamos os tópicos mais importantes da Cardiologia moderna. Os temas foram selecionados por áreas de abrangência, sendo abordados por autores com experiência prática no assunto. Sempre que possível, resumimos, em um fluxograma, os pontos principais do capítulo para facilitar a interpretação do conteúdo.

Um diferencial deste manual é o de conter vários exemplos de prescrição ao final da maioria dos capítulos. Nesse contexto, tentamos mostrar como conduzir pacientes com a doença em discussão, colocando em prática os conceitos explorados no capítulo, como ajuste de doses das medicações de acordo com a idade e função renal, a avaliação de contraindicações a determinados fármacos e as orientações de natureza dietética.Ressaltamos que tais exemplos devem servir apenas como orientações gerais, devendo sempre prevalecer o raciocínio clínico individualizado.

Os vários assuntos apresentados nesta publicação são discutidos de forma breve, com o intuito de manter uma leitura ágil. Muitos desses temas são detalhados de maneira mais completa em nosso *site*. Desse modo, o *Manual de Cardiologia Cardiopapers* e o *site cardiopapers.com.br* devem ser utilizados como fontes complementares de informação. O primeiro traz a praticidade de um livro impresso, de fácil portabilidade para consulta em ambientes de ambulatório, enfermaria, emergência ou unidade de terapia intensiva, e o segundo proporciona a insubstituível capacidade de atualização rotineira.

Eduardo Lapa, Fernando Figuinha e André Lima
Editores do *site* cardiopapers

Sumário

Arritmia

Aorta

Coronariopatia

Exame Físico

Insuficiência Cardíaca

Hipertensão Arterial

Métodos Complementares

Miocardiopatias

Miscelânia

Pericardiopatias

Perioperatório

Prevenção

Terapia Intensiva

Válvula

Apêndice

Arritmia

1

Fibrilação Atrial e *Flutter*

Martina Battistini Pinheiro
Francisco Carlos da Costa Darrieux

INTRODUÇÃO

- A fibrilação atrial (FA) ocorre em 1% a 2% da população em geral.
- A FA e o *flutter* aumentam em cinco vezes o risco de acidente vascular cerebral (AVC), que pode causar grande morbidade, sendo muitas vezes incapacitante.
- Um terço dos pacientes é assintomático.
- A prevalência aumenta com a idade – ocorre em 5% a 15% dos pacientes acima dos 80 anos.
- A FA aumenta a mortalidade, as hospitalizações e os eventos tromboembólicos e reduz a qualidade de vida, a capacidade de exercício, podendo diminuir, também, a fração de ejeção do ventrículo esquerdo (FEVE).

MECANISMOS

- Qualquer doença cardíaca pode levar a um remodelamento atrial e, consequentemente, proliferação e diferenciação de fibroblastos e aumento do tecido conjuntivo.
- Esse remodelamento leva à condução elétrica heterogênea, o que facilita e perpetua a FA e o *flutter*.
- Ambos requerem um gatilho (geralmente uma extrassístole supraventricular) e um substrato (veias pulmonares, istmo cavo-tricuspídeo).
- O *flutter* pode ocorrer no sentido anti-horário (desce pela *crista terminalis*, passa pelo istmo cavo-tricuspídeo e sobe pelo septo interatrial) ou horário.

DIAGNÓSTICO

- Eletrocardiograma:
    - ◊ FA: caracteriza-se por ausência de onda P e RR irregular. Tem frequência variável.

- ◊ *Flutter*: caracteriza-se por ondas F em serrote, podendo ter RR regular (mais frequente) ou irregular. O *flutter* clássico ou comum tem F negativa em D2, D3 e aVF e o incomum, ondas F positivas nessas derivações. Em geral, a frequência atrial é em torno de 300 bpm, e a ventricular depende do bloqueio do nó atrioventricular (BAV).
- ◊ Para diferenciar *flutter* de taquicardia atrial, deve-se levar em conta a frequência atrial, que, no *flutter*, está entre 240 e 440 bpm, enquanto na taquicardia atrial raramente ultrapassa 240 bpm. Além disso, no *flutter* não é possível ver linha isoelétrica entre os QRS, diferentemente da taquicardia atrial.

- Ambos podem ser:
  - ◊ Agudos: quando iniciaram há menos de 48 horas.
  - ◊ Crônicos: quando iniciaram há mais de 48 horas. São considerados persistentes se início há mais de sete dias.
- A FA pode ser classificada em:
  - ◊ FA episódio único: um único episódio registrado.
  - ◊ FA paroxística: episódio de FA com término espontâneo geralmente em 48 horas.
  - ◊ FA persistente: dura mais que sete dias e requer cardioversão elétrica (CVE) para sua reversão. Pode ser de curta (menos de um ano) ou de longa duração (mais de um ano).
  - ◊ FA permanente: quando não mais proposta reversão para ritmo sinusal.

AVALIAÇÃO INICIAL

- Anamnese: questionar sobre sintomatologia, início da arritmia, sintomas concomitantes, antecedentes pessoais, uso de medicações e tratamentos já realizados.
- Na FA, há uma classificação relacionada à sintomatologia, chamada escore EHRA:

Escore EHRA (*European Heart Rhythm Association*)
EHRA I: sem sintomas.
EHRA II: poucos sintomas que não afetam as atividades diárias.
EHRA III: sintomas frequentes que afetam, mas não impedem as atividades diárias.
EHRA IV: sintomas limitantes.

- Exame físico: avaliar sinais de cardiopatia estrutural e de descompensação clínica. É importante avaliar frequência cardíaca (FC) e PA.

Exames complementares
– Eletrocardiograma (ECG): avaliar sinais de cardiopatia estrutural – Exames laboratoriais: avaliar perfil tireoidiano, presença de anemia, presença de *diabetes mellitus*, função renal e eletrólitos. – Ecocardiograma: para avaliação de tamanho do átrio esquerdo, doenças cardíacas estruturais e FEVE. – Holter de 24 horas: para avaliar controle de frequência cardíaca (casos de FA permanente) ou resposta terapêutica (densidade de extrassístoles atriais, taquicardias atriais não sustentadas etc.).

TRATAMENTO AMBULATORIAL

- Os alvos do tratamento são a redução dos sintomas e prevenção de complicações.

1. Manejo antitrombótico

- Conforme as diretrizes, em todos os pacientes com FA, independentemente se paroxística, persistente ou permanente, devem ser avaliados riscos e benefícios da anticoagulação. Para isso, foram criados os escores de CHADS2 e CHA-2DS2VASc, para indicação de anticoagulação, e o HAS-BLED, para avaliar contraindicações à anticoagulação.
- Lembrar que os escores de CHADS2 e CHA2DS2VASc não servem para pacientes com doença valvar ou miocárdio não compactado, pois esses apresentam alto risco de evento tromboembólico e devem ser anticoagulados sempre.
- No CHA2DS2VASc, poucos são os pacientes com escore 0, e um maior número de pacientes acaba por ser anticoagulado, porém esse escore discrimina melhor os pacientes de alto risco.

Escore CHADS2		
C	Insuficiência cardíaca	1 ponto
H	Hipertensão arterial	1 ponto
A	Idade ≥ 75 anos	1 ponto
D	*Diabetes mellitus*	1 ponto
S	AVC	2 pontos

- Nos casos de CHADS2 igual a 1, considerar o CHA2DS2VASc.

Escore CHA2DS2VASc		
C	Insuficiência cardíaca	1 ponto
H	Hipertensão arterial	1 ponto
A	Idade ≥ 75 anos	2 pontos
D	*Diabetes mellitus*	1 ponto
S	AVC	2 pontos
V	Doença vascular	1 ponto
A	Idade entre 65 e 74 anos	1 ponto
S	Sexo feminino	1 ponto

- Pacientes com 0 ponto têm baixo risco de eventos tromboembólicos, portanto não necessitam receber medicações antitrombóticas.
- Pacientes com 1 ponto (no CHADS2) têm moderado risco, portanto podem ser tanto anticoagulados com varfarina ou antiagregados com ácido acetilsalicílico (AAS). Considerar o escore CHA2DS2VASc nesses casos. Se escore CHADS2 ≥ 2, indicar anticoagulação oral.
- Pacientes com 2 ou mais pontos pelo escore CHA2DS2VASc têm alto risco, portanto devem ser anticoagulados, exceto se houver alguma contraindicação.

Escore HASBLED		
H	Hipertensão arterial	1 ponto
A	Alteração hepática ou renal	1 ponto cada
S	AVC	1 ponto
B	Sangramento prévio	1 ponto
L	Labilidade de índice internacional normalizado (INR)	1 ponto
E	Idade ≥ 65 anos	1 ponto
D	Drogas que interfiram na varfarina ou uso de álcool	1 ponto cada

Considera-se hipertensão arterial se pressão arterial sistólica (PAS) ≥ 160 mmHg; alteração renal se insuficiência renal crônica (IRC) dialítica, transplante renal ou Cr ≥ 2,6 mg/dl; alteração hepática se doença hepática crônica como cirrose, elevação de bilirrubinas acima de 2x normal, transaminase glutâmico oxalacética (TGO) ou transaminase glutâmica pirúvica (TGP) acima de 3x normal; labilidade de INR se valor instável, alto ou com pouco tempo em níveis terapêuticos (< 60%); exemplos de drogas que interferem na varfarina: antiplaquetários, anti-inflamatórios não esteroides (AINEs).

- A anticoagulação deve ser repensada em pacientes com 3 ou mais pontos e, se optado por manter anticoagulação, eles devem ser acompanhados mais regularmente e manter valores de RNI entre 2,0 e 2,5. Nos pacientes com contraindicação a anticoagulação, outra opção seria a oclusão do apêndice atrial esquerdo, porém ainda são necessários mais estudos para comprovar o real benéfico desta terapêutica.

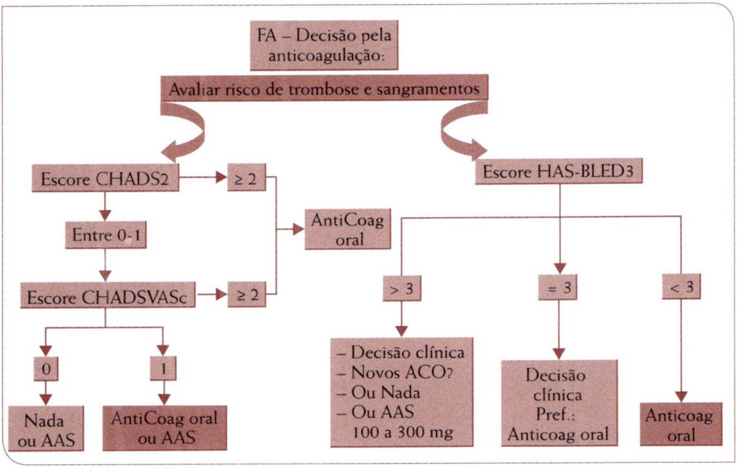

Pref.: preferencialmente; AntiCoag oral: anticoagulação oral; ACO: anticoagulantes orais.

Aspirina

- Dose para FA: 100 a 300 mg via oral (VO) ao dia.
- Contraindicações: alergia comprovada, sangramento digestivo ativo.

Varfarina

- Dose de acordo com INR (manter entre 2-3).
- Iniciar com doses menores em idosos e pacientes em uso de amiodarona.
- Contraindicações: gravidez; pacientes com tendências hemorrágicas ou discrasias sanguíneas; úlceras gastrointestinais ou sangramento gastrintestinal, respiratório, geniturinário, hemorragia cerebrovascular, aneurisma cerebral, dissecção da aorta, pericardite e efusões pericárdicas, cirurgia recente ou programada do sistema nervoso central (SNC), ocular ou qualquer cirurgia traumática que requer grandes superfícies abertas.

Dabigatran
– Inibidor direto de trombina. – Não há exame para controle. – Dose de 150 mg, de 12/12h, na maioria dos pacientes, e de 110 mg, de 12/12h, para pacientes maiores de 80 anos, com IRC (*clearance* de creatinina (ClCr) entre 30 e 50 ml/min) e em uso de amiodarona. – Contraindicações: valvopatia; insuficiência renal grave (ClCr < 30 ml/min); hemorragia ativa clinicamente significativa; lesões orgânicas com risco de hemorragia; alteração espontânea ou farmacológica da hemóstase; doença em tratamento concomitante com cetoconazol sistêmico, ciclosporina, itraconazol e tacrolimus.

Rivaroxaban
– Inibidor do fator de coagulação Xa. – Não há exame para controle. – Dose de 20 mg/d. – Contraindicações: valvopatia; hemorragias ativas clinicamente, doenças hepáticas associadas à coagulopatia e a risco de hemorragia.

2. Controle da frequência

- Na FA, os estudos não mostram benefício em termos de mortalidade entre controle de ritmo e controle da FC.
- A nova recomendação, oriunda de dados do RATE II, é que o controle de FC rigoroso (FC < 80 bpm em repouso ou < 110 bpm após teste de caminhada de 6 minutos) não adiciona benefício ao controle mais tolerante (FC < 110 bpm) em portadores de FA com função de VE estável (FEVE: > 0,4) e sem sintomas ou naqueles com sintomas toleráveis. Manter controle rigoroso tornou-se classe III.
- Medicações que podem ser usadas:

Betabloqueadores
– Propranolol 80 a 240 mg/dia; ou – Atenolol 25 a 100 mg/dia; ou – Metoprolol 25 a 200 mg/dia. – Contraindicações: BAV de segundo ou terceiro grau, hipotensão, bradicardia, bloqueio sinoatrial, insuficiência cardíaca, insuficiência ventricular esquerda, asma e doença pulmonar obstrutiva crônica.

Bloqueadores do canal de cálcio
– Verapamil 360 a 480 mg/dia; ou – Diltiazem 120 a 360 mg/dia. – Contraindicações: BAV de segundo ou terceiro grau, hipotensão, bradicardia, bloqueio sinoatrial, insuficiência cardíaca e insuficiência ventricular esquerda.

Digoxina
– Dose de 0,125 a 0,5 mg ao dia. – Contraindicações: bloqueio cardíaco completo intermitente ou bloqueio atrioventricular de segundo grau, arritmias causadas por intoxicação por glicosídeos cardíacos.

Amiodarona
– Somente em casos refratários ou com cardiopatia estrutural. – Amiodarona 200 a 600 mg/dia. – Contraindicações: BAV de segundo ou terceiro grau, bradicardia, bloqueio sinoatrial, gravidez, lactação.

Ablação
– Em casos refratários, pode-se optar por ablação do nó atrioventricular e implante de marca-passo definitivo.

3. Controle do ritmo

- Deve ser usado antiarrítmico para manutenção do ritmo.
- Melhores resultados em pacientes sem cardiopatia estrutural, com átrio esquerdo menor que 50 mm e com FA de início mais recente.
- O *flutter* é mais refratário que a FA aos antiarrítmicos, portanto a CVE é o tratamento de escolha

Betabloqueadores
– Efeito modesto no controle do ritmo. – Propranolol 80 a 240 mg/dia; ou – Atenolol 25 a 100 mg/dia; ou – Metoprolol 25 a 200 mg/dia. – Contraindicações: BAV de segundo ou terceiro grau, hipotensão, bradicardia, bloqueio sinoatrial, insuficiência cardíaca, insuficiência ventricular esquerda, asma e doença pulmonar obstrutiva crônica.

Propafenona
– É a droga de escolha para FA sem cardiopatia ou hipertensão arterial sistêmica (HAS) sem hipertrofia ventricular esquerda (HVE). – Dose: 300 a 900 mg/dia, fracionada em duas ou três doses. – Contraindicações: insuficiência cardíaca manifesta, choque cardiogênico, bradicardia acentuada, transtornos preexistentes de alto grau das conduções sinoatrial, atrioventricular e intraventricular, síndrome do nódulo sinusal, doença pulmonar obstrutiva grave, miastenia grave.

Amiodarona
– Amiodarona 200 a 600 mg/dia. – Contraindicações: BAV de segundo ou terceiro grau, bradicardia, bloqueio sinoatrial, gravidez, lactação.

Cardioversão elétrica (CVE)
– Monitorização de PA, ECG e oximetria. – Fonte de O_2. – Heparina não fracionada, EV, 60 a 70 U/kg, máximo de 4.000 U. – Sedação com propofol 0,5 mg/kg em pacientes sem cardiopatia estrutural (pelo risco de hipotensão e dromotropismo negativo) ou etomidato 0,2 a 0,3 mg/kg em pacientes com cardiopatia. – Realizar CVE sincronizada com choque inicial de 50 J para *flutter* e 100 J bifásico ou 200 J monofásico para FA. – Caso não ocorra reversão para ritmo sinusal, choques com cargas maiores, até 360 J, devem ser tentados. – Em casos refratários, também pode ser usada amiodarona, EV, para ajudar no resultado final: – Dose de ataque de 150 a 300 mg, podendo-se repetir mais 150 mg após 15 minutos. – Dose de manutenção de 1 mg/min por 6 horas, seguida de 0,5 mg/min por 18 horas. – Dose máxima de 2,2 g em 24 horas. – Manter anticoagulação após reversão.

Ablação
– Considerar em pacientes que persistem sintomáticos apesar do tratamento medicamentoso otimizado, principalmente se a FA for paroxística. – Há 60% de recorrência da FA em três anos no primeiro procedimento. – Melhores resultados no *flutter*. – Deve ser feita anticoagulação por pelo menos três meses após o procedimento – avaliar risco de tromboembolismo para manter ou não anticoagulação.

- A escolha do antiarrítmico:

Doença cardíaca	Primeria escolha	Segunda escolha	Terapia adjuvante
Doença mínima ou ausente	Propafenona/Sotalol	Amiodarona	IECA, BRA, estatina ou betabloqueador S/N
HAS sem HVE	Propafenona/Sotalol	Amiodarona	IECA, BRA, estatina ou betabloqueador S/N
HAS com HVE	Amiodarona	Não há	IECA, BRA, estatina ou betabloqueador S/N
DAC	Sotalol	Amiodarona	IECA, BRA, estatina ou betabloqueador S/N
ICC	Amiodarona	Não há	IECA, BRA, estatina ou betabloqueador S/N

Adaptado de European Heart Journal Journal. 2012;33:2719-47. Doi:10.1093/eurheartj/ehs253.

- A dronedarona surgiu como uma possível droga para substituir a amiodarona por não apresentar iodo em sua fórmula e não causar tantos efeitos colaterais, porém demonstrou maior mortalidade quando comparada à amiodarona em pacientes em classe funcional (CF) IV ou com insuficiência cardíaca (IC) descompensada e ocorreram muitos relatos de hepatotoxicidade com a droga.

TRATAMENTO NA EMERGÊNCIA

1. Pacientes instáveis

- Em pacientes com *flutter* ou FA instáveis, deve ser feita a cardioversão elétrica.
- Instabilidade hemodinâmica é indicada por dispneia, dor torácica, hipotensão, rebaixamento do nível de consciência e síncope.

2. Pacientes estáveis

- Em pacientes estáveis, pode ser tentado o controle da FC ou reversão para ritmo sinusal.
- Oitenta por cento dos pacientes com FA somente com controle da frequência revertem para ritmo sinusal em 48 horas.
- Se paciente em FA ou *flutter* por mais de 48 horas, deve-se realizar ecocardiograma transesofágico para avaliar presença de trombos ou iniciar anticoagulação por três semanas previamente à cardioversão, tendo o paciente três exames de INR na faixa terapêutica (entre 2,0 e 3,0).
- Em caso de opção por controle da frequência, pode-se usar:

Verapamil
– Dose inicial de 5 mg em 15 minutos. – Pode-se repetir até a dose máxima de 30 mg. – Contraindicações: BAV de segundo ou terceiro grau, hipotensão, bradicardia, bloqueio sinoatrial, FA complicando Wolf-Parkinson-White, insuficiência cardíaca e insuficiência ventricular esquerda.

Diltiazem
– Dose inicial de 15 a 20 mg (0,25mg/kg), EV, em 2 minutos. – Pode-se repetir 20 a 25 mg após 15 minutos da primeira dose. – Contraindicações: BAV de segundo ou terceiro grau, hipotensão, bradicardia, bloqueio sinoatrial, FA complicando Wolf-Parkinson-White, insuficiência cardíaca e insuficiência ventricular esquerda.

Metoprolol
– Dose inicial de 5 mg. – Podem ser repetidas mais duas doses de 5 mg cada uma (dose máxima: 15 mg). – Contraindicações: BAV de segundo ou terceiro grau, hipotensão, bradicardia, bloqueio sinoatrial, FA complicando Wolf-Parkinson-White, insuficiência cardíaca, insuficiência ventricular esquerda, asma e doença pulmonar obstrutiva crônica.

Cedilanide
– Dose com 1 a 4 ampolas (0,4 a 1,6 mg) ao dia, EV, em bólus. – Contraindicações: bloqueio AV completo e bloqueio AV de segundo grau (especialmente 2:1), parada sinusal, bradicardia sinusal excessiva.

Amiodarona
– Dose de ataque de 150 a 300 mg, podendo-se repetir mais 150 mg após 15 minutos. – Dose de manutenção de 1 mg/min por 6 horas, seguida de 0,5 mg/min por 18 horas. – Dose máxima de 2,2 g em 24 horas. – Pode acabar por reverter para ritmo sinusal. – Contraindicações: BAV de segundo ou terceiro grau, bradicardia, bloqueio sinoatrial, gravidez, lactação.

- Caso seja optado por controle de ritmo, pode-se usar:

Propafenona
– Dose: 2 mg/kg, EV, em 10 minutos, ou 450 a 600 mg, VO (*pill in the pocket* após sucesso em casos selecionados). – Geralmente é recomendado a administração de betabloqueador ou de antagonista de canais de cálcio (verapamil ou diltiazem) 30 minutos antes da administração da propafenona. Tal conduta tem o objetivo de prevenir resposta ventricular elevada em caso de reversão de FA para *flutter*. – Eficácia limitada no *flutter*. – Contraindicações: insuficiência cardíaca manifesta, choque cardiogênico, bradicardia acentuada, transtornos preexistentes de alto grau das conduções sinoatrial, atrioventricular e intraventricular, síndrome do nódulo sinusal, doença pulmonar obstrutiva grave, miastenia grave. – Pelo risco de a propafenona reverter FA para *flutter* e diminuir a frequência atrial do *flutter* e levar à condução 1:1 com aumento da resposta ventricular, só se poderá usar estratégia *pill in the pocket* (que consiste no uso de 450 a 600 mg, VO, nas crises de FA) quando já foi feita essa reversão em ambiente hospitalar e não houve complicações.

Amiodarona
– Dose de ataque de 150 a 300 mg, podendo-se repetir mais 150 mg após 15 minutos. – Dose de manutenção de 1 mg/min por 6 horas, seguida de 0,5 mg/min por 12 horas (diluir preferencialmente em solução de glicose (SG) a 5%). – Dose máxima de 2,2 g em 24 horas. – Pode acabar por reverter para ritmo sinusal. – Contraindicações: BAV de segundo ou terceiro grau, bradicardia, bloqueio sinoatrial, gravidez, lactação.

Cardioversão elétrica
– Ver instruções contidas na tabela de cardioversão elétrica da página 10.

- Sempre que o paciente apresentar FA ou *flutter* por mais de 48 horas, a anticoagulação com varfarina deve ser mantida por mais quatro semanas ou para toda a vida em pacientes com fatores de risco para tromboembolismo (*vide* escores CHA2DS2VASc e HASBLED).

FA NO PÓS-OPERATÓRIO

- É a complicação mais comum no pós-operatório de cirurgia cardíaca.
- Ocorre em 30% das revascularizações miocárdicas, em 40% das cirurgias valvares e em 50% na cirurgia combinada.
- O pico de incidência ocorre entre o segundo e o quarto dia.
- Prevenção:
  - ◊ Betabloqueador é droga mais efetiva e deve ser iniciado antes da cirurgia. Caso haja contraindicação, amiodarona é a droga de escolha.
  - ◊ Hipomagnesemia é fator de risco.
  - ◊ Estatinas têm mostrado redução da incidência.
  - ◊ Aguardam-se estudos sobre o uso de corticoide.
- Tratamento:
  - ◊ Se estável: corrigir fatores desencadeantes e baixar a FC. Maioria retorna ao ritmo sinusal em 24 horas.
  - ◊ Se instável: cardioversão elétrica.
  - ◊ Se persistir por mais de 48 horas ou o paciente apresentar episódios recorrentes ou o paciente apresentar muitos fatores de risco para eventos tromboembólicos, iniciar anticoagulação.

EXEMPLO DE PRESCRIÇÃO

Paciente do sexo masculino, 40 anos, aproximadamente 80 kg, hipertenso, tabagista, diabético, sem outras comorbidades, dá entrada no pronto-socorro com queixa de palpitações taquicárdicas arrítmicas, com início há aproximadamente 10 horas. Fez *check-up* recentemente e não apresentava nenhuma cardiopatia. Ao exame físico, pressão arterial de 140 x 80 mmHg, FC de 131 bpm, pulso irregular sem sopros. ECG: fibrilação atrial, FC: 135 bpm, QRS estreito.

Como havia fibrilação atrial inicial sem fatores desencadeantes, optou-se por tentativa de controle de ritmo e anticoagulação crônica.

Exemplo de prescrição – Fibrilação atrial aguda na emergência
1. Jejum.
2. Monitorização eletrocardiográfica e de pressão arterial não invasiva.
3. Enoxaparina 80 mg SC (1 mg/kg, de 12/12h).
4. Propranolol 40 mg, VO, após item 3.
5. Propafenona 600 mg, VO, 30 minutos após item 4.
6. Dabigatrana 150 mg 12/12h ou Rivaroxaban 20 mg 1x ao dia ou varfarina 5 mg via oral 1x ao dia com ajuste do INR em 5-7 dias (somente para varfarina com alvo terapêutico do INR entre 2 e 3), pois CHADS2 = 2.

LEITURA RECOMENDADA

1. Camm A, Kirchhof P, Lip G, et al. Guidelines for the management of atrial fibrillation: The Task Force for the Management of Atrial Fibrillation of the European Society of Cardiology (ESC). Eur Heart J. 2010;31(19):2369-429.
2. Stefanini E, Timerman A, Serrano C. Tratado de Cardiologia Socesp. 2. ed. São Paulo: Manole; 2009.
3. Zimerman LI, Fenelon G, Martinelli Filho M, et al. Sociedade Brasileira de Cardiologia. Diretrizes Brasileiras de Fibrilação Atrial. Arq Bras Cardiol. 2009;92(6 suppl. 1):1-39.

2

Taquicardias Paroxísticas Supraventriculares

Martina Battistini Pinheiro
Francisco Carlos da Costa Darrieux

INTRODUÇÃO

- São taquiarritmias originadas em estruturas localizadas acima da bifurcação do feixe de His.
- Excluindo-se a fibrilação atrial (FA), a taquicardia por reentrada nodal (TRN) é a mais comum (56%), seguida da taquicardia por reentrada atrioventricular (TAV) e da taquicardia atrial (TA).
- Noventa por cento delas apresentam QRS estreito, enquanto 10% ocorrem com aberrância de condução, ou seja, QRS largo.
- Na sala de emergência é importante diferenciar de taquiarritmia supraventricular com aberrância de condução de taquicardia ventricular por causa de sua implicação prognóstica.
- A FA e o *flutter* foram abordados no capítulo 1.

DIAGNÓSTICO

1. Eletrocardiograma (ECG)

- É o exame inicial mais importante e, na maioria das vezes, diagnóstico. O algoritmo a seguir ajuda na identificação da taquiarritmia de QRS estreito.
- A TRN apresenta pseudo s em D2, D3 e aVF e pseudo r' em V1 (*vide* exemplo).
- Já a TAV pode apresentar infradesnivelamento de ST (na parede inferior ou lateral) e pode ocorrer RP' longo com onda P negativa em D1 (sinal de Puech). Em geral, o RP' é < P'R (*vide* exemplo).
- A TA sempre termina em QRS, ao contrário da TRN e da TAV, que terminam em P retrógrada. Em geral, o RP' é > P'R.

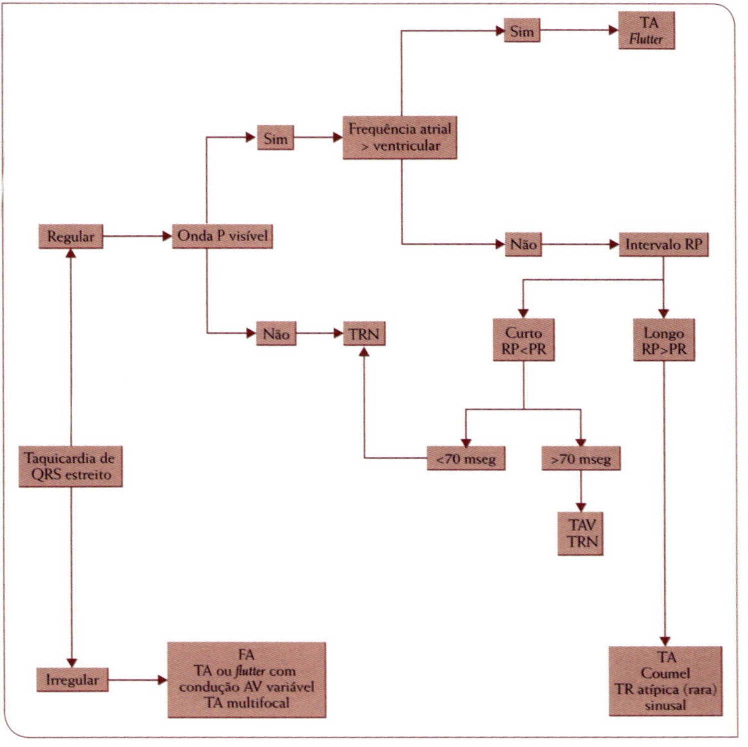

Adaptado de Blomstrom-Lundqvist *et al.*, 2003.

2. História clínica

a. Pacientes com TRN frequentemente têm sinal de *frog* positivo, ou seja, sensação de pulsação no pescoço. Além disso, a TRN é mais comum em pacientes do sexo feminino, ao redor da quarta década de vida.

b. TRN raramente leva à instabilidade hemodinâmica e síncope.

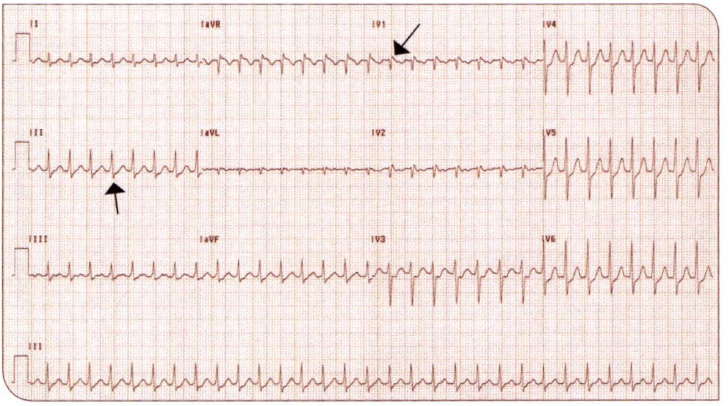

Exemplo de taquicardia por reentrada nodal (TRN).

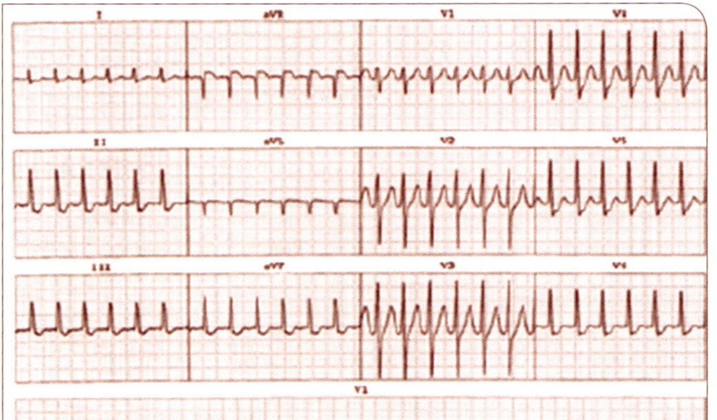

Exemplo de taquicardia por reentrada atrioventricular (TAV).

c. Na TAV é comum queixa de dor precordial durante a taquiarritmia. Ao contrário da TRN, na sua maioria os pacientes são jovens.

d. A TA também é mais frequente em pacientes mais idosos, com doença pulmonar ou doença cardíaca estrutural.

DIFERENCIAÇÃO DE TAQUICARDIA COM QRS LARGO

- Devem-se usar os critérios de Brugada ou os critérios de Vereckei (*vide* capítulo 3 – Arritmias ventriculares).

TRATAMENTO NA EMERGÊNCIA

Suporte geral

Medidas gerais
– Monitorização eletrocardiográfica contínua. – Eletrocardiograma (ECG) da crise e durante manobra vagal ou adenosina. – Acesso venoso periférico. – Prover O_2 suplementar no caso de saturação < 90%. – Em casos com instabilidade hemodinâmica, proceder à cardioversão elétrica (CVE) utilizando 100 J se desfibrilador monofásico ou 50 a 100 J se aparelho bifásico. Sempre utilizar sedação antes da CVE.

Tratamento não medicamentoso

Manobras vagais
– Compressão do seio carotídeo: compressão por 5 a 10 segundos do seio carotídeo. Contraindicada a pacientes com infarto agudo do miocárdio (IAM), acidente vascular cerebral isquêmico (AVCI) ou acidente isquêmico transitório (AIT) nos últimos três meses ou pacientes com sopro carotídeo. Sempre realizar sob monitorização e com paciente deitado. Somente pode ser realizada pelo médico. – Manobra de Valsalva: solicitar ao paciente que encha o peito de ar e sopre contra o braço sem deixar escapar o ar. – Indução do vômito. – Beber um copo de água gelada rapidamente.

Tratamento medicamentoso

Adenosina
– Dose inicial de 6 mg, endovenosa (EV), em bolus, seguida por *flush* de 20 mL de água destilada. – Podem ser repetidas mais duas doses de 12 mg cada uma (dose máxima: 30 mg). – Raramente reverte TA e *flutter*, porém pode lentificá-los e tornar o diagnóstico mais fácil. – Contraindicações: bloqueio atriventricular (BAV) de segundo ou terceiro grau, histórico de broncoespasmo.

Verapamil
– Dose inicial 5 mg, EV, em 15 minutos. – Pode-se repetir até a dose máxima de 30 mg. – Contraindicações: BAV de segundo ou terceiro grau, hipotensão, bradicardia, bloqueio sinoatrial, FA complicando Wolf-Parkinson-White, insuficiência cardíaca e insuficiência ventricular esquerda.
Diltiazem
– Dose inicial de 15 a 20 mg, EV, em 2 minutos. – Pode-se repetir 20 a 25 mg após 15 minutos da primeira dose. – Contraindicações: BAV de segundo ou terceiro grau, hipotensão, bradicardia, bloqueio sinoatrial, FA complicando Wolf-Parkinson-White, insuficiência cardíaca e insuficiência ventricular esquerda.

Metoprolol
– Dose inicial 5 mg, EV, lento (2 a 5 minutos). – Podem ser repetidas mais duas doses de 5 mg cada uma (dose máxima: 15 mg). – Contraindicações: BAV de segundo ou terceiro grau, hipotensão, bradicardia, bloqueio sinoatrial, FA complicando Wolf-Parkinson-White, insuficiência cardíaca, insuficiência ventricular esquerda, asma e doença pulmonar obstrutiva crônica.

Amiodarona
– Dose de ataque de 150 a 300 mg, EV, podendo-se repetir mais 150 mg após 15 minutos. – Dose de manutenção de 1 mg/min por 6 horas, seguida de 0,5 mg/min por 18 horas. – Dose máxima de 2,2 g em 24 horas. – Geralmente pouco usada na TRN e TAV, mais usada em TA e em paciente com disfunção ventricular. – Contraindicações: as mesmas citadas para o metoprolol (quadro acima).

TRATAMENTO DE MANUTENÇÃO

TRN

Betabloqueadores
– Propranolol 80 a 240 mg/dia; ou – Atenolol 25 a 100 mg/dia; ou – Metoprolol 25 a 200 mg/dia. – Contraindicações: as mesmas citadas para o metoprolol (acima)

Bloqueadores do canal de cálcio
– Verapamil 360 a 480 mg/dia; ou – Diltiazem 120 a 360 mg/dia. – Contraindicações: as mesmas citadas para o diltiazem (página 19)

Outros
– Somente em caso de refratariedade. – Propafenona 300 a 900 mg/dia (contraindicada a pacientes com doença cardíaca estrutural); ou – Sotalol 160 a 320 mg/dia (cuidado com prolongamento do intervalo QT – solicitar ECG uma semana após início da droga); ou – Amiodarona 200 a 600 mg/dia. – Considerar ablação em pacientes com taquicardia refratária ao tratamento.

TAV

TAV
– Não se deve usar medicações que bloqueiem o nó atrioventricular (AV) por facilitar a condução pela via anômala, principalmente com pré-excitação manifesta no ECG de base. – Propafenona 300 a 900 mg/dia (contraindicada a pacientes com doença cardíaca estrutural); ou – Sotalol 160 a 320 mg/dia (cuidado com prolongamento do intervalo QT – solicitar ECG uma semana após início da droga). – Considerar ablação em pacientes que já tenham apresentado taquicardia documentada e pacientes com profissão de risco (piloto de avião, motorista).

TA

- Tratar sempre a doença de base.
- Para os demais casos: bloqueadores de cálcio, betabloqueadores ou até ablação com radiofrequência.

Betabloqueadores
– Propranolol 80 a 240 mg/dia; ou – Atenolol 25 a 100 mg/dia; ou – Metoprolol 25 a 200 mg/dia. – Contraindicações: BAV de segundo ou terceiro grau, hipotensão, bradicardia, bloqueio sinoatrial, insuficiência cardíaca, insuficiência ventricular esquerda, asma e doença pulmonar obstrutiva crônica.

Bloqueadores do canal de cálcio
– Verapamil 360 a 480 mg/dia; ou – Diltiazem 120 a 360 mg/dia. – BAV de segundo ou terceiro grau, hipotensão, bradicardia, bloqueio sinoatrial, insuficiência cardíaca e insuficiência ventricular esquerda.

Outros
– Somente em caso de refratariedade. – Propafenona 300 a 900 mg/dia (contraindicada a pacientes com doença cardíaca estrutural); ou – Sotalol 160 a 320 mg/dia (cuidado com prolongamento do intervalo QT – solicitar ECG uma semana após início da droga); ou – Amiodarona 200 a 600 mg/dia. – Considerar ablação nos casos refratários ou por decisão do paciente. Resultados menos bem-sucedidos que na TRN e TAV.

LEITURA RECOMENDADA

1. Blomstrom-Lundqvist C, Scheinman MM, Aliot EM, et al. AAC/AHA/ESC Guidelines for management of patients with supraventricular arrhythmias. J Am Coll Cardiol. 2003;42(8):1493-531.
2. Olgin JE, Zipes DP. Specific arrhythmias: diagnosis and treatment. In: Bonow RO, Mann DL, Zipes DP, et al. Braunwald's heart disease. 8. ed. Philadelphia: Elsevier Saunders; 2008. p. 863-89.

3

Arritmias Ventriculares

Martina Battistini Pinheiro
Francisco Carlos da Costa Darrieux

INTRODUÇÃO

- Compõem esse grupo as extrassístoles ventriculares (EVs), o ritmo idioventricular acelerado (RIVA) e as taquicardias ventriculares não sustentadas (TVNs) e sustentadas (TVs).
- As manifestações clínicas mais comuns são palpitações, síncope, parada cardiorrespiratória (PCR) recuperada e morte súbita (MS).

EXTRASSÍSTOLES VENTRICULARES

1. Eletrocardiograma (ECG)

- Caracterizada por QRS alargado, diferentemente do QRS predominante, com onda T em geral oposta ao QRS. Não é precedida de P.
- Podem ser isoladas, em pares, bigeminadas, trigeminadas ou TVNS.

2. Clínica

- Podem ou não estar associadas a sintomas. Geralmente sensação de palpitação ou de "falha" do coração.
- Prevalência aumenta com a idade.
- Geralmente desaparecem ao esforço quando ocorrem em coração estruturalmente normal (idiopáticas). Se houver piora no esforço, pensar em cardiopatia estrutural (principalmente isquemia) e TV catecolaminérgica (se polimórfica).
- Em pacientes com doença cardíaca estrutural, estão associadas a um risco aumentado de morte cardíaca e MS, principalmente em paciente com disfunção de VE e em classes funcionais NYHA (New York Heart Association) III e IV.

3. Avaliação

Avaliação
– ECG para avaliar localização da EV (se for monomórfica).
– Teste ergométrico para avaliar comportamento da EV no esforço e isquemia miocárdica.
– Holter para avaliar densidade de EV e relação com sintomas.
– Cintilografia miocárdica se suspeita de isquemia.
– Ecocardiograma para avaliar função ventricular.
– Ressonância nuclear magnética não deve ser solicitada de rotina para todos os pacientes, somente naqueles em que houver suspeita de displasia arritmogênica do ventrículo direito (DAVD) e para avaliar fibrose em pacientes com disfunção ventricular e pacientes com miocardiopatia hipertrófica.

4. Quando tratar?

Tratar
– Quando o paciente apresentar sintomas relacionados à EV, principalmente quando maior que 10% dos batimentos no Holter de 24 horas.
– Sempre quando maior que 20% dos batimentos no Holter de 24 horas, por causa do risco de taquicardiomiopatia, quando as extrassístoles forem monomórficas.

5. Tratamento

- Podem ser usados os seguintes medicamentos:

Betabloqueadores
– Propranolol 80 a 240 mg/dia; ou
– Atenolol 25 a 100 mg/dia; ou
– Metoprolol 25 a 200 mg/dia.
– Contraindicações: bloqueio atrioventricular (BAV) de segundo ou terceiro grau, hipotensão, bradicardia, bloqueio sinoatrial, insuficiência cardíaca, insuficiência ventricular esquerda, asma e doença pulmonar obstrutiva crônica.

Sotalol
– Sotalol 160 a 320 mg/d. Especialmente nas monomórficas de via de saída de ventrículo direito (VSVD).
– Contraindicações: asma brônquica ou doença obstrutiva crônica das vias aéreas, choque cardiogênico, bradicardia sinusal sintomática, doença do nó sinusal, BAV de segundo e terceiro graus, insuficiência cardíaca congestiva não controlada, insuficiência renal, síndrome do QT longo congênita ou adquirida.

Amiodarona
– Somente em casos refratórios. – Amiodarona 200 a 600 mg/dia. – Contraindicações: BAV de segundo ou terceiro grau, bradicardia, bloqueio sinoatrial, gravidez, lactação.

Ablação
– Para pacientes com EVs monomórficas, em pacientes que não toleram drogas ou em que elas são ineficazes.

Nas extrassístoles polimórficas, tratar a doença de base.

6. EV de VSVD

- Caracterizada por ser positiva em parede inferior e com morfologia de bloqueio de ramo esquerdo (BRE) nas precordiais.
- Tem que ser excluída DAVD com realização de ressonância nuclear magnética (RNM) cardíaca e ECG de alta resolução (ECG AR). Realizar critérios diagnósticos (vide capítulo 7 – Arritmias congênitas).
- Tratamento semelhante aos acima, exceto quando confirmado DAVD (*vide* capítulo 7 – Arritmias Congênitas).

RITMO IDIOVENTRICULAR ACELERADO

1. ECG

- QRS alargado, não precedido de onda P, com frequência cardíaca (FC) entre 60 e 100 bpm.
- Batimentos de fusão são comuns no início e no fim da arritmia. Início e término graduais.

2. Causas

Causas
– Chagas. – Após reperfusão miocárdica no infarto agudo do miocárdio (IAM). – Vagotonia. – Idiopática.

3. Tratamento

- Tratar a causa de base.
- Quando idiopática ou por vagotonia, o aumento da frequência cardíaca suprime a arritmia.
- Quando secundária à reperfusão miocárdica, não é necessário tratar, pois não tem implicação prognóstica.

Taquicardia ventricular

1. ECG

- São três ou mais batimentos consecutivos de QRS alargado, com RR regular ou não.
- Pode ser mono ou polimórfica.
- Pode ter dissociação atrial ou P retrógrada.
- Pode ser sustentada (caso dure mais do que 30 segundos ou cause sintomas de instabilidade) ou não sustentada.
- Batimentos de captura ou fusão são diagnóstico de TV.

2. Diagnóstico diferencial de TV e taquicardia supraventricular com aberrância de condução

- Podem ser usados dois algoritmos:

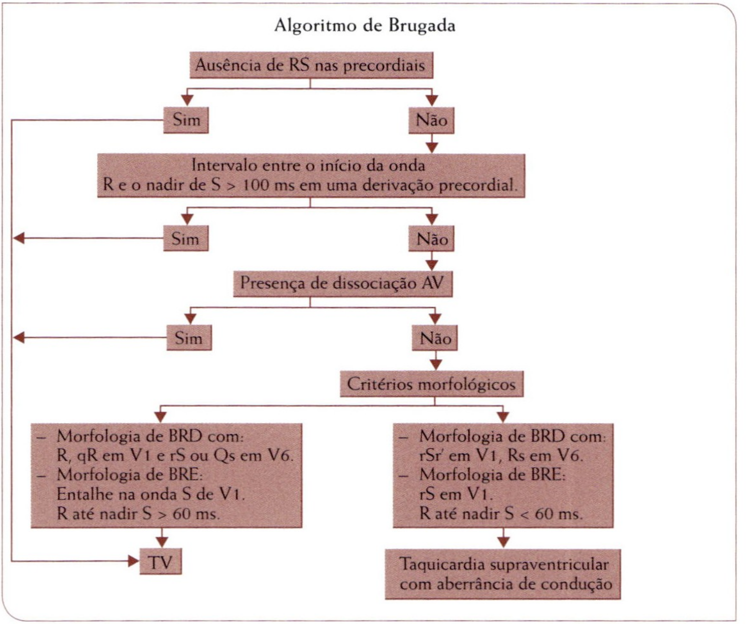

Adaptado de Brugada *et al.*, 1991.

- Algoritmo de Vereckei – só utiliza a derivação aVR:

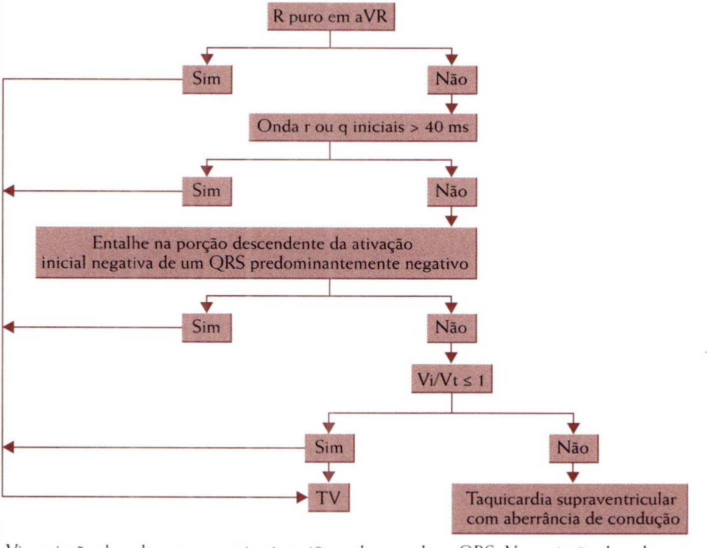

Vi: variação de voltagem nos primeiros 40 ms do complexo QRS; Vt: variação de voltagem nos últimos 40 ms do complexo QRS.

Adaptado de Vereckei *et al.*, 2007.

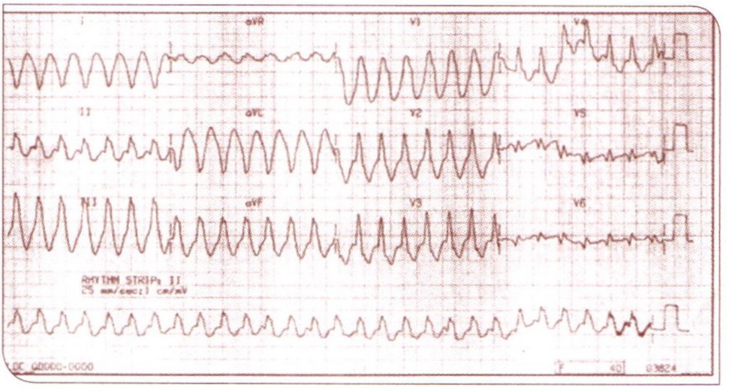

Exemplo de TV pelos dois critérios.

3. Tipos

- É fundamental saber se o coração é estruturalmente normal ou não para diferenciar as taquicardias ventriculares idiopáticas das causadas por doenças cardíacas, pois conferem prognóstico e tratamento diferentes.

TAQUICARDIAS VENTRICULARES IDIOPÁTICAS

- São três: taquicardia ventricular sensível à adenosina, taquicardia fascicular e taquicardia ventricular sensível ao propranolol.

a) TV sensível à adenosina

- Forma mais comum de TV idiopática. Ocorre por atividade deflagrada.
- Sessenta a oitenta por cento se manifestam com TV de VSVD (padrão de BRE e positiva em parede inferior), principalmente em paciente entre 30 e 50 anos.
- ECG de repouso normal, assim como ecocardiograma. ECG AR apresenta potenciais tardios ausentes.
- Drogas de escolha para tratamento são os betabloqueadores tanto na fase aguda quanto na manutenção.
- Também se pode tentar reversão com manobra vagal, adenosina, bloqueadores do canal de cálcio e amiodarona.
- Pode ser tentada ablação, com sucesso em 90% dos casos.

b) TV fascicular

- Forma mais comum de TV idiopática do VE. Ocorre principalmente por reentrada no fascículo posteroinferior (90% dos casos).
- O padrão eletrocardiográfico mais comum é de BDAS com BRD (90% casos), e o QRS geralmente não é tão alargado (próximo de 120 ms).
- É mais comum nos homens (60% a 80%) entre 15 e 40 anos.
- Pode ocorrer no repouso, mas é mais comum após estímulo adrenérgico.
- ECG de repouso normal, assim como ecocardiograma. ECG AR ausente.
- O tratamento tanto agudo como de manutenção é com verapamil.
- Pode ser tratada também com betabloqueadores.
- Também pode ser feita ablação, com sucesso de 95%.

Verapamil
– Dose inicial: 5 mg, EV, em 15 minutos. – Pode-se repetir até a dose máxima de 30 mg. – Dose, VO, 360 a 480 mg/dia. – Contraindicações: BAV de segundo ou terceiro grau, hipotensão, bradicardia, bloqueio sinoatrial, FA complicando Wolf-Parkinson-White, insuficiência cardíaca e insuficiência ventricular esquerda.

c) TV sensível ao propranolol

- Mais rara.
- Geralmente induzida por exercício e catecolaminas. Pode ser incessante.
- Pode ter morfologia de BRD ou BRE ou ser polimórfica.
- Ocasionada por automatismo.
- Propranolol é o tratamento de escolha. Adenosina pode suprimir temporariamente a arritmia.

Taquicardia ventricular em coração normal de mau prognóstico

- *Vide* capítulo 7 – Arritmias congênitas – causadas por canalopatias.

TV EM CORAÇÃO ESTRUTURALMENTE ALTERADO

a) Miocardiopatia dilatada idiopática

- Principal mecanismo é reentrada. A taquicardia ramo a ramo é prevalente nesta população e é passível de cura por ablação com cateter.
- Preditores de MS: FE reduzida, sódio baixo, síncope, BRE, BAV de primeiro ou segundo graus.
- Tratamento da IC reduz mortalidade global e MS.

b) Miocardiopatia chagásica

- Principal mecanismo é reentrada.
- Preditores de MS: classes funcionais III/IV da NYHA, baixa voltagem do QRS, cardiomegalia ao RX, disfunção ventricular, TVNS, baixa voltagem do QRS e sexo masculino (escore de Rassi).
- Tratamento da IC reduz mortalidade global e MS.
- Amiodarona é a droga mais eficaz para controle das arritmias ventriculares.

c) Miocardiopatia hipertrófica

- Autossômica dominante.
- Causa mais comum de MS na população geral e em atletas.
- Preditores de MS: antecedente de PCR recuperada ou síncope, antecedente familiar de MS, TVNS, resposta pressórica anormal ao TE e septo > 30 mm.
- Indicações de cardiodesfibrilador implantável (CDI): pacientes com TV/FV sustentada de causa não reversível ou que apresentem um ou mais fatores de risco maiores para MS.

d) Miocardiopatia isquêmica

- Reentrada é causa mais comum.
- Tratamento da isquemia e da IC reduz mortalidade global e MS.

Observação: as indicações de CDI são detalhadas no capítulo 8.

LEITURA RECOMENDADA

1. Olgin JE, Zipes DP. Specific arrhythmias: diagnosis and treatment. In: Bonow RO, Mann DL, Zipes DP, et al. Braunwald's heart disease. 8. ed. Philadelphia: Elsevier Saunders; 2008. p. 896-909.
2. Stefanini E, Timerman A, Serrano C. Tratado de Cardiologia Socesp. 2. ed. São Paulo: Manole; 2009.
3. Brugada P, Brugada J, Mont L, Smeets J, Andries EW. A new approach to the differential diagnosis of a regular tachycardia with a wide QRS complex. Circulation. 1991;83:1649-59.
4. Vereckei A, Duray G, Szenasi G, Altemose GT, Miller JM. Application of a new algorithm in the differential diagnosis of wide QRS complex tachycardia. Eur Heart J. 2007;28:589-600.

4

Bradiarritmias

Martina Battistini Pinheiro
Francisco Carlos da Costa Darrieux

INTRODUÇÃO

- São arritmias que cursam com frequência cardíaca (FC) menor que 50 bpm.
- A causa mais comum é a esclerodegenerativa (doença de Lev-Lenegré), porém no nosso meio é importante descartar doença de Chagas.
- Como diagnósticos diferenciais devem ser lembradas as bradiarritmias funcionais e as induzidas por medicamentos.

DISFUNÇÃO DO NÓ SINUSAL

- Pode cursar com bradicardia sinusal, parada sinusal, bloqueio sinoatrial, taquicardia supraventricular alternada com bradicardia sinusal ou assistolia (síndrome bradi-taqui).
- A presença dessas alterações associada a palpitações, tonturas, pré-síncope e síncope define a doença do nó sinusal.
- Mais frequente em mulheres entre 60 e 69 anos.

Indicações de marca-passo

Indicações de marca-passo
– Indicações de marca-passo – consultar tabela da página 38.

HIPERSENSIBILIDADE DO SEIO CAROTÍDEO

- Presença de síncope ou pré-síncope consequente à resposta reflexa exacerbada à estimulação do seio carotídeo.
- Costuma se manifestar quando ocorrem movimentos bruscos da cabeça, ao barbear ou ao usar gravata.

- A resposta pode ser cardioinibitória, vasodepressora ou mista (*vide* capítulo 40 –*Tilt Test*).

Indicações de marca-passo

Indicações de marca-passo
– Indicações de marca-passo – consultar tabela da página 43.

BLOQUEIO ATRIOVENTRICULAR DE PRIMEIRO GRAU

- Intervalo PR > 0,2 segundo; toda P é seguida de QRS.
- Na maioria dos casos o bloqueio é nodal (75%).

Indicações de marca-passo

Indicações de marca-passo
– Indicações de marca-passo – consultar tabela da página 40.

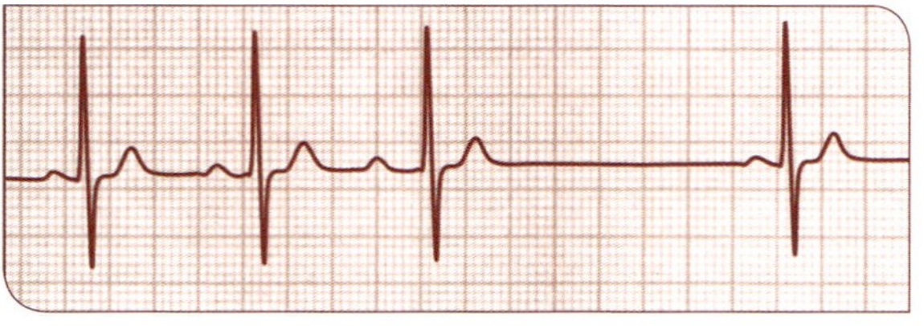

BLOQUEIO AV DE SEGUNDO GRAU

- Presença de ondas P bloqueadas.
- Tipo I ou Mobitz I ou Wenckebach: aumento progressivo do intervalo PR, com PR cada vez mais longo até ocorrer P bloqueada. Localizado na maioria das vezes no nó AV.
- Tipo II ou Mobitz II: bloqueios súbitos da onda P, sem aumento gradativo do intervalo PR. Localizado no feixe de His ou infra-hissiano, e, portanto, mais grave.

Indicações de marca-passo

Indicações de marca-passo
– Indicações de marca-passo – consultar tabela da página 40.

BLOQUEIO AV DE TERCEIRO GRAU

- Dissociação entre a onda P e o QRS.
- Pode ser agudo ou crônico, contínuo ou intermitente, supra, intra ou infra-His.

Indicações de marca-passo

Indicações de marca-passo em bloqueio atrioventricular total (BAVT) adquirido
– Indicações de marca-passo – consultar tabela da página 41.

Indicações de marca-passo em BAVT congênito
– Indicações de marca-passo – consultar tabelas das páginas 40 e 41.

BLOQUEIOS FASCICULARES

- Condução anormal do impulso cardíaco abaixo do nó AV pelo ramo direito e/ou um ou ambos os fascículos do ramo esquerdo.
- Prognóstico pior na presença de cardiopatia com sintoma de baixo fluxo cerebral.

Indicações de marca-passo

Indicações de marca-passo
– Consultar tabela da página 42.

OBSERVAÇÕES

- Sempre excluir causas reversíveis antes de indicar marca-passo, como drogas (betabloqueador, digoxina, bloqueador de canal de cálcio), nos primeiros 14 dias após cirurgia cardíaca, doença de Lyme em pacientes com epidemiologia e, principalmente, distúrbio hidroeletrolítico (hipo e hipercalemia, por exemplo).
- O marca-passo pode ser usado de modo temporário nos casos de distúrbios reversíveis ou em emergências.

TRATAMENTO NA EMERGÊNCIA

1. Bradiarritmias estáveis

- Não há necessidade de tratamento imediato para elevação da FC.
- Manter paciente monitorado e avaliar eletrocardiograma (ECG).

- Em caso de BAV avançado, considerar passagem de marca-passo transcutâneo.

2. Bradiarritmias instáveis

Medidas gerais
– Monitorização eletrocardiográfica contínua. – Acesso venoso periférico. – Prover O_2 suplementar se saturação < 90%.

Atropina
– Dose inicial de 0,5 a 1 mg, EV, a cada 3 a 5 minutos. – Dose máxima de 0,03 a 0,04 mg/kg. – Meia-vida curta. – BAVs avançados podem não responder. – Permite ganhar tempo enquanto outras medidas são preparadas.
Marca-passo provisório transcutâneo
– *Vide* capítulo 63 – marca-passo provisório, página 600.

Dopamina
– Dose inicial de 5 a 20 mcg/kg/min em infusão contínua. – Contraindicações: feocromocitoma e taquiarritmias. Não deve ser infundida com substâncias alcalinas.

Marca-passo provisório transvenoso
– *Vide* capítulo 63 – marca-passo provisório, página 602.

- Após essas medidas iniciais, procurar a causa da bradiarritmia e avaliar indicação de marca-passo definitivo.

LEITURA RECOMENDADA

1. Gregoratos G, Abrams J, Epstein AE, et al. AAC/AHA/NASPE Guidelines update for implantation of cardiac pacemaker and antiarrhythmia device: summary article; a report of the American College of Cardiology/American Task Force on Practice Guideline (ACC/AHA/NASPE Committee on Pacemaker Implantation). Circulation. 2002;106:2145-61.
2. Martinelli Filho M, Zimerman LI, Lorga AM, et al. Guidelines for implantable electronic cardiac devices of the Brazilian Society of Cardiology. Arq Bras Cardiol 2007;89 (6):e210-e238.

5

Marca-passo Definitivo

Marco Túlio Hercos Juliano

INTRODUÇÃO

- Milhares de dispositivos cardíacos eletrônicos implantáveis, incluindo marca-passos, ressincronizadores e desfibriladores, são implantados em todo o mundo, melhorando a qualidade de vida de pacientes, diminuindo a mortalidade em situações especiais e oferecendo suporte ao tratamento de várias cadiopatias.
- As indicações para o implante de cardiodesfibriladores serão abordadas no capítulo 8.

PRINCÍPIOS DA AVALIAÇÃO CLÍNICA PRÉ-IMPLANTE

- Buscar causas reversíveis das arritmias, como distúrbios hidroeletrolíticos, uso de medicações depressoras do ritmo cardíaco, isquemia miocárdica, hipóxia, vagotonia induzida pelo treinamento físico, inflamação ou infecção miocárdica.
- Nas bradiarritmias secundárias ao uso de medicação depressora do ritmo, deve-se reavaliar a indicação do fármaco e se este pode ou não ser substituído.
- Nos pacientes sintomáticos, tentar estabelecer a relação entre os sintomas e as arritmias apresentadas.
- Nos pacientes assintomáticos, procurar preditores de risco (cardiopatia estrutural; disfunção ventricular; idade avançada; alargamento do QRS; bloqueio infra-hissiano) e a presença de arritmia ventricular que necessite de tratamento farmacológico com drogas antiarrítmicas.

INDICAÇÕES

1. Doença do nó sinusal (DNS)

- Principal indicação de implante de marca-passo definitivo nos Estados Unidos.

- Pode ser primária ou secundária. No Brasil, a principal causa secundária é a doença de Chagas.
- Disfunção do nó sinusal compreende uma gama de manifestações eletrocardiográficas; bradicardia sinusal, bloqueios sinoatriais, pausas sinusais, parada sinusal, ritmos de suplência variados, incompetência cronotrópica, fibrilação atrial ou *flutter* de baixa resposta ventricular ou alternância de ritmos bradicárdicos com episódios de taquiarrritmias supraventriculares (síndrome bradi-táqui). Quando essas manifestações acompanham-se de sintomas (palpitações, tonturas, síncopes, lipotimias, dispneia) relacionados a esses distúrbios do ritmo, configura-se a doença do nó sinusal (DNS).
- Em linhas gerais, indica-se o implante de marca-passo definitivo apenas na DNS.
- O implante de marca-passo melhora a qualidade de vida, mas não diminui a mortalidade na DNS. Os modos de estimulação AAI ou DDD, com ou sem sensores de variação de frequência cardíaca (FC), diminuem a incidência de fibrilação atrial (FA) e acidente vascular cerebral (AVC).
- É essencial lançar mão de toda ferramenta diagnóstica disponível (teste ergométrico, Holter, monitor de eventos) para tentar estabelecer correlação entre os sintomas e as manifestações eletrocardiográficas apresentadas.

Quadro 1. Indicações de marca-passo definitivo na DNS e seus graus de recomendação

Classe I	Manifestações documentadas de síncopes, pré-síncopes ou tonturas, espontâneas, irreversíveis ou relacionadas a fármacos necessários e insubstituíveis. Sintomas de IC relacionados à bradicardia. Incompetência cronotrópica sintomática.
Classe IIa	Manifestações não documentadas de síncopes, pré-síncopes ou tonturas, espontâneas, irreversíveis ou relacionadas a fármacos necessários e insubstituíveis. Síncope sem causa aparente associada à DNS documentada ao estudo eletrofisiológico (EEF).
Classe IIb	IC, angina ou taquiarritmia desencadeadas ou agravadas por bradicardia sinusal. FC crônica < 40 bpm em pacientes oligossintomáticos.
Classe III	Disfunção do nó sinusal (pacientes assintomáticos). DNS secundária à medicação não necessária ou substituível.

Adaptado de Martinelli *et al.*, 2007.

2. Bloqueios atrioventriculares (BAV)

- Podem ser classificados pelo ECG como de *primeiro, segundo e terceiro graus*; etiologicamente, como *congênitos* ou *adquiridos*; eletrofisiologicamente, em *supra-hissianos*, *hissianos* ou *infra-hissianos*; ou anatomicamente, em *nodais* ou *infranodais*, conforme o nível do bloqueio.
- A indicação de implante de marca-passo definitivo baseia-se na presença de sintomas, na necessidade de medicação depressora do ritmo ou na presença de preditores de mau prognóstico (presença de cardiopatia estrutural, dilatação e/ou disfunção ventricular, QRS largo, nível do bloqueio intra ou infra-hissiano, arritmia ventricular expressiva, QT longo, expectativa de não regressão ou progressão do bloqueio) (Quadro 2).
- O nível do BAV e do respectivo ritmo de suplência representa informação prognóstica mais importante do que o valor absoluto da FC.
- Os BAVs induzidos pelo esforço, quando não associados à isquemia miocárdica, têm mau prognóstico. Geralmente denotam doença do sistema His-Purkinje e merecem ponderação especial quanto ao implante de marca-passo definitivo.

a. BAV de primeiro grau

- Em geral são nodais, apresentando comportamento benigno na maioria das vezes. Porém, quando o prolongamento do PR é expressivo (> 300 ms), pode produzir sintomas pela perda de sincronia entre as contrações atrial e ventricular, semelhantemente ao que ocorre na síndrome do marca-passo.

b. Bloqueio AV de segundo grau

- *Tipo I (Mobitz I ou Wenckebach)*. Quase sempre é nodal.
- *Tipo II (Mobitz II)*. Frequentemente é infranodal, principalmente se o QRS for largo. Sintomas são comuns, assim como a progressão do grau de bloqueio.
- *Avançado*. Geralmente é infranodal e tem pior prognóstico que os demais bloqueios de segundo grau. BAV avançado ocorre quando há mais de uma onda P bloqueada por QRS; o QRS sempre é precedido por ondas P.

c. Bloqueio AV de terceiro grau

- Podem ser *congênitos* ou *adquiridos*.

- Caso produza sintomas (tonturas, síncopes, pré-síncopes ou insuficiência cardíaca (IC) e seja irreversível, intermitente ou permanente, tem indicação de marca-passo definitivo, não importando a etiologia.

Quadro 2. Indicações de marca-passo definitivo nos BAVs e seus graus de recomendação	
BAV de primeiro grau	
Classe IIa	Irreversível, na presença de síncopes, pré-síncopes ou tonturas, de localização intra ou infra-His e com agravamento por estimulação atrial ou teste farmacológico.
Classe IIb	Sintomas produzidos pelo acoplamento AV anormal.
Classe III	Assintomático.
BAV de segundo grau	
Classe I	Permanente ou não, irreversível ou associada à medicação depressora do ritmo, porém necessária e insubstituível com sintomas de IC ou baixo fluxo cerebral secundários à bradicardia. Tipo II, com QRS largo ou bloqueio infra-hissiano, assintomático, irreversível. *Flutter* atrial ou FA com períodos de baixa resposta ventricular associados a sintomas de baixo fluxo cerebral ou IC secundários à bradicardia.
Classe IIa	Avançado, assintomático, permanente ou não, irreversível ou persistente após 15 dias de cirurgia cardíaca ou infarto agudo do miocárdio (IAM). Tipo II, com QRS estreito, assintomático e irreversível. *Flutter* atrial ou FA, assintomático, com FC média < 40 bpm em vigília, irreversível ou associado ao uso de medicação depressora do ritmo necessária e insubstituível.
Classe IIb	Avançado, assintomático, permanente ou não e não relacionado à cirurgia cardíaca ou IAM. Tipo 2:1, assintomático, permanente ou não, associado a arritmias ventriculares que necessitem de tratamento com medicações depressoras do ritmo.
Classe III	Tipo I, assintomático, com normalização da condução AV com exercício ou atropina.
BAV de terceiro grau	
Congênito	
Classe I	Assintomático, com QRS largo, cardiomegalia progressiva ou com FC inadequada à idade.

continuação

Classe IIa	Assintomático, com QRS estreito, sem cardiomegalia, com incompetência cronotrópica, arritmia ventricular expressiva ou QT longo.
Classe IIb	Assintomático, QRS estreito, boa resposta cronotrópica, sem cardiomegalia, porém com arritmia ventricular expressiva ou QT longo.
Classe III	Assintomático, com QRS estreito, boa resposta cronotrópica, sem cardiomegalia, arritmia ventricular ou QT longo.
Adquirido	
Classe I	Com sintomas de baixo fluxo cerebral ou IC relacionados à bradicardia, permanente ou intermitente, irreversível, não importando nível de bloqueio ou etiologia. Assintomático, secundário a IAM e persistente após 15 dias do evento. Assintomático, com QRS largo e após cirurgia cardíaca, persistente após 15 dias do procedimento. Assintomático, permanente e irreversível, com QRS largo ou localização intra/infra-His ou ritmo de escape infra-His. Assintomático, irreversível, com FC média em vigília < 40 bpm, com pausas > 3 segundos e sem resposta adequada ao exercício. Assintomático, irreversível, com assistolia > 3 segundos em vigília. Assintomático, irreversível, com cardiomegalia progressiva. Assintomático, de etiologia chagásica ou degenerativa. Irreversível, permanente ou não, após ablação da junção AV.
Classe IIa	Assintomático, após cirurgia cardíaca, persistente após 15 dias, com QRS estreito ou ritmo de escape nodal e boa resposta cronotrópica. Após cirurgia cardíaca, sem perspectiva de resolução antes de 15 dias.
Classe III	Secundário à medicação não necessária ou substituível, processo inflamatório agudo, cirurgia cardíaca ou outra causa transitória.

Adaptado de Martinelli *et al.*, 2007.

3. Bloqueios intraventriculares (BIVs)

- Os bloqueios de ramo isolados ou em associação aumentam sua incidência com a idade. Prevalência pode chegar a 17% na população acima dos 80 anos de idade.

- São importantes marcadores de doença cardíaca estrutural, principalmente doença isquêmica. Progressão para bloqueio atrioventricular total (BAVT) costuma ser lenta (0,6% a 0,8% ao ano).
- Síncope pode aumentar a taxa de progressão para BAVT para 5% a 11% ao ano.
- Pacientes com BIV e síncope em geral devem ser estratificados com EEF; têm substrato para desenvolvimento tanto de bradiarritmias como taquiarritmias.

Quadro 3. Indicações de marca-passo definitivo no BIV e seus graus de recomendação	
Classe I	Bloqueio de ramo bilateral alternante documentado com síncopes, pré-síncopes ou tonturas de repetição.
Classe IIa	Em pacientes sintomáticos com achado de intervalo HV > 70 ms espontâneo ou bloqueio intra ou infra-hissiano induzido por estimulação atrial ou teste farmacológico durante EEF. Intervalo HV > 100 ms espontâneo em pacientes assintomáticos. Bloqueios de ramo ou bifasciculares, com BAV de primeiro grau ou não em pacientes com síncopes sem documentação de BAVT após serem descartadas outras causas.
Classe IIb	Bloqueio de ramo bilateral assintomático.
Classe III	Pacientes assintomáticos com bloqueios de ramo ou bifasciculares associados a BAV de primeiro grau, de qualquer etiologia.

Adaptado de Martinelli *et al.*, 2007.

4. Síndromes neuromediadas (SNMs), síndrome do seio carotídeo (SSC) e síncope neurocardiogênica

- SNM = Conjunto de sinais e sintomas desencadeados por gatilhos variados, mas com fisiologia semelhante, com resposta autonômica reflexa de hiperativação parassimpática e inibição simpática em proporções variadas.
- As formas mais comuns de SNM são a *síncope neurocardiogênica (vasovagal)*, a *síndrome do seio carotídeo* e as *síncopes situacionais*.
- O *tilt-table test*, ou teste de inclinação, que pode incluir a manobra de massagem do seio carotídeo (MSC), pode reproduzir sintomas e classificar as respostas reflexas em *cardioinibitórias* (aumento do tônus parassimpático com queda expressiva da resposta sinusal, prolongamento da condução AV, BAV avançado ou assistolia), *vasodepressoras* (inibição do tônus simpático com hipotensão sem alteração significativa da FC) ou *mistas* (associação dos dois componentes).
- A *síndrome do seio carotídeo* caracteriza-se por sintomas (síncope ou pré-síncope) produzidos por resposta reflexa exacerbada à compressão do seio carotídeo. Quando a manobra de compressão do seio é positiva (pausas > 3s ou queda da

PA > 50 mmHg), mas os sintomas não são reproduzidos, trata-se de *hipersensibilidade do seio carotídeo* (HSC).

- Os pilares do tratamento da *síncope neurocardiogênica* ou *vasovagal* são as medidas gerais de aconselhamento sobre os fatores predisponentes, orientações dietéticas, manobras de contrapressão física e treinamento físico (*tilt training*), tendo o tratamento farmacológico e o uso de marca-passo (apenas na forma predominante cardioinibitória) espaço apenas em situações em que os sintomas são limitantes e não houve resposta com o tratamento padrão citado.

Quadro 4. Indicações de marca-passo definitivo nas síndromes neuromediadas e na síndrome do seio carotídeo e seus graus de recomendação	
Síndromes neuromediadas	
Classe IIa	Síncope associada a importante componente cardioinibitório, de preferência espontânea, refratária a tratamento com medidas gerais e farmacológicas.
Síndrome do seio carotídeo	
Classe I	Síncope recorrente em situações cotidianas envolvendo a estimulação do seio carotídeo com assistolia documentada > 3s na ausência de mediações depressoras do ritmo cardíaco.
Classe IIa	Síncope recorrente em situações cotidianas envolvendo a estimulação do seio carotídeo com assistolia > 3s não documentada. Síncope recorrente reproduzida por MSC.
Classe IIb	Síncope recorrente de etiologia indefinida na presença de resposta cardioinibitória à MSC sem reprodução de sintomas.
Classe III	Resposta cardioinibitória à MSC em pacientes sem sintomas de baixo fluxo cerebral. Resposta vasodepressora exclusiva à MSC.

Adaptado de Martinelli *et al.*, 2007.

5. Situações especiais (cardiomiopatia hipertrófica obstrutiva e síndrome do QT longo congênito)

5.1. Cardiomiopatia hipertrófica obstrutiva (CMHO)

- Doença geneticamente transmitida, caracterizada por hipertrofia ventricular e desarranjo miofibrilar. Hipertrofia septal assimétrica provoca gradiente de pressão no trato de saída do ventrículo esquerdo (VE), o que guarda relação com piora dos sintomas e é preditor de mortalidade.

- Estimulação atrioventricular sequencial com eletrodo de ventrículo direito (VD) posicionado em ponta modifica a sequência de ativação e contração ventricular, causando, em última instância, diminuição do gradiente na via de saída do VE.
- Pacientes sintomáticos, refratários ao tratamento medicamentoso e não candidatos à miectomia septal cirúrgica ou ablação alcoólica percutânea do septo, podem se beneficiar do implante de marca-passo definitivo quando não forem candidatos a implante de cardiodesfibrilador implantável (CDI) – classe IIb nas diretrizes brasileiras.

5.2. Síndrome do QT longo congênito

- Doença hereditária de caráter autossômico dominante (síndrome de Romano-Ward) ou recessivo (síndrome de Jervell e Lange-Nielsen – associada à surdez neural congênita).
- Considerada uma canalopatia, ou seja, doença dos canais iônicos, em que prolongamento da repolarização ventricular predispõe a arritmia ventricular polimórfica (*torsades de pointes*) e morte súbita cardíaca.
- O marca-passo definitivo tem indicação quando o paciente apresentar bradiarritmia sintomática concomitante (DNS ou BAV) primária ou secundária ao uso de betabloqueadores (pedra angular do tratamento medicamentoso) ou taquicardia ventricular pausa-dependente quando não for candidato a implante de cardiodesfibrilador.

6. Insuficiência cardíaca congestiva/terapia de ressincronização cardíaca (TRC)

- Pacientes com IC avançada [classes funcionais (CF) III/IV pela NYHA (*New York Heart Association*)] com disfunção sistólica grave frequentemente apresentam alterações do acoplamento eletromecânico que perpetuam e pioram a evolução da IC, levando a aumento do gasto metabólico miocárdico, ao remodelamento ventricular e à acentuação da regurgitação mitral. A TRC ou estimulação atriobiventricular sequencial corrige ou atenua essas alterações, induzindo a melhora do remodelamento ventricular e diminuição da regurgitação mitral funcional. Pode reduzir a cavidade ventricular esquerda e aumentar a fração de ejeção. Aliada à terapia medicamentosa otimizada, pode melhorar a qualidade de vida e diminuir a mortalidade em casos selecionados de IC avançada com disfunção sistólica grave que apresentem prolongamento da condução intraventricular, principalmente BRE e atraso eletromecânico inter e intraventricular (dissincronia), avaliado por diversos índices ecocardiográficos.

- Em geral, 70% dos pacientes respondem favoravelmente à TRC. A seleção criteriosa dos candidatos à TRC pode elevar a taxa de pacientes respondedores.
- Coronariopatia ou valvopatia passível de tratamento cirúrgico deve ser corrigida antes de se pensar em TRC.
- Pacientes em ritmo sinusal, QRS > 150 ms e morfologia típica de BRE têm melhor resposta à TRC do que pacientes em FA permanente, com durações menores do QRS e morfologia de BRD.

Quadro 5. Indicações de implante de ressincronizador e seus graus de recomendação

Classe	Indicação
Classe I	IC com CF III ou IV, FE ≤ 35%, tratamento medicamentoso otimizado, em ritmo sinusal e QRS > 150 ms. IC com CF III ou IV, FE ≤ 35%, tratamento medicamentoso otimizado, em ritmo sinusal, QRS entre 120 e 150 ms de duração + comprovação de dissincronia por método de imagem.
Classe IIa	IC com CF III ou IV, FE ≤ 35%, tratamento medicamentoso otimizado, dependentes de marca-passo convencional quando a duração do QRS for superior a 150 ms ou quando houver dissincronia comprovada por método de imagem. IC com CF III ou IV, FE ≤ 35%, tratamento medicamentoso otimizado, em ritmo de FA permanente e QRS > 150 ms. IC com CF III ou IV, FE ≤ 35%, tratamento medicamentoso otimizado, em ritmo de FA permanente, QRS entre 120 e 150 ms de duração + comprovação de dissincronismo por método de imagem.
Classe IIb	IC com CF III ou IV, FE ≤ 35%, tratamento medicamentoso otimizado, em ritmo sinusal, QRS < 120 ms + comprovação de dissincronismo por método de imagem. IC com CF III ou IV, FE ≤ 35% em pacientes com indicação de marca-passo convencional quando a estimulação ventricular é imprescindível.
Classe III	IC com tratamento medicamentoso não otimizado ou com boa resposta terapêutica a ele.

Adaptado de Martinelli *et al.*, 2007.

- Após a publicação recente dos estudos MADIT-CRT e REVERSE, que avaliaram o uso da TRC em pacientes com IC pouco sintomáticos ou assintomáticos (CFs I e II) candidatos ao uso de CDI, a Sociedade Europeia de Cardiologia incluiu em suas diretrizes a indicação de pacientes com IC em CF II, FE ≤ 35%, em ritmo sinusal e duração do QRS ≥ 150 ms em tratamento medicamentoso otimizado como classe I para TRC.

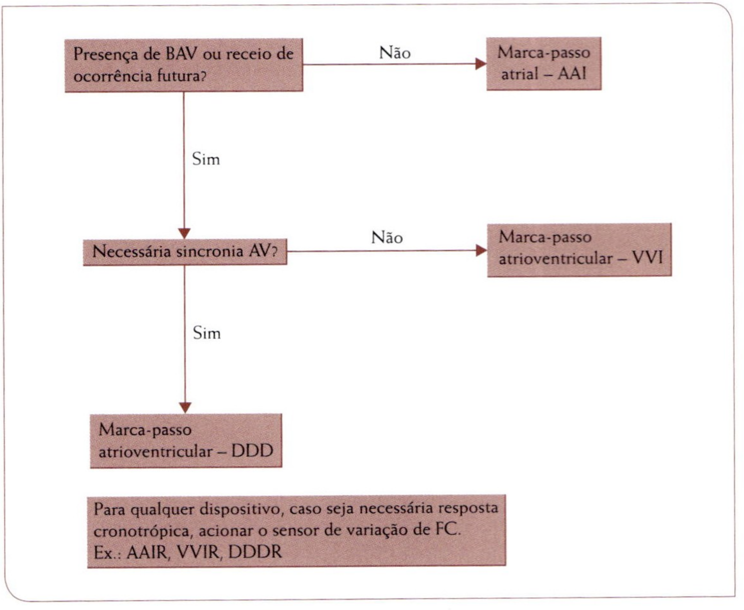

Fig. 1. Escolha do dispositivo na DNS.
Adaptado de Epstein *et al.*, 2008.

ESCOLHA DO DISPOSITIVO CARDÍACO ELETRÔNICO IMPLANTÁVEL

- Os marca-passos convencionais podem ser unicamerais (atriais ou ventriculares) ou bicamerais, também conhecidos como atrioventriculares.
- Os diagramas apresentados servem como guia nas situações mais prevalentes em estimulação cardíaca artificial, a DNS e os bloqueios AV. Entretanto, eles não substituem a consulta a um especialista na área (Figs. 1 e 2).
- Em linhas gerais, pacientes muito idosos e/ou limitados fisicamente necessitam menos de resposta cronotrópica. Podem se beneficiar de sistemas de câmara única, prescindindo até do sensor de variação de FC.
- A presença de cardiopatia estrutural sugere a necessidade de manter a sincronia atrioventricular.

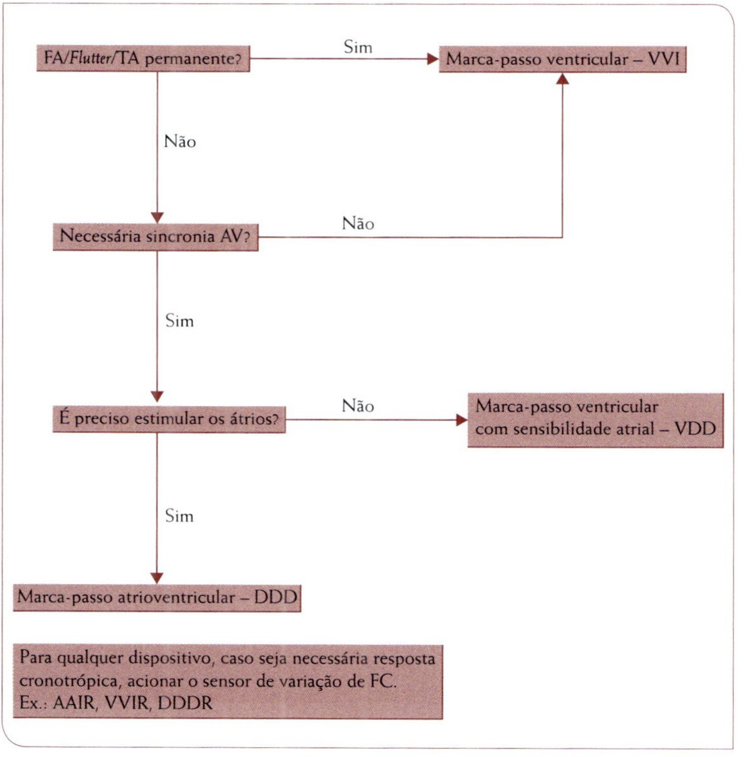

Fig. 2. Escolha do dispositivo nos bloqueios atrioventriculares.
Adaptado de Epstein AE *et al.*, 2008.

- A estimulação ventricular mínima é desejável em pacientes com disfunção ventricular. A estimulação do VD nesses pacientes tem efeito deletério sobre o remodelamento ventricular, podendo piorar a dilatação ventricular e os sintomas de IC. Nesses casos, quando houver indicação de marca-passo e a estimulação do VD for inevitável, o melhor dispositivo pode ser um ressincronizador.

NOMENCLATURA PARA DESCRIÇÃO DO MODO DE ESTIMULAÇÃO

Os modos de estimulação são descritos por uma série de três a cinco letras em sequência, com significados para cada uma delas.

Quadro 6. Código internacional para descrição dos dispositivos antibradicardia

1ª letra	2ª letra	3ª letra	4ª letra	5ª letra
Câmara estimulada	Câmara sentida	Resposta à sensibilidade	Sensor de variação de FC	Estimulação multissítio
0 = Nenhuma	0 = Nenhuma	0 = Nenhuma	0 = Nenhuma	0 = Nenhuma
A = Átrio	A = Átrio	T = Sincronizada	R = Sensor ligado	A = Átrio
V = Ventrículo	V = Ventrículo	I = Inibida		V = Ventrículo
D = A + V	D = A + V	D = Dupla (T ou I)		D = A + V

0 = Nenhuma – indica que a função está desativada; A = Átrio – indica que a função está ativada para a câmara atrial; V = Ventrículo – indica que a função está ativada para a câmara ventricular; D = Duplo – pode indicar que a função está ativada para as duas câmaras (A e V) ou que as duas formas de resposta à sensibilidade (T e I) estão ativadas; T = Sincronizado – quando a função resposta à sensibilidade estiver ativada no modo sincronizado, o gerador emitirá um pulso elétrico ao reconhecer uma atividade espontânea (por exemplo, sincronizar a estimulação ventricular à sensibilidade atrial); I = Inibido – indica que o MP inibirá a emissão do pulso elétrico ao reconhecer uma atividade espontânea; R = Responsivo – indica que o gerador dispõe de biossensor capaz de proporcionar ajuste automático de frequência de estimulação.

Adaptado de Berstein *et al.*, 2002.

- A quarta letra refere-se à presença do sensor de variação ou modulação de frequência. Ele transforma informações do paciente (movimentação, aceleração, respiração, temperatura, impedância intracardíaca) em ganho de FC, adaptando-a à necessidade metabólica. É importante em pacientes com incompetência cronotrópica e em sistemas de câmara única, já que esses últimos não sofrem as influências autonômicas do nó sinusal.

Leitura Recomendada

1. Berstein AD, Daubert JC, Fletcher RD, et al. The revised NASPE/BPEG generic code for antibradycardia, adaptive-rate, and multisite pacing. North American Society of Pacing and Eletrophysiology/British Pacing and Eletrophysiology Group. Pacing Clin Eletrophysiol. 2002;25(2):260-4.
2. Dickstein K, Vardas PE, Auricchio A, et al. 2010 Focused Update of ESC Guidelines on device therapy in heart failure. An update of the 2008 ESC Guidelines for the diagnosis and treatment of acute and chronic heart failure and the 2007 ESC guidelines for cardiac and resynchronization therapy. Eur Heart J. 2010;31:2677-87.
3. Epstein AE, Di Marco JP, Ellenbogen KA, et al. ACC/AHA/HRS 2008 Guidelines for device-based therapy of cardiac rhythm abnormalities: a Report of the American College of Cardiology/American Heart Association Task Force on Practice Guidelines (Writing Committee to Revise the ACC/AHA/NASPE 2002 Guideline update for implantation of cardiac pacemakers and antiarrhythmia devices) developed in collaboration with the American Association for Thoracic Surgery and Society of Thoracic Surgeons. J Am Coll Cardiol. 2008;51;e1-62.
4. Martinelli Filho M, Zimmerman Li, Lorga AM, et al. Guidelines for implantable electronic cardiac devices of the Brazilian Society of Cardiology. Arq Bras Cardiol. 2007;89(6):e210-38.
5. Vardas PE, Auricchio A, Blanc JJ, et al. Guidelines for cardiac pacing and cardiac resynchronization therapy. The Task Force for Cardiac Pacing and Cardiac Resynchronization Therapy of the European Society of Cardiology. Developed in Collaboration with the European Heart Rhythm Association. Eur Heart J. 2007;28(18):2256-95.

6

Síncope

Martina Battistini Pinheiro
Denise Tessariol Hachul

INTRODUÇÃO

- Incidência de 6,2 casos a cada 1.000 pacientes por ano.
- É uma manifestação clínica comum a diversas condições e, portanto, tem prognóstico variável.
- O primeiro episódio em geral ocorre entre 10 e 30 anos, sua causa mais comum é a síncope vasovagal e há outro pico de incidência ao redor dos 65 anos, geralmente ocasionado por hipotensão postural ou doença cardíaca.

DEFINIÇÃO

- É uma perda súbita da consciência devida à hipoperfusão cerebral global transitória caracterizada por início rápido, curta duração e recuperação completa e espontânea.

CLASSIFICAÇÃO E FISIOPATOLOGIA

1. Síncope reflexa ou neuromediada

- É ocasionada por um reflexo cardiovascular (Bezold-Jarish) que se torna inapropriado em resposta a um determinado *trigger*.
- Pode ser:
    - ◊ Vasovagal: quando ocorre após estresse ortostático, sendo geralmente precedida de sintomas prodrômicos;
    - ◊ Situacional: quando ocorre após algumas situações específicas, como urinar ou tossir ou após se alimentar;
    - ◊ Hipersensibilidade do seio carotídeo: ocorre após manipulação mecânica do seio carotídeo;
    - ◊ Atípica: quando ocorre sem *triggers* aparentes.

2. Hipotensão ou intolerância ortostática

- Ocorre quando a atividade do sistema nervoso autonômico está cronicamente deteriorada.
- Pode se manifestar como:
  - ◊ Hipotensão postural: queda da pressão arterial sistólica (PAS) > 20 mmHg e/ou da pressão arterial diastólica (PAD) > 10 mmHg após se levantar;
  - ◊ Disautonomia: perda do tônus vascular, geralmente ocasionada por doença de base, como *diabetes mellitus* e Parkinson;
  - ◊ Síndrome postural ortostática taquicardizante: caracterizada por aumento da frequência cardíaca (FC) acima de 30 batidas por minuto (bpm) na posição ortostática em relação à posição supina, sendo a frequência cardíaca (FC) maior que 100 bpm.

3. Síncope cardíaca

- As arritmias são as principais causas de síncope cardíaca, podendo dever-se a taqui ou bradiarritmias.
- Também não se pode esquecer das arritmias causadas por doenças genéticas arritmogênicas, como QT longo, síndrome de Brugada, QT curto e extrassístole com intervalo de acoplamento ultracurto.
- Cardiopatias estruturais também são causa importante de síncope, principalmente em pacientes com disfunção miocárdica, estenose aórtica, miocardiopatia chagásica, miocardiopatia hipertrófica e displasia arritmogênica do ventrículo direito.

PROGNÓSTICO

- Vários estudos prospectivos populacionais avaliaram o prognóstico da síncope relacionado a fatores clínicos. A seguir estão os mais utilizados:

Escore OESIL		
Fatores de risco	**Desfecho**	**Resultados**
Eletrocardiograma (ECG) alterado	Mortalidade total em 1 ano	0% se escore 0 0,6% se escore 1 14% se escore 2 29% se escore 3 53% se escore 4
História de doença cardiovascular		
Ausência de pródromos		
– Idade > 65 anos		

Adaptado de Colivicchi *et al.*, 2003.

Escore EGSYS		
Fatores de risco	**Desfecho**	**Resultados**
Palpitações precedendo síncope (+4)	Mortalidade total em 2 anos	2% se escore < 3 21% se escore ≥ 3
ECG alterado e/ou história de doença cardiovascular (+3)		
Síncope no esforço (+3)		
Síncope em posição supina (+2)	Probabilidade de síncope cardíaca	2% se escore < 3 13% se escore 3 33% se escore 4 77% se escore > 4
Pródromo autonômico (-1)		
Fatores predisponentes ou precipitantes (-1)		

Adaptado de Del Rosso *et al.*, 2008.

- Um escore de OESIL maior que 2 ou um escore de EGSYS maior ou igual a 3 são indicativos de internação.

AVALIAÇÃO INICIAL

1. História clínica

- Avaliar as circunstâncias da síncope:
  - ◊ Posição;
  - ◊ Atividade no momento da síncope;
  - ◊ Fatores precipitantes.
- Avaliar o início dos sintomas:
  - ◊ Náusea, vômito, sudorese;
  - ◊ Palpitações.
- Avaliar o momento da síncope (testemunhas) e o momento após recuperação da consciência:
  - ◊ Durante a síncope: cor da pele, duração, movimentos convulsivos, momento do início dos movimentos convulsivos;
  - ◊ Recuperação: confusão mental, náuseas, vômitos, lesões.
- Antecedentes pessoais e familiares:
  - ◊ História familiar de morte súbita, doença cardíaca prévia, medicações, informações sobre recorrência da síncope.

2. Exame físico

- Avaliar:
  - ◊ A pressão arterial (PA) em posições supina e ortostática – descartar hipotensão postural;
  - ◊ Existência de estigmas de doença cardíaca;
  - ◊ Presença de sintomas neurológicos de doenças que causam disautonomia.

3. Exames complementares – Conforme necessidade

Exames complementares
– Eletrocardiograma: deve ser realizado em todo paciente com síncope. Define diagnóstico em 10% dos pacientes.
– Teste de esforço: indicado a pacientes com suspeita de isquemia, insuficiência cronotrópica ou com síncope no esforço ou logo após esforço.
– Holter: só é diagnóstico em 5% dos casos e em pacientes com sintomas frequentes.
– LOOP (monitor de eventos externos): monitorização por 15 a 30 dias. Pode fazer diagnóstico em 25% dos casos.
– Ecocardiograma: quando há suspeita de doença cardíaca estrutural.
– Cintilografia miocárdica: na avaliação de isquemia miocárdica.
– Cineangiocoronariografia: indicada nos casos de suspeita de doença arterial coronária (DAC) como causa da síncope.
– Angiotomografia de coronárias: indicada nos casos de suspeita de DAC ou de coronária anômala.
– Ressonância nuclear magnética: avaliação de fibrose miocárdica e disfunção ventricular.
– Massagem do seio carotídeo: recomendada a pacientes acima de 60 anos. Deve ser feita sob monitorização eletrocardiográfica e de PA.
– *Tilt Test*: para diagnóstico de síncope neurocardiogênica, hipotensão postural e disautonomia.
– Estudo eletrofisiológico: indicado no caso de forte suspeita de a causa da síncope ser arritmogênica – paciente com miocardiopatia isquêmica e suspeita de síncope arrítmica e com bloqueio de ramo e síncope inexplicada.
– Monitor de eventos implantáveis – para síncopes esporádicas ou inexplicadas.

TRATAMENTO

Na emergência
– Solicitar ECG.
– Avaliar risco conforme escores anteriores. Se risco baixo, avaliar ambulatorialmente; se alto, internação para investigação.

Síncope reflexa e intolerância ortostática

Medidas comportamentais
– Ingesta de pelo menos 2 litros de água ao dia e aumento da ingesta de sal quando não houver contraindicação. – Alimentar-se de 3 em 3 horas, evitando jejum prolongado. – Evitar posição ortostática por tempo prolongado. – Usar meias elásticas de média compressão. – Suspender drogas que pioram os sintomas vasovagais e hipotensão postural, como diuréticos e alfabloqueadores. – Realizar *tilt training* e manobras de contrapressão como *hand-grip* e cruzar as pernas e apertar uma contra a outra.

- Se houver falha terapêutica com medidas gerais, iniciar tratamento farmacológico:

Fludrocortisona
– Dose inicial: 0,05 a 0,1 mg. – Dose máxima: 0,2 mg. – Usar em casos refratários ao tratamento com medidas gerais. – Contraindicação: hipertensão arterial sistêmica.

Midodrina
– Dose inicial de 2,5 a 10 mg até de 4 em 4 horas; não tomar a dose antes de se deitar. – Contraindicações: doença cardíaca severa, feocromocitoma, tireotoxicose e retenção urinária.

Betabloqueadores
– Em doses baixas. – Geralmente se usa propranolol 10 a 20 mg de 8 em 8 horas.

Inibidores da recaptação da serotonina
– Podem ser usados como adjuvantes. – Fluoxetina 40 mg ao dia. – Sertralina 50 mg ao dia.

Síncope cardíaca

- Tratada conforme causa subjacente. Explicada em cada capítulo específico.

Leitura recomendada

1. Colivicchi F, Ammirati F, Melina D, et al. Development and prospective validation of a risk stratification system for patients with syncope in the emergency department: the OESIL risk score. Eur Heart J. 2003;24:811-9.
2. Del Rosso A, Ungar A, Maggi R, et al. Clinical predictors of cardiac syncope at initial evaluation in patients referred urgently to a general hospital: the EGSYS score. Heart. 2008;94:1620-6.
3. Moya A, Sutton R, Ammirati F, et al. ESC guideline on diagnosis and management of syncope. EHJ. 2009;30:2631-71. doi:10.1093/eurheartj/ehp298.

7

Arritmias Congênitas

Martina Battistini Pinheiro
Francisco Carlos da Costa Darrieux

CAUSADAS POR VIAS ANÔMALAS

Wolff-Parkinson-White (WPW)

- É uma síndrome caracterizada por pré-excitação ao eletrocardiograma associada à taquicardia atrioventricular (TAV).
- Essa taquicardia tem início e término súbitos e a frequência cardíaca (FC) em torno de 150 a 250 batidas por minuto (bpm).

1. Diagnóstico

- Pode ser feito pelo eletrocardiograma (ECG) da crise, que evidencia TAV, ou pelo ECG de base, que pode ter quatro características: intervalo PR curto, onda delta, QRS alargado e alteração da repolarização ventricular.
- O WPW é dito manifesto quando apresenta as quatro características; inaparente quando apresenta uma a três características; ou oculto, quando o ECG não apresenta essas alterações, porém o paciente tem TAV registrada.

2. Localização

Exemplo de WPW manifesto lateral-esquerdo.

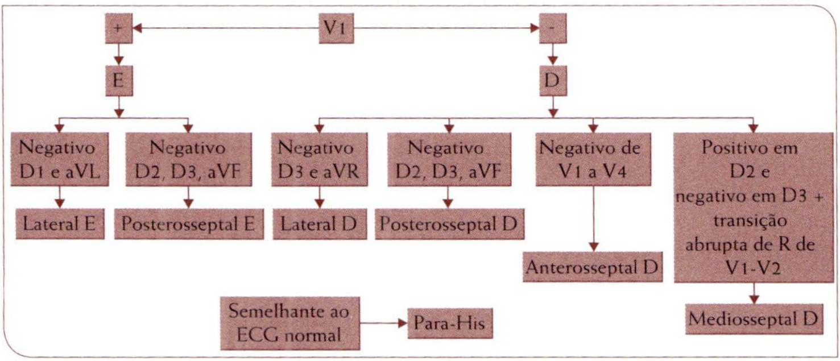

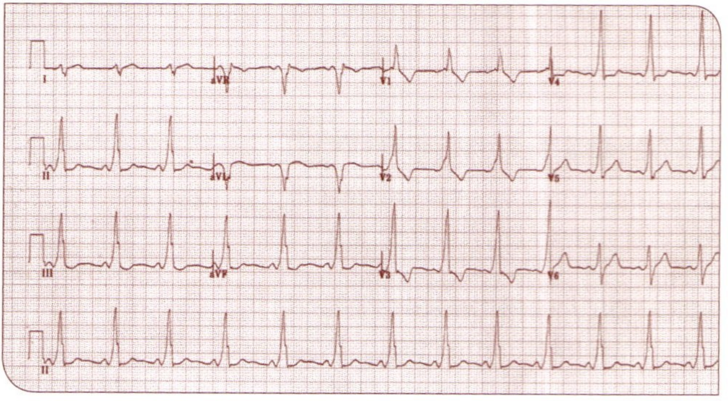

É importante saber a localização da via acessória, uma vez que há locais em que o risco de bloqueio atrioventricular total (BAVT) durante ablação é maior por estarem próximos ao His, por exemplo, a mediosseptal e a para-hissiana.

3. Tratamento

- Manutenção:

Betabloqueadores
– Podem ser usados no WPW oculto para prevenção de TAV. – Não devem ser usados em pacientes com TAV antidrômica registrada, ou em pacientes com WPW manifesto. – Propranolol 80 a 240 mg/dia ou – Atenolol 25 a 100 mg/dia ou – Metoprolol 25 a 200 mg/dia. – Contraindicações: bloqueio atrioventricular (BAV) de segundo ou terceiro grau, hipotensão, bradicardia, bloqueio sinoatrial, insuficiência cardíaca, insuficiência ventricular esquerda, asma e doença pulmonar obstrutiva crônica.

Bloqueadores do canal de cálcio
– Podem ser usados no WPW oculto para prevenção de TAV. – Não devem ser usados em pacientes com TAV antidrômica registrada ou em pacientes com WPW manifesto. – Verapamil 360 a 480 mg/dia; ou – Diltiazem 120 a 360 mg/dia. – Contraindicações: BAV de segundo ou terceiro grau, hipotensão, bradicardia, bloqueio sinoatrial, insuficiência cardíaca e insuficiência ventricular esquerda.

Propafenona
– É a droga de escolha em qualquer paciente com WPW. – Dose: 300 a 900 mg/dia, fracionada em duas ou três doses. – Contraindicações: insuficiência cardíaca manifesta, choque cardiogênico, bradicardia acentuada, transtornos preexistentes de alto grau da conduções sinoatrial, atrioventricular e intraventricular, síndrome do nódulo sinusal, doença pulmonar obstrutiva grave, miastenia grave.

Sotalol
– Sotalol 160 a 320 mg/dia. – Contraindicações: asma brônquica ou doença obstrutiva crônica das vias aéreas, choque cardiogênico, bradicardia sinusal sintomática, síndrome da doença sinusal, BAV de segundo e terceiro graus, insuficiência cardíaca congestiva não controlada, insuficiência renal, síndrome do QT longo congênita ou adquirida. – Pode ser usado na gestação.

Amiodarona
– Somente em casos refratários. – Amiodarona 200 a 600 mg/dia. – Contraindicações: BAV de segundo ou terceiro grau, bradicardia, bloqueio sinoatrial, gravidez, lactação.

Ablação
– Tratamento de escolha para pacientes com TAV antidrômica, muito sintomáticos e refratários a medicamentos e em pacientes que não desejam usar medicação. – Risco de 1% de BAVT e necessidade de implante de marca-passo.

CAUSADAS POR CANALOPATIAS

Síndrome de Brugada

- Doença autossômica dominante, causada principalmente por mutação no gene SCN5A, responsável pelo canal de sódio. Essa mutação resulta em aceleração da recuperação desses canais.
- Pode causar síncope e morte súbita principalmente durante o sono.

1. Diagnóstico

- ECG: apresenta derivação D1 com morfologia de BRD, porém em formato de barbatana dorsal de golfinho, sem atraso final de condução em aVR, V5 e V6. *Vide* exemplo:

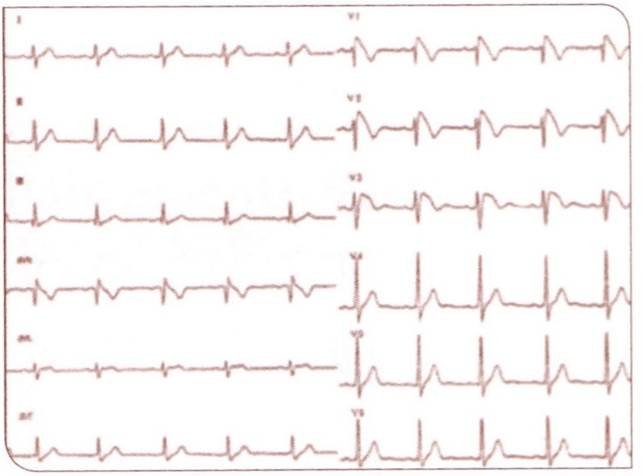

- Caso ECG de base seja sugestivo, mas não diagnóstico, pode ser feito ECG com derivações V1 e V2 no terceiro, segundo e primeiro espaços intercostais.
- Também pode ser desmascarado com propafenona ou ajmalina no estudo eletrofisiológico (EEF).

2. Prognóstico

- Pior prognóstico em pacientes com história de morte súbita familiar, pacientes com indução de arritmia ventricular no EEF, ECG com características típicas espontâneas e pacientes com síncope e/ou parada cardiorrespiratória (PCR) recuperada.

3. Tratamento

- Cardiodesfibrilador implantável (CDI) é o tratamento de escolha para pacientes com síncope ou PCR recuperada. Há estudos que mostram benefício do CDI na profilaxia primária em pacientes com dois ou mais fatores de pior prognóstico.
- Para pacientes com múltiplas terapias apropriadas ou tempestade elétrica, são indicadas as seguintes medicações para prevenção de terapia:

Quinidina
– Dose: 200 mg, de 12/12h. – Contraindicações: BAV de segundo grau ou total, trombocitopenia anterior ou concomitante ao tratamento, prolongamento do intervalo QT, intoxicação digitálica, infecções agudas ou processos tóxicos.

Cilostazol
– Dose: 50 a 100 mg, de 12/12h. – Contraindicações: portadores de insuficiência cardíaca congestiva, pacientes com desordens hemostáticas, com úlcera péptica hemorrágica ou hemorragia intracraniana.

Síndrome do QT longo congênito

- Doença genética causada por alterações em canais iônicos de sódio e potássio que levam a prolongamento do intervalo QT e *torsades de pointes*.
- Hoje há oito tipos descritos, mas são mais comuns três tipos – tipos 1, 2 e 3 (cerca de 90% dos casos).

1. Diagnóstico

- ECG com intervalo QT corrigido (pela fórmula de Bazet), acima de 460 ms em homens e 470 ms em mulheres.

2. Tipos

- Tipo 1: causado por mutação no gene KVLQT1, nos canais lentos de potássio, apresenta T com base alargada e arritmia ventricular e é desencadeado por susto ou esforço e também natação.
- Tipo 2: causado por mutação no gene HERG, nos canais rápidos de potássio, apresenta T bífida e arritmia ventricular e é desencadeado por barulho.
- Tipo 3: causado por mutação no gene SCN5A, nos canais de sódio, apresenta ST prolongado e arritmia ventricular e é mais comum durante o sono.

3. Prognóstico

- Pacientes de alto risco são: QTc ≥ 500 ms + LQT1, LQT2 e homens com LQT3 – mortalidade > 50% em cinco anos.
- Pacientes de baixo risco: QTc < 500 ms + homens com LQT2, LQT1 – mortalidade < 30% em cinco anos.
- Devem ser realizados ECGs durante toda a evolução, pois pode haver ECG com QTc maiores, podendo influenciar no diagnóstico.

4. Tratamento

- O tratamento de escolha é com betabloqueador. Diminui a recorrência de síncope e morte súbita, principalmente no tipo 1 (redução de 81%). Nadolol é o betabloqueador de escolha, mas outros podem ser usados na maior dose tolerada. Pode-se indicar marca-passo para suporte terapêutico.
- CDI: indicado a pacientes com PCR recuperada ou síncope mesmo em uso de betabloqueador.
- Em casos refratários, simpatectomia pode ser tentada.

Taquicardia ventricular catecolaminérgica

- Mutação localizada no braço longo do cromossomo 1. Pode ser:
  - ◊ Autossômica dominante – mutação no canal RyR2, localizado na membrana do retículo endoplasmático responsável pela liberação do cálcio;
  - ◊ Autossômico recessivo – mutação da calsequestrina – principal proteína de armazenamento de cálcio no retículo sarcoplasmático.
- Caracterizada por síncope ou PCR recuperada em crianças entre 7 e 8 anos com coração estruturalmente normal.
- Relacionada à ativação adrenérgica.

1. Diagnóstico

- ECG de base é normal.
- No teste ergométrico ocorre taquicardia sinusal, seguida de extrassístoles ventriculares em salvas monomórficas, seguida de TV bidirecional, que é característica da doença.

2. Tratamento

Betabloqueadores
– Propranolol 80 a 240 mg/dia; ou – Atenolol 25 a 100 mg/dia; ou – Metoprolol 25 a 200 mg/dia. – Contraindicações: BAV de segundo ou terceiro grau, hipotensão, bradicardia, bloqueio sinoatrial, insuficiência cardíaca, insuficiência ventricular esquerda, asma e doença pulmonar obstrutiva crônica.

- Eficácia deve ser testada por teste ergométrico.
- CDI: raras indicações, pelo risco de tempestade elétrica. Indicado a pacientes com síncope, apesar do uso de betabloqueador.

CAUSADA POR CARDIOPATIA ESTRUTURAL

Displasia arritmogênica do ventrículo direito

- É uma doença genética caracterizada por infiltração lenta e progressiva do miocárdio por tecido fibrogorduroso, acarretando adelgaçamento e dilatação do ventrículo direito (VD) e, mais raramente, do esquerdo, levando à disfunção do VD e a arritmias ventriculares.

1. Critérios diagnósticos

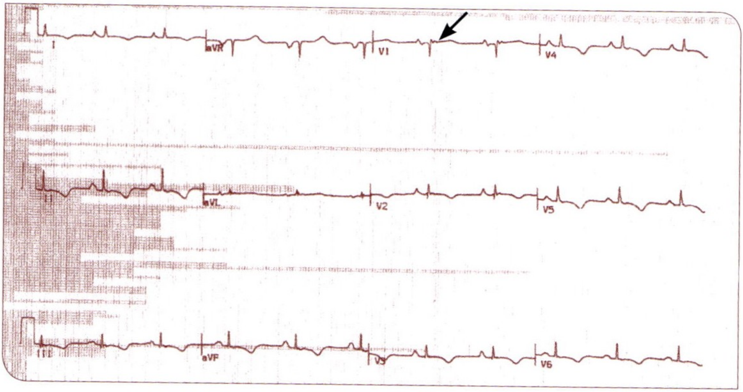

Displasia arritmogênica do ventrículo direito (DAVD) – Critérios diagnósticos		
Parâmetros	**Critérios maiores**	**Critérios menores**
Alteração estrutural	– Dilatação severa do VD ou FEVD muito reduzida, sem disfunção de VE – Aneurisma de VD – Dilatação segmentar severa de VD	– Dilatação leve de VD ou FEVD pouco reduzida – Dilatação segmentar leve de VD – Hipocinesia segmentar do VD
Características teciduais	– Biópsia miocárdica evidenciando infiltração fibrogordurosa do VD	– Não há
Anormalidade da repolarização	– T invertida nas derivações precordiais direitas, na ausência de BRD – (era critério menor)	– Não há
Anormalidade da despolarização/condução	– Onda épsilon – (*vide* ECG anterior)	– Eletrocardiograma de alta resolução (ECG AR) com potenciais tardios presentes

continuação

Parâmetros	Critérios maiores	Critérios menores
Arritmias	– Não há	– Taquicardia ventricular não sustentada (TVNS) ou taquicardia ventricular sustentada (TVS) com padrão de via de saída de VD – Extrassístole ventricular (ESV) com padrão de via de saída de VD > 1.000/24h
História familiar	– Doença familiar confirmada por necropsia ou cirurgia	– Morte súbita familiar com < 35 anos, com DAVD suspeita – História familiar de DAVD baseada em critérios
Diagnóstico é feito com dois critérios maiores ou um maior e dois menores ou quatro menores		

2. Prognóstico

- Características de pior prognóstico: onda épsilon, síncope, TV e PCR recuperada.

3. Tratamento

- O tratamento das arritmias tem como objetivo prevenir TV e morte súbita (MS), podendo ser usados:

Sotalol
– Sotalol 160 a 320 mg/dia. – Contraindicações: asma brônquica ou doença obstrutiva crônica das vias aéreas, choque cardiogênico, bradicardia sinusal sintomática, síndrome da doença sinusal, BAV de segundo e terceiro graus, insuficiência cardíaca congestiva não controlada, insuficiência renal, síndrome do QT longo congênita ou adquirida.

Amiodarona
– Somente em casos refratários ou em pacientes com cardiopatia estrutural grave. – Amiodarona 200 a 600 mg/dia. – Contraindicações: BAV de segundo ou terceiro grau, bradicardia, bloqueio sinoatrial, gravidez, lactação.

Ablação
– Usada em pacientes que não toleram drogas ou nos quais elas são ineficazes. – Taxas de sucesso variam dependendo do comprometimento ventricular e do número de TV induzidas. Não altera o prognóstico, mas pode melhorar a qualidade de vida. – Como a doença é progressiva, pode-se necessitar de procedimentos repetidos.

- CDI: única ferramenta eficaz na prevenção de MS. Indicado a pacientes com síncope, TVS ou PCR recuperada. Podem ocorrer aumento do limiar de desfibrilação e perda de *sensing* com a progressão da doença.

LEITURA RECOMENDADA

1. Chugh SS, Kelly KL, Titus JL. Sudden cardiac death with apparently normal heart. Circulation. 2000;102:649.
2. Brugada P, Brugada J. Right bundle branch block, persistent ST segment elevation and sudden cardiac death: a distinct clinical and electrocardiographic syndrome. A multicenter report. J Am Coll Cardiol. 1992;20:1391.
3. Gemayel C, Pelliccia A, Thompson PD. Arrhythmogenic right ventricular cardiomyopathy. J Am Coll Cardiol. 2001;38:1773.
4. Sen-Chowdhry S, Lowe MD, Sporton SC, et al. Arrhythmogenic right ventricular cardiomyopathy: clinical presentation, diagnosis, and management. Am J Med. 2004;117:685.
5. Wolff L, Parkinson J, White PD. Bundle-branch block with short P-R interval in healthy young people prone to paroxysmal tachycardia. Am Heart J. 1930;5:685.

8

Investigação de Morte Súbita Cardíaca Abortada e Prevenção de Morte Súbita Cardíaca

Martina Battistini Pinheiro
Francisco Carlos da Costa Darrieux

INTRODUÇÃO

- Morte súbita cardíaca (MSC) é a morte natural de causa cardíaca no período de até 1 hora desde o início dos sintomas.
- Fibrilação ventricular (FV) precedida de taquicardia ventricular sustentada (TVS) é o principal mecanismo, correspondendo a 50% da mortalidade cardiovascular total e a 80% em pacientes com doença arterial coronariana (DAC).
- Sessenta por cento ocorrem fora do ambiente hospitalar.

ETIOPATOGENIA

- O mecanismo da MSC, independentemente da causa, envolve uma complexa interação entre substrato anatômico anormal, disfunção eletrofisiológica, modulação funcional e gatilho, que, geralmente, consiste em uma extrassístole ventricular (ESV).

1. Coração aparentemente normal

- Correspondem de 5% a 10% dos pacientes com MSC recuperada.
- Em estudos com autópsia, apenas 10% realmente apresentam coração estruturalmente normal – 65%: aterosclerose, 14%: cardiopatia congênita e 11%: miocardite.

2. DAC

- Doença mais frequentemente implicada em MSC.
- De 75% a 86% dos pacientes com MSC recuperada têm DAC.

- Dez por cento dos pacientes com infarto agudo do miocárdio (IAM) com supra apresentam taquicardia ventricular (TV) ou fibrilação ventricular (FV), dos quais 85% ocorrem na primeira hora.

3. Miocardiopatias

- Segundo maior grupo propenso à MSC.
- Principais são miocardiopatia hipertrófica, dilatada idiopática, chagásica e displasia arritmogênica do ventrículo direito (DAVD).
- Ocorrência de taquicardia ventricular não sustentada (TVNS) e síncope indicam pacientes de alto risco.
- Na miocardiopatia dilatada idiopática, a presença de insuficiência cardíaca aumenta em cinco vezes o risco de MSC.
- Na miocardiopatia chagásica, os fatores de risco para MSC são aumento de área cardíaca à radiografia de tórax, TVNS, sexo masculino, classe funcional (CF) III ou IV (NYHA – *New York Heart Association*), disfunção segmentar no ecocardiograma (ECO) e baixa voltagem do QRS.

4. Doença valvar

- A estenose aórtica pode ser causa de morte súbita, principalmente secundária à isquemia subendocárdica.

5. Cardiopatia congênita

- As cardiopatias com maior risco de MSC são transposição das grandes artérias, estenose aórtica, estenose pulmonar ou estenose da artéria pulmonar e tetralogia de Fallot.

6. Miocardites

- Responsável por 11% a 22% das MSCs, pode ocorrer tanto em pacientes com disfunção quanto em pacientes sem disfunção na fase aguda.

7. Alterações eletrocardiográficas primárias

- Causadas por defeitos genéticos – QT longo congênito, QT curto, síndrome de Brugada, TV catecolaminérgica – ou não genéticos – FV idiopática, bloqueio atrioventricular total (BAVT) congênito e Wolf-Parkinson White (WPW).

8. Miscelânea

- QT prolongado por drogas, alterações metabólicas, dissecção de aorta, tamponamento cardíaco, tromboembolismo pulmonar (TEP) maciço, entre outros.

ESTRATIFICAÇÃO DE RISCO

- MSC pode ser a primeira manifestação clínica de uma cardiopatia.
- DAC é a doença mais frequente, portanto em pacientes com fatores de risco sempre deve ser pesquisada.
- Eletrocardiograma (ECG): avaliação inicial – pode demonstrar sinais de isquemia recente ou antiga, sinais de TEP, arritmias (táqui ou bradiarrimtias), alterações características de determinada doença (onda épsilon na DAVD, pré-excitação no WPW), entre outros.
- Sorologia para Chagas.
- ECG AR (eletrocardiograma de alta resolução): identifica potenciais tardios que são substratos anatômicos para as arritmias. O valor preditivo negativo desse exame é alto.
- Teste de esforço: indicado a pacientes com suspeita de isquemia.
- Holter: avaliação de taqui ou bradiarritmias.
- ECG: para avaliação de disfunção ventricular, alteração segmentar (que sugere DAC) e doenças valvares e congênitas.
- Cintilografia miocárdica: na avaliação de isquemia miocárdica.
- Cineangiocoronariografia: indicada nos casos de suspeita de DAC.
- Angiotomografia de coronárias: indicada nos casos de suspeita de DAC ou de coronária anômala.
- Ressonância nuclear magnética: para avaliação de disfunção, fibrose e infiltração gordurosa.
- Estudo eletrofisiológico: indicado em casos selecionados.

PREVENÇÃO PRIMÁRIA DE MSC

- O tratamento adequado da doença de base é fundamental – revascularização miocárdica na DAC, medicamentos que melhoram a sobrevida na insuficiência cardíaca (IC), entre outros.
- O betabloqueador apresenta importante redução de MSC e mortalidade total em diversas doenças cardíacas.
- A amiodarona reduz mortalidade arrítmica em pacientes com miocardiopatia chagásica.
- Diversos são os estudos que demonstraram benefício de CDI na prevenção primária em pacientes com:

Indicações de CDI – Classe I
– IAM há mais de 40 dias ou miocardiopatia isquêmica sem isquemia residual com FE ≤ 35% e CFs II e III da NYHA ou FE ≤ 30% em CFs I, II e III da NYHA ou FE NYHA ≤ 40% com TVNS espontânea ou TV sustentada indutível pelo EEF.

Indicações de CDI – Classe IIa
– Miocardiopatia dilatada não isquêmica em CFs II e III da NYHA com FE ≤ 35% ou CF III ou IV da NYHA com FE ≤ 35% e QRS ≥ 120 ms com indicação de ressincronização.
– O paciente deve ter expectativa de vida superior a 1 ano para ser candidato ao implante de CDI.

- As indicações de CDI na profilaxia primária em pacientes com arritmias congênitas encontram-se no capítulo 7.

PREVENÇÃO SECUNDÁRIA DE MSC

- Corresponde à profilaxia da recorrência de arritmias ventriculares fatais.
- Amiodarona e betabloqueador demonstraram benefício também na profilaxia secundária, porém CDI sempre se mostrou melhor.
- Diversos estudos mostraram benefício nos seguintes casos de prevenção secundária de MSC:

Indicações de CDI – Classe I
– PCR por TV/FV de causa não reversível em pacientes com FE ≤ 35% ou TVS espontânea com instabilidade hemodinâmica de causa não reversível em pacientes com FE ≤ 35%.

Indicações de CDI – Classe IIa
– PCR ou TV/FV de causa não reversível em pacientes com FE ≥ 35% ou TVS espontânea de causa não reversível em pacientes com FE ≥ 35% refratária a outras terapêuticas ou síncope de origem indeterminada com indução de TVS hemodinamicamente instável.
– O paciente deve ter expectativa de vida superior a 1 ano para ser candidato ao implante de CDI.

- É contraindicado o implante de CDI a pacientes com TV incessante.

LEITURA RECOMENDADA

1. Chugh SS, Kelly KL, Titus JL. Sudden cardiac death with apparently normal heart. Circulation. 2000;102:649.
2. Maron BJ, Shirani J, Poliac LC, et al. Sudden death in young competitive athletes. Clinical, demographic, and pathological profiles. JAMA. 1996;276:199.
3. Martinelli Filho M, Zimerman LI, Lorga AM, et al. Guidelines for implantable electronic cardiac devices of the Brazilian Society of Cardiology. Arq Bras Cardiol 2007;89(6):e210-e238.

9

Manejo da Parada Cardiorrespiratória

Fábio Augusto Pinton

INTRODUÇÃO

- A morte súbita é a principal causa de óbito nos Estados Unidos e no Canadá.
- A principal etiologia da parada cardiorrespiratória (PCR) é a síndrome coronariana aguda.
- A maioria dos pacientes em PCR apresenta fibrilação ventricular (FV) em algum momento.
- Apesar dos avanços da medicina, o prognóstico de pacientes vítimas de PCR ainda permanece ruim.
- A melhor forma de tratar uma PCR é evitando-a.
- Muitas situações clínicas podem colocar o paciente sob risco de uma PCR, e tais condições devem ser identificadas e tratadas precocemente.

SUPORTE BÁSICO DE VIDA (SBV)

Confirmação de PCR

- Chamar o paciente, tocando-o pelos ombros com firmeza.
- Se não há resposta e o paciente não está respirando ou apresenta *gasping* (respiração agônica), deve-se solicitar ajuda com desfibrilador.
- Convulsões breves podem ser a primeira manifestação de PCR.

Checagem de pulso

- Checar pulso carotídeo ou femoral por 5 a 10 segundos.
- Caso esteja ausente ou se há dúvida após esse período, iniciar ciclos de 30 compressões: duas ventilações.

Compressões torácicas

- Colocar o calcanhar de uma mão sobre a metade inferior do esterno e o calcanhar da outra mão sobre a primeira, mantendo os braços estendidos e alinhados perpendicularmente ao paciente.
- Certificar-se de que o dorso do paciente encontra-se sobre uma superfície rígida.
- Deve-se comprimir a uma frequência mínima de 100 min e a uma profundidade mínima de 5 cm, permitindo o retorno total do tórax entre uma compressão e outra (lembre-se de que a perfusão miocárdica se dá na diástole).
- Minimizar ao máximo as interrupções nas compressões. Preferencialmente apenas para checagem de pulso, desfibrilação e ventilação sem via aérea definitiva.
- Trocar o socorrista que realiza as compressões a cada 2 minutos ou quando houver prejuízo à qualidade das compressões por causa da fadiga do socorrista.
- O número total de compressões eficazes é um importante fator determinante na sobrevida em PCR. Portanto, quanto maior a frequência de compressões eficazes e menor a interrupção ou tempo sem compressões, maior a chance de sobrevida do paciente.
- Após realização de 30 compressões, passar para vias aéreas.

Abertura de vias aéreas

- Realizar a manobra de inclinação da cabeça e elevação do mento.
- Se houver suspeita de trauma, realizar a manobra de anteriorização da mandíbula.

Ventilação

- Fornecer duas ventilações de 1 segundo cada uma e cerca de 600 ml de volume.
- As ventilações devem ser sincronizadas com as compressões em uma relação de 30 compressões para duas ventilações até que uma via aérea definitiva seja obtida.
- A cada cinco ciclos de compressões e ventilações, deve-se checar o pulso.

Desfibrilação/identificação do ritmo

- Assim que o desfibrilador estiver disponível e pronto para o uso, deve-se colocar as pás sobre o tórax e só, então, interromper as compressões para identificação do ritmo.
- Caso haja fibrilação ventricular (FV) ou taquicardia ventricular (TV) sem pulso, a desfibrilação está indicada. A pacientes em atividade elétrica sem pulso (AESP) ou assistolia não se indica desfibrilação.

- O soco precordial poderá ser considerado para pacientes com TV sem pulso presenciada e monitorizada, se não houver desfibrilador para uso imediato (não deve retardar a reanimação cardiopulmonar [RCP], nem a aplicação de choque).
- Para desfibriladores monofásicos, utilizar a carga de 360 J e, para bifásicos, a carga recomendada pelo fabricante (120-200 J). Se não conhecida, utilizar a carga máxima (procure sempre conhecer o desfibrilador do local de trabalho antes de utilizá-lo em uma situação de emergência).
- Em pacientes com marca-passo ou cardidesfibrilador implantável (CDI), evitar a colocação das pás diretamente sobre os dispositivos.
- A assistolia só é confirmada após a checagem da conexão correta das pás, do aumento do ganho e da mudança na derivação (para não deixar de diagnosticar um possível ritmo "chocável").
- Logo após a administração do choque ou análise do ritmo, iniciar imediatamente os ciclos de compressões-ventilações, sempre pelas compressões (só após cinco ciclos haverá nova checagem de ritmo).

SUPORTE AVANÇADO DE VIDA (SAV)

Circulação

- Após a verificação do ritmo com as pás e/ou administração do primeiro choque, deve-se monitorar o paciente com eletrodos para facilitar as próximas análises do ritmo e minimizar o tempo sem compressões (lembrar-se de mudar a derivação no desfibrilador).
- Obtenção de uma via para administração das medicações (Tabela 1).
- As drogas utilizadas no manejo da PCR são adrenalina, vasopressina, amiodarona e lidocaína (Tabela 2).
- A amiodarona e a lidocaína só devem ser administradas na FV/TV.
- A atropina, de forma rotineira, não é mais recomendada no tratamento de AESP e assistolia (retirada na última atualização da International Liaison Committee on Resuscitation [Ilcor, 2010]).
- O bicarbonato de sódio só deve ser utilizado em situações específicas (Tabela 3). Seu uso de rotina na PCR é contraindicado.

Tabela 1 – Vias de acesso para administração de medicações
Acesso venoso periférico
– É a via de escolha, preferencialmente na fossa antecubital.
– Após administração das drogas, fazer um bólus de 20 ml de solução fisiológica (SF) e elevar o membro.

continuação

Acesso intraósseo – É seguro e efetivo para administração de drogas, ressuscitação volêmica e coleta de sangue se a via endovenosa (EV) não estiver disponível. – As doses e o bólus de soro fisiológico são os mesmos que os administradas via EV.
Acesso venoso central – Permite a chegada da medicação em menor tempo comparado ao acesso periférico, porém pode haver interrupções nas compressões para realização do procedimento. – Deve ser considerado apenas por médicos experientes.
Via endotraqueal – Apenas vasopressina, adrenalina e lidocaína podem ser administradas por essa via e suas concentrações sanguíneas são menores quando comparadas à administração vias EV/intraoral (IO). – A dose a ser administrada é 2 a 2,5 vezes a dose indicada na via EV, diluída preferencialmente em 5 a 10 ml de água destilada.

Tabela 2 – Medicações utilizadas no atendimento à PCR
– **Adrenalina** (indicação IIb; nível de evidência A) – Estimula receptores alfa-adrenérgicos (vasoconstritor). – Indicação: para toda PCR. – Dose: 1 mg, EV/IO, a cada 3 a 5 min (não há dose máxima).
– **Vasopressina** (indicação IIb; nível de evidência A) – Vasoconstritor periférico não adrenérgico. – Indicação: alternativa a primeira ou segunda dose de adrenalina. – Dose: 40 U, EV/IO (dose única).
– **Amiodarona** (indicação IIb; nível de evidência B) – Age nos canais de sódio, potássio e cálcio e tem propriedades alfa e betabloqueadoras. – Indicação: FV ou TV refratárias ao choque e ao vasopressor. – Dose: 300 mg, EV/IO, em bólus, na primeira dose, e 150 mg, em bólus, na segunda dose.
– **Lidocaína** (indicação IIb; nível de evidência B) – Indicação: na FV ou TV se amiodarona não disponível. – Dose: 1 a 1,5 mg/kg, EV/IO, em bólus, na primeira dose, e doses de 0,5 a 0,75 mg/kg, a cada 5 a 10 min (dose máxima de 3 mg/kg).

Tabela 3 – Principais indicações de uso de bicarbonato de sódio na PCR
– Acidose metabólica preexistente. – Hipercalemia. – Intoxicação por antidepressivos tricíclicos (ADTs).

Vias aéreas e ventilações

- Caso as ventilações com bolsa-máscara não estejam efetivas ou a causa da PCR seja por hipóxia, deve-se garantir uma via aérea definitiva.
- Se as ventilações com bolsa-máscara estiverem efetivas, a decisão do momento de se garantir uma via aérea avançada fica a critério do líder que coordena o atendimento. Recomenda-se que seja realizado assim que possível, porém não deverá atrasar outros procedimentos mais importantes (como a desfibrilação).
- A realização de intubação orotraqueal não deve exceder 30 s e, preferencialmente, não interromper as compressões torácicas. Para profissionais não experientes, dispositivos como máscara laríngea ou combitube devem ser utilizados.
- O uso da pressão cricoide de forma rotineira para evitar broncoaspiração não é recomendado.
- Após a obtenção de uma via aérea definitiva, as ventilações passam a ser não sincronizadas com as compressões, e os ciclos de RCP passam a ser de 2 min. Devem-se realizar, no mínimo, 100 compressões por minuto e ventilações de 1 segundo cada uma, com uma frequência de 8 a 10/min (uma a cada 6 a 8 s). Ao final de cada ciclo de RCP, deve-se checar o ritmo.
- A hiperventilação deve ser evitada, pois o aumento da pressão intratorácica diminui o retorno venoso e, consequentemente, a perfusão coronariana.
- A capnografia quantitativa com formato de onda é recomendada a pacientes intubados durante o período em PCR para confirmação da posição do tubo, monitorização da qualidade da RCP e detecção do RCE, baseado nos valores de CO_2 no final da expiração. Caso não disponível, o detector de CO_2, sem formato de onda, ou detector esofágico podem ser utilizados.

Diagnósticos diferenciais

- Enquanto os ciclos de RCP se repetem a cada 2 min, a causa da PCR deve ser buscada ativamente e tratada assim que possível.
- A principal causa de PCR em FV/TV é a SCA.
- As principais causas de AESP/assistolia são hipóxia, hipovolemia, tromboembolismo pulmonar (TEP) e pneumotórax hipertensivo.
- As causas mais comuns de PCR e os respectivos tratamentos estão representados na (Tabela 4).

Tabela 4 – Principais causas de PCR (5 Hs e 5 Ts)	
Causas	**Tratamento**
– Hipovolemia	– Reposição volêmica com cristaloides
– Hipóxia	– Ventilação com via aérea definitiva com O_2 a 100%
– Hidrogênio (acidose)	– Bic Na a 8,4% 1 ml/kg
– Hipo ou hipercalemia	– Corrigir*
– Hipotermia	– Aquecimento
– Trombose coronária (SCA)	– Trombólise se infarto agudo do miocárdio (IAM) com supraprévio a PCR
– TEP	– Trombólise, reposição volêmica*
– Tensão no tórax por pneumotórax	– Descompressão por punção
– Tóxicos	– Reposição volêmica e antídotos*
– Tamponamento cardíaco	– Pericardiocentese (punção de Marfan)

* Ver situações especiais (Tabela 5).

Tabela 5 – Situações especiais
Gestantes – Realizar compressões torácicas um pouco acima do habitual e deslocar o útero para a esquerda, com auxílio de outro socorrista. – Não há contraindicação à desfibrilação.
TEP – Em pacientes com PCR causada por TEP presumido ou conhecido, é razoável administrar fibrinolíticos.
Intoxicação por antidepressivos tricíclicos – O uso de bicarbonato de sódio pode ser considerado.
Hipomagnesemia associada a *torsades de pointes* – Recomenda-se o uso de sulfato de magnésio 1 a 2 g, EV, em bólus.
Hipercalemia – Gluconato de cálcio a 10% 15 a 30 ml, EV, 2 a 5 min. – Bicarbonato de sódio a 8,4% 1 ml/Kg, EV, em 5 min. – Glicose a 50% 50 ml + insulina R 10UI, EV, em 15 a 30 min.

ALGORITMO CIRCULAR DE SAV

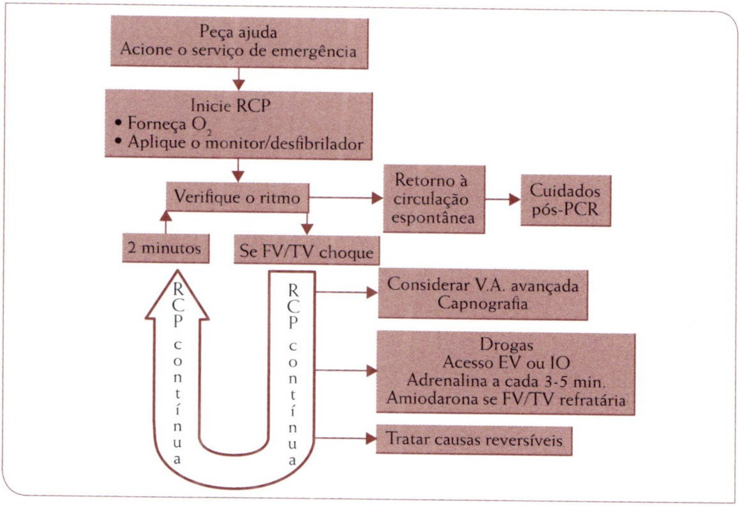

Adaptado de Advanced Cardiac Life Support Provider Manual – Versão em Português. American Heart Association, 2011.

CUIDADOS PÓS-RESSUSCITAÇÃO

- Esta fase, que compreende o período após o RCE, é de extrema importância para o prognóstico do paciente.
- Deve-se realizar novamente o exame físico, com aferição de sinais vitais, coleta de exames laboratoriais gerais e realização de eletrocardiograma (ECG) de urgência, buscando identificação da causa da PCR (supra de ST, distúrbios hidroeletrolíticos etc.).
- Uso de antiarrítmicos de manutenção caso RCE após FV/TV: amiodarona 360 mg, EV, nas primeiras 6 horas, e 540 mg, EV, nas próximas 18 horas, ou, caso tenha sido utilizada durante a PCR, lidocaína 1 a 4 mg/min.
- Otimizar a função cardiopulmonar e a perfusão de órgãos vitais, tratando a hipotensão com cristaloides e/ou drogas vasoativas.
- Evitar hiperventilação e hiperóxia: inicialmente manter cerca de 10 a 12 ventilações /min e titular a fração inspirada de oxigênio (FiO_2) para manter Sat > 94%

- Controlar a temperatura para otimizar a recuperação neurológica: evitar e tratar hipertermia e, em pacientes comatosos, após RCE, iniciar hipotermia (Tabela 6).
- Controle glicêmico: evitar hipoglicemia e glicemia > 180 mg dl.
- Identificar e tratar SCA (encaminhar a instituições que tenham laboratório de hemodinâmica disponível) e outras causas reversíveis.
- Prever, tratar e prevenir a disfunção múltipla de órgãos.
- Encaminhar o paciente à unidade de terapia intensiva (UTI).

Tabela 6 – Indução de hipotermia
Monitorização e sedação – ECG contínuo, PA invasiva (manter PAM > 80 mmHg), balanço hídrico (passar SVD), temperatura central (termômetro esofágico, timpânico ou cateter de artéria pulmonar). – Hemograma, plaquetas, coagulograma, gasometria arterial, potássio, magnésio, cálcio e fósforo no início e a cada 6 horas (realizar dextro de sangue coletado de acesso venoso). – Sedação e analgesia adequadas (p. ex.: fentanil 1-2 mcg/kg [dose de ataque] e 1-4 mcg/kg/h [dose de manutenção] e midazolan 2 a 6 mg [dose de ataque] e 1a 2 mg/h [dose de manutenção]). – Bloqueio neuromuscular se houver tremores refratários.
Indução – A temperatura-alvo a ser atingida é 32 a 34°C. – Métodos não invasivos disponíveis: pacotes de gelo, mantas térmicas, equipamentos comerciais de resfriamento de superfície e infusão de soluções geladas. – Infusão rápida de solução salina a 4°C na dose de 30 a 40 ml/kg. – Pacotes de gelo nas superfícies do pescoço, das axilas e das virilhas (cuidado com lesões de pele induzidas pelo frio – trocar a cada 10 min).
Manutenção – Manter temperatura entre 32 e 34°C durante 12 a 24 horas. – Não alimentar paciente. – Monitorizar presença de arritmias graves, sangramentos, sedação e bloqueio neuromuscular.
Reaquecimento – Pode ser ativo (utilização de dispositivos) ou passivo. – Velocidade de 0,2 a 0,4°C/hora, durante 12 horas, até que se atinja temperatura entre 35 e 37°C. – Suspender reposição de eletrólitos antes de iniciar reaquecimento e sedação ao atingir 35°C. – Pode ocorrer febre pós-reaquecimento, devendo ser tratada agressivamente.

ALGORITMO DE CUIDADOS PÓS-RESSUSCITAÇÃO

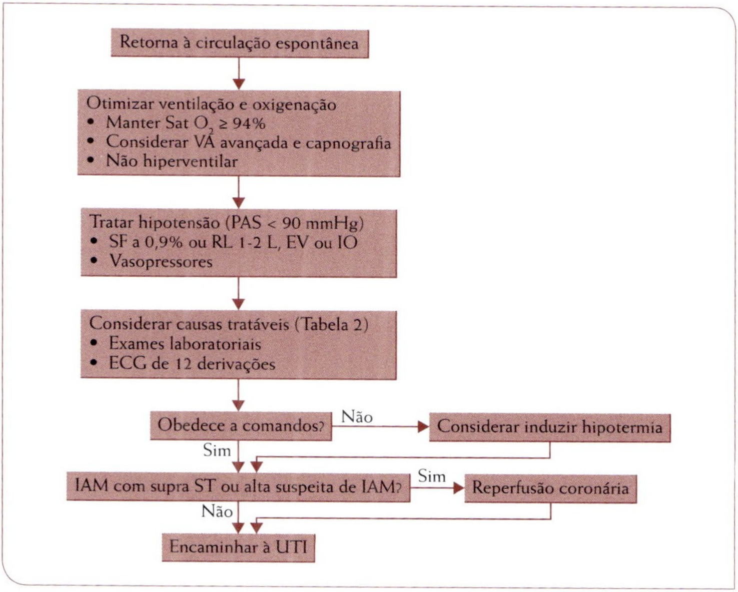

Adaptado de Advanced Cardiac Life Support Provider Manual – Versão em Português. American Heart Association, 2011.

CONSIDERAÇÕES IMPORTANTES

- As etapas do algoritmo de SBV e SAV são apresentadas como uma sequência para facilitar o socorrista que atua sozinho a priorizar as ações. Mas grande parte dos atendimentos de PCR é realizada em equipe, cujos membros executam várias ações simultaneamente.
- Durante o manejo da PCR, deve-se priorizar RCP de qualidade e desfibrilação precoce se indicada, pois elas têm impacto na taxa de alta hospitalar. Medicações e via aérea definitiva, apesar de melhorarem a taxa de RCE, não têm influência na taxa de alta hospitalar.
- Este capítulo foi realizado de acordo com as diretrizes da *American Heart Association* (AHA) 2010 (mais recente até o momento). As atualizações ocorrem a cada cinco anos.

LEITURA RECOMENDADA

1. Mary AP, Clifton WC, Robert WN, et al. Post-cardiac arrest care: 2010 American Heart Association Guidelines for Cardiopulmonary Resuscitation and Emergency Cardiovascular Care. Circulation. 2010;122;S768-86.
2. Robert AB, Robin H, Benjamin SA, et al. Adult basic life support: 2010 American Heart Association Guidelines for Cardiopulmonary Resuscitation and Emergency Cardiovascular Care Circulation. 2010;122:S685-705.
3. Robert WN, Charles WO, Mark SL, et al. Adult advanced cardiovascular life support: 2010 American Heart Association Guidelines for Cardiopulmonary Resuscitation and Emergency Cardiovascular Care. Circulation. 2010;122;S729-67.

Aorta

10

Aneurismas de Aorta

Sílvia Ost

INTRODUÇÃO

- Aneurismas são dilatações patológicas e irreversíveis da aorta, com diâmetro transversal excedendo em pelo menos 1,5 vez o seu diâmetro normal.
- Podem ser abdominais ou torácicos.
- Os aneurismas de aorta abdominais (AAAs) são mais frequentes do que os torácicos. Esse tipo de aneurisma está relacionado à aterosclerose. Idade é um importante fator de risco, sendo a prevalência geral em torno de 5% em homens com mais de 65 anos. A maioria dos aneurismas de aorta abdominal é infrarrenal.
- Os aneurismas de aorta torácicos (AATs) são menos frequentes. Nesse caso, os aneurismas frequentemente estão relacionados a uma aorta bicúspide ou síndromes genéticas como Marfan. São classificados de acordo com o segmento aórtico envolvido.
- Os AATs mais comuns são os de aorta ascendente, responsáveis por 60% dos casos, seguidos pelos que envolvem a aorta descendente (30%), e os menos frequentes os de arco aórtico e toracoabdominais (10%).
- A divisão anatômica é importante, pois os AATs diferem em etiologia e tratamento de acordo com essa classificação.

Classificação dos aneurismas de aorta
1. Localização
Abdominais
– Suprarrenais.
– Infrarrenais.
Torácicos
– Ascendente.
– Arco aórtico.
– Descendente.
Toracoabdominais
– Envolvem aortas torácica e abdominal.
2. Morfologia
– Fusiformes: forma mais comum. Envolvem uniformemente a aorta, provocando uma dilatação simétrica em toda a circunferência aórtica.
– Saculares: formam um abaulamento em uma das paredes da aorta.

FATORES DE RISCO

Fatores de risco para aneurismas da aorta
Abdominais
– Tabagismo: relação direta com tempo de tabagismo.
– Sexo masculino: risco 10 vezes maior nos homens.
– Idade.
– Hipertensão.
– Dislipidemia.
– Presença de aterosclerose.
– História familiar de AAA.
Torácicos
Aorta ascendente
– Degeneração cística da camada média.
– Aorta bicúspide.
– Síndromes de Marfan e de Ehlers-Danlos.
– Sífilis.
Aorta descendente
– Aterosclerose.
Arco aórtico
– Comumente acometido em extensão por patologias da aorta ascendente ou descendente.

DIAGNÓSTICO

- Ao realizar o diagnóstico de aneurisma na aorta, deve-se fazer uma avaliação completa de toda a sua extensão, por serem comuns o envolvimento de mais de um segmento e a presença de múltiplos aneurismas.

Diagnóstico dos aneurismas da aorta abdominal
Ultrassonografia de abdome
– Método diagnóstico mais usado no *screening*.
– Sensibilidade de 80% a 90%, dependendo do segmento envolvido.
Angiotomografia computadorizada de aorta abdominal
– Excelente método diagnóstico.
– Boa visualização do diâmetro, extensão e envolvimento de artérias renais e viscerais.
– Permite reconstrução tridimensional, o que ajuda no planejamento cirúrgico.
– Desvantagem por usar radiação ionizante e contraste.
Angiorressonância magnética de aorta abdominal
– Alternativa à tomografia computadorizada (TC).
– Sensibilidades e especificidade iguais às da TC.
Angiografia
– Bom método para avaliar a extensão de aneurismas suprarrenais e envolvimento de ramos renais e viscerais.
– Pode subestimar o tamanho do aneurisma na presença de trombo mural.

Diagnóstico dos aneurismas de aorta torácica
Radiografia de tórax
– Alargamento de mediastino, aumento do botão aórtico e desvio de traqueia.
Angiotomografia computadorizada de aorta torácica
– Boa definição de anatomia da aorta e seus ramos.
– Reconstrução tridimensional permite o planejamento cirúrgico e a medida mais real dos diâmetros.
– Sensibilidade e especificidade próximas a 100%.
Angiorressonância magnética de aorta torácica
– Alternativa à TC.
– Melhor visualização da raiz da aorta do que a TC.
– Acurácia semelhante à da angiotomografia.
Angiografia
– Alternativa pré-cirúrgica.
Ecocardiograma
– Boa visualização da raiz da aorta.
– Importante nos casos de pacientes com síndrome de Marfan e aorta bicúspide.
– Limitada avaliação da aorta descendente.

QUADRO CLÍNICO

- AAAs geralmente são assintomáticos e descobertos durante exame de imagem por outra indicação. No exame físico, pode ser notada uma massa pulsátil abdominal, dolorosa ou indolor, com ou sem sopro associado. Quando presentes em pacientes mais jovens (< 50 anos), tendem a ser mais sintomáticos, manifestando-se por desconforto abdominal em hipogástrio ou lombar. Dor que surge subitamente ou piora da dor preexistente podem significar rotura do aneurisma.

- AATs também costumam ser assintomáticos e descobertos por acaso em exame de imagem, como radiografias de tórax. Quando sintomáticos, provocam complicações vasculares (embolias, insuficiência aórtica com insuficiência cardíaca secundária) ou efeito de massa local (disfagia, dispneia, tosse e síndrome de veia cava superior). A dor torácica ocorre em até 25% dos pacientes e pode significar rotura.

TRATAMENTO

- A presença de sintomas, a taxa de crescimento anual e o diâmetro do aneurisma são os principais fatores que orientam a indicação de intervenção cirúrgica nos aneurismas de aorta.
- As complicações mais temidas dos aneurismas são roturas e dissecções. As intervenções terapêuticas visam prevenir essas complicações.
- Cirurgias para reparo de AAAs rotos têm mortalidade de até 50%, sendo fundamental realizar a cirurgia de correção em momento oportuno e longe do cenário de rotura.
- A cirurgia dos AAAs pode ser feita mediante reparo cirúrgico convencional, em que é feita uma incisão mediana abdominal e colocada uma prótese de Dacron no segmento afetado. Alternativa em casos de alto risco cirúrgico é a colocação de *stent* aórtico por meio de procedimento endovascular.
- Correções endovasculares são consideradas procedimento cirúrgico de risco moderado, enquanto a cirurgia aberta é de alto risco.
- Durante a avaliação pré-operatória são recomendados: eletrocardiograma (ECG), RX de tórax, hemograma, creatinina, ecocardiografia transtorácica (ECO TT) (principalmente na suspeita de valvopatia associada), teste não invasivo para detecção de isquemia (cintilografia miocárdica ou ECO estresse – principalmente quando há vários fatores de risco ou limitação funcional que dificulte a avaliação da clínica).
- O cateterismo cardíaco deve ser considerado no pré-operatório de AAT, quando há envolvimento da aorta ascendente.
- O tratamento clínico dos AAAs é semelhante ao tratamento de pacientes com doença arterial coronariana. Deve incluir cessação de tabagismo, uso de betabloqueadores e estatinas (caso haja dislipidemia).
- AAT tem tratamento diferenciado de acordo com a sua localização.

- Quando há AAT envolvendo a raiz aórtica e insuficiência aórtica associada, o procedimento de Bentall (prótese de Dacron com valva associada) pode ser indicado.
- As complicações mais temidas na cirurgia de AAT são as embolias cerebrais (associadas à manipulação do arco aórtico) e a paraplegia (falta de fluxo para medula associada a cirurgias de aorta descendente). A possibilidade dessas complicações deve ser discutida com paciente antes da cirurgia.
- O tratamento percutâneo com uso de *stents* pode ser considerado em pacientes de alto risco com AAT descendente.
- Em pacientes com síndrome de Marfan, o uso de betabloqueadores e inibidores do sistema renina-angiotensina parece reduzir a mortalidade e as taxas de progressão dos aneurismas.

Tratamento dos aneurismas de aorta abdominal

Indicações de tratamento cirúrgico

- Todos os sintomáticos.
- Homens com diâmetro > 5,5 cm.
- Mulheres com diâmetro > 5,0 cm.
- Aumento no diâmetro > 0,5 cm por ano.

Tratamento clínico

- Controle dos fatores de risco.
- Medicamentoso:
  - ◊ betabloqueadores: indicados a todos os pacientes – atenolol: de 25 a 100 mg, via oral (VO), uma vez ao dia; propranolol: de 10 a 80 mg, VO, três vezes ao dia.
  - ◊ estatinas: indicadas a todos com dislipidemia (meta LDL < 70) – sinvastatina: de 10 a 40 mg, uma vez ao dormir; atorvastatina: de 10 a 80 mg, uma vez ao dia; rosuvastatina: de 10 a 40 mg, uma vez ao dia.
  - ◊ Aspirina: nos casos de aneurisma de origem aterosclerótica, associar AAS 75-100 mg/dia.

Tratamento dos aneurismas de aorta torácica
Indicações de intervenção cirúrgica – Todos os sintomáticos. – Assintomáticos com aorta ascendente ou arco aórtico > 5,5 cm. – Aorta descendente > 6,0 cm de diâmetro. – Assintomáticos com aorta < 5,5 cm, mas com crescimento anual > 0,5 cm de diâmetro. – Pacientes que serão submetidos à troca valvar aórtica, operar simultaneamente os aneurismas de aorta com > 4,5 cm de diâmetro. – Síndrome de Marfan: > 5,0 cm. Mais precoce quando houver rápida expansão ou insuficiência aórtica associada. Em paciente que pretende engravidar, considerar operar quando > 4,0 cm. – Aorta bicúspide: > 5,0 cm diâmetro. Quando há programação de troca valvar aórtica, operar simultaneamente os aneurismas de aorta com > 4 cm de diâmetro. – Síndromes genéticas familiares > 5,0 cm de diâmetro. * Indicado CATE no pré-operatório quando há envolvimento da aorta ascendente.
Tratamento clínico – Betabloqueadores, quando indicados (doses acima). – Controle dos fatores de risco.

SEGUIMENTO

- Homens entre 65 e 75 anos que já fumaram ou que fumam atualmente devem ser submetidos a ultrassom de abdome com Doppler para rastreamento de aneurisma de aorta abdominal.
- *Screening* de AAT é indicado a pacientes com história familiar de AAT, portadores de aorta bicúspide. Deve ser realizado com angiotomografia de aorta torácica.
- Nos pacientes com diagnóstico de AA, o seguimento é feito com TC ou RNM de tórax e abdome a cada seis meses, avaliando o diâmetro e a velocidade de crescimento. TC e ressonância nuclear magnética (RNM) têm acurácia superior à da ultrassonografia (USG) e são semelhantes entre si. Há uma tendência a preferir a RNM, uma vez que o exame não utiliza radiação e deverá ser repetido várias vezes. O mais importante é manter o método inicial durante o seguimento (p. ex., começou a avaliação com TC, manter TC).

Exemplo de prescrição

Paciente de 70 anos, sexo masculino, tabagista e hipertenso. Chega ao consultório encaminhado por gastroenterologista. Assintomático no momento, refere que foi submetido a ultrassom de abdome para pesquisa de colelitíase, quando foi detectada a presença de aneurisma de aorta abdominal. Ao exame, PA = 160 x 80 e FC = 80. Dor abdominal à palpação profunda em hipogástrio, sem massas palpáveis. Em uso habitual de clortalidona 25 mg, uma vez ao dia (irregular), e omeprazol 20 mg, uma vez ao dia. Trouxe exames de laboratório: CT: 240, LDL: 140, Glic: 99. Foram solicitadas angiotomografias de aorta torácica e abdominal. No exame foi confirmada a presença de aneurisma de aorta abdominal infrarrenal de 4,5 cm no maior diâmetro. Não havia outros aneurismas associados.

Exemplo de prescrição – Aneurisma de aorta abdominal
1. Atenolol 50 mg – 1 comprimido, VO, uma vez ao dia
2. Rosuvastatina 40 mg – 1 comprimido, VO, uma vez ao dia
3. Aspirina 100 mg – 1 comprimido, VO, uma vez por dia
4. Clortalidona 25 mg – 1 comprimido, VO, uma vez ao dia
5. Recomendar cessar o tabagismo.

LEITURA RECOMENDADA

1. Gualandro DM, Yu PC, Calderaro D, et al. II Diretriz de Avaliação Perioperatória da Sociedade Brasileira de Cardiologia. Arq Bras Cardiol. 2011;96(3 suppl. 1):1-68.
2. Hiratzka LF, Bakris GL, Beckman JA, et al. 2010 ACCF/AHA/AATS/ACR/ASA/SCA/SCAI/SIR/STS/SVM. Guidelines for the diagnosis and management of patients with thoracic aortic disease: a report of the American College of Cardiology Foundation/American Heart Association Task Force on Practice Guidelines, American Association for Thoracic Surgery, American College of Radiology, American Stroke Association, Society of Cardiovascular Anesthesiologists, Society for Cardiovascular Angiography and Interventions, Society of Interventional Radiology, Society of Thoracic Surgeons, and Society for Vascular Medicine. Circulation. 2010;121:e266-369.
3. Libby P, Bonow RO, Mann DL, et al. Braunwald's heart disease: a textbook of cardiovascular medicine. 8th ed. Philadelphia: Elsevier Saunders; 2008. p. 1457-90.

11

Dissecção de Aorta

Sílvia Ost

INTRODUÇÃO

- Dissecção de aorta é definida como uma rotura na íntima que expõe uma camada média doente à pressão de pulso na aorta, proporcionando separação de suas camadas, expansão longitudinal e formação de um falso lúmen repleto de sangue.
- Em alguns casos, a dissecção começa com a rotura do *vaso vasorum*, dentro da camada média, formando o hematoma intramural.
- Nos Estados Unidos ocorrem em torno de 6 a 10 mil casos por ano. A incidência real é desconhecida, pois muitos pacientes morrem antes da admissão hospitalar ou, ao chegarem, não recebem o diagnóstico correto.
- Sem tratamento, a mortalidade é elevada: 25% em 24 horas, 50% em uma semana e 75% em 30 dias. Após um ano, 90% dos pacientes vão a óbito caso não sejam tratados.
- 65% das dissecções têm início na aorta ascendente, 20%, na descendente, 10%, no arco e 5%, na aorta abdominal.
- Existem sistemas de classificação das dissecções de aorta. Eles são importantes para guiar o tratamento.

Classificações para dissecção da aorta
DeBakey
– Tipo 1 – Origem na aorta ascendente, estendendo-se até, no mínimo, ao arco aórtico. Geralmente envolve também a aorta descendente (tratamento cirúrgico geralmente recomendado).
– Tipo 2 – Confinada à aorta ascendente (tratamento cirúrgico geralmente recomendado).
– Tipo 3 – Origem na aorta descendente com extensão distal e, raramente, retrógrada, podendo atingir a ascendente (tratamento cirúrgico geralmente não recomendado).
– Tipo 3a – Limitada à aorta torácica.
– Tipo 3b – Extensão abaixo do diafragma.
Stanford
– Tipo A – Dissecções que envolvem a aorta ascendente (tratamento cirúrgico geralmente recomendado).
– Tipo B – Dissecções que não envolvem a aorta ascendente (tratamento cirúrgico geralmente não recomendado).
Descritiva
– Proximal – Inclui DeBakey I e II e Stanford A (tratamento cirúrgico geralmente recomendado).
– Distal – Inclui DeBakey III e Stanford B (tratamento cirúrgico geralmente não recomendado).
Temporal
– Aguda – < 2 semanas.
– Crônica – > 2 semanas.

FATORES DE RISCO

Fatores de risco para dissecção de aorta
Aumento do estresse na parede da aorta
– HAS: presente em três quartos dos pacientes.
– Coarctação de aorta.
– Uso de cocaína ou outros estimulantes.
– Trauma com aceleração e desaceleração.
– Feocromocitoma.
Anormalidades na camada média da aorta
– Causas genéticas: Marfan, Ehlers-Danlos, Turner, Loeys-Dietz, valva aórtica bicúspide, síndromes familiares ligadas a dissecção e aneurisma de aorta.
– Arterites envolvendo a aorta: Takayassu, arterite temporal, doença de Behçet.
– Outras: doença renal policística, gestação, cateterização arterial, passagem de balão intra-aórtico, após cirurgia cardíaca e troca valvar aórtica.

QUADRO CLÍNICO

Sugerem dissecção de aorta em pacientes com dor torácica
– Dor aguda e intensa em rasgando (80% a 90% dos casos). – Síncope. – Manifestações isquêmicas (coronariana, cerebrovascular, membros inferiores, mesentérica). – Sinais de insuficiência cardíaca. – Morte súbita. – Hipertensão arterial na apresentação. – Sopro de regurgitação aórtica. – Redução de pulsos periféricos.

DIAGNÓSTICO

Diagnóstico das dissecções de aorta
Radiografia de tórax – Alargamento de mediastino ou área aórtica entre 80% e 90% dos casos. – Derrame pleural à esquerda é comum. – Sinal do cálcio: calcificação do botão aórtico com > 1 cm de distância entre íntima e demais tecidos aórticos. Sugestivo de dissecção, mas não específico. – Comparar com exames prévios. – Exame normal não exclui dissecção.
Eletrocardiograma (ECG) – Sinais de hipertrofia ventricular esquerda estão presentes em um terço dos pacientes. – Cuidado ao indicar trombólise em infarto com supra de parede inferior. O envolvimento da coronária direita na dissecção de aorta pode causar infarto inferior no ECG.
Ecocardiograma (ECO) – Baixo custo, podendo ser realizado à beira do leito. – Transtorácico tem sensibilidade de 80% e especificidade de 96% para detecção de dissecções proximais. – Transesofágico tem sensibilidade de 90% e especificidade de 95% para dissecções proximais, sendo melhor também na avaliação da aorta torácica. – O diagnóstico de dissecção por ECO exige a presença de uma linha de dissecção separando o falso lúmen do verdadeiro. – Pelo ECO transtorácico, o envolvimento da valva aórtica pode ser identificado e quantificado. No transesofágico, também pode ser identificado o mecanismo de dissecção, orientando o tratamento cirúrgico quando há envolvimento da aorta ascendente.

continuação

Angiotomografia de aorta – Maior custo, porém atualmente bastante acessível. Exige certa estabilidade clínica e uso de contraste endovenoso. – Permite reconstrução 3D das imagens, auxiliando a visualização de trombos, envolvimento dos ramos viscerais e programação cirúrgica quando indicada. – Sensibilidade e especificidade próximas a 100%.
Angiorressonância magnética de aorta – Alternativa à tomografia computadorizada (TC).
Angiografia – Informações precisas sobre mecanismo da dissecção, envolvimento de ramos viscerais e coronários, função ventricular e presença de comunicação entre os lúmens falso e verdadeiro. – Desvantagens: indisponível em muitos centros, invasiva, uso de contraste endovenoso, exposição à radiação ionizante, sensibilidade e especificidade um pouco menores quando comparadas aos dos métodos não invasivos. – Coronariografia deve ser considerada em pacientes com mais de 40 anos ou com mais de dois fatores de risco para doença coronariana, que estejam em programação cirúrgica para dissecção.

TRATAMENTO

- De maneira geral, o envolvimento da aorta ascendente indica tratamento cirúrgico.
- Quando apenas a aorta descendente é envolvida, a princípio o tratamento será clínico.

Tratamento das dissecções de aorta: medidas gerais e tratamento farmacológico
Indicações de tratamento clínico – Dissecções distais não complicadas. – Dissecção isolada de arco aórtico em paciente estável. – Dissecções crônicas estáveis (> 2 semanas do início do quadro).
Medidas gerais – Monitorações cardíaca e hemodinâmica. – Considerar medida invasiva da pressão arterial.
Analgesia – Sulfato de morfina é o agente de escolha. – Dose: 2 mg, EV, a cada 10 minutos até melhora da dor ou aparecimento de efeitos colaterais.

continuação

Betabloqueadores
– Na ausência de contraindicações, estão indicados a todos os pacientes. – Iniciar betabloqueador antes dos vasodilatadores para evitar taquicardia reflexa, o que pode aumentar a dissecção. – Usar com cuidado nos pacientes com regurgitação aórtica aguda, pois podem bloquear a taquicardia compensatória. – Não há dose máxima de betabloqueador nos quadros de dissecção. O importante é atingir a frequência cardiaca (FC) de 60 batimentos por minuto (bpm). – Dose: metoprolol 5 mg, EV, a cada 5 minutos. – Propranolol 1 mg, EV, a cada 3 a 5 minutos.
Anti-hipertensivos – O controle da hipertensão deve ser iniciado após atingir a FC-alvo e o controle da dor. – A pressão arterial sistólica (PAS) deve ficar entre 110 e 120 mmHg e a pressão arterial média (PAM), entre 60 e 75 mmHg. – Caso não haja controle de pressão arterial (PA) com o uso de betabloqueadores, associar nitroprussiato de sódio. O início de anti-hipertensivos antes do controle adequado da FC com betabloqueadores pode levar à taquicardia e à piora do quadro clínico. – Dose: nitroprussiato de sódio 50 mg diluído em 250 ml de SG a 5% – iniciar 0,5 a 1 mcg/kg/min e ajustar para PA-alvo.

Tratamento das dissecções de aorta: tratamento cirúrgico
Indicações de intervenção cirúrgica – Dissecções agudas com envolvimento da aorta proximal. – Dissecções agudas distais complicadas: ◊ Progressão da dissecção com comprometimento de órgãos vitais. ◊ Rotura da aorta. ◊ Extensão retrógrada envolvendo a aorta ascendente. ◊ Dissecção em pacientes com síndrome de Marfan.

EXEMPLO DE PRESCRIÇÃO

Paciente de 60 anos, 70 kg, sexo masculino, hipertenso e dislipidêmico, chega ao pronto-socorro com queixa de dor retroesternal de forte intensidade, iniciada há 30 minutos, em repouso. Nega episódios anteriores. Em uso habitual de losartana 50 mg, uma vez ao dia, e sinvastatina 20 mg, uma vez ao dia. Ao exame: diaforese, PA: 180/100, FC: 90 bpm, pulso diminuído em membro superior esquerdo. ECG em ritmo sinusal, com sinais de hipertrofia ventricular esquerda. Marcadores de necrose miocárdica negativos, bioquímica normal. Rx de tórax mostrava discreto alargamento de mediastino. Foi, então, submetido à angiotomografia de tórax, que mostrou lâmina de dissecção de aorta envolvendo aorta descendente e arco aórtico distal.

Exemplo de prescrição: dissecção de aorta
1. Dieta oral zero até segunda ordem.
2. Metoprolol 5 mg – uma ampola EV agora e a critério médico.
3. Nitroprussiato de sódio 50 mg – uma ampola diluída em 250 ml de SG a 5%. Iniciar infusão a 10 ml/h.
4. Morfina 2 mg, EV, agora e a critério médico.
5. Glicemia capilar de 4/4h.
6. Monitor cardíaco.
7. Oxímetro de pulso.
8. Repouso absoluto no leito.

LEITURA RECOMENDADA

1. Erbel R, Alfonso F, Boileau C, et al. Diagnosis and management of aortic dissection. Eur Heart J. 2001;22:1642.
2. Hiratzka LF, Bakris GL, Beckman JA, et al. 2010 ACCF/AHA/AATS/ACR/ASA/SCA/SCAI/SIR/STS/SVM. Guidelines for the diagnosis and management of patients with thoracic aortic disease: a report of the American College of Cardiology Foundation/American Heart Association Task Force on Practice Guidelines, American Association for Thoracic Surgery, American College of Radiology, American Stroke Association, Society of Cardiovascular Anesthesiologists, Society for Cardiovascular Angiography and Interventions, Society of Interventional Radiology, Society of Thoracic Surgeons, and Society for Vascular Medicine. Circulation. 2010;121:e266-369.
3. Isselbacher EM. Dissection of the descending thoracic aorta: looking into the future. J Am Coll Cardiol. 2007;50:805.

Coronariopatia

12

Angina Estável

Ânderson Silveira Duque

INTRODUÇÃO

- A doença cardíaca isquêmica continua sendo uma das maiores causas de mortalidade no mundo.
- Dados recentes da Organização Mundial da Saúde apontam que essa doença responde por 12,8% dos óbitos.
- O espectro dessa doença se estende desde as síndromes coronarianas agudas, manifestas como angina instável ou infarto agudo do miocárdio, até a doença coronariana crônica, expressa habitualmente na forma de angina estável (AE).

DIAGNÓSTICO

- AE é uma síndrome clínica caracterizada por desconforto ou dor torácica, na mandíbula, ombros, dorso ou braços, que ocorre e é reproduzida com determinado nível de esforço físico ou estresse emocional e que alivia com o repouso ou nitrato.
- Embora a causa mais comum de AE seja doença arterial coronária (DAC), outras situações podem gerar isquemia miocárdica, como cardiomiopatia hipertrófica ou dilatada e estenose aórtica.
- O prognóstico varia conforme seu *status* clínico e funcional, além de fatores anatômicos. Dessa forma, é importante selecionar os pacientes com formas mais graves da doença, que são candidatos a estratégias mais agressivas de diagnóstico e tratamento (por exemplo, cineangiocoronariografia e revascularização percutânea ou cirúrgica).

Fatores de mau prognóstico
– Disfunção ventricular
– Distribuição e severidade da DAC (lesão de tronco, triarterial ou DA* proximal)
– Outros fatores menores: hipertensão, diabetes, tabagismo e hipercolesterolemia.

*DA: artéria descendente anterior.

CLASSIFICAÇÃO

- A classificação da Sociedade Cardiovascular Canadense (*Canadian Cardiovascular Society* [CCS]) é útil para estratificar o grau funcional e a resposta ao tratamento dos pacientes com AE.

Classe	Nível de sintomas
Classe I	A dor ocorre com esforços intensos.
Classe II	Limitação leve a esforços habituais, como andar depressa e subir escadas rapidamente ou terrenos íngremes.
Classe III	Limitação importante das atividades habituais, como andar um ou dois quarteirões ou subir um lance de escadas.
Classe IV	Incapacidade de realizar mínimos esforços ou angina em repouso.

TESTES DIAGNÓSTICOS

- As informações seguintes referentes aos exames diagnósticos nos pacientes com AE são baseadas na última diretriz europeia sobre o tema, publicada em 2006.

Investigação laboratorial inicial	Recomendação/nível de evidência (NE)
Lipidograma (colesterol total, LDL, HDL e triglicérides)	Classe I/NE B
Glicemia de jejum	Classe I/NE B
Hemograma completo	Classe I/NE B
Creatinina	Classe I/NE C
Marcadores de necrose miocárdica*	Classe I/NE A
Função tireoidiana*	Classe I/NE C
Teste de tolerância oral à glicose (GTT)	Classe IIa/NE B
Proteína C reativa ultrassensível	Classe IIb/NE B
Lipoproteína a, Apo A e Apo B	Classe IIb/NE B
Homocisteína	Classe IIb/NE B
Hemoglobina glicada	Classe IIb/NE B
Peptídeo natriurético cerebral (NT-BNP)	Classe IIb/NE B

*Quando houver indicação clínica.

- Em relação à radiografia de tórax, ela deverá ser feita (classe I) inicialmente em pacientes com insuficiência cardíaca ou evidência de doença pulmonar significativa.
- Quanto ao eletrocardiograma (ECG) de repouso, deverá ser realizado (classe I), como avaliação inicial, em todos os pacientes, em vigência ou não de dor torácica. Naqueles crônicos, para reavaliação, na ausência de sintomas, ele pode ou não (classe IIb) ser realizado.

Em relação aos testes funcionais não invasivos

Prova não invasiva de isquemia
O teste ergométrico deverá ser feito naqueles com sintomas de angina e probabilidade pré-teste intermediária para DAC.
O estresse com imagem* deverá ser feito naqueles pacientes com ECG de repouso anormal, nos indivíduos com limitações à realização de esforço físico ou nos casos em que a probabilidade para DAC for baixa ou intermediária e houver dúvida em relação ao diagnóstico.

* Cintilografia de perfusão miocárdica ou ecocardiograma de estresse.

As recomendações para a cineangiocoronariografia estão descritas a seguir.

Recomendações para angiocoronariografia
Pacientes com angina severa (> ou = CCS3), com probabilidade pré-teste alta para DAC, principalmente se houver má resposta ao tratamento clínico.
Sobreviventes de parada cardíaca (PCR).
Pacientes com arritmia ventricular significativa.
Pacientes revascularizados previamente que desenvolvem recorrência precoce de sintomas moderados a graves de *angina pectoris*.
Pacientes de intermediário ou alto risco pré-teste, com provas não invasivas inconclusivas ou conflitantes.
Pacientes com alto risco de reestenose *intrastent* em vasos com importância prognóstica.
Pacientes com prova não invasiva de isquemia com achados de alto risco.

TRATAMENTO

- Visa principalmente à redução dos riscos de infarto do miocárdio (IM) e morte.
- Implementar mudanças no estilo de vida e medicações para controle dos fatores de risco e prevenção de eventos tromboembólicos nos casos selecionados.

MEDIDAS NÃO FARMACOLÓGICAS

- Adequadas informações ao paciente sobre a natureza da *angina pectoris* e suas implicações para que ele entenda a importância de aderir ao tratamento que será recomendado.
- Quando ocorrer dor, o paciente deverá ser orientado a repousar e a parar as atividades que estiver fazendo e a estar apto a autoadministrar nitrato sublingual para alívio imediato dos sintomas.
- É importante esclarecer sobre os efeitos colaterais da medicação, como hipotensão e cefaleia, além do risco da associação com outras drogas vasodilatadoras (por exemplo, sildenafil). O paciente também precisa ser alertado a procurar serviço médico caso a dor persista por mais de 10 a 20 minutos.
- Cessar o tabagismo.
- Mudanças dietéticas: frutas, vegetais, cereais, grãos, derivados lácteos desnatados, peixes e carnes "magras" devem ser estimulados.
- Perda de peso.
- A atividade física deve ser recomendada de forma individualizada, respeitando as limitações e a capacidade funcional de cada paciente.
- Controle dos fatores de risco como hipertensão arterial sistêmica (HAS), diabetes e outros elementos da síndrome metabólica (SM).

TRATAMENTO MEDICAMENTOSO

- O tratamento medicamentoso da AE objetiva, em primeira análise, o controle rigoroso da glicemia e dos níveis lipídicos (LDL, HDL e TG) e a prevenção de eventos trombóticos mediante o uso de antiagregante plaquetário (por exemplo, ácido acetilsalicílico [AAS]). Além disso, deve-se dar atenção especial ao ajuste do duplo produto pressão arterial (PA) x frequência cardíaca.

TERAPIA ANTIANGINOSA

O tratamento antianginoso deve ser inicialmente em monoterapia, reservando a adição de uma segunda droga àqueles que persistem sintomáticos.

Nitratos

- Alívio dos sintomas agudos.
- Apresentação sublingual deve ser usada como primeira linha no tratamento do quadro anginoso.
- Nos pacientes com angina aos esforços, o uso crônico de nitratos de meia--vida longa (por exemplo, mononitrato de isossorbida) melhora a tolerância ao esforço e retarda o início da dor.

Betabloqueadores (BBs)

- Os BBs são drogas efetivas no controle da dor e tolerância ao esforço nos pacientes com AE.
- Redução de risco de infarto agudo do miocárdio.
- Recomendados a todos os pacientes com AE e que apresentam síndrome coronariana aguda ou disfunção ventricular, salvo contraindicações.
- Betabloqueadores de longa duração são os agentes de escolha: atenolol e metoprolol.
- Efeitos colaterais são bradicardia, distúrbio de condução, broncospasmo, piora dos sintomas de doença arterial periférica (DAP), fadiga e impotência.

Bloqueadores do canal de cálcio (BCCs)

- Melhoram os sintomas anginosos por causarem vasodilatação sistêmica e coronariana, além de reduzirem a contratilidade miocárdica.
- Os BCCs de longa duração são preferíveis; dentre eles, destacam-se o diltiazem e o verapamil, ou os de diidropiridínicos de segunda geração, como o anlodipino e a fenlodipina.
- Geralmente, os BCCs são usados em associação ou quando há contraindicação ao uso de BBs.
- Efeitos colaterais incluem bradicardia sintomática, distúrbio de condução, piora da IC, constipação, rubor facial, cefaleia, tontura e edema de membros inferiores.

Inibidores da enzima conversora de angiotensina (IECAs)

- Indicação a pacientes com IM prévio e fração de ejeção (FE) de ventrículo esquerdo menor que 40% e nos pacientes com AE de médio ou alto risco com FE normal, com fatores de risco controlado, e que tenham sido submetidos à revascularização miocárdica (percutânea ou cirúrgica). Na contraindicação aos IECAs, os bloqueadores do receptor da angiotensina (BRAs) estão indicados.

Novas terapias

- Novas drogas estão sendo usadas para otimizar o tratamento desses pacientes; dentre elas, destacam-se a trimetazidina, a ivabradina e a ranolazina.
- Esse assunto será comentado no capítulo 13 – Angina refratária.

Seguimento

- Sugere-se que os pacientes sejam reavaliados a cada quatro a seis meses durante o primeiro ano e, depois disso, entre 4 e 12 meses.
- É importante observar se há mudança na capacidade física, na frequência, intensidade e característica da dor, na adesão ao tratamento e na modificação dos fatores de risco e desenvolvimento de comorbidades.

Tratamento intervencionista

No que se refere à revascularização, seja por angioplastia transluminal coronariana (ATC) ou cirurgia de revascularização do miocárdio (RM), ela deve ser indicada nas seguintes situações:

Indicações para revascularização – ATC ou RM
Pacientes que permanecem sintomáticos, apesar do tratamento clínico otimizado.
Pacientes que desejam ATC para melhorar a qualidade de vida comparada àquela obtida com o tratamento clínico, bem como aqueles que não toleram as medicações ou que desejam aumentar o nível de suas atividades.
Pacientes com lesão de tronco de coronária esquerda maior do que 50%, triarterial (lesão nos três territórios coronarianos) com fração de ejeção reduzida e nas situações em que há grande área de miocárdio isquêmico sob risco.

Seguem abaixo as recomendações preferenciais para os diferentes tipos de revascularização.

Angioplastia com *stent*	Cirurgia de revascularização miocárdica
Doença uni ou biarterial.	Angina grave e disfunção de VE, naqueles que a revascularização completa com ATC é inviável.
DAC focal em dois ou três vasos com função ventricular normal.	Lesão de tronco de coronária esquerda, especialmente se FE reduzida.
Pacientes jovens com expectativa de necessidade de cirurgia futura.	Doença triarterial difusa e, principalmente, se houver disfunção ventricular.
Idosos ou naqueles com condições clínicas proibitivas para cirurgia.	Doença biarterial complexa envolvendo DA proximal, principalmente se FE reduzida.
Pacientes que recusam a cirurgia.	Pacientes diabéticos com lesões multiarteriais.

CONCLUSÃO

- O tratamento clínico é necessário em todos os pacientes com DAC, visando ao controle dos sintomas e fatores de risco.
- A revascularização deverá ser realizada nas situações indicadas.
- As recomendações incluem baixas doses de aspirina, controle da PA, preferencialmente com níveis menores do que 130/80 mmHg, níveis lipídicos ótimos (LDL preferencialmente menor que 70), estímulo à interrupção do tabagismo, controle da glicemia nos diabéticos (hemoglobina glicada menor que 6,5 g/dl) e encaminhamento para programas de reabilitação cardiovascular.

Exemplo de prescrição

Paciente de 56 anos, 74 kg, sexo masculino, hipertenso, vem ao ambulatório de cardiologia com quadro de dor torácica anginosa aos grandes esforços iniciada há cinco meses. Possui teste ergométrico positivo para isquemia, mas de baixo risco, ecocardiograma com hipertrofia ventricular esquerda concêntrica leve e fração de ejeção de 64%, PA: 144 x 92 mmHg, FC: 72 bpm. Exame físico sem alterações.

Prescrição – Angina estável
1. AAS 100 mg, via oral, no almoço.
2. Atenolol 25 mg, via oral, uma vez ao dia.
3. Atorvastatina 10 mg, via oral, uma vez ao dia.
4. Dinitrato de isossorbida 5 mg, um comprimido sublingual, se houver dor.
5. Mononitrato de isossorbida 20 mg, um comprimido via oral, duas vezes ao dia
6. Enalapril 5 mg*, via oral, de 12/12 horas.

*Obs.: usar a classe do anti-hipertensivo conforme a indicação clínica, para que os níveis se mantenham controlados.

LEITURA RECOMENDADA

1. Fox K, Garcia MAAG, Ardissino D, et al. Guidelines on the management of stable angina pectoris: full text. The Task Force on the Management of Stable Angina Pectoris of the European Society of Cardiology. ESC Guidelines. 2006.
2. Fraker JTD, Fihn SD. 2007 chronic angina focused update of the ACC/AHA 2002 Guidelines for the management of patients with chronic heart association task force on practice guidelines Writing Group to Develop the Focused Update of the 2002 Guidelines for the Management of Patients with Chronic Stable Angina. J Am Coll Cardiol. 2007;50:e1-157.
3. Gibbons RJ, Abrams J, Chatterjee K, et al. ACC/AHA 2002 guidelines up-to-date for the management of patients with chronic stable angina. A report of the American College of Cardiology/American Heart Association Task force on Practice

Guidelines (Committee to Update the 1999 Guidelines for the Management of patients with Chronic Stable Angina). J Am Coll Cardiol. 2003;41:159-68.

4. Libby P, Bonow RO, Mann DL, et al. Braunwald's heart disease: a textbook of cardiovascular medicine. 9th ed. Philadelphia: Saunders-Elsevier; 2011.
5. Wilson PWF. Epidemiology and prognosis of coronary heart disease. Versão 16.1. Disponível em: <www.uptodate.com>.

13

Angina Refratária

Ânderson Silveira Duque
Luis Henrique Wolff Gowdak

INTRODUÇÃO

- Define-se angina refratária como uma condição crônica (com pelo menos três meses de duração) caracterizada pela presença de sintomas debilitantes e isquemia miocárdica objetivamente documentada, secundária à insuficiência coronariana, não passível de controle mediante tratamento clínico-medicamentoso otimizado e na qual não seja possível a revascularização do miocárdio por meio de técnica percutânea (angioplastia) ou cirúrgica.
- Extrapolando-se os dados epidemiológicos obtidos nos Estados Unidos para a população brasileira, estimam-se cerca de 900 mil brasileiros com angina do peito e pelo menos 18 mil novos casos de angina por ano, baseados numa relação de 30 casos de angina estável para cada caso de infarto agudo hospitalizado.
- Calcula-se que de 10% a 15% de todos os pacientes encaminhados para coronariografia diagnóstica têm anatomia desfavorável para procedimentos de revascularização.
- Pacientes portadores de angina refratária apresentam incontestável comprometimento da qualidade de vida e representam considerável ônus ao sistema de saúde devido ao custo das medicações de uso ambulatorial, às admissões frequentes em unidades de emergência e à realização de exames diagnósticos de alta complexidade.
- Levantamento realizado no Instituto do Coração (Incor/HC-FMUSP) mostrou que, em nove anos de seguimento, pacientes com angina refratária consumiram 50% a mais de recursos do Sistema Único de Saúde para o mesmo período de acompanhamento comparado a pacientes com angina estável. Por essas razões, grandes centros de assistência em cardiologia começam a se organizar na tentativa de adequar o manuseio de pacientes portadores de angina refratária, ao mesmo tempo que novas estratégias terapêuticas são exploradas.

TRATAMENTO MEDICAMENTOSO

- O tratamento medicamentoso deve visar inicialmente a modificações do estilo de vida e ao controle rigoroso dos fatores de risco; a seguir, deve ser proposto esquema anti-isquêmico amplo para alívio dos sintomas e melhora da qualidade de vida e, se possível, aumento da sobrevida (*vide* capítulo 12 – Angina estável).
- A terapia antianginosa deve ser empregada em todos os pacientes. Existem fármacos com ação hemodinâmica e outros com efeito metabólico.
- As drogas antianginosas habitualmente usadas na angina estável são:

Terapia antianginosa
Nitratos
Betabloqueadores
Antagonistas de canal de cálcio
Trimetazidina
Ivabradina
Ranolazina (não disponível no Brasil)

Trimetazidina

- Trimetazidina é um modulador metabólico que otimiza o ganho energético do cardiomiócito em parte por inibir a oxidação dos ácidos graxos. Em resposta à isquemia, esse fármaco aumenta a utilização da glicose e previne a diminuição do ATP e dos níveis de fosfocreatina. Além disso, preserva as bombas iônicas da membrana celular, minimiza a produção de radicais livres e protege contra acidose e sobrecarga intracelular de cálcio.
- O efeito clínico dessa medicação se traduz na melhora do tempo de infradesnivelamento do segmento ST durante o teste de esforço e aumento da tolerância ao exercício, diminuição do uso de nitrato de ação rápida e da frequência dos episódios anginosos, sem causar mudanças na frequência cardíaca e pressão arterial.
- A dose habitualmente prescrita é de 35 mg, via oral, duas vezes ao dia.

Ivabradina

- É um membro de uma nova classe de agentes bradicardizantes que age especificamente no nó sinoatrial, por meio do bloqueio dos canais I(f), reduzindo, dessa forma, a frequência cardíaca no repouso e no exercício.
- Devido ao seu mecanismo de ação, deve ser usada exclusivamente em pacientes em ritmo sinusal.
- No estudo BEAUTIFUL, a ivabradina associada à terapia padronizada reduziu o número de admissões hospitalares por infarto do miocárdio e revascularização coronariana nos pacientes com angina estável e disfunção ventricular que apresentavam frequência cardíaca basal maior que 70 batidas por minuto (bpm).
- A dose habitual preconizada inicial é de 5 mg, via oral, duas vezes ao dia, progredindo conforme a tolerância para 7,5 mg, duas vezes ao dia.

Ranolazina

- Derivado da piperazina com ação antianginosa e anti-isquêmica. Acredita-se que ela altere o nível de sódio intracelular, o que, por sua vez, por meio de canais de cálcio sódio-dependentes, impede a sobrecarga de cálcio que favorece a isquemia.
- Não altera significativamente a frequência cardíaca nem a pressão arterial e é uma alternativa interessante àqueles pacientes que permanecem sintomáticos, apesar de doses máximas dos outros agentes antianginosos tradicionais.
- O efeito colateral mais significativo é o prolongamento dose-dependente do intervalo QT.
- Contraindicada a pacientes com QT pronlongado, hepatopatias e àqueles em uso de verapamil ou diltiazem, ou outros medicamentos que prolongam o intervalo QT. Naqueles que recebem digoxina ou sinvastatina, a dose do antianginoso deverá ser reduzida.

TRATAMENTO NÃO MEDICAMENTOSO

Revascularização transmiocárdica a *laser*

- A técnica consiste na criação de canais intramiocárdicos mediante a aplicação de *laser* de CO_2 na área isquêmica. Acredita-se que a formação desses canais favoreça a perfusão do músculo e induza à neoangiogênese.
- Ensaios clínicos demonstraram que essa técnica aumenta a tolerância ao exercício e melhora a classe funcional de angina e a qualidade de vida dos pacientes com angina refratária.
- Essa técnica tem sido utilizada no Instituto do Coração do Hospital das Clínicas da Faculdade de Medicina da Universidade de São Paulo (InCor/HCFMUSP) em caráter experimental associada à injeção intramiocárdica de células-tronco (veja a seguir).

Técnicas de neuroestimulação

- A estimulação elétrica neural transcutânea consiste na aplicação de cargas de baixa voltagem por meio de "pás" colocadas sobre a pele, no local da dor. Mediante mecanismos que afetam o "portal da dor" na medula, as descargas inibem os estímulos dolorosos, reduzindo, assim, os sintomas de angina. Além disso, ativam as vias opioides endógenas e aumentam a concentração sérica de endorfinas.
- Outro modo é a estimulação da medula espinhal por descargas aplicadas em nível de T_1 e T_2 por meio de eletrodos epidurais implantados cirurgicamente.

Geralmente, o eletrodo fica conectado a um estimulador implantado no abdome.

- Apesar de invasivo, o método é seguro e tem efeito anti-isquêmico, melhora a classe funcional, reduz internações e aumenta a qualidade de vida.

Terapia com células-tronco

- Recentemente, a terapia celular tem emergido como uma nova estratégia terapêutica para o tratamento de doenças cardiovasculares. Estudos iniciais sugerem que o transplante de células progenitoras pode favorecer a perfusão tecidual e a contratilidade do miocárdio isquêmico, provavelmente por induzir neoangiogênese.
- Em pacientes com doença coronária avançada, pode ser aplicada por vias intramiocárdica, transendocárdica ou intracoronária. No InCor/HCFMUSP, o implante de células-tronco retiradas da medula óssea é realizado por toracotomia concomitante à cirurgia de revascularização miocárdica incompleta ou à revascularização transmiocárdica a *laser* em áreas isquêmicas do coração. Demonstrou-se melhora significativa dos sintomas de angina e dos índices de isquemia miocárdica estresse-induzida nos pacientes submetidos ao procedimento. Ensaios clínicos randomizados, duplo-cegos e controlados por placebo estão atualmente em andamento.

Terapia com ondas de choque

- Representa outra técnica recente destinada à melhora dos sintomas dos pacientes com angina refratária. Consiste na aplicação de ondas de choque nas áreas isquêmicas do coração guiada por ecocardiograma. Estudos experimentais mostraram que essa técnica resulta em trombose microvascular, seguida da liberação de fatores teciduais e do endotélio responsáveis pela indução de neoangiogênese, melhorando a perfusão miocárdica.
- Os impactos clínicos dessa nova terapia ainda estão sendo testados e até agora carecem de evidências fortes que validem seu uso disseminado.

Terapia de contrapulsão externa (TCE)

- Essa técnica é estudada há quase meio século e consiste na colocação de manguitos nas pernas dos pacientes, e usando ar comprimido, pressões sequenciais (300 mmHg) são aplicadas na parte distal da perna em direção à porção superior das coxas. Isso ocorre na fase precoce da diástole, causando aumento do retorno sanguíneo ao coração, favorecendo, assim, o enchimento coronariano.

- Esse mecanismo é semelhante ao do balão intra-aórtico (BIA); no entanto, diferentemente do BIA, a TCE também aumenta o retorno venoso.
- A TCE é considerada uma medida não invasiva segura, bastante eficaz e de baixo custo. Ela pode ser usada em todos os pacientes com angina refratária, com ou sem disfunção ventricular, desde que compensados e sem doença arterial periférica significativa.
- Os benefícios consistem na redução da angina e do uso de nitratos, aumento da tolerância ao exercício e melhora da qualidade de vida.
- A Diretriz de 2002 da *American Heart Association/American College of Cardiology* (AHA/ACC), atualizada em 2007, lista a TCE com grau de recomendação IIb.

CONCLUSÕES

- Com o aumento da expectativa de vida, a diminuição da mortalidade nas síndromes coronarianas agudas, o aumento da prevalência de diabetes tipo II, entre outros fatores, antecipa-se o crescimento de uma população especial de pacientes com doença coronariana crônica avançada (difusa) em que os sintomas não podem ser facilmente controlados. Para esses pacientes, em que todos os recursos de otimização do tratamento clínico (*vide* o capítulo 12 – Angina estável) devem ser utilizados (incluindo-se agentes metabólicos e novos fármacos), novas estratégias terapêuticas estão sendo pesquisadas e foram aqui apresentadas. A busca de alternativas terapêuticas para esse grupo de pacientes justifica-se ao se contemplar o enorme prejuízo na qualidade de vida dos afetados.

EXEMPLO DE PRESCRIÇÃO-PADRÃO

Paciente de 60 anos, hipertenso, diabético e ex-tabagista, com um infarto prévio, procurou o cardiologista com queixa de dor no peito a esforços menores que os habituais (angina CCS III). Segundo ele, o médico anterior havia prescrito AAS, sinvastatina, enalapril e atenolol, os quais tomava regularmente. O exame físico mostrou pressão arterial de 120 x 70 mmHg, frequência cardíaca de 62 bpm em repouso, sem outras alterações significativas. Foram solicitados exames laboratoriais que, à exceção de elevação do nível de creatinina (1,8 mg/dl), mostraram-se dentro da normalidade. O médico, então, solicitou a coronariografia, que revelou padrão obstrutivo multiarterial, desfavorável para procedimentos de revascularização. Havia oclusão distal da artéria coronária direita; o ramo circunflexo da artéria coronária esquerda apresentava múltiplas lesões e fornecia circulação colateral para o ramo ventricular posterior da artéria coronária direita. O ramo interventricular anterior apresentava igualmente múltiplas lesões, a mais grave de

90%, complexa, localizada no terço distal; os ramos diagonais eram de fino calibre e com lesões difusas. Diante do quadro anterior, em paciente sintomático e sem possibilidade de revascularização, a seguinte prescrição foi dispensada:

Exemplo de prescrição
1. AAS – 100 mg, um comprimido, via oral, após o almoço.
2. Atenolol – 25 mg, um comprimido, via oral, uma vez ao dia.
3. Atorvastatina – 40 mg, um comprimido, via oral, uma vez ao dia.
4. Dinitrato de isossorbida – 5 mg, um comprimido, sublingual, se houver dor no peito.
5. Mononitrato de isossorbida – 20 mg, um comprimido, via oral, duas vezes ao dia, às 8h e 16h.
6. Enalapril – 5 mg*, um comprimido, via oral, de 12/12 horas.
7. Trimetazidina – 35 mg, um comprimido, via oral, de 12/12 horas.
8. Ivabradina – 5 mg, um comprimido, via oral, de 12/12 horas.

*Obs.: usar a classe do anti-hipertensivo conforme a indicação clínica para que os níveis se mantenham controlados.

LEITURA RECOMENDADA

1. Jolicoeur EM, Granger CB, Henry TD, et al. Clinical and research issues regarding chronic advanced coronary artery disease: part I: Contemporary and emerging therapies. Am Heart J. 2008;155:418-34.
2. Horvath K. Transmyocardial laser revascularization. J Card Surg. 2008;23:226-76.
3. Laham RJ, Simons M. New therapies for angina pectoris. Versão 19.3. Disponível em: <www.uptodate.com>.
4. Libby P, Bonow RO, Mann DL, et al. Braunwald's heart disease: a textbook of cardiovascular medicine. 9. ed. Philadelphia: Saunders-Elsevier; 2011.
5. Lloyd-Jones D, Adams RJ, Brown TM, et al; on behalf of the American Heart Association Statistics Committee and Stroke Statistics Subcommittee. Heart disease and stroke statistics 2010 update: a report from the American Heart Association. Circulation. 2010;121:e46-215.
6. Manchanda A, Aggarwal A, Aggarwal W, et al. Management of refractory angina pectoris. Cardiol J. 2011;18:343-51.

14

Viabilidade Miocárdica

Carlos Henrique Reis Esselin Rassi
Eduardo Alberto de Castro Roque

INTRODUÇÃO

- A avaliação da função ventricular esquerda é de grande importância no acompanhamento de pacientes com insuficiência coronária crônica, e muitos consideram esse um dos principais determinantes de prognóstico nesse grupo de pacientes. A disfunção ventricular sistólica esquerda nem sempre é um processo irreversível na doença coronária, podendo ser decorrente de miocárdio hibernado ou atordoado. Miocárdio atordoado é aquele que está transitoriamente disfuncionante por uma injúria isquêmica aguda, com reperfusão já estabelecida. Já o miocárdio hibernado é aquele miocárdio disfuncional (porém viável) por uma injúria isquêmica crônica. Dito isso, conclui-se que a definição da viabilidade miocárdica é um passo fundamental na avaliação de pacientes coronariopatas crônicos, uma vez que auxilia a prever quais pacientes melhor responderão aos procedimentos de revascularização miocárdica.
- Diferenciação entre miocárdio hibernado e atordoado:

	Hibernado	Atordoado
Perfusão miocárdica ao repouso	Diminuída	Normal
Recuperação contrátil após revascularização	Até 12 meses	horas a dias-semanas
Resposta aos inotrópicos	Bifásica: ↑ seguido de ↓↓	↑

- Em razão da elevada morbimortalidade relacionada à revascularização miocárdica, deve-se estratificar da melhor maneira possível os pacientes que apresentarão melhor prognóstico com estratégia clínica/cirúrgica ou clínica isoladamente. Para tanto, um dos principais preditores da recuperação da contratilidade miocárdica pós-revascularização é a presença de músculo viável, e há diversos testes para avaliar a viabilidade miocárdica. Entre eles, os mais usados na rotina clínica são: (1) ecocardiograma sob estresse com dobutamina; (2) cintilografia miocárdica com pesquisa de redistribuição tardia de tálio (SPECT); (3) ressonância magnética com pesquisa de realce tardio miocárdico pelo gadolínio; e (4) tomografia por emissão de pósitrons (PET).

- Em 2011 foi publicada uma subanálise do STICH *trial*, com todas as limitações e falhas metodológicas já conhecidas dos subestudos, que questionou a utilidade da pesquisa de viabilidade miocárdica em pacientes que seriam submetidos a procedimentos de revascularização. Nesse subestudo a pesquisa de viabilidade miocárdica foi feita com SPECT/ECO estresse (note-se que não foram utilizados PET nem ressonância magnética cardiovascular). A pesquisa de viabilidade miocárdica prévia ao procedimento de revascularização não mostrou nenhum benefício em termos de prognóstico no seguimento médio de 5,1 anos (análise multivariada). Menos de 50% dos pacientes do estudo principal fizeram avaliação de viabilidade – o que pode ter gerado um viés de seleção, já que o exame era solicitado livremente pelo clinico do centro responsável. O número de pacientes sem viabilidade (119/1212) foi muito pequeno, limitando o poder estatístico do estudo.
- Em geral, considera-se o segmento analisado como viável se há uma área de fibrose < 50%, e os melhores resultados de recuperação de resposta contrátil são encontrados quando a área de fibrose do segmento analisado é menor que 25%. Para tanto, é preciso ter em mãos o mapa da segmentação miocárdica (17 segmentos – Fig. 1).

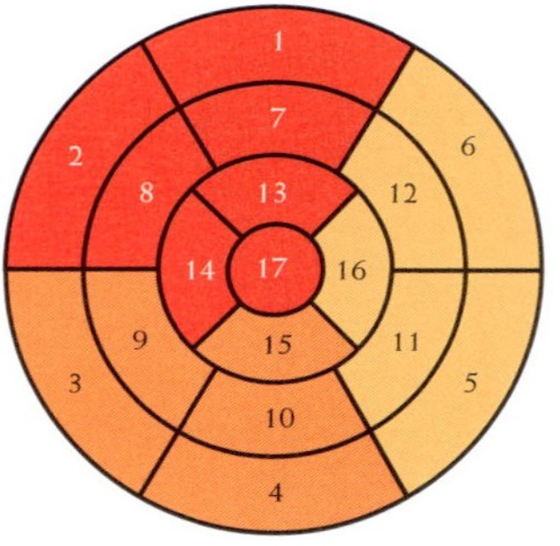

Fig. 1. Mapa da segmentação miocárdica (17 segmentos). Em vermelho, território vascularizado pela artéria descendente anterior. Em laranja, território vascularizado pela artéria coronária direita. Em amarelo, território vascularizado pela artéria circunflexa.

Quais grupos de pacientes com miocardiopatia isquêmica mais se beneficiam da investigação da viabilidade miocárdica?
– Pacientes com disfunção ventricular moderada a grave (FE < 40%); ou – Diâmetros cavitários > 70 mm; ou – Espessura miocárdica < 7 mm; ou – Avaliação de paredes acinéticas ou com hipocinesia importante.

Quais grupos de pacientes com miocardiopatia isquêmica não necessitam de avaliação da viabilidade miocárdica para definição de conduta?
– Disfunção isquêmica aguda; ou – Presença de angina CCS III/IV; ou – Definição de grande área de isquemia em exame; ou – Pacientes em que não se planeja intervenção de revascularização ou implante de cardiodesfibrilador implantável (CDI)/ressincronizador.

Qual método deve ser utilizado na avaliação da viabilidade miocárdica?
– Não há dados clínicos que assegurem que um método seja muito superior a outro. – Deve-se levar em consideração a experiência do serviço, a disponibilidade do método, a capacidade de interpretação pelo clínico que solicita o exame e o custo para o uso na prática diária.

MÉTODOS DE AVALIAÇÃO DE VIABILIDADE

- Por mais sofisticado que seja um teste diagnóstico, não existe nenhum método capaz de prever com 100% de certeza quais pacientes se beneficiarão dos procedimentos de revascularização miocárdica. A única maneira de saber, com 100% de certeza, se um paciente vai ou não se beneficiar de um procedimento de revascularização miocárdica seria a prova terapêutica (padrão-ouro), ou seja, revascularizar o músculo e ver se ele melhora sua contratilidade. Porém, pela morbimortalidade relacionada à revascularização miocárdica, deve-se estratificar da melhor maneira possível os pacientes que apresentarão melhor prognóstico com estratégia clínica/cirúrgica ou clínica isoladamente.
- Os testes de avaliação da viabilidade mais utilizados na rotina clínica são: (1) ecocardiograma sob estresse com dobutamina; (2) cintilografia miocárdica com pesquisa de redistribuição tardia de tálio (SPECT); (3) ressonância magnética com pesquisa de realce tardio miocárdico pelo gadolínio; e (4) tomografia por emissão de pósitrons (PET).
- Os com maior número de trabalhos na literatura são o ecocardiograma sob estresse com dobutamina e a cintilografia com redistribuição tardia por tálio, porém trabalhos recentes (STICH *trial*) questionaram sua real utilidade

clínica. Os métodos com maiores sensibilidade e especificidade são o PET SCAN 18 FDG e a ressonância magnética cardiovascular com pesquisa de realce tardio miocárdico com gadolínio, e esse último é o que tem a maior resolução espacial e a melhor definição de doença em cada segmento. A ressonância magnética cardiovascular com gadolínio foi o método mais sensível e específico para avaliação de fibrose subendocárdica.

1. Ecocardiograma sob estresse com dobutamina

- Permite avaliação de viabilidade (dobutamina em dose baixa) e isquemia (dobutamina em dose alta) em pacientes com doença miocárdica isquêmica. Os pacientes que mais apresentam melhora da contratilidade miocárdica pós-revascularização são aqueles com teste de padrão bimodal, ou seja, contratilidade melhorada com doses baixas de dobutamina e que volta a piorar com doses moderadas a altas do inotrópico.
- O exame é realizado com doses crescentes de dobutamina 5, 10, 20, 30 e 40 mcg/kg/min, com incrementos graduais a cada 3 a 5 minutos, sendo necessário o uso de atropina em casos selecionados. Alguns pacientes apresentam arritmias secundárias à dobutamina.
- Pacientes com hipertensão arterial sistêmica (HAS) descontrolada, arritmia atrial ou ventricular descontrolada, cardiomiopatia hipertrófica obstrutiva ou estenose aórtica importante não devem realizar o exame.

2. Análise de viabilidade com medicina nuclear

- A pesquisa de viabilidade por medicina nuclear se faz habitualmente com pesquisa de redistribuição tardia por tálio-201.
- O exame é realizado em repouso e não tem indução de estresse. As imagens são obtidas em dois períodos: 15 minutos após a injeção do fármaco e 4 a 6 horas após. A fração de extração de primeira passagem é alta (+/70%).
- A presença de homogeneização da captação do radiofármaco em uma área anteriormente hipocaptante caracteriza viabilidade miocárdica.

3. Ressonância nuclear magnética com realce tardio pelo gadolínio

- A ressonância magnética vem sendo utilizada cada dia mais para avaliação de viabilidade miocárdica. A avaliação de diversos parâmetros associados (multimodalidade) contribui para maior acurácia e melhor decisão terapêutica. Dentre os parâmetros analisados, podem-se citar a função ventricular global, a contratilidade regional, o espessamento parietal, a perfusão miocárdica de repouso e o realce tardio por gadolínio. Na prática, o parâmetro mais importante para a pesquisa de viabilidade miocárdica pela ressonância magnética é o realce tardio pelo gadolínio, por sua maior acurácia em relação aos demais parâmetros. Esse exame também é realizado em repouso, sem indução de estresse.

- Algumas limitações ao uso dessa técnica incluem claustrofobia, implantes metálicos cerebrais, portadores de marca-passos cardíacos artificiais e cardiodesfibriladores implantáveis.
- O gadolínio é um contraste paramagnético que não penetra em células viáveis, sendo considerado, portanto, contraste extracelular. Após, aproximadamente, 7 a 15 minutos da injeção do gadolínio, ocorre um aumento de sinal (realce tardio) nas áreas onde ocorreu perda da integridade das membranas celulares (necrose/fibrose), caracterizando ausência de viabilidade se o realce tardio for maior que 50% do segmento analisado.

4. Tomografia com emissão de pósitron (PET)

- Ainda considerado o método diagnóstico padrão-ouro para avaliação de viabilidade miocárdica, apesar de alguns autores atualmente considerarem a ressonância magnética cardiovascular o novo padrão-ouro para tal fim.
- Fornece informações de metabolismo e perfusão, porém é pouco disponível e tem alto custo.
- Após infusão venosa do traçador 18-FDG (fluordesoxiglicose), este é ativamente transportado para o interior celular e metabolizado (células viáveis). As imagens são adquiridas mediante administração de insulina e demonstram o consumo de glicose nos miócitos.
- As maiores limitações ao exame ocorrem nos diabéticos (resistência à insulina) e nos pacientes que se encontram na primeira semana de um infarto agudo do miocárdico, no qual a inflamação pode gerar artefatos.

Técnica de estudo	Valor preditivo positivo para recuperação contrátil com revascularização	Valor preditivo negativo para recuperação contrátil com revascularização
ECO *stress* com dobutamina*	77%	85%
Cintilografia tecnécio-99m	74%	76%
Cintilografia com redistribuição tardia pelo tálio#	71%	80%
Ressonância nuclear magnética com espessura > 6 mm	56%	92%
Ressonância nuclear magnética – estresse com dobutamina	78%	78%

continuação

Ressonância nuclear magnética com realce tardio pelo gadolínio	77%	93%
PET SCAN com 18-FDG**	71%	86%

* 32 estudos, 1.090 pacientes; # 53 estudos, 1.346 pacientes; ** 20 estudos, 598 pacientes.

Exame	Parâmetro analisado	Critério de viabilidade
Ecocardiograma		
	Espessura da parede ventricular	> 6 mm
	Reserva inotrópica contrátil	Alteração de contratilidade com dobutamina de forma bifásica
	Eco com perfusão por contraste	Ausência de contraste
Ressonância magnética		
	Espessura da parede ventricular	> 5,5 mm
	Reserva inotrópica	Aumento de contratilidade
	Realce tardio com gadolínio	< 50% de fibrose
Medicina nuclear		
Tálio-201	Perfusão	Pico > 50%
	Redistribuição	Pico > 50%
Tecnécio-99m	Perfusão	Pico > 50%
Realce com nitrato	Perfusão	Pico > 50%
Baixas doses de dobutamina	Reserva contrátil	Melhora da contratilidade regional com baixas doses de dobutamina
PET		
	Captação de 18-FDG (glicose)	Pico > 50%

LEITURA RECOMENDADA

1. Bonow RO, Maurer G, Lee KL, et al; for the Stich Trial Investigators. Myocardial viability and survival in ischemic left ventricular dysfunction. N Engl J Med. 2011;364:1617-25.
2. Ortiz-Pérez JT, Rodríguez J, Meyers SN, et al. Correspondence between the 17-segment model and coronary arterial anatomy using contrast-enhanced cardiac magnetic resonance imaging. JACC Cardiovasc Imaging. 2008;1;282-93.
3. Rizzello V, Poldermans D, Biagini E, et al. Prognosis of patients with ischaemic cardiomyopathy after coronary revascularization: relation to viability and improvement in left ventricular ejection fraction. Heart. 2009;95:1273-7.
4. Rochitte CE. Diretrizes SBC Ressonância e Tomografia Cardiovascular. Arq Bras Cardiol. 2006;87(3):e60-85.

15

Investigação de Dor Torácica na Emergência

Bruna Bernardes Henares
Danielle Menosi Gualandro
Thiago Arthur de Oliveira Machado
Alexandre de Matos Soeiro

INTRODUÇÃO

- No Brasil, estimam-se 4 milhões de pacientes atendidos em emergências anualmente com queixa de dor torácica.
- Há confirmação diagnóstica em apenas em metade dos casos.
- Há onerosa investigação e internação excessiva.
- De 2% a 3% dos pacientes com infarto agudo do miocárdio (IAM) são liberados sem diagnóstico.
- Há aumento de morbimortalidade (25% a 33%).

DIAGNÓSTICO DIFERENCIAL

Diagnóstico diferencial de dor torácica		
Doença	**Característica da dor**	**Peculiaridade**
Dissecção de aorta.	Súbita, lancinante, irradiação para as costas e de grande intensidade.	Pode haver assimetria de pulsos, presença de sopro de insuficiência aórtica, sintomas neurológicos.
Pericardite.	Aguda, melhora com inclinação do tronco e piora com decúbito dorsal.	Eletrocardiograma (ECG) específico – supra ST difuso, infra de PR. Pode haver atrito pericárdico.
Tromboembolismo pulmonar.	Início súbito, dor pleurítica, dispneia, hemoptise.	Fatores de risco para tromboembolia, sinais de trombose venosa profunda.
Pneumotórax.	Súbita unilateral e dispneia.	Percussão: hipertimpânico. Ausência de murmúrios unilaterais.
Refluxo gastroesofágico.	Epigástrica, em queimação e prolongada.	Piora após alimentação e melhora com antiácidos.

CARACTERIZAÇÃO DA DOR

Para a caracterização adequada da dor, os três seguintes dados da anamnese são fundamentais:

1. Localização e tipo.
2. Irradiação ou sintomas associados.
3. Fatores desencadeantes.

A dor sugestiva de isquemia miocárdica localiza-se geralmente em região precordial, retroesternal e/ou epigástrica, e o tipo é em aperto, queimação, constrição ou desconforto torácico não adequadamente caracterizado.

A irradiação pode ser para o ombro direito, esquerdo ou ambos, mandíbula, cervical, andar superior do abdome e interescapular.

Os fatores desencadeantes geralmente são esforço, estresse, após refeições copiosas e/ou frio intenso. Repouso e uso de nitratos são considerados fatores de melhora. É essencial lembrar que a dor se inicia gradual e insidiosamente.

De acordo com o número de características da dor, ela pode ser classificada em:

- tipo A (definitivamente anginosa): três características;
- tipo B (provavelmente anginosa): duas das três características;
- tipo C (provavelmente não anginosa): apenas uma característica;
- tipo D (definitivamente não anginosa): nenhuma característica.

PROBABILIDADE DE SÍNDROME CORONARIANA AGUDA (SCA)

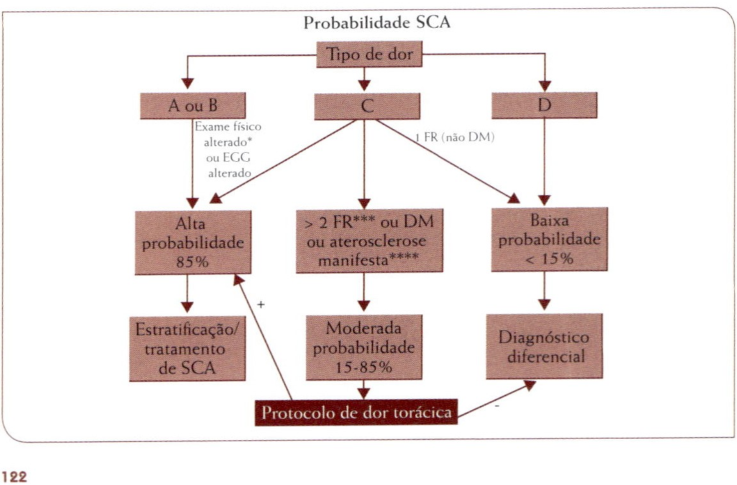

Após a adequada caracterização da dor, é necessário definir qual a probabilidade de se estar diante de uma SCA. Para isso, são utilizados dados da anamnese (tipo da dor e fatores de risco cardiovascular), exame físico e ECG.

*** Alterações do exame físico** – Sinais de insuficiência cardíaca aguda. – Hipotensão arterial. – B3. – Insuficiência mitral nova. – Congestão pulmonar.
**** Alterações eletrocardiográficas** – Supra ou infradesnivelamento do segmento ST. – Bloqueio de ramo novo. – Onda Q. – Alteração dinâmica. – Fibrilação ventricular e taquicardia ventricular.
***** Fatores de risco** – Hipertensão arterial sistêmica (HAS). – Idade avançada (> 60 anos). – Dislipidemia. – Tabagismo. – *Diabetes mellitus* (DM).
****** Aterosclerose manifesta** – Doença cerebrovascular. – Doença aneurismática ou estenótica de aorta abdominal ou seus ramos. – Doença arterial periférica, carotídea ou coronariana prévia. – Hipertensão renovascular (aterosclerose).

EXAMES COMPLEMENTARES

Eletrocardiograma
– ECG realizado e interpretado imediatamente (até 10 min) em todo paciente com dor torácica na sala de emergência. – Novo ECG obtido, no máximo, em 3 horas em suspeita de SCA, mesmo com ECG inicial normal. – Aumento de sensibilidade de 95% com eletrocardiogramas seriados 3 a 4 horas após admissão (12h). – ECG inicial normal não descarta o diagnóstico de síndrome coronariana aguda.

Ecocardiograma transtorácico

- Em pacientes com SCA, avalia as contratilidades miocárdicas global e segmentar e ajuda a excluir outras causas de dor torácica [dissecção da aorta, tromboembolismo pulmonar (TEP), tamponamento cardíaco].
- Em casos de dor torácica tipo C, pode ser usado como parte da avaliação inicial. Se houver alteração segmentar, deve-se pensar em SCA; se houver aumento de pressão sistólica de artéria pulmonar (PSAP) com alteração de ventrículo direito, deve-se pensar em TEP; se houver derrame pericárdico, deve-se pensar em pericardite e avaliar tamponamento cardíaco; se houver insuficiência aórtica moderada a importante com aumento relevante de aorta ascendente ou lâmina de dissecção, deve-se pensar em dissecção da aorta.
- Ausência de hipocontratilidade ventricular tem valor preditivo negativo (VPN) para SCA de até 93%.
- Presença de hipocontratilidade ventricular tem sensibilidade de até 94% para SCA, porém com valor preditivo positivo (VPP) baixo (85%).

Cintilografia de perfusão miocárdica em repouso

- Recomendação II e nível de evidência A
- Deve ser realizada idealmente até 3 horas do início da dor
- Caso seja negativa, descarta-se SCA (valor preditivo negativo de 98%).
- Não é útil para pacientes com IAM prévio (alteração segmentar prévia), pois não permite diferenciar área de fibrose de isquemia aguda.

Angiotomografia coronária

- Grau de recomendação II, nível de evidência B. Alta sensibilidade, valor preditivo negativo alto.
- Pacientes de probabilidade baixa ou intermediária de DAC e eletrocardiograma normal ou não diagnóstico e troponina normal.
- Limitações: pacientes com escore de cálcio alto.
- Caso positiva, confirma o diagnóstico de doença arterial coronariana (DAC), mas não de SCA.
- No entanto, existe a possibilidade de IAM com coronárias normais, porém isso será discutido no capítulo 19.
- Há necessidade de infusão de contraste iodado endovenoso e exposição à radiação.
- Comparada ao protocolo de dor torácica, não altera mortalidade e/ou desfechos combinados [acidente vascular cerebral (AVC), IAM)], porém permite alta precoce do paciente do serviço de emergência.

Protocolo de dor torácica

- O protocolo de diagnóstico da unidade de dor torácica visa à redução da incidência de IAM não diagnosticado, de internações desnecessárias e dos custos médicos.

Protocolo de dor torácica
– Observação por, no mínimo, 9 horas do início da dor (para tempo hábil de alteração dos marcadores cardíacos). – Exame físico de 3/3 horas ou se houver dor. – ECG de 3/3 horas ou se houver dor. – Marcadores de necrose miocárdica de 3/3 horas (CK-MB e troponina I).

Após a aplicação do protocolo de dor torácica, há duas possibilidades:

Protocolo negativo	Protocolo positivo
– Evolui sem dor. – Sem alteração do exame físico. – ECGs seriados sem alterações. – Marcadores de necrose miocárdica negativos.	– Pelo menos uma das seguintes alterações: ◊ Exame físico sugestivo de insuficiência cardíaca aguda. ◊ Novas alterações no ECG (bloqueio de ramo, alteração do segmento ST). ◊ Elevação de marcadores de necrose miocárdica.

Protocolo positivo

- É confirmada SCA e deve ser iniciado o tratamento adequado, que será abordado no capítulo 16.

Protocolo negativo

- Não descarta a possibilidade de SCA, porém a de IAM. Mesmo se for SCA, esta não apresenta alto risco de evoluir com IAM ou morte.
- Há duas possibilidades: alta hospitalar e orientação para consulta ambulatorial e programação de teste não invasivo para avaliar isquemia em 72 horas.
- Outra possibilidade é realizar teste não invasivo em ambiente hospitalar no final do protocolo. Esses métodos são úteis para avaliação prognóstica do paciente.

Teste ergométrico
– Recomendação 1, nível de evidência B. – Método de estresse de escolha para fins diagnóstico e/ou prognóstico em pacientes com dor torácica e com baixa/média probabilidade de doença coronária. – Baixo custo, valor preditivo (VP) negativo de 98%.

Ecocardiograma sob estresse
– Recomendação 1, nível de evidência B. – Estresse (dobutamina). – Sensibilidade de 90%. – Especificidade 80% a 90%. – VPN de 98%. – Poderá ser realizado em pacientes nos quais o teste ergométrico foi inconclusivo ou quando não for possível sua realização (incapacidade motora, distúrbios da condução no ECG, entre outros).
Cintilografia miocárdica sob estresse
– Recomendação 1, nível de evidência B. **Estresse físico ou dipiridamol** – Após 12 horas da dor, com probabilidade moderada de SCA, quadro clínico, ECG e marcadores sem alterações. – Alto valor preditivo negativo – exame normal = baixo risco de eventos.

- Se os testes não invasivos forem positivos, os pacientes devem ser tratados como SCA.
- Pacientes com testes não invasivos normais podem receber alta.

Protocolo de dor torácica sugerido.

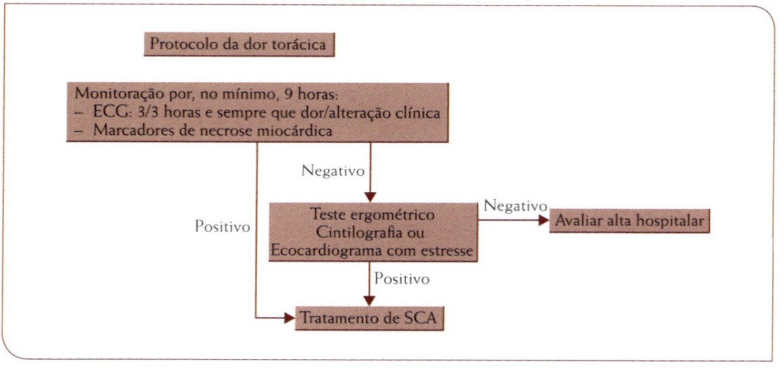

LEITURA RECOMENDADA

1. Lindsell CJ, Anantharaman V, Diercks D, et al. The Internet Tracking Registry of Acute Coronary Syndromes (i*trACS): a multicenter registry of patients with suspicion of acute coronary syndromes reported using the standardized reporting guidelines for emergency department chest pain studies. Ann Emerg Med. 2006;48:666.
2. Pope JH, Aufderheide TP, Ruthazer R, et al. Missed diagnoses of acute cardiac ischemia in the emergency department. N Engl J Med. 2000;342:1163.
3. Ringstrom E, Freedman J. Approach to undifferentiated chest pain in the emergency department: a review of recent medical literature and published practice guidelines. Mt Sinai J Med. 2006;73:499.

16

Síndrome Coronariana Aguda sem Supra de ST

Eduardo Cavalcanti Lapa Santos
André Gustavo Santos Lima

INTRODUÇÃO

- Nos Estados Unidos, a angina instável é a principal causa de internação em unidades coronarianas.
- Dor torácica anginosa nos primeiros seis meses após angioplastia coronária ocorre principalmente devido à reestenose da lesão tratada. Após esse período, o mais provável é que uma nova lesão esteja causando os sintomas.
- Em pacientes revascularizados, a angina no primeiro ano após a cirurgia ocorre principalmente em decorrência de problemas técnicos da cirurgia e da hiperplasia da íntima do enxerto. Após um ano, uma nova lesão coronariana ou degeneração não trombótica do enxerto é o mais provável mecanismo da sintomatologia.

DIAGNÓSTICO

1. Eletrocardiograma (ECG) – O exame inicial é normal em até 50% dos pacientes com SCASST (síndrome coronariana aguda sem supra de ST). Por isso, é importante realizar exames seriados, principalmente se houver alteração do quadro clínico (retorno da dor, piora da dispneia etc.).

- Realizar ECG até 10 minutos após a chegada ao hospital em todo paciente com suspeita de síndrome coronariana aguda.
- Excetuando-se as arritmias ventriculares [taquicardia ventricular (TV), fibrilação ventricular (FV) etc.], os achados de pior prognóstico no ECG são o bloqueio de ramo esquerdo (BRE) e o infra de ST > 0,5 mV.
- Pensar em lesão de tronco de coronária esquerda se houver supra de aVR associado a infra de ST difuso de parede anterior.

2. Marcadores de necrose miocárdica – O exame de escolha para diagnóstico de infarto agudo do miocárdio (IAM) é a troponina.

- Preferir a dosagem de enzima creatinoquinase MB (CK-MB) massa em relação a CK-MB atividade. A primeira possui sensibilidade de 97% e especificidade de 90% para diagnóstico de IAM.
- Dosar troponina e CK-MB na admissão. Se inicialmente o resultado for negativo e o paciente estiver com < 12 horas de dor, repetir os marcadores após 6 horas e 12 horas da admissão.
- Troponina ultrassensível – Útil para descartar infarto nos pacientes que chegam ao pronto-socorro poucas horas após o início da sintomatologia. A acurácia do teste chega a mais de 90%, mesmo em pacientes com dor torácica iniciada a menos de 3 horas.
- Mioglobina – indicação – Descartar infarto agudo do miocárdio em paciente que se apresenta no pronto-socorro nas primeiras 4 horas de sintomas.
- Não usar desidrogenase láctica (DHL) nem aspartato aminotransferase (TGO) para diagnóstico de IAM.

3. Exames de imagem

- Ecocardiograma transtorácico – Deve ser realizado precocemente em todos os pacientes com suspeita de síndrome coronariana aguda. Além de ajudar na detecção de diagnósticos diferenciais (por exemplo, estenose aórtica, miocardiopatia hipertrófica), o exame ajuda na avaliação prognóstica de pacientes com coronariopatia. Indivíduos com fração de ejeção (FE) < 40% são considerados de risco elevado para eventos cardiovasculares, apresentando benefício com a realização rotineira de cateterismo cardíaco.

  Vários exames podem ser utilizados para a avaliação não invasiva de isquemia.
  - ◊ Cintilografia miocárdica e ecocardiograma sob estresse – consultar capítulos específicos;
- Considerar o uso de angiotomografia de coronárias em pacientes com:
  - ◊ Probabilidade pré-teste baixa ou moderada de doença arterial coronariana;
  - ◊ ECG não diagnóstico;
  - ◊ Marcadores de necrose miocárdica negativos.

ESTRATIFICAÇÃO DE RISCO

- Uma vez dado o diagnóstico SCASST, deve-se estratificar o risco de o paciente evoluir de forma desfavorável. Há vários escores para tal fim. Os dois mais conhecidos são os de Braunwald (Escore Pontual) e o TIMI Risk (*vide* tabelas a seguir). Contudo, o escore com melhor acurácia e menor subjetividade nesse grupo de pacientes é o GRACE (http://www.outcomes-umassmed.org/grace/acs_risk/acs_risk.html).

Estratificação de risco – SCASST – Braunwald		
Alto risco	**Risco intermediário**	**Baixo risco**
Angina progressiva nas últimas 48 horas.	Angina CCS III/IV de início nas últimas duas semanas.	Piora de angina crônica (maior intensidade, menor limiar, maior duração).
Dor > 20 minutos presente na admissão.	Idade entre 70 e 74 anos.	Angina CCS III/IV de início há menos de dois meses, mas há mais de duas semanas.
Idade > 75 anos.	Dor > 20 minutos não presente no momento da avaliação.	ECG normal ou não característico.
Congestão pulmonar.	Vasculopatia prévia (IAM prévio, RM prévia, AVCI ou doença arterial periférica), DM.	Troponina e CK-MB normais.
Sopro de regurgitação mitral novo ou presumivelmente novo.	Uso de ácido acetilsalicílico (AAS).	
Terceira bulha (B3).	Alterações de onda T.	
Hipotensão/sinais de choque.	Ondas Q no ECG.	
Infra de ST > 0,5 mm.	Troponina e/ou CK-MB moderadamente elevadas.	
Bloqueio de ramo novo ou presumivelmente novo.		
Taquicardia ventricular sustentada.		
Troponina e/ou CK-MB elevadas.		

RM: cirurgia de revascularização miocárdica; AVCI: acidente vascular cerebral isquêmico; Hx: antecedente/história.

Estratificação de risco – SCASST – TIMI Risk

- Idade ≥ 65 anos.
- Três ou mais fatores de risco para DAC [hipertensão arterial sistêmica (HAS), DM, dislipidemia (DLP), tabagismo ativo, Hx familiar].
- CATE prévio com estenose coronariana > 50%.
- Elevação de marcadores de necrose miocárdica.
- Uso de AAS nos últimos sete dias.
- Infra de ST.
- Dois ou mais episódios de angina nas últimas 24 horas.
- Cada item vale um ponto.

0-2 pontos: baixo risco.
3 ou 4 pontos: risco intermediário.
5 ou mais pontos: alto risco.

- Além do cálculo do risco de eventos isquêmicos, as diretrizes atuais também preconizam a estimativa do risco de sangramentos nesses pacientes. O escore recomendado pela diretriz europeia de SCASST é o CRUSADE (http://www.crusadebleedingscore.org/).

ESTRATÉGIA INVASIVA *VS.* CONSERVADORA

- Há várias formas de se decidir sobre a estratégia a ser implementada para o paciente (cateterismo x realização de testes não invasivos). Uma delas baseia-se na estratificação do risco do paciente pelos escores citados anteriormente. Sugestão deste manual baseado na diretriz europeia de SCASST:

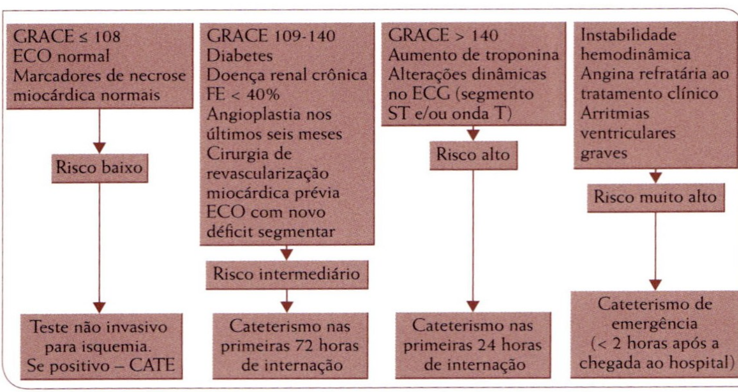

- Mesmo que o paciente seja de alto risco, não se deve optar por estratégia invasiva se:
    1. Houver reduzida expectativa de vida por outras comorbidades (ex.: câncer avançado com prognóstico reservado).
    2. O paciente recusar a realização de métodos de revascularização (cirúrgica ou percutânea).

TRATAMENTO

Suporte geral

Medidas gerais
– Se houver baixo risco, manter em pronto-socorro ou unidade de dor torácica. Se houver risco intermediário ou alto, deve-se idealmente manter na unidade coronariana (UCO). – Monitorização eletrocardiográfica contínua. – Acesso venoso periférico. – Prover O_2 suplementar se saturação < 90%. Iniciar com cateter de O_2 2-4 l/min. – Se dor torácica refratária ao uso de nitratos (*vide* a seguir), usar morfina, intravenosa (IV), 1 a 5 mg. A medicação pode ser repetida a cada 5 a 10 minutos. Evitar em casos de náuseas/vômitos. Ter cuidado nos casos de hipotensão. – Diretrizes mais antigas recomendavam que pacientes com síndrome coronariana aguda deveriam ter níveis de Hb > 10 g/dl. Contudo, estudos recentes têm demonstrado que uma estratégia mais restritiva de hemotransfusão em pacientes com SCASST é benéfica. Assim sendo, a diretriz europeia de SCASST recomenda transfusão de concentrado de hemácias apenas se: 1. Hb < 7 g/dl; e/ou 2. Ht < 25%; e/ou 3. Anemia associada à instabilidade hemodinâmica.

Nitratos
– Dinitrato de isossorbida: 5 mg sublingual – fazer até três doses, separadas por 5 minutos. – Nitroglicerina: iniciar com 10 mcg/min e ir aumentando até controle dos sintomas/PA. – Indicações: hipertensão, congestão pulmonar, dor anginosa ativa. – Contraindicações: pressão arterial sistólica (PAS) < 100 mm/Hg, uso de sildenafil nas últimas 24 horas ou tadalafil nas últimas 48 horas.

Antiplaquetários

Aspirina

- Dose inicial ao chegar ao hospital: 200-300 mg, via oral (VO), macerados.
- Após dose inicial, manter em 100 mg /dia, VO.
- Usar em todos os casos suspeitos de SCASST, exceto se contraindicações.
- Contraindicações: alergia comprovada, sangramento digestivo ativo.

Clopidogrel

- Dose inicial ao chegar ao hospital – 300 a 600 mg, VO.
- Dose de manutenção: 75 mg/dia.
- A maioria dos serviços inicia essa medicação na sala de emergência. Alguns serviços com disponibilidade de cateterismo com < 24 horas optam por fazer a medicação apenas após ver a anatomia coronariana no cateterismo, pois, se porventura, o caso for cirúrgico, não haverá necessidade de aguardar cinco dias da suspensão do clopidogrel para realizar a cirurgia.
- Associado ao AAS, o clopidogrel diminuiu em 20% a incidência de eventos combinados (reinfarto, AVCI e morte) quando comparado com AAS isolado (estudo CURE).
- Benefício observado independente do risco do paciente (baixo, intermediário ou alto).
- É melhor que a ticlopidina, já que tem duração superior e início de ação mais rápido e causa menos efeitos colaterais (por exemplo: púrpura trombocitopênica trombótica, neutropenia etc.).
- Caso seja necessária revascularização cirúrgica, deve-se suspender a medicação pelo menos cinco dias antes. Em situações de emergência, considerar transfusão de plaquetas.
- Após SCASST, manter a medicação por, no mínimo, 1 mês e idealmente por 1 ano. Se houver angioplastia com *stent* farmacológico, deve-se manter obrigatoriamente por um ano.

Prasugrel

- Dose inicial: 60 mg, VO.
- Dose de manutenção: 10 mg ao dia, VO.
- Avaliado no estudo TRITON-TIMI-38: em comparação ao clopidogrel, diminuiu trombose de *stent* e reinfarto. Grupo que mais se beneficiou: diabéticos.
- Evitar no caso de AVCI prévio, peso < 60 kg ou idade > 75 anos – por causa do risco aumentado de sangramento.
- Nos pacientes do TRITON que possuíam SCASST, o prasugrel era iniciado apenas após conhecer a anatomia coronariana. Assim, seu uso não foi estudado na estratégia *upstream* (iniciando-se a medicação assim que o paciente chega ao hospital).
- Em caso de necessidade de revascularização cirúrgica, suspender a medicação pelo menos sete dias antes da cirurgia.

Ticagrelor

- Dose inicial: 180 mg, VO.
- Dose de manutenção: 90 mg, duas vezes ao dia, VO.
- Avaliado no estudo PLATO: mostrou-se superior ao clopidogrel, diminuindo desfechos compostos (morte por causa cardiovascular, AVC e IAM) de 11,7% para 9,8%. Diminuiu mortalidade cardiovascular de 5,1% para 4% (redução de 21%).
- É um inibidor reversível do receptor P2Y12, podendo ser iniciado já na sala de emergência (*upstream*). Caso o cateterismo mostre posteriormente que o caso é de indicação cirúrgica, suspender a medicação pelo menos cinco dias ou mais antes do procedimento.
- Contraindicações: alergia à medicação, passado de acidente vascular cerebral hemorrágico (AVCH), hemorragia ativa, plaquetopenia importante, hepatopatia moderada/grave, pacientes em diálise, pacientes em uso de inibidores potentes CPY3A4 (por exemplo: claritromicina, cetoconazol).
- Usar com cautela em pneumopatas (um dos efeitos colaterais da medicação é dispneia, a qual ocorre com mais frequência nesse grupo de pacientes) e em pacientes com risco aumentado de bradicardia [por exemplo: doença do nó sinusal sem marca-passo implantado, bloqueio atrioventricular (BAV) de segundo ou terceiro grau] por causa da incidência aumentada de pausas ventriculares.

Antagonistas dos receptores glicoproteicos IIb/IIIa

- Abciximab: dose inicial – 0,25 mg/kg/min, IV, em bólus. Manutenção – 0,125 mcg/kg, IV, em 12 horas (indicado apenas na sala de hemodinâmica pelo hemodinamicista).
- Tirofiban: dose inicial – 0,4 mcg/kg/min por 30 minutos. Manutenção – 0,1 mcg/kg/min por 48-96 h. Se iniciado na sala de hemodinâmica – dose inicial – 10 mcg/kg, IV, ao longo de 3 minutos. Manutenção – 0,15 mcg/kg/min por 48-96 h.
- Eptifibatide: não disponível no Brasil.
- Cada vez mais o uso do antagonistas dos receptores glicoproteicos IIb/IIIa tem sido iniciado apenas na sala de hemodinâmica em casos específicos. Os pacientes que apresentam maior benefício com esse grupo de medicações são os que serão submetidos à angioplastia e que:

1. Possuem troponina alterada; e/ou
2. Possuem trombos evidenciados pela angiografia.

Antitrombóticos

Heparinas
– Heparina não fracionada (HNF): dose inicial de 60 UI/kg (máximo de 4.000 UI) e manutenção de 12 UI/kg (infusão inicial máxima de 1.000 UI/h). Após isso, fazer TTPA de 6/6h, objetivando manter TTPA entre 50 e 70 s. – Enoxaparina: dose – 1 mg/kg, de 12/12h. Se > 75 anos – 0,75 mg/kg, de 12/12h. Se ClCr < 30 ml/min – 1 mg/kg, uma vez ao dia. – Usar em todos os pacientes com suspeita de SCASST, salvo quando houver contraindicações. – Contraindicações: sangramento ativo, plaquetopenia importante, história de plaquetopenia induzida por heparina, coagulopatia. – De forma geral, a enoxaparina mostrou-se superior à HNF. Preferir a HNF se: pacientes com *clearance* de creatinina < 20 ml/min e em pacientes dialíticos [o *Food and Drug Administration* (FDA) não liberou o uso da enoxaparina nesses casos]; na possibilidade de cirurgia de emergência (tempo de meia-vida menor que a enoxaparina, além de ser inteiramente revertida pelo uso da protamina). – Pacientes em uso de enoxaparina que vão realizar angioplastia: caso a última dose tenha sido administrada há menos de 8 horas, não é necessária dose adicional. Se entre 8 e 12 horas, dar 0,3 mg/kg, IV, em bolus. Se > 12 horas, repetir dose plena de Clexane®. Evitar uso combinado de enoxaparina e HNF (*crossover*).

Inibidores diretos de trombina
– Bivalirudina: não disponível no Brasil.

Inibidor seletivo do fator Xa
– Fondaparinux: dose – 2,5 mg, SC, uma vez ao dia. – Medicação antitrombótica de escolha de acordo com o *guideline* europeia de SCACSST. – Vantagens em relação à heparina: 1. Não precisa de ajuste de dose de acordo com o peso do paciente. 2. Uma aplicação por dia, ao contrário da HBPM, que é usada duas vezes ao dia. 3. Não precisa de correção em casos de insuficiência renal (evitar, contudo, em pacientes com ClCr < 20 ml/min). – Caso o paciente seja submetido a ATC, fazer 50-60 UI/kg de heparina não fracionada em bólus antes da angioplastia. No estudo OASIS-5, foi visto que pacientes que usavam fondaparinux e não recebiam bólus de HNF na sala de hemodinâmica apresentaram incidência maior de trombose de cateter. – No estudo OASIS-5, a medicação mostrou-se tão eficaz quanto a enoxaparina em relação à diminuição de eventos (IAM, óbito, isquemia refratária), com a vantagem de causar menos sangramentos importantes (4% no grupo enoxaparina e 2,1% no grupo fondaparinux).

Anti-isquêmicos

Betabloqueadores

- Exemplos: Propranolol – dose inicial – 10 mg, VO, de 12/12h ou de 8/8h.
Atenolol – dose inicial – 25 mg, VO, de 12/12h.
Carvedilol – dose inicial – 3,125 a 6,25 mg, VO, de 12/12h.
- Usar em todos pacientes com SCASST, a não ser que haja contraindicações ou sinais de insuficiência cardíaca francamente descompensada. Iniciar a administração VO já nas primeiras 24 horas.
- Contraindicações: PR > 0,24s, BAV de segundo ou terceiro grau sem marca-passo implantado, frequência cardíaca (FC) < 50 batidas por minuto (bpm), PAS < 90 mmHg, congestão pulmonar evidente, broncospasmo ativo, doença arterial periférica com isquemia crítica de membros.
- A história pregressa de broncospasmo ou doença pulmonar obstrutiva crônica (DPOC) não é contraindicação absoluta ao betabloqueador. Nesses casos, pode-se optar por um agente beta-1 seletivo em doses menores que as habituais e observar a reação do paciente com a medicação (por exemplo: metoprolol 12,5 mg, VO, de 12/12h).
- O uso rotineiro do betabloqueador intravenoso deve ser desencorajado, pois no estudo COMMIT, que englobava basicamente pacientes com IAM com supra de ST, houve aumento na incidência de choque cardiogênico com o uso rotineiro de metoprolol, IV. Nesse estudo, os principais fatores de risco para o desenvolvimento de choque cardiogênico após o início do betabloqueador foram: idade > 70 anos, PAS < 100 mmHg, FC > 110 bpm ou < 60 bpm, tempo prolongado entre o início dos sintomas e o atendimento hospitalar.
- Reservar o uso IV para situações de dor refratária às medidas iniciais (como utilização de nitratos) e taquicardia mantida não compensatória e hipertensão arterial sistêmica.
- Nos casos de disfunção ventricular esquerda compensada, priorizar o uso de succinato de metoprolol, carvedilol ou bisoprolol.
- Independentemente da droga escolhida, deve-se sempre objetivar manter FC ao redor de 60 bpm, a não ser que haja efeitos secundários limitantes (por exemplo: hipotensão).

Antagonistas dos canais de cálcio

- Exemplos: Diltiazem – dose inicial – 30 mg, VO, de 8/8h.
Verapamil – dose inicial – 80 mg, VO, de 8/8h.
- Usar nos casos em que haja contraindicação específica para o betabloqueador (broncospasmo, isquemia crítica de membros etc.).
- Contraindicações: PR > 0,24s, BAV de segundo ou terceiro grau sem marca-passo implantado, FC < 50 bpm, PAS < 90 mmHg, sinais de disfunção de ventrículo esquerdo.

Inibição do sistema renina-angiotensina-aldosterona

Inibidores da enzima de conversão da angiotensina (IECA)
– Exemplos: Captopril – dose inicial – 12,5 mg, VO, de 8/8h. Enalapril – dose inicial – 2,5 mg, VO, de 12/12h. – Iniciar o uso nas primeiras 24 horas, a não ser que haja contraindicações específicas. – Contraindicações: hipercalemia, estenose de artéria renal bilateral ou unilateral de rim único, piora importante da função renal, história de alergia à medicação, PAS < 100 mmHg. – O benefício da medicação é maior nos pacientes com disfunção ventricular esquerda (FE < 40%), diabetes ou hipertensão.

Bloqueadores dos receptores da angiotensina
– Exemplo: Losartana – dose inicial – 25 mg, VO, uma vez ao dia. – Usar nos casos em que houver intolerância ao IECA (por exemplo: tosse seca, angioedema/urticária). Excetuando-se tais situações, as contraindicações são as mesmas dos IECAs (hipercalemia, piora importante da função renal basal etc.).

Antagonistas da aldosterona
– Exemplos: Espironolactona – dose inicial – 12,5 a 25 mg, VO, uma vez ao dia. Eplerenona – não disponível no Brasil. – Deve ser usada se FE < 40% e presença de diabetes ou sintomas de ICC, desde que não haja contraindicações. – Contraindicações: Cr > 2,5 em homens ou > 2 em mulheres, ClCr < 30 ml/min, K > 5 mEq/l. – O estudo que mostrou benefício dos antagonistas da aldosterona no período pós-IAM foi o EPHESUS, que utilizou a medicação eplerenona. Contudo, como ela não se encontra disponível no Brasil, termina-se utilizando a espironolactona nesse cenário. Ela já foi estudada na insuficiência cardíaca crônica (estudo RALES), tendo mostrado resultados similares em relação à diminuição de desfechos.

Hipolipemiantes

Estatinas
– Exemplos: Atorvastatina – 10 a 80 mg ao dia. Sinvastatina – 10 a 40 mg ao dia. – As estatinas devem ser prescritas a todos os pacientes com SCASST, a não ser que haja contraindicações. – Contraindicações: hepatopatia descompensada, alergia à medicação, gestação, amamentação. – O alvo do LDL em um paciente coronariano é < 70 mg/dl. Sabe-se que 5 mg de rosuvastatina equivale a 10 mg de atorvastatina e a 20 mg de sinvastatina. Essa dose é capaz de reduzir em 30% a 40% o LDL basal. Após isso, a cada vez que se dobrar a dose da medicação, haverá um decréscimo adicional de 6% no valor do LDL. Se um paciente possuir LDL de 100 mg/dl, provavelmente uma dose de 10 mg de atorvastatina já será suficiente para colocá-lo na meta. Já se o LDL inicial for de 170, provavelmente esse paciente necessitará de dose máxima da medicação, podendo, mesmo assim, não atingir o alvo esperado. Isto é apenas uma regra geral. Há pacientes que com 10 mg de atorvastatina apresentam queda do LDL de 180 mg/dl para 90 mg/dl, por exemplo. – O estudo PROVE-IT TIMI-22 comparou atorvastatina 80 mg ao dia com pravastatina 40 mg ao dia no paciente agudo. Observou-se que com a dose máxima de atorvastatina houve redução de desfechos (IAM + morte + angina instável com necessidade de internação + revascularização) em 16%. Alguns serviços, baseados nessa evidência, utilizam atorvastatina 80 mg ao dia para todos os pacientes com síndrome coronariana aguda.

EXEMPLO DE PRESCRIÇÃO

- Paciente de 54 anos, 60 kg, hipertenso, diabético e dislipidêmico, chega ao pronto-socorro com quadro de dor precordial há 30 minutos, presente na admissão. Pressão arterial de 160 x 100 mmHg, sem sinais de congestão. Troponina inicial de 3,5 (normal até 1). Função renal normal. Vinha em uso de atorvastatina 40 mg ao dia, mas, mesmo assim, o LDL inicial veio de 80 mg/dl. Apresentou alívio da dor com o uso de nitrato sublingual. Optou-se por solicitar cateterismo cardíaco como estratégia de estratificação.

Exemplo de prescrição – SCACSST

1. Dieta VO hipossódica para diabético. Jejum de 6 horas antes do cateterismo.
2. Tridil 50 mg + SG a 5% 240 ml, IV, em bomba de infusão – iniciar com 5 ml/h.
3. Hidratação com soro fisiológico – iniciar 60 ml/h durante 12 horas antes do cateterismo e manter até 12 horas após o término do exame.
4. AAS 200 mg, VO, macerado agora.
5. Ataque: ticagrelor 180 mg, VO, ou clopidogrel 300 mg, VO, agora.
6. Manutenção: ticagrelor 90 mg, de 12/12h, ou clopidogrel 75 mg, uma vez ao dia.
7. Enoxaparina 60 mg, SC, de 12/12h, ou Fondaparinoux 2,5 mg, SC, uma vez ao dia.
8. Captopril 12,5 mg, VO, de 8/8h.
9. Propranolol 10 mg, VO, de 12/12h.
10. Atorvastatina 80 mg, VO, às 22h.
11. Ranitidina 150 mg, VO, de 12/12h.
12. Dinitrato de isossorbida 5 mg, SL ACM
13. Morfina 2 mg, IV, ACM.
14. Dextro de 6/6h.
15. Insulina R SC conforme dextro.
16. Cateter de O_2 2-4 l/min se saturação de O_2 < 90%.
17. Repouso absoluto no leito.
18. Monitoração eletrocardiográfica contínua.

LEITURA RECOMENDADA

1. Current-Oasis 7 Investigators. Mehta SR, Bassand JP, Chrolavicius S, et al. Dose comparisons of clopidogrel and aspirin in acute coronary syndromes. N Engl J Med. 2010;363:930.
2. Nicolau JC, Timerman A, Piegas LS, et al. Guidelines for Unstable Angina and Non-ST-Segment Elevation Myocardial Infarction of the Brazilian Society of Cardiology (II Edition, 2007). Arq Bras Cardiol. 2007;89(4):e89-131.
3. Wallentin L, Becker RC, Budaj A, et al. Ticagrelor versus clopidogrel in patients with acute coronary syndromes. N Engl J Med. 2009;361:1045.
4. Wiviott SD, Braunwald E, Mccabe CH, et al. Prasugrel versus clopidogrel in patients with acute coronary syndromes. N Engl J Med. 2007;357:2001.
5. Wright RS, Anderson JL, Adams CD, et al. 2011 ACCF/AHA Focused Update of the Guidelines for the Management of Patients With Unstable Angina/Non-ST-Elevation Myocardial Infarction (Updating the 2007 Guideline): a report of the American College of Cardiology Foundation/American Heart Association Task Force on Practice Guidelines. Circulation. 2011;123:2022.

17

Síndrome Coronariana Aguda com Supra de ST

Sílvia Ost

INTRODUÇÃO

- A maior parte dos infartos com supradesnivelamento do segmento ST é causada por oclusão de uma artéria epicárdica. Os mecanismos envolvidos incluem a rotura de uma placa aterosclerótica com formação de trombo oclusivo no local, vasospasmo e microembolias.
- Há uma importante correlação entre inflamação e instabilidade da placa, estando os níveis de interleucina 6 e de proteína C reativa relacionados ao quadro clínico e ao desfecho da síndrome coronária aguda.
- Em até 30% dos pacientes submetidos à coronariografia durante o evento agudo, pode-se encontrar uma artéria relacionada ao infarto recanalizada. Nesses casos, a recanalização espontânea ocorreu antes da intervenção percutânea.

DIAGNÓSTICO

- História de dor torácica ou desconforto precordial ocorre em até 80% dos casos. Outras localizações como dor epigástrica e interescapular não são incomuns. Em idosos, mulheres e diabéticos, podem apresentar-se como fadiga, dispneia ou síncope.
- Realizar eletrocardiograma (ECG) até 10 minutos após a chegada ao hospital em todo paciente com suspeita de síndrome coronariana aguda.
- A realização de ECGs seriados aumenta a sensibilidade do método. Após o primeiro atendimento, deve-se repetir o exame após 12 horas ou sempre que houver alterações no quadro clínico. Deve-se realizar ECG diário até a alta hospitalar.
- Sempre comparar com exames anteriores e considerar registro de derivações adicionais como V7-V8 ou V3R-V4R na suspeita de infartos dorsais e de ventrículo direito.

- Supradesnivelamentos do segmento ST persistente > 1 mm em derivações contíguas do plano frontal e > 2 mm no plano horizontal ou bloqueio de ramo esquerdo novo sugerem alta probabilidade de infarto agudo do miocárdio.
- Iniciar monitoração eletrocardiográfica pela possibilidade de arritmias ventriculares e colher marcadores de necroses miocárdica e bioquímica. Não aguardar o resultado dos marcadores para iniciar a terapêutica.
- O ecocardiograma (ECO) pode ser útil nos casos em que há dúvida sobre a origem da dor. A presença de alterações segmentares diante de um quadro de dor torácica aguda sugere isquemia. O ECO também pode ajudar no diagnóstico diferencial com dissecção de aorta, derrame pericárdico ou embolia pulmonar.
- Fatores de mau prognóstico são idade avançada, Killip II-IV, taquicardia, hipotensão, infartos de parede anterior, infarto prévio, diabetes, tabagismo e baixo peso.

ESTRATIFICAÇÃO DE RISCO

- Escore *Thrombolysis in Myocardial Infarction* (TIMI) tem maior validade nos pacientes que foram submetidos à terapia de reperfusão.
- Pacientes com síndrome coronariana aguda com supra de ST são considerados de alto risco para eventos, embora o grupo seja heterogêneo.

Estratificação de risco – Síndrome coronariana aguda com supra de ST – TIMI *Risk*
– Idade ≥ 75 anos (3 pontos). – Idade de 65 a 74 anos (2 pontos). – História de *diabetes mellitus* (DM), hipertensão arterial sistêmica (HAS) ou angina (1 ponto). – Pressão arterial sistêmica (PAS) < 100 (3 pontos). – Frequência cardíaca (FC) > 100 (2 pontos). – Classes Killip II-IV (2 pontos). – Peso < 67 kg (1 ponto). – Supra ST na parede anterior ou BRE (1 ponto). – Tempo até terapia de reperfusão > 4 horas (1 ponto). – Total de 14 pontos. 0-2 pontos – baixo risco (mortalidade hospitalar < 2%) 3-5 pontos – risco intermediário (mortalidade hospitalar de 10%) 8 ou mais pontos – alto risco (mortalidade hospitalar > 20%)

TERAPIA DE REPERFUSÃO

- A terapia de reperfusão está indicada a todos os pacientes com história de dor torácica com até 12 horas do início dos sintomas na presença de supra ST persistente ou bloqueio de ramo esquerdo novo (I A).
- Pode-se considerar a terapia de reperfusão nos casos em que há evidência clínica ou eletrocardiográfica de isquemia, mesmo quando o início dos sintomas for maior do que 12 horas (IIa C).

TROMBOLÍTICOS X ANGIOPLASTIA

- Angioplastia primária é o tratamento de escolha quando possível.
- Está indicada a pacientes com choque cardiogênico em até 36 horas após o início da dor e até 18 horas após o início do choque.
- O tempo porta-balão deve ser < 2 horas em qualquer paciente submetido à angioplastia primária. Nos pacientes que se apresentam em até 2 horas do início dos sintomas, esse tempo deve ser idealmente < 90 minutos.
- Na fase aguda, deve-se tratar apenas a lesão culpada, exceto nos pacientes em choque cardiogênico.
- O tratamento com fibrinolítico está indicado quando não há possibilidade de angioplastia primária e na ausência de contraindicações.
- Tempo porta-agulha ideal < 30 minutos.
- Preferir agentes fibrinos específicos. Considerar trombólise pré-hospitalar.
- Recomendada coronariografia eletiva entre 3 e 24 horas de fibrinólise com sucesso (estudo TRANSFER – AMI).

Contraindicações ao uso dos trombolíticos nas síndromes coronárias agudas
Absolutas
– Sangramento intracraniano. – Neoplasia de sistema nervoso central. – Sangramento ativo (exceto menstruação). – Acidente vascular cerebral isquêmico nos últimos três meses. – Trauma importante em rosto ou cabeça nos últimos 3 meses. – Malformação arteriovenosa (MAV) cerebral conhecida. – Suspeita de dissecção de aorta.
Relativas
– Acidente vascular isquêmico há mais de 3 meses. – Uso de estreptoquinase há mais de 5 dias.

continuação

– Alergia à estreptoquinase. – Gestação. – Uso de anticoagulantes orais. – Sangramento interno no último mês. – Pressão arterial sistólica > 180 mmHg. – Pressão arterial diastólica > 110 mmHg. – Punções vasculares não compressíveis. – Úlcera péptica ativa. – Ressuscitação cardiopulmonar traumática ou superior a 10 minutos. – Cirurgia nas últimas 3 semanas.

Adaptado de Piegas *et al.*, 2009.

TRATAMENTO

Medidas gerais
– Internação em unidade coronariana. – Monitoração eletrocardiográfica contínua de 12 a 24 horas de estabilização clínica – Acesso venoso periférico. – Prover O_2 suplementar a todos os pacientes nas primeiras 3-6 horas ou por mais tempo se houver congestão pulmonar ou saturação < 90%. Iniciar com cateter nasal de O_2 3 l/min a 100%. – Se houver dor torácica refratária ao uso de nitratos (*vide* abaixo), usar morfina intravascular (IV) de 1 a 5 mg. A medicação pode ser repetida a cada 5 ou 10 minutos. Evitar em casos de náuseas e vômitos. Ter cuidado nos casos de hipotensão. – Não administrar anti-inflamatórios não esteroides (AINEs) e descontinuar nos casos de uso crônico.

Nitratos
– Indicações – hipertensão arterial, congestão pulmonar, isquemia persistente. – Dinitrato de isossorbida – 5 mg sublingual – administrar até três doses, separadas por 5 minutos. – Nitroglicerina – iniciar com 10 mcg/min e ir aumentando até o controle dos sintomas e da pressão arterial. – Contraindicações – PAS < 100 mmHg, uso de sildenafil nas últimas 24 horas ou tadalafil nas últimas 48 horas, suspeita clínica ou eletrocardiográfica de comprometimento do ventrículo direito.

Fibrinolíticos

Fibrinolítico
Estreptoquinase – Dose de 1.500.000 UI diluídas em 100 ml de SF a 0,9% ou SG a 5%, EV, em 30-60 minutos. – Contraindicada nos casos de infusão prévia. – Podem ocorrer reações alérgicas importantes. – Hipotensão: lentificar a infusão, Trendelemburg, eventualmente expansão com soro fisiológico. **Alteplase (t-PA)** – 15 mg, EV, em bólus, 0,75 mg/kg, EV, em 30 minutos, após 0,5 mg/kg, EV, em 60 minutos (não exceder a dose total de 100 mg). – Reconstituição da solução: dissolver o conteúdo de um frasco de alteplase liofilizado (50 mg) com 50 ml de diluente em condições assépticas, para obter uma concentração final de 1 mg de alteplase por ml. Para se obter a concentração final de 1 mg de alteplase por ml após a reconstituição, todo o diluente deve ser injetado no frasco que contém o alteplase liofilizado, utilizando a cânula de transferência que está incluída na embalagem do produto. A solução reconstituída deve, então, ser administrada por via intravenosa como descrito anteriormente. A solução reconstituída pode ser diluída ainda mais em solução salina fisiológica estéril (0,9%) até atingir uma concentração mínima de 0,2 mg/ml. Não usar soro glicosado ou água destilada. Não deve ser administrado concomitantemente com outras drogas, nem no mesmo frasco de infusão, nem através do mesmo acesso venoso (nem mesmo com heparina). – GUSTO Trial comparou t-PA + heparina não fracionada (HNF) *versus* SK, mostrando menor mortalidade com t-PA, mas à custa de maior número de AVC. **Reteplase (r-PA)** – 10 U + 10 U, EV, em bólus, com intervalo de 30 minutos. – Utilizar diluente próprio para reconstituir a solução. A seguir, aplicar EV, em bólus, em um acesso exclusivo. – Não apresenta nenhuma vantagem em relação ao t-PA, exceto pela administração. **Tenecteplase (TNK-tPA)** – Dose única: 30 mg < 60 kg; 35 mg 60-70 kg; 40 mg 70-80 kg; 45 mg 80-90 kg; 50 mg > 90 kg. – Apresentação em seringa pronta para aplicação e graduada. – Redução de mortalidade equivalente à da t-PA, porém com menos sangramento. – Facilidade de administração, permitindo o uso pré-hospitalar.

continuação

Critérios de reperfusão
– Redução do supra > 50% após 60 ou 90 minutos do início da infusão. – Melhora da dor. – Arritmias de reperfusão. – Pico precoce de marcadores de necrose miocárdica.

Antiplaquetários

Aspirina
– Indicado a todos os pacientes com infarto com supra independentemente do tratamento (angioplastia, fibrinólise ou ausência de terapia de reperfusão). – Na admissão: 200 a 300 mg, via oral, macerados. – Manutenção: 100 mg, via oral/dia. – Contraindicações: alergia comprovada, sangramento digestivo ativo, doença hepática grave, coagulopatia. – ISIS-2 Trial mostrou benefício da associação entre aspirina e SK.

Um inibidor do P2Y12 (clopidogrel, prasugrel ou ticagrelor) deve ser associado ao AAS em todos os pacientes e mantido idealmente por um ano.

Clopidogrel
– Indicado a todos os pacientes com infarto com supra. Único dos inibidores P2Y12 estudado em pacientes submetidos à terapia fibrinolítica. **Angioplastia** – Ataque: 300 a 600 mg, via oral, na admissão. – Manutenção: 75 mg, via oral/dia. **Fibrinólise** – Dose de ataque: 300 mg se < 75 anos; sem ataque se > 75 anos. – Manutenção: 75 mg, via oral/dia. – CLARITY Trial: pacientes < 75 anos, início dos sintomas < 12 horas; 99,7% tratados com fibrinólise foram randomizados para clopidogrel ou placebo. Na análise de 30 dias no grupo clopidogrel, houve redução de desfecho combinado de morte, infarto, isquemia e redução de 20% nas taxas de revascularização de emergência. Baixas taxas de sangramento em ambos os grupos. **Sem terapia de reperfusão** – Dose de ataque: 300 mg se < 75 anos; sem ataque se > 75 anos. – Manutenção: 75 mg, via oral/dia.

Prasugrel

- Indicado para os pacientes nos quais se planeja uma intervenção coronária percutânea (angioplastia primária).
- Maior inibição plaquetária e início de ação mais rápido (30 minutos) quando comparado ao clopidogrel.
- Maior benefício nos pacientes diabéticos e no infarto agudo do miocárdio (IAM) com supra.
- Contraindicações: > 75 anos, < 60 kg (ajustar dose), passado de AVC/AIT.

Angioplastia

- Ataque: 60 mg, via oral, na admissão.
- Manutenção: 10 mg, via oral/dia; 5 mg/dia se < 60 kg.

Sem terapia de reperfusão

- Dose de ataque: 60 mg se < 75 anos.
- Manutenção: 10 mg, via oral/dia; 5 mg/dia se < 60 kg.

Ticagrelor

- Indicado a todos os pacientes com infarto com supra não submetidos à fibrinólise.
- Antiplaquetário de efeito reversível (diferente de clopidogrel e prasugrel).
- Mostrou redução de mortalidade e de reinfarto comparado a clopidogrel no estudo PLATO.
- Contraindicações: hemorragia ativa, acidente vascular cerebral hemorrágico (AVCH) há qualquer tempo, hepatopatia, hemodiálise e uso de inibidores do CYP3A4 (ritonavir, atazanavir, claritromicina e cetoconazol).

Angioplastia

- Ataque: 180 mg, via oral, na admissão.
- Manutenção: 90 mg, via oral, duas vezes ao dia.

Sem terapia de reperfusão

- Dose de ataque: 180 mg, via oral, na admissão.
- Manutenção: 90 mg, via oral, duas vezes ao dia.

Antagonistas dos receptores glicoproteicos IIb/IIIa

- Indicados a pacientes que serão submetidos à angioplastia primária.
- A indicação segundo a *American Heart Association* (AHA) é para todos os pacientes angioplastados, porém seu uso é guiado pelo aspecto angiográfico, com maior benefício nos pacientes com grande quantidade de trombos.
- As evidências são maiores com abciximab nos pacientes com infarto com supra.
- Abciximab – dose inicial – 0,25 mg/kg, via endovenosa, em bólus. Manutenção – 0,125 mcg//kg/min (máximo de 10 mcg/min), via endovenosa, por 12 horas.
- Estudo ADMIRAL: abciximab administrado imediatamente antes do implante de *stent* em pacientes com supra. Houve redução do desfecho composto (óbito, infarto e necessidade de revascularização) em 30 dias e seis meses.

Antitrombóticos

Heparinas
– Indicadas a todos os pacientes com infarto com supra. **Angioplastia** – HNF: dose inicial de 100 U/kg (60 U/kg se associados a antagonistas dos receptores glicoproteicos IIb/IIIa) na sala de hemodinâmica. Ajustar dose para manter TCA de 250-350 s; 200-300 casos associados com antagonistas dos receptores glicoproteicos IIb/IIIa. Parar a infusão ao final do procedimento. **Fibrinólise – Enoxaparina** – Pacientes < 75 anos: bólus, EV, 30 mg. Iniciar, após 15 minutos, 1 mg/kg, SC, de 12/12h, até alta hospitalar (máximo de 8 dias). Não ultrapassar 100 mg para as duas primeiras doses. – Pacientes > 75 anos: não fazer o bólus. Iniciar 0,75 mg/kg, SC, de 12/12h (máximo de 75 mg para as duas doses iniciais). – *Clearance* < 30 ml/min: não fazer bólus; 1 mg/kg, uma vez ao dia. – ASSENT-3 Trial: HBPM associada a TNK por, no máximo, 7 dias reduziu o risco de internação por reinfarto e persistência de isquemia durante a internação, quando comparada a HNF. – ExTRACT-TIMI: mais de 20 mil pacientes tratados com fibrinolítico foram randomizados para enoxaparina durante a internação *versus* HNF por 48 horas. Redução significativa de 17% no desfecho primário (óbito ou reinfarto em 30 dias) a favor da enoxaparina. Aumento significativo de sangramentos maiores, porém sem aumento de sangramento intracraniano. Não houve diferença quanto ao fibrinolítico utilizado. – Indicada para uso com todos os fibrinolíticos, inclusive estreptoquinase. **Heparina não fracionada:** em bólus 60 U/kg, máximo de 4.000 U. Manutenção de 12 U/kg, máximo de 1.000 U/h durante 24 ou 48 horas. Manter TTPA 50-70 (dosar a cada 6 horas). **Sem terapia de reperfusão** Doses semelhantes às de pacientes submetidos à fibrinólise.

Anti-isquêmicos

Betabloqueadores

- Indicação: todos os pacientes com infarto com supra que não apresentem contraindicações.
- Doses: Propranolol – dose inicial – 20 mg, via oral, de 8/8h.

Atenolol – dose inicial – 25 mg, via oral, a cada 24h.

Metoprolol – dose inicial – 25 mg, via oral, de 12/12h.

Carvedilol – dose inicial – 3,125 a 6,25 mg, via oral, de 12/12h.

- Contraindicações: FC < 60, PAS < 100, PR > 240 ms, bloqueio atrioventricular (BAV) de segundo ou terceiro grau, história de asma ou doença pulmonar obstrutiva crônica (DPOC – relativa), doença vascular periférica grave, disfunção ventricular grave, Killip II-IV.
- Ajustar a dose até atingir FC de 50 a 60 batidas por minuto (bpm).
- O uso de betabloqueadores é indicado a pacientes de baixo risco para choque cardiogênico e, nesse caso, deve ser iniciado nas primeiras 24 horas, por via oral.
- Reservar o uso intravenoso aos pacientes que apresentem hipertensão arterial ou taquiarritmias, na ausência de disfunção ventricular importante.
- Estudos TIMI IIB e GUSTO-I não mostraram benefício na utilização de betabloqueadores intravenosos na fase aguda do IAM.
- COMMIT/CCS-2: mais de 40 mil pacientes foram avaliados para metoprolol 15 mg EV + 200 mg, VO/dia, *versus* placebo, iniciado com < 24 horas de evolução. Não houve diferença de desfecho composto (morte, reinfarto, PCR). Houve aumento de choque cardiogênico no grupo metoprolol. O resultado foi interpretado como falta de seleção dos pacientes que não deveriam receber betabloqueador na fase aguda, como os pacientes hipotensos e com sinais de disfunção ventricular.
- Mesmo que um paciente não seja candidato ao uso de betabloqueadores na fase precoce do infarto, reavaliar o uso na prevenção secundária.

Antagonistas dos canais de cálcio

- Indicação: pacientes que apresentem contraindicação específica para o betabloqueador (broncospasmo, isquemia crítica de membros).
- Doses: Diltiazem – dose inicial – 30 mg, VO, de 8/8h.

Verapamil – dose inicial – 80 mg, VO, de 8/8h.

- Contraindicações – PR > 0,24s, BAV de segundo ou terceiro grau sem marca-passo implantado, FC < 50 bpm, PAS < 90 mmHg, sinais de disfunção de ventrículo esquerdo.
- São eficazes no controle dos sintomas anginosos. Não reduzem mortalidade nem reinfarto.

Inibição do sistema renina-angiotensina-aldosterona

Inibidores da enzima de conversão da angiotensina (IECA)
– Indicação: para todos os pacientes com infarto com supra que não apresentem contraindicações. – Dose: Captopril – dose inicial – 12,5 mg, via oral, de 8/8h. Enalapril – dose inicial – 2,5 mg, via oral, de 12/12h. Ramipril – dose inicial – 2,5 mg, via oral, de 12/12h. – Contraindicações: hipercalemia (> 5,5 mEq/l), estenose de artéria renal bilateral ou unilateral de rim único, gestação, antecedentes de angioedema com uso da medicação, hipotensão arterial sintomática. – Iniciar uso nas primeiras 24 horas, assim que a pressão arterial estabilizar. – Progredir doses até dose-alvo ou maior dose tolerada. – O uso deve ser por tempo indeterminado nos pacientes diabéticos, renais crônicos e nos casos de disfunção ventricular. Nesses pacientes foi demonstrado maior benefício da medicação.

Bloqueadores dos receptores da angiotensina
– Indicação: pacientes com intolerância aos IECAs (tosse seca, angioedema/urticária). – Dose: Losartana – dose inicial – 25 mg, via oral, uma vez ao dia. Valsartana – dose inicial – 40 mg, via oral, uma vez ao dia. – Contraindicações são as mesmas dos IECAs.

Antagonistas da aldosterona
– Indicação: FE < 40% e presença de diabetes ou sintomas de ICC, desde que não haja contraindicações. – Dose: espironolactona – dose inicial – 12,5 a 25 mg, VO, uma vez ao dia. – Contraindicações: creatinina > 2,5 em homens e > 2,0 em mulheres, K > 5,5. – Estudo EPHESUS: randomizou mais de 6 mil pacientes com fração de ejeção do ventrículo esquerdo (FEVE) < 40% do 3º ao 14º dia pós-infarto com supra, para uso de eplerenona *versus* placebo. Todos os pacientes usaram terapia medicamentosa otimizada. Houve redução de mortalidade no grupo eplerenona.

Hipolipemiantes

Estatinas
– Indicação: todos os pacientes com SCASST, a não ser que haja contraindicações. – Dose: Atorvastatina – 10 a 80 mg ao dia. Sinvastatina – 10 a 40 mg ao dia. – Contraindicações: hepatopatia descompensada, alergia à medicação. – A meta terapêutica é LDL < 70. – Deve-se fazer a coleta do perfil lipídico na admissão do paciente, ou até as primeiras 24 horas do evento agudo. Após esse período, ocorrem alterações do perfil lipídico, mais comumente aumento dos triglicérides e redução do LDL. – O início dos hipolipemiantes na internação aumenta a aderência à medicação. – O estudo PROVE-IT TIMI 22 mostrou que a redução lipídica intensiva reduz eventos cardiovasculares maiores.

EXEMPLOS DE PRESCRIÇÃO

- Paciente de 50 anos, sexo masculino, 70 kg, sem antecedentes pessoais, história familiar positiva para DAC precoce (irmão com IAM aos 40 anos), chegou ao pronto-socorro com quadro de dor precordial em aperto, iniciada em repouso há 20 minutos, com melhora parcial após uso de dinitrato de isossorbida. Exame físico mostrou palidez cutânea e diaforese. ECG com supra de ST V1 a V4. O hospital dispõe de serviço de hemodinâmica 24 horas. Na admissão, recebeu AAS 200 mg macerado e Ticagrelor 180 mg e foi encaminhado para a sala de hemodinâmica, onde recebeu HNF e abciximab. Foi realizada angioplastia de artéria descendente anterior com *stent*, com sucesso. Evoluiu estável hemodinamicamente e sem dor, com LDL=130.

Exemplo de prescrição – SCASST pós-CATE
1. Dieta oral livre.
2. Enoxaparina 40 mg, SC, uma vez ao dia.
3. AAS 100 mg, VO, no almoço.
4. Ticagrelor 90 mg, VO, de 12/12h.
5. Propranolol 10 mg, VO, de 12/12h.
6. Captopril 12,5 mg, VO, de 8/8h.
7. Atorvastatina 80 mg, VO, às 22h.
8. Ranitidina 150 mg, VO, de 12/12h.
9. Isordil 5 mg de SL a critério médico.
10. Morfina 2 mg, IV, a critério médico.
11. Cateter de O_2 2-4 l/min caso saturação < 90%.
12. Repouso absoluto no leito.
13. Monitorização eletrocardiográfica contínua.

- Paciente de 65 anos, sexo feminino, 60 kg, hipertensa, diabética e dislipidêmica chega ao PS com quadro de desconforto epigástrico em queimação, iniciado após refeição copiosa, há 1 hora. ECG supra ST DII, DIII e AVF. Foram realizados V3R e V4R que também evidenciaram supra. O hospital não dispõe de hemodinâmica e a transferência para um centro que disponha demora 6 horas. Não apresentava contraindicação à trombólise, optando-se por essa terapia.
- Após término da trombólise e estabilização da PA, iniciar uso de IECA, betabloqueador e estatina.

Exemplo de prescrição – SCACSST – Trombólise
1. Dieta oral zero.
2. Tenecteplase 35 mg, EV, em 5-10 segundos.
3. AAS 200 mg, VO, macerado agora.
4. Clopidogrel 300 mg, VO, agora.
5. Enoxaparina 30 mg, EV, em bólus.
6. Enoxaparina 60 mg, SC, de 12/12h – iniciar após 15 minutos do bólus.
7. Ranitidina 150 mg, VO, de 12/12h.
8. Dextro de 6/6h.
9. Insulina RSC conforme dextro.
10. Cateter de O_2 2-4 l/min se saturação de O_2 < 90%.
11. Repouso absoluto no leito.
12. Monitorização eletrocardiográfica contínua.

LEITURA RECOMENDADA

1. Kushner FG, Hand M, Smith SCJ, et al. 2009 focused updates: ACC/AHA guidelines for the management of patients with ST-elevation myocardial infarction (updating the 2004 guideline and 2007 focused update) and ACC/AHA/SCAI guidelines on percutaneous coronary intervention (updating the 2005 guideline and 2007 focused update): a report of the American College of Cardiology Foundation/American Heart Association Task Force on Practice Guidelines. J Am Coll Cardiol. 2009;54:2205-41.
2. Piegas LS, Feitosa G, Mattos LA, et al. Sociedade Brasileira de Cardiologia. Diretriz Brasileira de Cardiologia sobre o Tratamento do Infarto Agudo do Miocárdio com Supradesnível do Segmento ST. Arq Bras Cardiol. 2009;93(6 suppl. 2):e179-264.
3. Werf FV, Bax J, Betriu A, et al. Management of acute myocardial infarction in patients with persistent ST segment elevation. Eur Heart J. 2008;29:2909-45.

18

Complicações Mecânicas do Infarto Agudo do Miocárdio

Fernando Côrtes Remisio Figuinha

INTRODUÇÃO

- As três complicações mecânicas do infarto agudo do miocárdio (IAM) mais comuns são ruptura da parede livre do ventrículo esquerdo, ruptura do septo interventricular e regurgitação mitral aguda.

RUPTURA DA PAREDE LIVRE DO VENTRÍCULO ESQUERDO

- Incidência menor que 1%. Em pacientes que falecem devido a IAM, a incidência é mais elevada, em cerca de 14% a 26%.
- Ocorre em até 5 dias após o IAM em 50% dos casos e em até 2 semanas em 90% dos casos. Ocorre mais frequentemente em infartos anteriores ou laterais, e a ruptura costuma acontecer na junção da área lesada com a área normal.

Fatores de risco – Ruptura da parede livre do VE
– Ausência de circulação colateral ou pacientes sem história prévia ou sintomas de angina. – Tamanho do infarto: pico de CK-MB acima de 150 UI/l. – Elevação do segmento ST ou desenvolvimento de onda Q no eletrocardiograma (ECG) inicial. – Localização anterior do IAM. – Idade > 70 anos. – Sexo feminino. – Uso de agentes fibrinolíticos: incidência parece ser maior quando comparados com pacientes submetidos à intervenção percutânea, principalmente se uso com mais de 14 horas do início dos sintomas. Incidência mais elevada também quando realizado em pacientes acima de 75 anos.

- A incidência de ruptura da parede livre do ventrículo esquerdo (VE) é de 0,7% em pacientes reperfundidos até 12 horas, de 0,9% em pacientes reperfundidos após 12 horas (no estudo em questão, tempo médio de 17 horas para o procedimento) e de 3,8% naqueles pacientes que não foram reperfundidos.

Quadro clínico – Ruptura da parede livre do VE

- Ruptura completa da parede livre do VE leva geralmente a hemopericárdio e morte por tamponamento cardíaco. Deve-se suspeitar em casos de insuficiência cardíaca súbita e choque, progredindo rapidamente para atividade elétrica sem pulso. Pericardiocentese de emergência pode confirmar o diagnóstico e aliviar temporariamente os sintomas. Ecocardiograma transtorácico pode auxiliar a confirmar o diagnóstico.
- Ruptura incompleta ou subaguda pode ocorrer quando um trombo organizado e o pericárdio contêm a saída de sangue da perfuração ventricular. Pode evoluir com ruptura completa ou com falso aneurisma envolvido pelo saco pericárdico, ou formando um divertículo ventricular. Isso pode se manifestar com dor torácica persistente e recorrente, náuseas, agitação, hipotensão transitória ou alterações eletrocardiográficas de pericardite regional. Pode ser confirmado com ecocardiograma transtorácico.

Manejo – Ruptura da parede livre do VE

- A sobrevida depende primariamente do reconhecimento rápido e de terapia imediata.
- Em sintomas sugestivos com alterações eletrocardiográficas e ecocardiográficas sugestivas, a pericardiocentese guiada por ecocardiograma pode ser realizada caso haja líquido pericárdico visualizado.
- Caso o líquido puncionado seja sangue, cirurgia imediata deve ser indicada.
- Estabilização hemodinâmica inicial pode ser realizada com administração de fluidos, suporte inotrópico, vasopressores, pericardiocentese e uso de balão intra-aórtico ou *bypass* cardiopulmonar percutâneo se disponível. Reparo cirúrgico imediato deve ser realizado.

RUPTURA DO SEPTO INTERVENTRICULAR

- Incidência é cerca de metade da ruptura da parede livre do VE. Antes da reperfusão, a incidência era de 2%. Após o início do uso de fibrinolíticos, a incidência caiu para 0,2%, conforme demonstrado no estudo GUSTO-I.
- Ocorre geralmente de 3 a 5 dias após o IAM (podendo ocorrer de 24 horas até 2 semanas). Naqueles tratados com fibrinolíticos, há maior chance de ocorrer precocemente (nas primeiras 24 horas).

Fatores de risco – Ruptura do septo interventricular

- Doença coronariana uniarterial (geralmente artéria descendente anterior).
- Lesão miocárdica extensa.
- Circulação colateral limitada.
- Primeiro episódio de IAM.
- Infarto de ventrículo direito.

- Ruptura de septo pode ser vista com igual frequência em infartos anteriores e não anteriores. Quando se trata de um IAM anterior, o sítio mais comum é septal apical, e quando é um IAM inferior, na base do septo. Geralmente ocorre ruptura na margem dos tecidos necrótico e não necrótico.

Quadro clínico – Ruptura do septo interventricular

- Comprometimento hemodinâmico caracterizado por hipotensão, insuficiência cardíaca biventricular (predominantemente direita) e novo sopro.
- O sopro é, em geral, holossistólico e audível em borda esternal esquerda baixa ou direta.
- A ruptura de septo interventricular pode estar presente em casos de elevação de ST persistentes por mais de 72 horas.
- A confirmação diagnóstica pode ocorrer por meio do ecocardiograma transtorácico ou com a inserção de um cateter de artéria pulmonar para documentar o *shunt* esquerdo-direito. O salto oximétrico pode ser demonstrado mediante análise da saturação de oxigênio de amostras colhidas no átrio direito e na artéria pulmonar.

Manejo – Ruptura do septo interventricular

- O tempo para a correção cirúrgica da ruptura de septo interventricular é controverso.
- Em casos de choque cardiogênico, deve ser indicada a cirurgia. Tentar estabilização clínica com uso de vasodilatadores (diminui pós-carga, diminuindo a pressão ventricular esquerda e, assim, reduzindo o *shunt* esquerdo e direito), agentes inotrópicos, diuréticos e uso de balão intra-aórtico. Realizar cineangiocoronariografia para definir anatomia coronariana, se ainda não realizada.
- A mortalidade hospitalar dos pacientes submetidos a tratamento cirúrgico é estimada entre 25% e 60%. No estudo GUSTO-I, a mortalidade cirúrgica foi de 47%, contra 94% dos pacientes submetidos à terapêutica clínica.
- A indicação eletiva da correção do defeito de septo pode ocorrer em pacientes com insuficiência cardíaca sem choque. Deve-se saber que pacientes que se encontram nessa situação podem apresentar rápida deterioração do quadro a qualquer momento.
- Alguns pacientes com ruptura do septo ventricular pós-infarto agudo do miocárdio têm sido tratados pela técnica percutânea de fechamento por dispositivos de oclusão. Apesar disso, em avaliações realizadas após algumas semanas, alguns desses pacientes têm apresentado defeito septal residual. Portanto, no momento, o fechamento cirúrgico permanece como procedimento de escolha para correção de defeito de septo pós-infarto.
- A sobrevida desses pacientes é maior também caso seja realizada revascularização miocárdica associada, quando comparados com aqueles que apenas corrigem o defeito de septo.

INSUFICIÊNCIA MITRAL AGUDA

- As causas de insuficiência mitral (IMi) após um IAM são: isquemia do músculo papilar, dilatação de ventrículo esquerdo ou aneurisma verdadeiro, ruptura de cordoalha ou de músculo papilar.
- Cerca de 14% dos pacientes pós-IAM apresentam insuficiência mitral leve a moderada, que geralmente não está associada a um aumento de eventos adversos. Três por cento apresentam insuficiência mitral grave e tem uma mortalidade de 24% em 30 dias e de 52% em um ano.
- A ruptura do músculo papilar pode ser responsável por até 5% dos casos de morte em pacientes com IAM. Ocorre geralmente de dois a sete dias após o IAM. A ruptura pode ser parcial ou completa, e pode ocorrer em IAM com e sem supradesnivelamento de ST.
- Em razão das diferenças no suprimento sanguíneo, a ruptura do músculo papilar posteromedial ocorre 6 a 12 vezes mais do que a do músculo papilar anterolateral (o músculo papilar posteromedial é suprido pela artéria descendente posterior – geralmente da coronária direita, enquanto o anterolateral é suprido pela artéria descendente anterior e circunflexa).

Fatores de risco – Insuficiência mitral aguda
– Ruptura de músculo papilar. – Admissão tardia (> 24 horas após início dos sintomas). – Angina recorrente antes ou durante a internação. – Infarto agudo do miocárdio de parede inferior.

Quadro clínico – Insuficiência mitral aguda
– A intensidade do sopro não necessariamente se correlaciona com a sua gravidade. Alguns pacientes com ruptura de músculo papilar podem apresentar rápida equalização de pressões de ventrículo e átrio esquerdos, resultando em um sopro de leve intensidade ou inaudível em até 50% dos casos. – A ruptura de músculo papilar se caracteriza pelo início súbito de hipotensão e edema pulmonar, com precórdio hiperativo e um sopro meso, tele ou holossistólico (podendo não haver sopro em alguns casos). – O diagnóstico da ruptura do músculo papilar ou disfunção valvar grave pode ser confirmado pelo ecocardiograma transtorácico. O ecocardiograma transesofágico pode ser realizado em casos em que o transtorácico não é diagnóstico, como quando não há prolapso da ruptura para o átrio esquerdo (que ocorre em 35% dos casos). Cineangiocoronariografia deve ser realizada para definir anatomia coronariana. – O cateter de artéria pulmonar pode mostrar ondas V gigantes na pressão capilar pulmonar (achado que também pode ser encontrado em defeitos septais agudos ou insuficiência cardíaca esquerda grave) e ausência de salto oximétrico (que sugere defeito de septo ventricular).

Manejo – Insuficiência mitral aguda

- Terapia medicamentosa inclui a administração de diuréticos e redução agressiva da pós-carga através do uso de nitratos (nitroprussiato), caso não haja hipotensão. O uso de balão intra-aórtico também pode ser considerado.
- Tratamento cirúrgico de emergência continua sendo o tratamento de escolha para ruptura do músculo papilar. A mortalidade cirúrgica é de 20% a 25%, mas a sobrevida dos pacientes tratados clinicamente é muito baixa (mortalidade de 75% nas primeiras 24 horas).
- Quanto for realizada a substituição valvar, há relatos de benefícios com a preservação do músculo papilar. Se houver possibilidade de reparo valvar, o reforço do músculo papilar deve ser feito com tiras de Teflon ou pericárdio suturadas visando à sua reconstrução. Geralmente nos casos de ruptura do músculo papilar com IMi aguda, o átrio esquerdo é pequeno e não há dilatação do anel mitral.
- Alguns pacientes com IMi moderada a grave (sem ruptura de músculo papilar) são hemodinamicamente estáveis, e muitos melhoram com tratamento clínico associado à revascularização miocárdica (por fibrinólise ou angioplastia). Uma minoria precisa de cirurgia de reparo valvar. Casos com regurgitação mitral grave sem ruptura do músculo papilar em geral indicam infarto extenso com disfunção ventricular severa.

LEITURA RECOMENDADA

1. Moreno R, López SJ, García E, et al. Primary angioplasty reduces the risk of left ventricular free wall rupture compared with thrombolysis in patients with acute myocardial infarction. J Am Coll Cardiol. 2002;39:598.
2. Piegas LS, Feitosa G, Mattos LA, et al. Sociedade Brasileira de Cardiologia. IV Diretriz da Sociedade Brasileira de Cardiologia sobre Tratamento do Infarto Agudo do Miocárdio com Supradesnível do Segmento ST. Arq Bras Cardiol. 2009;93(6 Suppl 2):e179-264.
3. Reeder GS. Identification and treatment of complications of myocardial infarction. Mayo Clin Proc. 1995;70:880.

19

Angina de Causa não Aterosclerótica

Daniel Castanho Genta Pereira
Luciano Moreira Baracioli

INTRODUÇÃO

- De 15% a 20% dos casos de dor torácica anginosa submetidos a cineangiocoronariografia apresentam coronárias normais ou com estenose inferior a 50% (registro CASS – 3.136 exames normais de um total de 21.487 exames).
- Diante desse significativo grupo de pacientes (angina de causa não aterosclerótica) submetidos à cineangiocoronariografia e que não apresentam lesões coronarianas, devem-se considerar diagnósticos diferenciais alternativos, com abordagens diferenciadas e ainda não tão bem estabelecidas.

Causas de angina não aterosclerótica
– Síndrome X. – Angina variante de Prinzmetal. – Anomalias congênitas das artérias coronárias. – Embolia coronariana. – Dissecção coronariana espontânea. – Arterite coronariana. – Radioterapia. – Cardiomiopatia de Takotsubo. – Estenose aórtica (capítulo 64). – Cardiomiopatia hipertrófica (capítulo 43).

CAUSAS DE ANGINA DE CAUSA NÃO ATEROSCLERÓTICA

A) Síndrome X

- Predomínio de mulheres, principalmente no período perimenopausa.
- Média de idade inferior à de pacientes com DAC aterosclerótica.

Quadro clínico

- Angina típica (50%), atípica (50%).
- Desconforto prolongado com duração maior que 10 minutos em mais de 50% dos casos.
- Não responsiva a nitrato sublingual.
- Forte associação com distúrbios psiquiátricos.

Diagnóstico

- Diagnóstico de exclusão.
- A ausência de lesões coronarianas é mandatória.
- Sempre que possível, realizar pesquisa de isquemia. Segundo o consenso europeu de angina estável, a presença de isquemia miocárdica é considerada critério fundamental para a caracterização da síndrome. No entanto, visto que a disfunção microvascular pode provocar angina sem isquemia detectada pelos métodos atualmente disponíveis, a não caracterização de isquemia miocárdica não exclui o diagnóstico.
- Eletrocardiograma (depressão do segmento ST ou ausência de alterações).
- Teste ergométrico (depressão do segmento ST horizontal/descendente no esforço).
- Testes para avaliar perfusão miocárdica, contratilidade segmentar, funções sistólica e diastólica durante o estresse e repouso podem ou não apresentar alteração.
- Existe correlação entre a avaliação de perfusão miocárdica por ressonância magnética (estresse com dobutamina) e resposta de fluxo coronário à adenosina (ADA).
- Prognóstico: considerado benigno, mas com variações em função da apresentação clínica. Pacientes com angina estável apresentam ótimo prognóstico, com sobrevida em 7 anos de 96% (estudo CASS). Casos de síndrome coronariana aguda apresentam melhor prognóstico [de 2% a 6% em 30 dias – mortalidade e infarto agudo do miocárdio (IAM) não fatal] em relação aos pacientes com lesão coronariana significativa (17% em 30 dias) (estudo PURSUIT).

Tratamento

- Atividade física programada (responsável pela melhora da tolerância ao esforço).
- Betabloqueadores: mais efetivos na redução da frequência e gravidade da angina, além de aumentar a tolerância ao exercício.
- Inibidores da enzima de conversão da angiotensina (IECA) + estatinas: benefício relacionado à melhora da função endotelial, tolerância ao exercício e frequência de episódios anginosos.

- Imipramina: (50 mg ao dia) redução na frequência de angina. Atenção aos efeitos adversos que limitam a melhora na qualidade de vida.
- Nitrato: resultado variável com uso de nitrato sublingual.
- Bloqueador de canal de cálcio: eficácia duvidosa.
- Terapia hormonal: não indicada devido à elevação do risco cardiovascular associado ao seu uso.

B) Angina variante (angina de Prinzmetal)

- Ocorre em pacientes mais jovens, principalmente do sexo feminino, sem fatores de risco cardiovasculares tradicionais (exceção tabagismo).
- Pacientes com angina variante isolada, sem lesão coronariana obstrutiva, apresentam bom prognóstico com sobrevida em cinco anos superior a 95%.

Quadro clínico

- Predomínio de eventos: 00h às 06h.
- Tolerância ao esforço preservada.
- Pode haver associação com outros eventos vasospásticos (fenômeno de Raynaud e migrânea).
- Fatores de risco: uso de cocaína, maconha, anfetamina e álcool.
- Possíveis fatores precipitantes: atividade física e hiperventilação.
- Arritmias relacionadas ao vasospasmo são comuns e ameaçadoras.

Diagnóstico

- Eletrocardiograma: supradesnível transitório do segmento ST, mantido durante o episódio de dor precordial.
- Teste de esforço: (utilidade limitada) pacientes com angina de Prinzmetal apresentam frequentemente boa tolerância ao esforço.
- Cinecoronariografia: vasospasmo é mais comum na artéria coronária direita [como consequência, alterações do eletrocardiograma (ECG) são mais frequentes na parede inferior].

Tratamento

- Modificação dos fatores de risco: cessação do tabagismo, correção de deficiência de magnésio (pelo possível papel do déficit de magnésio no vasospasmo).
- Bloqueador de canal de cálcio (BCC): baseado em estudos antigos que mostraram diminuição de sintomas, opta-se preferencialmente pela nifedipina de ação retardada. Pacientes que apresentem intolerância a essa medicação podem se beneficiar do uso de diltiazem ou de verapamil.
- O uso de aspirina neste grupo de pacientes é controverso já que há possibilidade de a inibição da prostaciclina induzir espasmo coronariano. Porém nos pacientes que se apresentaram com síndrome coronariana aguda, a opinião

dos autores é que a medicação deve ser usada, uma vez que em doses baixas o risco de indução de espasmo parece ser menor. Além disso, espasmo coronariano prolongado pode interferir na cascata da coagulação, sendo a aspirina possivelmente benéfica nesse cenário.

- A intervenção coronariana percutânea é contraindicada a casos de espasmo focal associados à lesão aterosclerótica mínima. Pode ser considerada alternativa em pacientes com lesões ateroscleróticas significativas e com sintomas refratários ao tratamento clínico otimizado.

Tratamento medicamentoso

- BCC (por exemplo: diltiazem em liberação prolongada 240 a 360 mg, uma vez ao dia).
- Nitrato: segunda opção dependendo da resposta ao BCC (por exemplo: dinitrato de isossorbida 10 mg, três vezes ao dia – 8h, 14h, 20h até 40 mg, três vezes ao dia).
- Estatina age na disfunção endotelial (por exemplo: fluvastatina 30 mg/dia).
- Intervenção coronariana percutânea (contraindicada a casos de vasospasmo (espasmo focal/lesão aterosclerótica mínima associada). Alternativa em casos de refratariedade ao tratamento medicamentoso otimizado e com lesões associadas).

C) Cardiomiopatia induzida pelo estresse (Takotsubo/síndrome do coração partido/síndrome do balonamento apical)

- Caracterizada pela ocorrência de disfunção sistólica transitória, dos segmentos médio e apical do ventrículo esquerdo, que simula um IAM, porém sem lesão coronária obstrutiva.
- A função contrátil dos segmentos médio e apical encontra-se deprimida e há hipercinesia compensatória do segmento basal na sístole, o que leva à conformação característica da patologia (Takotsubo – armadilha para polvos).
- Na forma atípica (40% dos casos), a hipocinesia se restringe ao segmento médio do ventrículo esquerdo.
- De 1,7% a 2,2% dos casos admitidos como síndrome coronariana aguda.

Quadro clínico

- Em 80% – sexo feminino.
- Idade média entre 61 e 76 anos (pós-menopausa).
- Após a recuperação do episódio agudo, habitualmente ocorre a recuperação da função ventricular em um período variável de 1 a 4 semanas.
- O início do quadro está frequentemente relacionado a eventos agudos (doença, estresse físico ou emocional).
- Simula um IAM com todas as suas consequências (insuficiência cardíaca e choque cardiogênico, taquiarritmias, bradiarritmias e insuficiência mitral).

- Disfunção de ventrículo direito pode estar presente (26% dos casos).

Diagnóstico

Critérios da *Mayo Clinic*

Todos os quatro critérios devem estar presentes
• Hipocinesia, acinesia ou discinesia transitória do VE (segmento médio) com ou sem envolvimento apical (tipicamente não limitado ao território de uma única artéria coronária).
• Ausência de lesão coronariana obstrutiva ou placa rota aguda (angiograficamente comprovada).
• Nova alteração eletrocardiográfica ou elevação moderada de troponina.
• Ausência de feocromocitoma ou miocardite.

Imagem

- RM cardíaca: ausência de realce tardio (diferentemente do IAM).
- Ecocardiograma de urgência deve ser solicitado no caso de paciente com quadro de choque cardiogênico, para avaliar a presença de obstrução da via de saída do ventrículo esquerdo.

Tratamento

- Tratamento de suporte (de acordo com a apresentação clínica do paciente).
- Diante de reversão da disfunção ventricular e na ausência de contraindicação, considerar a manutenção do bloqueio adrenérgico (betabloqueador ou alfa + betabloqueador), como forma de profilaxia de novos eventos, uma vez que há possibilidade de recorrência (10%).

D) Ponte miocárdica

- Segmentos variáveis da artéria coronariana que se situam dentro do miocárdio.
- A prevalência de ponte miocárdica documentada em estudos de necrópsia (média de 25%) é superior à de estudos angiográficos (0,5% a 16%).
- Normalmente confinada à artéria descendente anterior.
- Sem significado hemodinâmico na maioria dos casos.
- Associada a angina, arritmia, depressão da função ventricular e morte súbita.
- Tratamento: betabloqueadores e, possivelmente, bloqueadores dos canais de cálcio não di-hidropiridínicos (pela redução da frequência cardíaca e da contratilidade miocárdica). Nitratos são contraindicados (pela redução da tensão na parede coronariana e pelo aumento do tônus simpático).
- O tratamento invasivo (revascularização percutânea ou cirúrgica) é conduta de exceção. Considerá-lo apenas em caso de refratariedade ao tratamento clínico otimizado.

E) Anomalias congênitas das artérias coronárias

- Achados angiográficos nos quais o número, a origem, o curso e o término das artérias são raramente encontrados na população em geral.
- De 1% a 5% dos pacientes são submetidos à arteriografia coronariana.
- Na America do Norte é a segunda maior causa de óbito em jovens atletas (20% dos casos), ficando atrás apenas da cardiomiopatia hipertrófica.
- Sintomas cardiovasculares (18% a 30%).
- Dor torácica anginosa ou morte súbita.

Anomalia	Frequência (%)
CD dividida	1,23
CD ectópica (seio coronariano direito)	1,13
CD ectópica (seio coronariano esquerdo)	0,92
Fístulas	0,87
TCE ausente	0,67
CX com origem no seio coronariano direito	0,67
CE com origem no seio coronariano direito	0,15
Origem baixa da CD	0,10
Outras anomalias	0,15

CD: coronária direita; CX: coronária circunflexa; TCE: tronco de coronária esquerda; CD dividida: ramo descendente posterior duplicado.
Fonte: Angelini. *Coronary artery anomalies.*

Classificação baseada na possibilidade de evento isquêmico

Tipo de isquemia	Anomalia coronariana
Ausência de isquemia	Maioria das anomalias (CD dividida, CD ectópica do seio coronariano direito, CD do seio coronariano esquerdo).
Isquemia episódica	Origem anômala da artéria coronariana do seio oposto; fístulas da artéria coronariana; ponte miocárdica.
Isquemia obrigatória	Artéria coronariana esquerda anômala da artéria pulmonar; óstio coronariano atrésico ou com estenose grave.

Fonte: Angelini. *Coronary artery anomalies.*

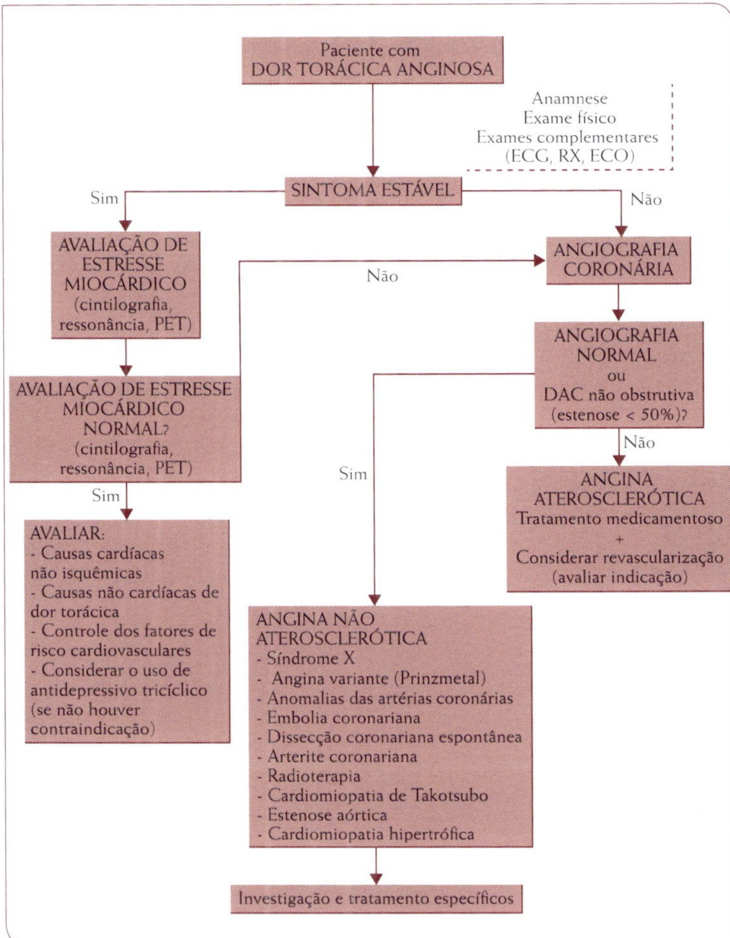

Adaptado de Bugiardini e Bairey Merz, 2005.

Diagnóstico

- Ecocardiografia → angiorressonância magnética/angiotomografia → cineangiocoronariografia.
- A ressonância magnética permite a visualização espacial da artéria (correlação com estruturas adjacentes), enquanto a cineangiocoronariografia possibilita a visualização completa de seu trajeto/extensão.

Tratamento

- O tratamento cirúrgico está indicado nas alterações coronarianas associadas a risco de taquiarritmia ventricular ou isquemia miocárdica.

LEITURA RECOMENDADA

1. Alegria JR, Herrmann J, Holmes DRJ, et al. Myocardial bridging. Eur Heart J. 2005;26:1159.
2. Bugiardini R, Bairey Merz CN. Angina with "normal" coronary arteries: a changing philosophy. JAMA. 2005;293:477.
3. Johnson BD, Shaw LJ, Buchthal SD, et al. Prognosis in women with myocardial ischemia in the absence of obstructive coronary disease: results from the National Institutes of Health-National Heart, Lung, and Blood Institute-Sponsored Women's Ischemia Syndrome Evaluation (WISE). Circulation. 2004;109:2993.
4. Kaski JC, Rosano GM, Collins P, et al. Cardiac syndrome X: clinical characteristics and left ventricular function. Long-term follow-up study. J Am Coll Cardiol. 1995;25:807.
5. Panting JR, Gatehouse PD, Yang GZ, et al. Abnormal sub-endocardial perfusion in cardiac syndrome x detected by cardiovascular magnetic resonance imaging. N Engl J Med. 2002;346:1948.

Exame Físico

20

Propedêutica Cardiovascular

Alexandre de Matos Soeiro

INTRODUÇÃO

- Anamnese e exame físico são responsáveis por até 90% de todos os diagnósticos.
- A semiologia cardiovascular é a base para a formação de hipóteses diagnósticas e é fundamental para estabelecer gravidade, evolução e prognóstico de determinadas doenças.

ANAMNESE

Principais sintomas referidos na prática clínica
1. Dor torácica 2. Dispneia 3. Síncope 4. Fadiga e cansaço 5. Palpitações 6. Edema

Dor torácica

- Seu detalhamento permite distinguir entre dor precordial de origem cardiovascular (cardíaca, aorta e pericárdio) e dor de origem não cardíaca (parede torácica, articulações costocondrais, muscular, da coluna vertebral, dos nervos, dos pulmões, das pleuras, do esôfago e dos órgãos subdiafragmáticos).
- Características de dor anginosa: aperto, queimação e/ou desconforto em região precordial, retroesternal ou epigástrica, irradiada para mandíbula e região cervical, ambos os membros, dorso ou epigástrio, que melhora com repouso ou uso de nitratos e piora com atividade física, estresse emocional, frio e refeição copiosa.
- Lembrar sempre que em alguns pacientes a coronariopatia pode se apresentar com sintomas menos típicos, como dispneia, tontura, diaforese, empachamento ou indigestão. São os chamados equivalentes anginosos.
- Pacientes com maior chance de apresentar sintomas atípicos de coronariopatia:
  - ◊ Idosos;
  - ◊ Mulheres;
  - ◊ Diabéticos;
  - ◊ Portadores de marca-passo;
  - ◊ Portadores de insuficiência cardíaca.

Dispneia

- Definida como uma experiência subjetiva de respirar desconfortavelmente.
- Na insuficiência cardíaca, a dispneia é originária de hipertensão venocapilar pulmonar e desencadeada quando o paciente realiza esforço físico. Além disso, caracteristicamente piora ao decúbito horizontal (ortopneia) e melhora na posição sentada ou em pé, levando o paciente a usar vários travesseiros para dormir.
- Também em pacientes com insuficiência cardíaca é possível observar dispneia paroxística noturna devida à sobrecarga volêmica resultante da reabsorção dos edemas gravitacionais. Nesses casos, o paciente acorda 2 a 4 horas após dormir referindo tosse, sibilos, dispneia e sudorese, e apresenta melhora do quadro após 15 a 30 minutos sentado ou em pé.
- Dispneia de início súbito sugere pneumotórax, embolia pulmonar, edema agudo de pulmão ou obstrução brônquica. Deve-se atentar aos casos de estenose de valva mitral em que dispneia de início rápido pode sugerir a presença de fibrilação atrial ou rotura de cordoalha tendínea.

Síncope

Ver no capítulo 6.

Palpitações

- Palpitação é definida como a sensação desconfortável do batimento cardíaco.
- A origem cardíaca da palpitação tem chance de complicações e deve ser investigada. A maior parte são arritmas benignas como extrassístoles e taquicardias supraventriculares, no entanto há a preocupação em relação à ocorrência de taquicardia ventricular sustentada, podendo levar à morte.
- Alguns fatores são preditores de que a palpitação possa ser de causa cardíaca, sendo eles: sexo masculino, descrição de batimento irregular, antecedente de cardiopatia e duração maior que 5 minutos.
- É necessário caracterizar o modo de início, cronologia, localização, qualidade, duração, intensidade, manifestações associadas, fatores precipitantes, agravantes e de alívio, além término do episódio.

Edema
• Diagnóstico diferencial – Principais causas de edema: ◊ Insuficiência cardíaca; ◊ Trombose venosa profunda; ◊ Celulite; ◊ Abscesso de psoas; ◊ Pós-safenectomia; ◊ Insuficiência venosa; ◊ Obstrução linfática; ◊ Cirrose hepática; ◊ Síndrome nefrótica; ◊ Insuficiência renal; ◊ Hipotireoidismo; ◊ Medicações.

EXAME FÍSICO

- O exame físico deve ser realizado por meio da inspeção, palpação, percussão e ausculta, de maneira sequencial e englobando uma análise de manifestações gerais e específicas de determinado órgão ou sistema.

Exame físico necessário para avaliação cardiovascular
Pulso venoso
Pulso arterial
Pressão arterial
Análise da caixa torácica
Ictus cordis
Nível de consciência
Fácies
Pele
Esforço respiratório
Extremidades
Abdome

Exame físico geral, pele e abdome

- Vários achados físicos não cardíacos e vasculares podem sugerir a presença de cardiopatias. Devem-se avaliar o estado geral, nível de consciência, extremidades, olhos, pele, estruturas osteomusculares e abdome.

Alterações no exame físico que sugerem cardiopatias	
Insuficiência cardíaca de baixo débito.	Perda de peso, caquexia, alteração da consciência, hepatomegalia, ascite, esplenomegalia.
Insuficiência cardíaca de alto débito.	Mucosa descorada, exoftalmia, extremidades quentes, hepatomegalia, esplenomegalia.
Cor pulmonale.	Sonolência excessiva, ronco, obesidade.
Cardiopatias congênitas.	Hemangiomas, baqueteamento digital, alterações do esqueleto, escleras azuladas.
Hipertensão arterial.	Sopro sistólico abdominal, fácies de Cushing, rins aumentados palpáveis.
Disfunção de ventrículo direito.	Hepatomegalia, ascite, esplenomegalia, edema escrotal, edema de cóccix, anasarca, edema de membros inferiores.

Exame físico cardiovascular

Perfusão periférica

- Reflete o *status* circulatório nas extremidades, diretamente relacionado à integridade da vascularização local e ao débito cardíaco.
- Devem-se avaliar a temperatura, coloração e tempo de enchimento das extremidades, comprimindo-se a polpa de um dedo das mãos ou pés e avaliando o tempo necessário para o novo enchimento. O normal é em torno de 2 segundos, e tempos maiores que 3 segundos podem sugerir vasoconstrição por hipotermia, hipovolemia ou baixo débito cardíaco, além de obstrução arterial.
- Temperaturas elevadas podem indicar hipertermia e alto débito cardíaco ("beribéri", sepse, hipertireoidismo etc.).

Cianose

- A cianose é a coloração azulada da pele e mucosas, frequentemente observada em leitos ungueais, polpas digitais, lábios, nariz e orelhas, consequente à redução da oxihemoglobina no leito capilar.
- Pode ser periférica (quando há redução do fluxo sanguíneo nas extremidades ou retenção venosa) ou central (quando ocorre diminuição da oxigenação sanguínea pelos pulmões, por derivação anatômica ou por anormalidade da hemoglobina).
- Cianose por baixo débito cardíaco acompanha-se de má perfusão periférica e redução da temperatura local.

Baqueteamento digital
• Caracteriza-se pela alteração na falange distal dos dedos das mãos e dos pés, que se torna dilatada, de aspecto bulboso e com convexidade do leito ungueal, com concomitante alteração da unha (unha em vidro de relógio). Decorre de cianose central crônica e tem mecanismo ainda incerto. • Diversas doenças podem causar essa alteração, entre elas: cardiopatias, pneumopatias, neoplasia de pulmão, colite ulcerativa, hipertireoidismo, endocardite infecciosa etc.

Pulso arterial

- A palpação do pulso arterial permite avaliar a regularidade do ritmo, a frequência cardíaca e até mesmo inferir a presença de cardiopatias estruturais que alteram sua morfologia.
- É possível ocorrer dissociação entre a frequência palpada pelo pulso arterial e a ausculta cardíaca, principalmente em arritmias como a fibrilação atrial, em que alguns batimentos precoces ejetam menor quantidade de sangue e não são sentidos perifericamente.
- Artérias homólogas devem sempre ser comparadas quanto à amplitude do pulso, podendo sugerir o diagnóstico de obstruções arteriais periféricas.

Tipos de pulso arterial
– **Pulso anacrótico (*parvus et tardus*):** subida inicial lenta com pico próximo à segunda bulha, sugestivo de obstrução fixa à via de saída do ventrículo esquerdo (estenose aórtica grave ou supravalvar). A amplitude guarda relação inversa ao grau de estenose.
– **Pulso célere (martelo-d'água ou pulso de Corrigan):** amplitude aumentada, subida e quedas rápidas. Deve-se a resistências periféricas baixas associadas a um débito sistólico elevado. Clássico da insuficiência aórtica grave, podendo ser encontrado em outras situações, como anemia, beribéri, hipertireoidismo e fístulas arteriovenosas.
– **Pulso dicrótico:** onda dicrótica acentuada. Sugestivo de sepse, insuficiência cardíaca grave, choque hipovolêmico, tamponamento cardíaco e após troca valvar aórtica por prótese.

continuação

- **Pulso *bisferiens*:** duas ondas de pulso durante a sístole, sendo a segunda onda maior que a primeira, o que é encontrado em pacientes com dupla disfunção aórtica e também em pessoas com bradicardia acentuada. Apesar de não haver obstáculo à ejeção, o grande volume ejetado causa efeito Venturi e gera a segunda onda de pulso. Existe uma variante chamada de pulso digitiforme, em que a primeira onda de pulso é maior que a segunda e é encontrada em miocardiopatia hipertrófica obstrutiva, e deve-se à obstrução mesossistólica da via de saída do ventrículo esquerdo, produzida por movimentação anômala do aparelho valvar mitral de encontro ao septo interventricular hipertrofiado.
- **Pulso paradoxal:** diminuição exagerada da amplitude do pulso palpada ou aferida durante a inspiração profunda. Uma queda maior que 10 mmHg diagnostica o pulso paradoxal, e esse fenômeno pode caracteristicamente ocorrer no tamponamento cardíaco, pericardite crônica, embolia pulmonar e asma grave.
- **Pulso alternante:** caracterizado pela palpação de um pulso de morfologia normal, porém com alternância de amplitude entre os batimentos, sem a presença de arritmia. Característico de insuficiência cardíaca esquerda grave.
- **Pulso *bigeminus*:** pulso normal seguido de pulso prematuro, que, por sua vez, antecede uma pausa compensatória. É a expressão clínica do bigeminismo extrassistólico, sendo o batimento extrassistólico de maior amplitude.

Inspeção torácica

- Deformidades torácicas como tórax em barril, cifoescoliose, *pectus excavatum* ou *pectus carinatum* podem ser observadas em doenças do colágeno e implicar a ocorrência de determinadas cardiopatias (prolapso de valva mitral, por exemplo), ou ser responsáveis pelo desenvolvimento de *cor pulmonale*.
- Tórax em barril pode inferir a presença de pneumopatia crônica e ser inclusive causa de dispneia ou prejudicar o exame físico cardíaco por causa do abafamento de bulhas.
- A presença de *pectus excavatum* geralmente não se relaciona com cardiopatias, porém em alguns casos está associada à ocorrência de sopros cardíacos, sendo a maioria benignos.

Ictus cordis e impulsões cardíacas

- A avaliação inicial se faz com o paciente deitado em decúbito dorsal, com a cabeceira elevada a, no máximo, 45°. A palpação deve ser realizada com a ponta dos dedos e com a região tenar e hipotenar, englobando as regiões apical e precordial, áreas paraestenais baixas, áreas aórtica e pulmonar, fúrcula e epigástrio.
- O *ictus* normal pode ser visto principalmente em pessoas magras como uma impulsão suave e abrupta na região do 4º e 5º espaços intercostais esquerdos, variando da região paraesternal esquerda à linha hemiclavicular e ocupando uma a duas polpas digitais.

continuação

- Cardiopatias que aumentam o ventrículo direito podem deslocar o *ictus* posteriormente, muitas vezes não sendo possível palpá-lo ou observá-lo na linha axilar anterior. A palpação de impulso paraesternal esquerdo ou direito geralmente é patológica e associada à dilatação de ventrículo direito.
- Casos de pericardite constritiva podem deixar o *ictus* estático mesmo com a mudança de decúbito.
- *Ictus* hiperdinâmico (fases inicial e final rápidas) pode ser observado em anemia sintomática, hipertireoidismo, insuficiência mitral e/ou aórtica e comunicação interventricular.
- Cardiomiopatias dilatada e hipertrófica podem cursar com *ictus* sustentados (muscular), com fases inicial e final demoradas, sendo desviado para baixo e para esquerda em mais de duas polpas digitais.

Pulso venoso jugular

- O pulso venoso é uma onda de volume que reflete a dinâmica do retorno venoso ao coração direito. As ondas observadas no pulso venoso jugular expressam as mudanças de volume que ocorrem no átrio direito e a cada momento do ciclo cardíaco.
- A veia jugular interna direita é mais fidedigna como correspondente às alterações pressóricas cardíacas, por estar em linha reta com a veia cava superior e por não sofrer alteração de fluxo por compressão pela artéria aorta. O paciente deve estar deitado em até 45° e o pescoço, virado para a esquerda sob iluminação adequada.

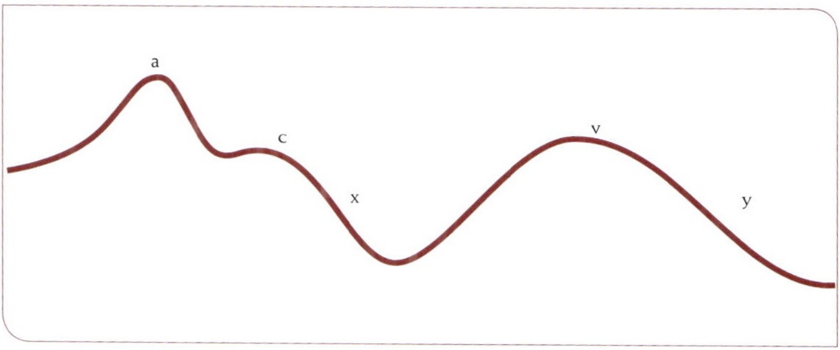

Pulso venoso jugular	
Onda A	Corresponde ao aumento da pressão atrial direita pela sístole atrial. Ocorre imediatamente antes de B1 e da ejeção ventricular (pulso carotídeo). – **Aumentada** em estenose tricúspide, atresia tricúspide, mixoma, estenose pulmonar, hipertrofia de ventrículo direito (VD), hipertensão pulmonar, TRN, extrassístole, bloqueio atrioventricular total (BAVT). – **Ausente** na fibrilação atrial (FA).
Onda C	Interrompe a queda da onda A e corresponde ao aumento da pressão devido à protrusão retrógrada da valva tricúspide pelo aumento da pressão ventricular no início da sístole. Ocorre logo após B1.
Descenso X	Ocorre devido à queda de pressão pelo relaxamento atrial direito e pela movimentação valvar tricuspídea para baixo na sístole ventricular direita.
Onda V	Reflete o aumento pressórico devido ao enchimento atrial direito na diástole atrial, com a valva tricúspide fechada. Ocorre ao final da sístole junto ao descenso do pulso carotídeo. **Aumentada** em insuficiência tricúspide.
Descenso Y	Corresponde à queda da pressão atrial pela abertura da valva tricúspide e ao esvaziamento para o ventrículo direito. – **Abrupto:** ocorre em pericardite constritiva, cardiomiopatia restritiva ou disfunção de VD grave. – **Lentificado**: ocorre em obstrução tricúspide ou grave hipertrofia de VD.

- **Sinal de Kussmaul** refere-se ao aumento da pressão venosa durante a inspiração, em situações patológicas em que há restrição ao enchimento ventricular direito. Exemplos: pericardite constritiva, embolia pulmonar, infarto de ventrículo direito, exacerbação de insuficiência cardíaca, cardiomiopatia restritiva, estenose tricúspide, mixoma atrial direito, obstrução parcial da veia cava superior e tamponamento cardíaco.

Refluxo hepatojugular
• É o aumento do pulso venoso jugular consequente à compressão forte e sustentada do hipocôndrio direito. Em pessoas normais, aumenta o pulso venoso em 1 cm ou a pressão venosa central em 3 cm. Indivíduos com disfunção ventricular direita podem ter o pulso venoso prolongadamente aumentado com a manobra, apesar de ser pouco sensível e específico.

Pressão venosa central
• Seu valor normal fica em torno de 1 a 8 cm de água e reflete a pressão em átrio direito, podendo inferir o *status* volêmico do paciente. Pode ser útil principalmente para prognóstico e evolução dos pacientes.

Pressão arterial
• Hipotensão postural é definida como a diferença da pressão arterial sistólica em 20 mmHg e/ou diastólica em 10 mmHg quando se compara a aferição em decúbito dorsal horizontal após 5 minutos de repouso com a pressão arterial em decúbito ortostático (sentado ou em pé) após 3 minutos.

Ausculta cardíaca

Bulhas cardíacas

Primeira bulha
• O fechamento das valvas mitral e tricúspide é o componente mais importante desse som, que ocorre concomitantemente ao pulso carotídeo. Deve ser auscultado com o diafragma do estetoscópio, observando-se que B1 é mais duradoura e menos intensa que B2. B1 apenas é mais alta que B2 no foco mitral e no foco tricúspide, caso contrário indica hipofonese de B1. Quando nos focos da base B1 for mais intensa que B2, diz-se que B1 é hiperfonética. Normalmente não é possível distinguir o som mitral do tricúspide, porém em algumas situações pode ocorrer desdobramento de B1, devendo ser distinguido de estalido de abertura e B4.

Alterações de intensidade na primeira bulha	
Hiperfonética	**Hipofonética**
Tórax fino	Doença pulmonar obstrutiva crônica
Pneumotórax	Obesidade
Estenose mitral	Derrame pericárdico
Estenose tricúspide	Insuficiência cardíaca
Defeito do septo interventricular	Insuficiência mitral
Insuficiência cardíaca de alto débito	Insuficiência tricúspide
PR curto	PR longo
Taquiarritmia	Bradicardia
Hipertireoidismo	Bloqueio de ramo esquerdo
Hipertensão arterial sistêmica	Insuficiência ou estenose aórtica

continuação

Segunda bulha
• Origem decorrente do fechamento das valvas aórtica e pulmonar. Normalmente o componente aórtico, por depender da sístole do ventrículo esquerdo, esvazia-se mais precocemente e ocorre antes do som pulmonar. Usa-se o diafragma para auscultá-la. B2 tende a ser mais intensa que B1 e ocorre logo após o pulso carotídeo. Durante a expiração, B2 é única, porém na inspiração tende a desdobrar-se, ocorrendo o som aórtico precocemente em relação ao pulmonar, devido ao aumento do retorno venoso e retardo no fechamento da valva pulmonar. Da mesma forma que a B1, quando a B2 é pouco audível nos focos da base é considerada hipofonética, ao passo que quando audível difusamente com intensidade elevada, é hiperfonética.

Alterações de intensidade na segunda bulha	
Hiperfonética	**Hipofonética**
Hipertensão arterial sistêmica	Estenose aórtica
Hipertensão pulmonar	Estenose pulmonar
Coarctação de aorta	Insuficiência cardíaca de baixo débito
Aneurisma de aorta ascendente	Insuficiência aórtica
Tetralogia de Fallot	
Transposição de grandes artérias	

Terceira bulha
• Som de baixa frequência associado ao aumento das dimensões ventriculares. Ocorre após B2 durante o enchimento ventricular e indica presença de ventrículo aumentado e de pouca complacência. Deve ser auscultada com a campânula, logo após o pulso carotídeo e no ápice cardíaco, sem relação com a inspiração profunda. B3 patológica tem intensidade diferente de B1 e B2 e é denominada de galope. Pode ocorrer em insuficiência cardíaca de alto débito, sem significado específico. Porém, sua presença é sinal de pior prognóstico em pacientes com disfunção ventricular.

Quarta bulha
• Deve ser auscultada com a campânula do estetoscópio. Assim como B3, é mais audível em ápice, em decúbito lateral esquerdo e não altera com a inspiração. Ocorre após B2, logo antes de B1, e está relacionada à consequente diminuição da distensibilidade do ventrículo esquerdo.

Estalido de abertura

- Som de alta frequência decorrente da vibração da valva estenótica que ocorre após B2. É patognomônico de estenose mitral ou tricúspide e pode ajudar a indicar a gravidade diretamente relacionada a sua precocidade em relação à B2. Em alguns casos, pode-se ter estenose mitral sem estalido. Por exemplo: calcificação valvar intensa, estenose leve e associação à insuficiência aórtica.

Estalidos sistólicos

- Sons de alta frequência audíveis entre B1 e B2, podendo ser proto, meso ou telessistólicos. Os protossistólicos são de origem vascular e consequentes à ejeção de sangue para a aorta ou artéria pulmonar dilatada. Estalidos mesossistólicos têm pouca importância clínica e ocorrem devido a pericardite, pleurite, *pectus excavatum* etc.

Sopros cardíacos

- Há alguns padrões básicos de sopros cardíacos que sempre devem ser lembrados.

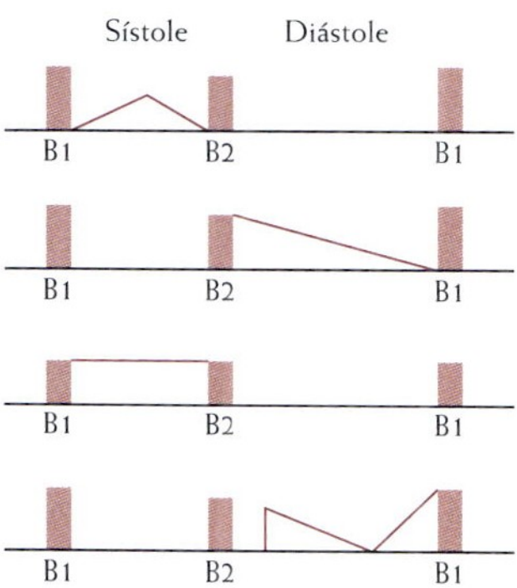

Estenose aórtica – sopro mesossistólico, em crescendo-descrescendo nos focos da base.

Insuficiência aórtica – sopro protodiastólico, em descrescendo, nos focos da base.

Insuficiência mitral – sopro holossistólico, nos focos do ápice.

Estenose mitral – sopro mesodiastólico, descrescendo e crescendo, em focos apicais.

- Há várias características do sopro que devem ser pormenorizadas pelo exame físico.

Características do sopro cardíaco	
Intensidade	Classificação de Levine: I. Difícil de ser auscultado, porém detectável, às vezes evidenciado somente com manobras. II. Sopro leve, porém imediatamente detectável. III. Sopro moderadamente alto e frequentemente com irradiação. IV. Sopro alto e com frêmito palpável. V. Sopro muito alto, porém ainda é necessário o uso do estetoscópio (mesmo que apenas com parte encostada à pele). VI. Sopro muito alto e sem necessidade do uso do estetoscópio para identificá-lo.
Frequência	Podem ser de alta ou de baixa frequência. Os agudos surgem de fluxos sanguíneos que percorrem orifícios pequenos, com elevado gradiente de pressão. O contrário aplica-se aos de frequência grave.
Timbre	São vários os possíveis timbres nos sopros: musical, piante, rascante, raspante, aspirativo, ruflar, jato de vapor, tipo surdo, tipo ronco, sibilante, rangente, anfórico, entre outros.
Configuração	É o formato que ele adquire. Pode ser "em crescendo" (reforço pré-sistólico na estenose mitral), "em decrescendo" (insuficiência aórtica e estenose mitral), "em diamante" (estenose aórtica) ou "em platô" (insuficiência mitral).
Cronologia	É a fase do ciclo cardíaco em que o sopro ocorre. Podem ser sistólicos, diastólicos, sistólicos e diastólicos e contínuos.
Duração	É o quanto da sístole e/ou da diástole é preenchido pelo sopro. Podem ser proto, meso, tele ou holo (sistólicos e/ou diastólicos).
Localização	É o local onde é mais audível. Pode ser definido de acordo com o foco de melhor ausculta, ou pela posição anatômica (sopros da base cardíaca, borda esternal esquerda baixa e ápice cardíaco).
Irradiação	Auxilia na identificação do sopro, assim como na caracterização de sua intensidade. Podem irradiar-se para axila e dorso (sopros mitrais), região epigástrica (tricúspide) e fúrcula e carótida (aórticos).

- **Manobras auscultatórias/ausculta dinâmica:** a inspiração profunda reduz a pressão intratorácica, aumenta o retorno venoso para o lado direito e diminui para o lado esquerdo. Já quando um indivíduo fica em pé, há redução do retorno venoso para ambos os ventrículos e do débito cardíaco, com taquicardia reflexa. Quando a pessoa se agacha, o retorno venoso aumenta, embora também com incremento da resistência arterial periférica, devido à compressão das artérias femorais. Exercícios físicos (*hand grip* por 30 a 90 segundos) elevam conjuntamente a frequência cardíaca, o débito cardíaco e a pressão arterial.

Principais alterações auscultatórias com manobras					
	Inspiração	**Levantar**	**Agachamento**	**Valsalva**	**Exercício físico**
Estalido de abertura mitral	Diminui	****	****	****	****
Estenose pulmonar	Diminui	Diminui	****	Diminui	****
Estenose tricúspide	Aumenta	****	****	Diminui	****
Insuficiência pulmonar	Aumenta	****	****	Diminui	****
Insuficiência tricúspide	Aumenta	Diminui	****	Diminui	****
Clique de prolapso mitral	Retardo	Antecipação	Retardo	Antecipação	Retardo
Estenose aórtica	****	Diminui	Aumenta	Diminui	Diminui
Insuficiência mitral	****	Diminui	Aumenta	Diminui	Aumenta
Cardiomiopatia hipertrófica	****	Aumenta	Diminui	Aumenta	Diminui
Insuficiência aórtica	****	****	Aumenta	Diminui	Aumenta

Sons pericárdicos	
Knock pericárdico	Ruído após B2, que simula B3, porém é um pouco mais precoce. Comum em percardite constritiva.
Atrito pericárdico	Origina-se da fricção dos dois folhetos pericárdicos. É mais audível com o diafragma em região precordial e em decúbito horizontal, durante as sístoles atrial e ventricular e na fase de enchimento ventricular rápido. É audível tanto na inspiração quanto na expiração. Quando é audível nessas três fases, considera-se como trifásico, porém pode ser mono ou bifásico. Quando esse som desaparece, pode indicar a presença de derrame pericárdico.

LEITURA RECOMENDADA

1. Accorsi TAD, Machado FP, Grinberg M. Propedêutica cardiovascular. In: Nicolau JC, Tarasoutchi F, Rosa LV, et al. Condutas práticas em cardiologia. 1ª ed. Barueri: Manole; 2010. p. 608-59.
2. Carrilho FJ, Filho VPD, Cavalcanti EFA, et al. Clínica médica. 1ª ed. Barueri: Manole; 2009. p. 9-44.
3. Filho LJR, Santos WB. Sinais e sintomas em cardiologia. In: Couto AA, Nani E, Mesquita ET, et al. Semiologia cardiovascular. 1ª ed. São Paulo: Ateneu; 2002. p. 65-80.

Insuficiência Cardíaca

21

Avaliação Inicial da Insuficiência Cardíaca

Fernando Côrtes Remisio Figuinha
Germano Emílio Conceição Souza

DEFINIÇÃO – INSUFICIÊNCIA CARDÍACA

- Falência do coração em bombear sangue numa taxa suficiente para atender às demandas metabólicas dos tecidos periféricos, ou o faz sob altas pressões de enchimento.
- Classificação: insuficiência cardíaca sistólica (fração de ejeção diminuída) e insuficiência cardíaca diastólica (fração de ejeção normal). Considera-se fração de ejeção reduzida quando ≤ 40%, limítrofe quando de 40% a 49%, e preservada quando ≥ 50%.

QUADRO CLÍNICO

- História de baixo débito: fadiga, fraqueza, intolerância a exercícios, anorexia.
- Congestão: se insuficiência cardíaca (IC) esquerda, dispneia, ortopneia, dispneia paroxística noturna; se IC direita, edema periférico, desconforto em hipocôndrio direito, distensão venosa jugular, ascite, hepatomegalia.
- Critérios diagnósticos: são necessários dois critérios maiores ou um maior e dois menores para o diagnóstico clínico da IC.

Critérios de Framingham para diagnóstico de insuficiência cardíaca	
Maiores	**Menores**
– Dispneia paroxística noturna – Estase jugular – Estertores creptantes à ausculta pulmonar – Cardiomegalia à radiografia de tórax – Terceira bulha – Refluxo hepatojugular – PVC > 16 cm/H_2O – Perda de 4,5 kg após cinco dias de tratamento	– Edema de tornozelos bilateral – Tosse noturna – Dispneia aos esforços – Hepatomegalia – Derrame pleural – Taquicardia

- Classificação de acordo com os sintomas

Classificação da *New York Heart Association* (NYHA)	
I	Ausência de sintomas (dispneia) durante atividades cotidianas
II	Sintomas leves durantes as atividades cotidianas
III	Sintomas desencadeados em atividades menos intensas que as cotidianas ou aos pequenos esforços
IV	Sintomas aos mínimos esforços ou em repouso

A IC é uma doença progressiva, conforme apresentado na classificação da *American Heart Association* (AHA).

Classificação da AHA	
A	Fatores de risco sem lesão miocárdica
B	Com agressão miocárdica e sem sintomas
C	Com lesão estrutural cardíaca e sem sintomas
D	Com lesão estrutural cardíaca e com sintomas

EXAME FÍSICO

- Paciente pode apresentar taquidispneia e taquicardia. Sinais de congestão: hepatomegalia, edema de membros inferiores (MMII), ascite, estase jugular a 45°, refluxo hepatojugular positivo.
- À ausculta pulmonar, estertores crepitantes em bases bilateralmente ou murmúrio vesicular diminuído em bases (sugestivo de derrame pleural).
- À ausculta cardíaca, pode haver sopros, em geral regurgitativos devido à insuficiência mitral secundária à dilatação ventricular. Pode apresentar bulhas patológicas, como B3, que sugere IC sistólica e ocorre no período mesodiastólico, ou B4, que sugere IC diastólica, ocorrendo no período telediastólico.
- Avaliar, também, se o paciente é capaz de realizar atividades de rotina diária em toda consulta.
- Avaliar estado volêmico e peso em toda consulta.

ETIOLOGIA

Causas de insuficiência cardíaca	
Sistólica	**Diastólica**
– Doença arterial coronária – Hipertensão arterial sistêmica – Chagas – Miocardiopatia dilatada idiopática – Miocardiopatia alcoólica – Miocardite viral – Valvar – Miocardiopatia periparto	– Hipertensão – Cardiomiopatia hipertrófica – Doenças infiltrativas ou de depósito – Valvar (estenose aórtica) – Doença coronária

Causas de insuficiência cardíaca de alto débito
– Anemia – Hipertireoidismo (tireotoxicose) – Infecção ou sepse – Doença óssea de Paget

INVESTIGAÇÃO ETIOLÓGICA

- O primeiro passo para investigação etiológica é realizar uma história clínica detalhada.

História clínica
– Avaliar antecedentes mórbidos, como hipertensão arterial sistêmica, *diabetes mellitus*, dislipidemia, doença vascular periférica ou coronariana. – Antecedente de febre reumática ou diagnósticos prévios de valvopatia ou sopro cardíaco. – Doenças congênitas. – Distúrbio ventilatório do sono. – Antecedentes pessoais ou familiares de miopatia. – Uso de álcool, drogas ilícitas ou terapias alternativas. – Uso de agentes cardiotóxicos, como antracíclicos, trastuzumabe, ciclofosfamida em alta dose (pode demorar anos a décadas para desenvolver doença cardíaca). – Avaliar epidemiologia positiva para doença de Chagas.

EXAMES COMPLEMENTARES

- Os exames complementares podem auxiliar na definição da etiologia da insuficiência cardíaca.

Eletrocardiograma (ECG)

- O ECG pode mostrar sinais de sobrecarga ventricular, associados ou não a sobrecargas atriais.
- Pode indicar ou sugerir a etiologia, se houver presença de área eletricamente inativa, sugerindo etiologia isquêmica, ou bloqueio de ramo direito e bloqueio divisional anterossuperior (BDAS), associado a uma epidemiologia positiva, sugerindo a etiologia chagásica, embora não sejam achados tão específicos. A presença de baixa voltagem de QRS pode sugerir a presença de derrame pericárdico. Se associado a pseudoinfarto anterior, pode sugerir amiloidose.
- Um ECG normal torna pouco provável o diagnóstico de IC sistólica – tem um valor preditivo negativo superior a 90%.

Holter

- O achado de extrassístoles ventriculares frequentes (> 10/hora) e taquicardia ventricular não sustentada ou sustentada aumenta o risco de morte súbita.
- A presença de baixa variabilidade da frequência cardíaca caracterizada pelo SDNN < 70 ms está também correlacionada com pior prognóstico.

Radiografia de tórax

- Pode mostrar aumento da área cardíaca (avaliação do índice cardiotorácico) e sinais de congestão pulmonar, como congestão peri-hilar, linhas B de Kerley ou derrame pleural. Pode, também, indicar algum diagnóstico diferencial alternativo para um quadro de dispneia a ser esclarecido.

Ecocardiograma

- Destaca-se como principal exame complementar, a partir do diagnóstico sindrômico da IC. Além de sugerir o padrão predominante [(sistólica x diastólica; disfunção de ventrículo esquerdo (VE) x ventrículo direito (VD)], avalia o grau de remodelamento ao definir o tamanho das câmaras, disfunção valvar secundária, pericardiopatias e fração de ejeção.
- Em alguns casos pode sugerir etiologia ao encontrar alterações segmentares sugestivas de etiologia isquêmica, alterações valvares sugestivas de valvopatia primária, espessamentos típicos das miocardiopatia hipertensiva ou achados de miocardiopatias infiltrativas.

Medicina nuclear

- A ventriculografia radioisotópica (*gated blood pool*) permite estimar de maneira altamente reprodutível as funções ventriculares.
- A cintilografia de perfusão miocárdica permite avaliar viabilidade (perfusão com tálio-201, com reinjeção tardia) e presença de isquemia miocárdica.
- A cintilografia com gálio permite identificar inflamação sugestiva de miocardite.
- O PET Scan com glicose marcada com flúor-18 (^{18}F) é o exame de maior valor preditivo negativo quando se avalia viabilidade miocárdica.

Ressonância magnética cardíaca

- Avalia anatomia cardíaca, função biventricular, contratilidade segmentar, espessura miocárdica, dissincronia, cavidades e pericárdio.
- Pode ser utilizada para pesquisa de isquemia e viabilidade, embora seu uso ainda não tenha sido estabelecido na insuficiência cardíaca.
- A pesquisa de viabilidade miocárdica com a técnica de realce tardio permite avaliar a transmuralidade das regiões de necrose e/ou fibrose, permitindo predizer a probabilidade de recuperação da função regional após a revascularização miocárdica. Para maiores informações, consultar o capítulo 37.

Ergoespirometria

- Capaz de avaliar a capacidade funcional que tem valor prognóstico (VO_2 < 10 ml/kg/min) e alta mortalidade.
- Permite ainda diferenciar dispneia (cardíaca ou pulmonar), avaliar resposta terapêutica e auxiliar na prescrição de exercício.

Cineangiocoronariografia

- Pode ser indicada a pacientes com disfunção ventricular e angina ou com múltiplos fatores de risco.

Angiotomografia de artérias coronárias

- Pode ser uma opção para avaliação de coronariopatia na investigação inicial da IC, podendo substituir o cateterismo em uma parcela dos pacientes, em especial naqueles com baixa probabilidade de doença arterial coronária, ou em pacientes jovens com suspeita de coronariopatia anômala. Seu papel nesse cenário ainda não está definido.

Cateterismo cardíaco direito (cateter de Swan-Ganz)
– Permite avaliação do débito cardíaco (método de termodiluição ou de Fick); medida de pressões de enchimento, como pressão capilar pulmonar e pressão venosa central; medidas de pressão pulmonar e cálculo de resistência pulmonar. – Importante para avaliação pré-transplante (avaliação de pressões pulmonares e cálculo de gradiente transpulmonar e resistência vascular pulmonar) e para auxílio no manejo terapêutico em casos selecionados, como choque cardiogênico refratário.

Biópsia endomiocárdica
– Pode definir etiologias, como doenças de depósito ou inflamatórias. – O uso de biópsia endomiocárdica para esclarecimento diagnóstico não é claro. Em alguns casos pode ajudar, como em hemocromatose, fibroelastose endocárdica e síndrome de Löeffler, quando se suspeita dessas doenças. – A biópsia pode ser usada para avaliar risco da terapia com antracíclicos, associado à imagem de função ventricular. – Pode confirmar doenças que são consideradas contraindicações relativas à possibilidade de transplante, como amiloidose, ou pode diagnosticar miocardite de células gigantes, que são rapidamente progressivas e arresponsivas ao tratamento e podem precisar rapidamente de suporte circulatório e, então, transplante. – O risco de complicações sérias em uma biópsia é de 1% em algumas casuísticas.

BNP
– Importante em casos de dispneia na sala de emergência (IIa/A) – se > 400, sugere fortemente IC. Se entre 100 e 400, pode ser IC. Abaixo de 100, poderia sugerir outra etiologia para a dispneia. – Seu uso para guiar a terapêutica de IC não é bem estabelecido (IIb/C). O NT-proBNP é um exame que apresenta melhor acurácia que o BNP. Sugere IC se > 450 (até 50a), > 900 (50-75a) ou > 1.800 (> 75a). Se < 300, o diagnóstico de IC é pouco provável. Tende a ser menor em obesos e aumenta em insuficiência renal, IC direita (por exemplo no TEP) e sepse; nesses grupos, os pontos de corte são diferentes. Em obesos, há um aumento no número de receptores de remoção do BNP nos adipócitos, o que reduz seu nível sérico; o nível de corte sugerido é de < 50 para excluir IC.

QUAIS EXAMES PEDIR?

Exames complementares iniciais para auxiliar na investigação etiológica	
– Exames laboratoriais iniciais	– Hemograma, ureia, creatinina, sódio, potássio (monitorização durante tratamento), cálcio, magnésio, urina tipo 1, enzimas e função hepática, função tireoidiana, glicemia e hemoglobina glicada, colesterol total e frações, sorologia de Chagas.
– Métodos gráficos	– Eletrocardiograma
– Exames de imagem	– Radiografia de tórax. – Ecocardiograma transtorácico associado ou não à ventriculografia por radioisótopos. – Avaliação de coronariopatia: cineangiocoronariografia ou teste não invasivo (ecocardiograma, cintilografia miocárdica com estresse).

Exames complementares secundários	
– Exames séricos	– Saturação de transferrina (hemocromatose), sorologia para HIV, provas reumatológicas, investigação para feocromocitoma, atividade de renina plasmática, cortisóis sérico e urinário, exames para avaliação de viabilidade (*vide* anteriormente angiotomografia de coronárias).
– Outros	– Polissonografia (síndrome da apneia obstrutiva do sono).

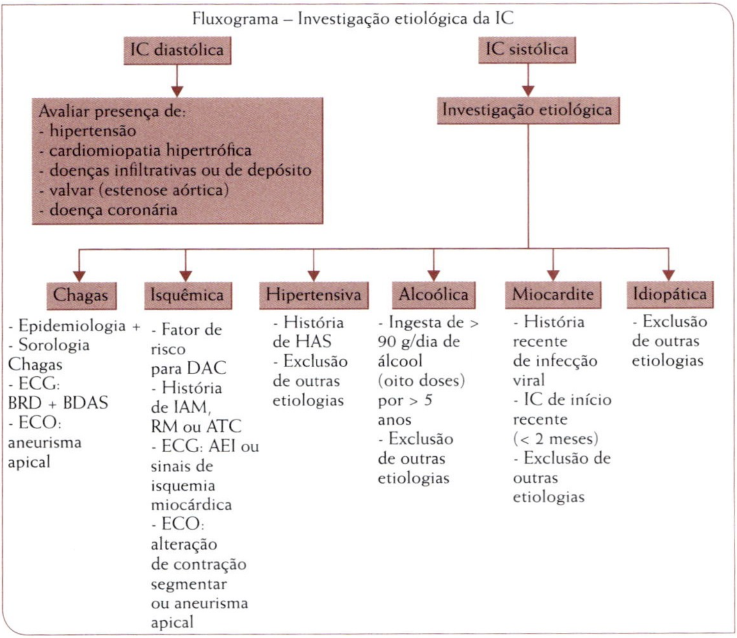

Adaptado de Bocchi *et al.*, 2009.

LEITURA RECOMENDADA

1. Bocchi EA, Marcondes BFG, Ayub FSM, et al. Sociedade Brasileira de Cardiologia. III Diretriz Brasileira de Insuficiência Cardíaca Crônica. Arq Bras Cardiol. 2009;92(6 suppl. 1):1-71.
2. Bocchi EA, Marcondes BFG, Bacal F, et al. Sociedade Brasileira de Cardiologia. Atualização da Diretriz Brasileira de Insuficiência Cardíaca Crônica – 2012. Arq Bras Cardiol. 2012;98(1 suppl. 1):1-33.
3. Hess OM, Carroll JD. Clinical assessment of heart failure. In: Bonow RO, Mann DL, Zipes DP, et al. Braunwald's heart disease. 8th ed. Philadelphia: Elsevier Saunders; 2008. p. 561-80.

22

Tratamento da IC Sistólica

Fernando Côrtes Remisio Figuinha
Germano Emílio Conceição Souza

TRATAMENTO DA INSUFICIÊNCIA CARDÍACA (IC)

- O tratamento objetiva alívio dos sintomas, remoção da causa base, impedimento ou retardo da progressão da disfunção ventricular e redução da mortalidade.

TRATAMENTO NÃO FARMACOLÓGICO

Terapia não farmacológica
– Restrição hidrossalina (para congestos, hiponatrêmicos em classe funcional III ou IV). – Exercícios supervisionados. Reabilitação cardiovascular pode ser indicada a pacientes com IC crônica estável em classes funcionais II-III para melhorar qualidade de vida e capacidade de exercício. – Prevenção de fatores agravantes: orientar vacinação anual para influenza e, a cada cinco anos, para pneumococo. Evitar tabagismo e uso de drogas ilícitas e de anti-inflamatórios não hormonais.

MEDICAÇÕES COM IMPACTO EM MORTALIDADE

Betabloqueador (BB)
Exemplos: – Carvedilol – dose inicial de 3,125 mg, via oral (VO), de 12/12h; dose-alvo de 25 mg, VO, de 12/12h (até 50 mg, VO, de 12/12h, se peso > 85 kg). Atualmente, alguns especialistas priorizam uma "frequência cardíaca (FC) alvo" de 60 batidas por minuto (bpm), em vez de doses fixas dos estudos clínicos; em outras palavras, mais vale um paciente que está com FC de 60 bpm com carvedilol 12,5 mg, de 12/12h, do que um paciente com FC de 88 bpm usando carvedilol 50 mg, de 12/12h.

continuação

- Succinato de metoprolol – dose inicial de 12,5 a 25 mg, VO, uma vez ao dia; dose-alvo de 200 mg, VO, uma vez ao dia (tartarato de metoprolol se mostrou inferior ao carvedilol – estudo COMET; não utilizado para tratamento da IC).
- Bisoprolol – dose inicial de 1,25 mg, VO, uma vez ao dia; dose-alvo de 10 mg, VO, uma vez ao dia.
- Nebivolol – dose inicial de 1,25 mg, VO, uma vez ao dia; dose-alvo de 10 mg, VO, uma vez ao dia.
  - ◊ Indicado para todos sintomáticos, podendo ser iniciado como primeira opção aos inibidores da enzima de conversão da angiotensina (IECA) nesses pacientes. Indicado também para assintomáticos com disfunção sistólica pós-IAM (infarto agudo do miocárdio). A última diretriz americana sugere utilizar para todos com disfunção sistólica, mesmo se assintomático (evidência I-C).
  - ◊ O nebivolol pode ser usado para idosos (> 70 anos) com IC sistólica.
  - ◊ Os betabloqueadores melhoram função ventricular e sintomas, reduzem hospitalizações, revertem remodelamento miocárdico (remodelamento reverso) e diminuem mortalidade.
  - ◊ Efeitos colaterais: piora da classe funcional, bradicardia, bloqueio atrioventricular (BAV), broncospasmo, hipotensão, piora insuficiência vascular periférica.
  - ◊ Contraindicações: absolutas – BAV de alto grau (primeiro grau com PR > 240 ms, segundo ou terceiro grau), hipotensão, bradicardia (FC < 50). Diabéticos e portadores de insuficiência arterial periférica não constituem grupos de pacientes a se evitar betabloqueadores, ao contrário do que se imaginava antes. Da mesma forma, pode-se utilizar com cautela os BB em pacientes asmáticos ou com DPOC. Nesses casos, lembrar de realizar cuidados básicos para redução de congestão sistêmica e pulmonar, e de tratar outros fatores, como o refluxo gastroesofágico. Preferir uso de bisoprolol nesses pacientes.

IECA

Exemplos:

- Captopril – dose inicial de 6,25 a 12,5 mg, VO, de 8/8h; dose-alvo de 50 mg, VO, de 8/8h.
- Enalapril – dose inicial de 2,5 mg, VO, de 12/12h; dose-alvo de 20 mg, VO, de 12/12h.
- Ramipril – dose inicial de 1,25 a 2,5 mg, VO, uma vez ao dia; dose-alvo de 10 mg, VO, uma vez ao dia.
- Lisinopril – dose inicial de 5 mg, VO, uma vez ao dia; dose-alvo de 40 mg, VO, uma vez ao dia.
- Perindopril – dose inicial de 2 mg, VO, uma vez ao dia; dose-alvo de 16 mg, VO, uma vez ao dia.
  - ◊ Indicado a todos os pacientes. Benefício em mortalidade. Geram importantes alterações hemodinâmicas (redução da pré-carga e pós-carga, vasodilatação da arteríola eferente renal) e neuro-humorais (redução de aldosterona, endotelina, vasopressina e atividade simpática), com consequente redução do remodelamento ventricular e de eventos cardiovasculares.
  - ◊ Utilizar dose máxima tolerada.
  - ◊ Efeitos colaterais: tosse seca, hipercalemia, hipotensão, angioedema.
  - ◊ Contraindicações: angioedema, estenose bilateral de artérias renais ou unilateral de rim único, gestação, K > 5,5 mEq/l, estenose aórtica grave, hipotensão sintomática. Utilizar com cautela em pacientes com disfunção renal, especialmente se Cr > 3,0 mg/dl.

Antagonistas da aldosterona

Exemplos:

- Espironolactona 12,5 a 25 mg/dia.
- Eplerenona 25 a 50 mg/dia (não disponível no Brasil).
  - ◊ Os estudos com antagonistas da aldosterona demonstraram redução de morbidade e mortalidade em classes funcionais III e IV com FE < 35%; também reduziu mortalidade em FE < 40% de etiologia isquêmica. O estudo EMPHASIS mostrou redução de desfecho combinado (morte ou hospitalização) num subgrupo mais grave de pacientes em classe funcional (CF) II, com uso do eplerenona.
  - ◊ Pode-se iniciar o tratamento com espironolactona na dose de 12,5 a 25 mg ao dia ou eplerenona nas doses de 25 a 50 mg ao dia (com a vantagem de não causar ginecomastia; não disponível no Brasil).
  - ◊ Efeitos colaterais: ginecomastia e mastodínea (espironolactona), hipercalemia.
  - ◊ Contraindicações: K > 5,0 mEq/l, Cr > 2,5 mg/dl em homens e > 2,0 em mulheres.
  - ◊ Controlar os níveis de potássio e creatinina antes de iniciar e periodicamente. Reduzir a dose em 50% se potássio entre 5,0 e 5,5 mEq/l; suspender se > 5,5 mEq/l.

Bloqueadores do receptor de angiotensina II (BRA)

Exemplos:

- Losartana 25 a 150 mg ao dia, VO uma a duas vezes ao dia.
- Candesartana 4 a 32 mg, VO, uma vez ao dia.
- Valsartana 40 a 160 mg, VO, duas vezes ao dia.
- Irbesartana 150 a 300 mg/dia, VO, uma vez ao dia.
- Telmisartana 40 a 80 mg/dia, VO, uma vez ao dia.
  - ◊ São indicados como opção aos intolerantes aos IECA.
  - ◊ Efeitos colaterais: hipotensão, hipercalemia.
  - ◊ Contraindicações: semelhantes às do IECA. Gestação, insuficiência renal com Cr > 3,0 mg/l, K > 5,5 mEq/l, hipotensão sintomática.

Hidralazina + nitratos

- Dose: hidralazina 12,5 a 100 mg, VO, três vezes ao dia.

\+ Dinitrato de isossorbida 20 a 40 mg, VO, três vezes ao dia.

- A associação de vasodilatadores hidralazina e nitrato é capaz de reduzir mortalidade, porém seu efeito é inferior ao dos IECA.
- O uso está indicado a pacientes com contraindicação a IECA ou BRA, principalmente por hipercalemia e insuficiência renal.
- Pode-se adicionar hidralazina e nitrato ao tratamento de pacientes que permanecem sintomáticos, apesar de medicação otimizada, com benefícios principalmente em afrodescendentes.
- Efeitos colaterais: hipotensão, taquicardia reflexa, lúpus induzido por drogas (hidralazina); hipotensão postural, cefaleia (nitrato).
- Contraindicações: uso concomitante de inibidor de fosfodiesterase tipo 5, como sildenafil (nitrato).

23

Tratamento da Insuficiência Cardíaca Diastólica

Fernando Côrtes Remisio Figuinha
Germano Emílio Conceição Souza

INTRODUÇÃO

- Síndrome clínica de insuficiência cardíaca (IC), na presença de função sistólica normal e evidência de disfunção diastólica. Alta prevalência em pacientes acima de 75 anos. Mais prevalente também entre mulheres, portadores de hipertensão arterial sistêmica (HAS), hipertrofia de ventrículo esquerdo (VE), diabetes, obesidade, doença coronariana e fibrilação atrial. Mortalidade de 5% a 8% ao ano (32% menor que na IC sistólica).
- Atenção: IC com fração de ejeção preservada (ICFEP) não é sinônimo de IC diastólica. Primeiro, faz-se o diagnóstico sindrômico de IC (critérios de Framingham, por exemplo). A partir daí, com o ECO, pode-se definir se se trata de ICFEP ou IC com fração de ejeção reduzida (ICFER). Se ICFEP, devem-se aplicar os critérios para definir se há disfunção diastólica ou não (*vide* a seguir). É verdade que muitos pacientes com ICFER também podem ter disfunção diastólica.

DIAGNÓSTICO

- Presença de sinais e sintomas típicos de IC, em pacientes com fração de ejeção preservada (> 50%) na presença de um ventrículo esquerdo não dilatado (VDF-I < 97 ml/m²) e evidência objetiva de disfunção diastólica por métodos não invasivos (ecocardiograma com Doppler) ou invasivos (cateterismo).
- Ecocardiograma: fundamental para avaliar FE e evidência de disfunção diastólica (mediante a determinação da velocidade de fluxo pela valva mitral e pelas veias pulmonares), além da presença de valvopatias ou sinais de pericardite constritiva (ver capítulo 33).
- Cateterismo: pode mostrar altas pressões de enchimento ventricular esquerdo. Na prática, utilizado se há suspeita de doença coronária, que pode ser uma causa de IC diastólica.

- BNP pode estar elevado, mas seu papel não está estabelecido no diagnóstico da IC diastólica. Valores menores que 100 pg/ml têm alto valor preditivo negativo (auxiliam na exclusão do diagnóstico da IC diastólica).

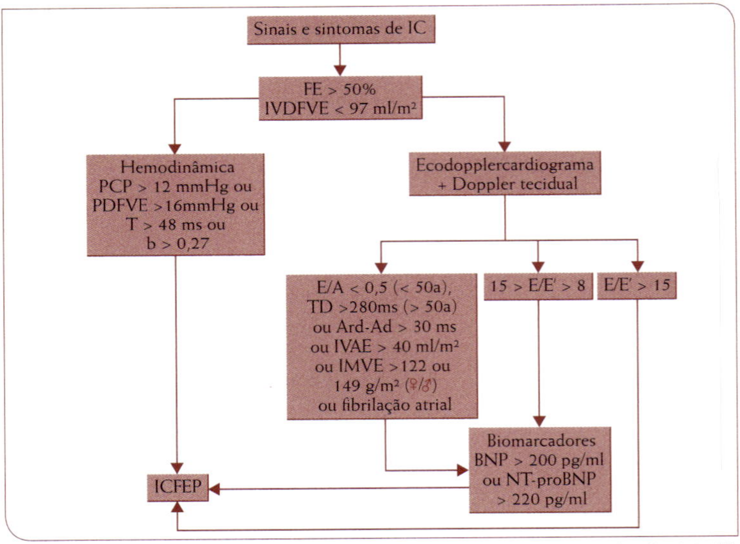

FE: fração de ejeção de ventrículo esquerdo; IVDFVE: índice do volume diastólico final do VE; PCP: pressão capilar pulmonar; T: constante de tempo de relaxamento do VE; b: constante de rigidez do VE; E: velocidade do fluxo de enchimento protodiastólico VE; E': velocidade do movimento protodiastólico do segmento basal da parede lateral do anel mitral (Doppler tecidual); A: velocidade do fluxo de enchimento telediastólico VE (contração atrial); TD: tempo de desaceleração; Ard: duração do fluxo sistólico reverso átrio para veias pulmonares; Ad: duração do fluxo da onda atrial valva mitral; IVAE: índice do volume do átrio esquerdo; IMVE: índice de massa do VE.

Adaptado de Bocchi *et al.*, 2009.

TRATAMENTO

- O objetivo é reverter as consequências da disfunção diastólica, como congestão venosa ou intolerância a exercícios, e eliminar ou reduzir os fatores responsáveis pela disfunção diastólica (como isquemia ou hipertensão).
- As evidências para uso de medicações ainda são escassas. As recomendações para o tratamento da ICFEP, segundo a diretriz brasileira de IC crônica, são:

Recomendações para tratamento da ICFEP		
Classe I	Controle de hipertensão.	IECA, BRA ou bloqueador de canal de cálcio.
	Controle de FC se fibrilação atrial.	Betabloqueador.
	Controle de volemia.	Diuréticos se congestão pulmonar ou periférica.
	Controle de isquemia.	Betabloqueador, bloqueador de canal de cálcio.
Classe IIa	– Restauração e manutenção do ritmo sinusal em pacientes com FA para melhora dos sintomas – Uso de betabloqueador, IECA e BRA independentemente de HAS ou isquemia – Revascularização miocárdica se doença arterial coronária com tratamento clínico otimizado e isquemia sintomática ou demonstrada em teste de provocação, com efeitos adversos na função cardíaca	
Classe IIb	– Uso de bloqueadores de canal de cálcio no controle da ICFEP, independentemente da presença de HAS ou isquemia	
Sem indicação (classe III)	– Uso de digital para minimizar sintomas de ICFEP	

Adaptado de Bocchi *et al.*, 2009.

- Em pacientes hipertensos, deve-se sempre ter como meta a regressão da hipertrofia ventricular. O uso de IECA, BRA e bloqueadores de canal de cálcio se mostrou efetivo para esse fim.
- Para controle de FC em pacientes com fibrilação atrial, podem-se utilizar betabloqueadores ou bloqueadores de canal de cálcio, como verapamil, para aumentar o tempo de enchimento ventricular.
- Nenhum estudo mostrou benefício em mortalidade com uso de tratamento medicamentoso em pacientes com IC diastólica. O estudo CHARM-preserved mostrou benefício em hospitalizações com o uso de candesartana. O estudo PEP-CHF com o IECA perindopril mostrou redução em internação e melhor qualidade de vida com o uso dessa medicação. Os estudos I-PRESERVE, com ibersartana, e OPTIMIZE-HF, com uso de betabloqueadores, não mostraram

resultados benéficos com o uso dessas drogas. O estudo SENIORS com o novo betabloqueador nebivolol mostrou benefício em mortalidade num subgrupo com FE > 35% (mas nem todos tinham FE normal). No estudo ALDO-HF, o uso da espironolactona mostrou melhora da disfunção diastólica e da hipertrofia de VE, porém sem aumento da capacidade funcional. O estudo TOPCAT está em andamento, avaliando o papel da espironolactona nesses pacientes.

EXEMPLO DE PRESCRIÇÃO

Paciente de 76 anos, hipertenso, procura atendimento ambulatorial com história de dispneia aos grandes esforços e edema de membros inferiores (MMII). Exame físico mostrou edema de MMII e estertores crepitantes em bases pulmonares, bilateralmente. FC 88 bpm, PA 156 x 90 mmHg. ECG mostrou sobrecarga de ventrículo esquerdo. Radiografia de tórax com área cardíaca normal e congestão pulmonar discreta. Ecocardiograma mostrou sinais de disfunção diastólica. Qual é a conduta inicial para esse caso.

Exemplo de prescrição – IC diastólica
1. Dieta hipossódica (< 2 g/dia).
2. Enalapril 5 mg, VO, duas vezes ao dia.
3. Atenolol 50 mg, VO, uma vez ao dia.
4. Furosemida 40 mg, VO, uma vez ao dia.
5. Solicitar ecocardiograma transtorácico para avaliação da função ventricular.
6. Solicitar avaliação de rotina para HAS – creatinina, urina tipo 1, potássio, glicemia, colesterol total e frações, triglicérides, ácido úrico. Fundo de olho anual.
7. Vacinação para pneumococo e influenza.

LEITURA RECOMENDADA

1. Aurigemma GP, Gaasch WH. Diastolic heart failure. N Engl J Med. 2004;351(11);1097-105.
2. Bocchi EA, Marcondes-Braga FG, Ayub-Ferreira SM, et al. Sociedade Brasileira de Cardiologia. III Diretriz Brasileira de Insuficiência Cardíaca Crônica. Arq Bras Cardiol. 2009;92(6 supll. 1):1-71.
3. Bocchi EA, Marcondes BFG, Bacal F, et al. Sociedade Brasileira de Cardiologia. Atualização da Diretriz Brasileira de Insuficiência Cardíaca Crônica – 2012. Arq Bras Cardiol. 2012:98(1 suppl. 1):1-33.
4. Bonow RO, Udelson JE. Left ventricular diastolic dysfunction as a cause of congestive heart failure. Mechanisms and management. Ann Intern Med. 1992;117:502.
5. Redfield MM. Heart failure with normal ejection fraction. In: Bonow RO, Mann DL, Zipes DP, et al. Braunwald's heart disease. 8th ed. Philadelphia: Elsevier Saunders; 2008. p. 641-57.

24

Tratamento Cirúrgico da Insuficiência Cardíaca

Fernando Côrtes Remisio Figuinha
Germano Emílio Conceição Souza

TRATAMENTO CIRÚRGICO DA INSUFICIÊNCIA CARDÍACA

- Dentre as modalidades de tratamento cirúrgico da insuficiência cardíaca na atualidade, destacam-se a terapêutica de ressincronização, cardiodesfibriladores implantáveis (CDI), revascularização miocárdica, aneurismectomia, dispositivos de assistência ventricular e transplante cardíaco.

Ressincronização cardíaca
– Objetiva corrigir disfunções eletromecânicas de pacientes com insuficiência cardíaca (IC) avançada. – Muitos pacientes com IC apresentam dissincronias inter e intraventricular, em especial aqueles que possuem QRS alargado ao eletrocardiograma. – Indicada a pacientes com FE ≤ 35%, ritmo sinusal, classes funcionais (CF) II-IV com medicação otimizada e QRS > 150 ms.

Cardiodesfibrilador implantável
– 30% a 50% dos óbitos em IC ocorrem por morte súbita, e a maioria dessas decorre de taquiarritmias. – O CDI é indicado como prevenção secundária no caso de taquicardia ventricular sustentada espontânea com comprometimento hemodinâmico ou síncope, de causa não reversível, ou se PCR em FV/TV revertida, de causa não reversível, em indivíduos com FE ≤ 35%. – Na prevenção primária, pode ser utilizado em pacientes com miocardiopatia isquêmica ou sobrevivente de infarto agudo do miocárdio (IAM) há mais de 40 dias, sem isquemia miocárdica passível de tratamento por revascularização (cirúrgica ou percutânea), com FE ≤ 35% se CF II-III, ≤ 30% se CF I, ou FE ≤ 40% se TVNS espontânea e TVS indutível no estudo eletrofisiológico. O alto custo limita tal indicação.

Revascularização miocárdica e aneurismectomia

- Indicada nos casos de angina e anatomia favorável, disfunção ventricular com doença coronariana grave (lesão de tronco de coronária esquerda, tronco equivalente, multiarteriais). A indicação baseada somente na presença de disfunção ventricular ou de viabilidade vem sendo questionada recentemente. O estudo STICH avaliou de forma prospectiva o impacto da presença de viabilidade miocárdica em mortalidade por todas as causas, por causas cardiovasculares e um composto de internação e mortalidade por todas as causas, em pacientes com IC CF II-IV, FE ≤ 35% e anatomia passível de revascularização cirúrgica. Não houve diferença estatisticamente significativa entre os grupos. Críticos desse estudo advogam que os métodos de avaliação de viabilidade não foram homogêneos, omitindo-se novos métodos de avaliação como a RNM, e que apenas uma pequena parcela dos pacientes de fato incluídos no STICH foi avaliada nessa subanálise, sugerindo, assim, um possível viés de seleção. Além disso, não foi avaliada a angioplastia coronária como método de revascularização. Acima de tudo, é muito difícil reproduzir em um estudo clínico a necessária correlação anatômico-funcional entre vasos angiograficamente passíveis de revascularização e regiões funcionalmente viáveis em métodos de imagem.
- A aneurismectomia pode ser indicada a pacientes com miocardiopatia isquêmica e área discinética ventricular com sintomas de IC refratários, arritmia ventricular refratária ou tromboembolismo (indicação classe I).

Cirurgia de valva mitral na IC

- Considerada indicação classe IIb a realização de cirurgia de troca ou plastia valvar mitral no tratamento de insuficiência mitral grave secundária, em pacientes com IC refratária ao tratamento clínico otimizado.

Dispositivos de assistência ventricular

- Difícil disponibilidade para uso no Brasil por causa de seu alto custo. Entretanto, seu uso tende a aumentar dada a sua alta eficácia, o barateamento progressivo dos dispositivos e a escassez de órgãos para transplante.
- Indicados a pacientes com IC refratária como ponte para transplante, ou como ponte para recuperação, como em casos de isquemia miocárdica com miocárdio hibernante ou *stunning*; ou como terapia de destino, se contraindicado o transplante cardíaco.
- Estudos têm demonstrado benefício em mortalidade, capacidade funcional e qualidade de vida com o uso desses dispositivos em pacientes com IC avançada contraindicados para transplante cardíaco. O uso de dispositivos com fluxo contínuo, quando comparado aos de fluxo pulsátil, apresenta menor mortalidade e incidência de eventos adversos, como acidente vascular cerebral. Dispositivos de terceira geração foram aprovados para uso clínico na Europa, e a sobrevida nos principais estudos oscila em torno de 80% em seguimento de dois anos, com menor risco de infecção, sangramento e praticamente sem hemólise. Em muitos países, esses dispositivos têm sido considerados uma alternativa ao transplante cardíaco.

TRANSPLANTE CARDÍACO

- É capaz de aumentar a sobrevida dos pacientes. Indicado a pacientes com IC avançada, com sintomas refratários, com tratamento clínico otimizado. Problemas em relação ao transplante cardíaco são a escassez de órgãos e a longa espera em fila, o que faz com que seja um tratamento para poucos pacientes.

Indicações de transplante cardíaco	
Classe I	– Teste cardiopulmonar demonstrando VO_2 de pico ≤ 10 ml/kg/min. – IC refratária (dependente de drogas inotrópicas e/ou suporte circulatório e/ou ventilação mecânica). – Doença coronariana com angina refratária sem possibilidade de revascularização. – Arritmia ventricular refratária. – Classe funcional III ou IV persistente.
Classe IIa	– Teste de caminhada de 6 minutos com < 300 m. – Teste cardiopulmonar: VO_2 de pico ≤ 12 ml/kg/min se em uso de betabloqueador ou ≤ 14 ml/kg/min se sem uso de betabloqueador. – Teste cardiopulmonar com VE/VCO_2 > 35 e VO_2 de pico ≤ 12 ml/kg/min.
Classe III	– Não indicar se medicação ainda não otimizada e/ou se disfunção ventricular sistólica isolada.

Contraindicações para o transplante cardíaco	
Absolutas	– Estudo hemodinâmico demonstrando hipertensão pulmonar fixa (resistência vascular pulmonar fixa > 5 wood, mesmo após provas farmacológicas). – Doença aterosclerótica cerebrovascular e/ou vascular periférica grave. – Doença hepática ou pulmonar grave. – Incompatibilidade ABO ou na prova cruzada prospectiva entre receptor e doador. – Doença psiquiátrica grave, dependência química e má aderência às recomendações da equipe.

continuação

Relativas	– Idade maior que 70 anos. – Diabetes insulinodependente com lesões graves de órgão-alvo ou de difícil controle. – Baixa expectativa de vida por outras comorbidades. – Obesidade mórbida. – Infecção sistêmica ativa; úlcera péptica em atividade. – Embolia pulmonar há menos de 3 semanas (reavaliar pressão pulmonar após). – Neoplasia (depende da liberação do oncologista). – Insuficiência renal com Cl creatinina < 30 ml/min. – Amiloidose, sarcoidose, hemocromatose. – Hepatite B ou C. – Síndrome da imunodeficiência adquirida. – Painel linfocitário > 10%.

Exames para avaliação de inclusão na fila de transplante cardíaco	
Imunocompatibilidade	– Tipagem sanguínea. – Painel imunológico.
Avaliar gravidade da IC	– ECG de repouso; teste cardiopulmonar. – Ecocardiograma. – Cateterismo direito (avaliação da hemodinâmica pulmonar – realizar anual).
Avaliação funcional de múltiplos órgãos	– Bioquímica: ureia, creatinina, sódio, potássio, cálcio. – Fósforo, magnésio. – Hemograma completo. – Urina tipo 1 e proteinúria de 24h. – TGO, TGP, GGT, fosfatase alcalina, bilirrubinas totais – e frações, coagulograma. – TSH, T4 livre. – Colesterol total, HDL, LDL triglicérides, glicemia, ácido úrico. – Radiografia de tórax, gasometria arterial, prova de – função pulmonar. – Ultrassonografia abdominal total. – Exame oftalmológico (se diabético). – Exame odontológico. – Doppler de carótidas (se necessário). – Protoparasitológico de fezes.

continuação

Sorologias	– HIV, hepatites C e B (AgHbs, AntiHbs, AntiHbc). – HTLV, CMV, toxoplasmose, EBV, varicela, sífilis, Chagas.
Rastreamento de neoplasias	– Pesquisa de sangue oculto nas fezes (3 amostras) ou colonoscopia (se maior que 50 anos). – Mamografia (> 40 anos ou a critério médico). – Colpocitologia oncótica (se ≥ 18 anos, sexualmente ativa, ou a critério médico). – PSA (homens > 45 anos ou a critério médico). – Alfa-fetoproteína, CEA.
Avaliação multiprofissional	– Avaliação social, nutricional, psicológica e de enfermagem

Adaptado de Bacal *et al.*, 2009.

- Exames para o receptor convocado para o transplante: hemograma, sódio, potássio, ureia, creatinina, glicemia, coagulograma, teste de gravidez (se indicado), urina tipo 1, radiografia de tórax, prova cruzada retrospectiva. Checar sorologias para CMV, toxoplasmose e sífilis, painel imunológico e presença de infecção. Se em uso de heparina de baixo peso molecular, suspendê-la idealmente 12h antes do procedimento. Se em uso de varfarina, corrigir somente no ato cirúrgico – complexo concentrado protrombínico 50 U/kg ou plasma fresco congelado 15 ml/kg.
- Complicações pós-transplante:
  - ◊ Cardíacas: pode ocorrer vasculopatia arterial coronariana, que é geralmente difusa. Como o coração é denervado, o paciente não sente dor. Após evento isquêmico, há uma piora importante do prognóstico (20% sobrevivem em um ano).
  - ◊ Malignidade: há aumento do risco de doenças linfoproliferativas.
  - ◊ Infecção: comum infecção pelo CMV e pelo *Pneumocistis jiroveci*.
  - ◊ Hipertensão: em 70%, como efeito colateral da ciclosporina e corticoide. Tratamento como usual. O uso concomitante de diltiazem, verapamil e nicardipina pode aumentar a concentração de ciclosporina e tacrolimus.
  - ◊ Insuficiência renal: ocorre em 50% dos casos. Ciclosporina e tacrolimus são nefrotóxicos.
  - ◊ Osteoporose: por inatividade e estar acamado, associada ao uso de corticoides e heparina.

Leitura recomendada

1. Bacal F, Souza NJD, Fiorelli AI, et al. II Diretriz Brasileira de Transplante Cardíaco. Arq Bras Cardiol. 2009;94(1 suppl. 1):e16-73.
2. Bocchi EA, Marcondes BFG, Bacal F, et al. Sociedade Brasileira de Cardiologia. Atualização da Diretriz Brasileira de Insuficiência Cardíaca Crônica – 2012. Arq Bras Cardiol. 2012:98(1 suppl. 1):1-33.
3. Jones RH, Velazquez EJ, Michler RE, et al. Coronary bypass surgery with or without surgical ventricular reconstruction. N Engl J Med. 2009;360:1705.
4. McCarthy PM. Surgical management of heart failure. In: Bonow RO, Mann DL, Zipes DP, et al. Braunwald's heart disease. 8th ed. Philadelphia: Elsevier Saunders; 2008. p. 665-83.

25

Tratamento da Insuficiência Cardíaca Descompensada

Fernando Côrtes Remisio Figuinha
Germano Emílio Conceição Souza

INTRODUÇÃO

A insuficiência cardíaca (IC) aguda é definida como início rápido ou mudança clínica dos sinais e sintomas de IC. Possui alta prevalência e grande impacto em morbidade e mortalidade. As taxas de mortalidade no ano seguinte a um episódio de IC aguda elevam-se de maneira significativa.

- Principal causa de internação cardiovascular no Brasil. Quando a classe funcional (CF) da *New York Heart Association* (NYHA) é avançada, a mortalidade é maior em relação à grande parte das neoplasias malignas.
- Cerca de metade dos casos de descompensação da IC é secundária à dieta inadequada e/ou à má aderência às medicações.

Causas de descompensação da IC	
– Dieta inadequada (24%). – Má aderência aos tratamentos. medicamentoso e não medicamentoso (24%). – Uso de medicação inadequada (16%). – Uso de anti-inflamatório não hormonal. – Outras drogas: glitazonas, betabloqueadores, bloqueadores de canal de cálcio, metformina, hormônios tireoidianos, antidepressivos tricíclicos, digoxina, álcool.	– Hipertensão arterial. – Infecção. – Anemia. – Arritmias. – TEP. – Isquemia miocárdica. – Tireotoxicose.

Fatores de pior prognóstico na IC

- **História:** idade > 65 anos, várias internações hospitalares, má aderência ao tratamento, NYHA III ou IV, caquexia, síncope, apneia do sono, *diabetes mellitus*, depressão, parada cardiorrespiratória revertida, doença pulmonar associada, disfunção cognitiva.
- **Exame físico:** má perfusão, congestão, hipotensão, taquicardia, presença de B3.
- **Etiologia:** chagásica, isquêmica.
- **Exercício:** baixa tolerância ao exercício, VO_2 máximo baixo, diminuição da distância de 6 m.
- **Exames séricos:** sódio plasmático < 130 mEq/l, níveis elevados de BNP, de troponina ou de citocinas. Ativação neuro-hormonal (noradrenalina). Hemoglobina < 11 g/dl. Creatinina > 2,5 mg/dl.
- **Alterações eletrofisiológicas:** fibrilação atrial, arritmias complexas, Bloqueio de ramo esquerdo (dissincronia), onda T alternante, QT longo, redução da variabilidade de frequência cardíaca (FC).
- **Exames de imagem:** cardiomegalia acentuada, dilatação progressiva de ventrículo esquerdo (VE), FE < 30%, disfunção de ventrículo direito, insuficiência mitral ou tricúspide, padrão restritivo.
- **Hemodinâmica:** redução de débito cardíaco, elevação de pressões pulmonares, do gradiente transpulmonar e da resistência vascular sistêmica.

CLASSIFICAÇÃO DE ACORDO COM PERFIL HEMODINÂMICO

- Pode-se classificar o paciente que se apresenta com IC descompensada em um dos quatro perfis a seguir (classificação de Stevenson).

		CONGESTÃO	
		NÃO	SIM
PERFUSÃO DIMINUÍDA	NÃO	A	B
	SIM	L	C

Sinais de congestão	Sinais de má perfusão
– Ortopneia. – Elevação da pressão venosa jugular. – Edema. – Hepatomegalia. – Refluxo hepatojugular. – Ascite. – Estertores crepitantes em bases. pulmonares. – Presença de B3.	– Redução da pressão de pulso. – Extremidades frias. – Sonolência. – Piora da função renal. – *Pulsus alternans.* – Hipotensão sintomática.

- O tratamento pode ser guiado a partir dessa classificação, como mostrado no fluxograma ao final do capítulo.

TRATAMENTO MEDICAMENTOSO

- O tratamento tem como objetivo reduzir o volume de fluidos e aumentar a contratilidade, reduzindo a pré-carga e a pós-carga.

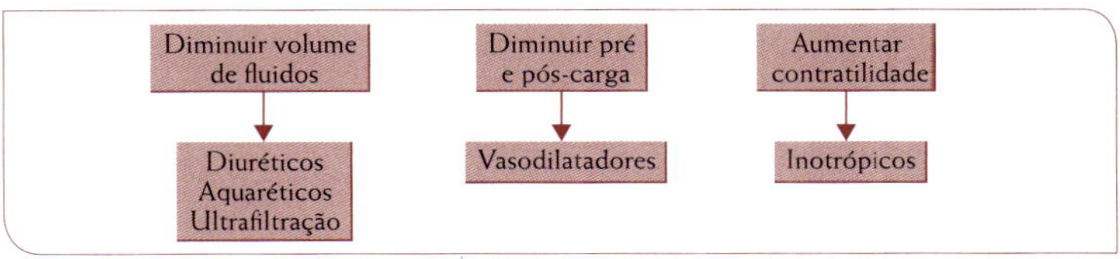

DIURÉTICOS E OUTRAS MEDIDAS PARA REDUZIR HIPERVOLEMIA

Diuréticos
– Primeira linha no tratamento da IC descompensada. É a principal medicação nos casos de pacientes crônicos agudizados, já que esse perfil de paciente costuma ser hipervolêmico. Para pacientes com primodescompensação da IC, pode haver normovolemia, como em casos de infarto agudo do miocárdio (IAM) extenso ou disfunção valvar aguda grave secundário à endocardite infecciosa. Nesses casos, preferir vasodilatação (quando diuréticos são usados, deve-se ter parcimônia). – Promove natriurese e diurese. – Diuréticos de alça endovenosos são os mais indicados. É possível a associação com tiazídicos ou espironolactona. – Não há evidência se a dose administrada em bólus é melhor ou não que a contínua. Deve-se ter cuidado com o efeito ototóxico no caso de altas doses.

continuação

- Dose:
  - ◊ Retenção de fluidos moderada: furosemida 20 a 40 mg, EV.
  - ◊ Retenção de fluidos grave: furosemida 40 a 100 mg, EV, ou 5 a 40 mg/h.
  - ◊ Se refratário: adicionar hidroclorotiazida 50 a 100 mg, via oral (VO), ou espironolactona 25 a 50 mg, VO.
  - ◊ Se ainda refratário: avaliar início de dobutamina ou dopamina. Opção: ultrafiltração (retirada de fluido isotônico – estudo UNLOAD).
- Pela diretriz brasileira, considerados classe I: uso de diurético endovenoso em pacientes com IC aguda e sintomas congestivos; a associação de diurético tiazídico se mantiver sinais de hipervolemia e a associação de espironolactona se FE < 35%, CF III-IV e potássio sérico < 5,0 mEq/dl.

Solução hipertônica

- Considerado pela diretriz classe IIb o uso de solução hipertônica em pacientes hiponatrêmicos refratários às medidas iniciais.
- Estudos mostram que o método é seguro e pode estar relacionado a uma melhora clínica e à prevenção de insuficiência renal.
- Uso: solução salina hipertônica – 150 ml de NaCl a 1,4% a 4,6% (dependendo do sódio sérico do paciente), com infusão por veia periférica, duas vezes ao dia, em 1 hora, associada a altas doses de furosemida (500 a 1.000 mg por dia).

Antagonistas da vasopressina

- A tolvaptana é um dos antagonistas de vasopressina em estudo. Ao agir no receptor V2 (rim), diminuiria a reabsorção de água livre.
- O estudo EVEREST mostrou redução de peso e aumento do sódio sérico, mas sem efeitos em internação ou mortalidade. Ainda em estudo para uso em pacientes com IC descompensada.

VASODILATADORES

Nitroglicerina

- Potente venodilatador, com pouco efeito vasodilatador arteriolar. Promove vasodilatação coronariana. Reduz regurgitação mitral. Opção para pacientes de maior gravidade, nos quais opta-se por uso de vasodilatador endovenoso no lugar do vasodilatador por via oral
- Limitações: cefaleia (em até 20%), desenvolvimento de resistência e tolerância.
- Dose: início 10 a 20 µg/min, aumentando até 200 µg/min.

Nitroprussiato
– Potente vasodilatador arterial e venoso. Rápido início de ação (60 a 90 segundos). Reduz regurgitação mitral. – Limitações: pode causar roubo de fluxo coronariano. Efeito rebote no caso de suspensão abrupta. Pode desenvolver toxicidade por cianeto, podendo causar náuseas, desorientação e convulsão. – Dose: início 0,5 µg/kg/min, aumentando até 10 µg/kg/min. – Considerado pela diretriz brasileira classe I no tratamento da IC aguda associado à emergência hipertensiva sem evidências de isquemia miocárdica aguda.

Nesiritida
– É um peptídeo natriurético humano recombinante. Promove vasodilatação, aumento de excreção de sódio e água. – Estudos mostraram melhora rápida dos sintomas congestivos, sem efeito pró-arrítmico, mas houve aumento de creatinina em pacientes usando essa medicação, além de tendência a aumento de mortalidade. – Na diretriz brasileira, é considerado classe IIb seu uso para IC aguda sem hipotensão. – Estudo recente lançado no *New England Journal of Medicine* questionou a recomendação do seu uso na IC aguda. Foi um estudo randomizado, duplo-cego, placebo-controlado, com 7.141 pacientes. Não houve benefício em re-hospitalização ou mortalidade, apenas melhora discreta, não significativa, da dispneia e aumento na taxa de hipotensão naqueles que utilizaram nesiretida. – Dose: bólus de 2 µg/kg (evitar no caso de hipotensão), manutenção de 0,015 a 0,030 µg/kg/min.

INOTRÓPICOS

Dobutamina
– Inotrópico com ação beta-adrenérgica. – Vantagens: início rápido de ação, elevação de PA e DC, fácil ajuste de dose, sem interferência na taxa de filtração glomerular (TFG). – Desvantagens: taquifilaxia, dificuldade para desmame, aumento do consumo de O_2, pode ter sua eficácia reduzida caso haja uso prévio de betabloqueador. – Considerado classe I no caso de choque cardiogênico, para suporte hemodinâmico, independentemente da etiologia da cardiomiopatia. – Dose: 5 a 20 µg/kg/min. Concentração máxima da diluição de 5 mg/mL. Infundir por veia de grosso calibre ou acesso central.

Milrinona
– É um inibidor da fosfodiesterase cardíaca tipo III. – Vantagens: elevação do índice cardíaco (IC), redução da resistência vascular pulmonar (RCP) e pressão capilar pulmonar (PCP), não necessita de titulação, eficaz no caso de uso prévio de betabloqueador. – Desvantagens: hipotensão, corrige de acordo com TFG, maior custo, evitar uso em isquêmicos. – Considerada pela diretriz brasileira classe IIa para pacientes com sinais de baixo débito, sem choque cardiogênico, de etiologia não isquêmica, em uso de betabloqueador; ou como opção à dobutamina, para suporte hemodinâmico, em pacientes em fila de espera para transplante cardíaco em prioridade. – Um fator limitante ao uso dessa droga é o fato de poder causar hipotensão. – Dose: bólus de 25 a 75 μg/kg em 10 a 20 min [evitar se pressão arterial sistólica (PAS) < 110 mmHg] manutenção de 0,375 a 0,75 μg/kg/min.

Levosimendana
– Tem efeito sensibilizador do cálcio – aumenta a sensibilidade da troponina-C ao cálcio citoplasmático. – Vantagens: menor consumo de O_2, aumenta índice cardíaco (ic), reduz resistência vascular pulmonar (RVP) e pressão capilar pulmonar (PCP), sem necessidade de titulação, eficaz no caso de uso de betabloqueador, uso por 24h e efeito por 7 dias. – Desvantagens: não deve ser usada se PAS < 90 mmHg, hipotensão; não usar se TFG < 30; maior custo. – Considerada classe IIa, para pacientes com sinais de baixo débito, sem choque cardiogênico, em uso de betabloqueador, e classe IIb, em sua associação para tentativa de desmame de dobutamina. – Dose: bólus de 12 μg/kg em 10 min (opcional; evitar se PAS < 110 mmHg); manutenção de 0,05 a 0,2 μg/kg/min.

OUTRAS MEDIDAS

- Quando possível, iniciar dieta com restrição hidrossalina (pacientes em CF III ou IV, congestos e, principalmente, se hiponatrêmicos).
- Profilaxia para tromboembolismo venoso.

Manutenção ou início de betabloqueador
– Em virtude da importância desse medicamento no tratamento clínico da IC, serão mostradas algumas recomendações quanto ao seu uso em pacientes com IC aguda. – É recomendação classe I: a pacientes que não faziam uso, iniciar o betabloqueador assim que possível, após compensação clínica, ainda durante a internação. No caso de uso crônico, suspender somente se o paciente estiver em choque cardiogênico, reintroduzindo 50% da dose assim que possível. Se houver sinais de baixo débito (perfil "frio"), mas sem necessidade de vasopressores ou de doses elevadas de inotrópicos, é discutível manter 50% da dose.

Critérios para alta hospitalar
– Fator desencadeante determinado. – Sem sinais significativos de hipervolemia. – Capacidade de deambular (para avaliar capacidade funcional após terapia). – Uso somente de medicações para via oral por pelo menos 24h (diuréticos, vasodilatadores, inotrópicos). – Educação do paciente e da família sobre recomendações e cuidados pós-alta. – Prescrição de medicamentos otimizada [inibidores da enzima de conversão da angiotensina (IECA), betabloqueadores, espironolactona]. – Consulta de reavaliação ambulatorial agendada (idealmente em 7 a 10 dias).

EXEMPLO DE PRESCRIÇÃO – IC PERFIL C

Paciente do sexo masculino, 64 anos, em avaliação em pronto-socorro com história de piora importante da dispneia nos últimos dias, evoluindo naquele momento com dispneia ao repouso. Refere ainda ortopneia e edema significativo de membros inferiores. Refere antecedente de hipertensão há cerca de 20 anos e diagnóstico de insuficiência cardíaca. Usava carvedilol 25 mg, duas vezes ao dia, enalapril 20 mg, duas vezes ao dia, furosemida 40 mg, uma vez ao dia, espironolactona 25 mg, uma vez ao ao dia. Ecocardiograma recente mostra fração de ejeção de 35%. Ao exame físico, apresentava estertores crepitantes até ápices pulmonares bilateralmente, sopro sistólico em foco mitral 2+/6+, estase jugular presente e edema de membros inferiores 4+/4+. PA 90 x 76 mmHg, FC 88 bpm, $SatO_2$ 86% em ar ambiente, tempo de enchimento capilar lentificado (5 segundos), com membros frios.

Feita hipótese de insuficiência cardíaca descompensada perfil C – frio e úmido e iniciado tratamento, conforme prescrição a seguir.

Exemplo de prescrição – Insuficiência cardíaca aguda perfil C
1. Jejum, VO, até segunda ordem. 2. Dobutamina, quatro ampolas (250 mg/amp) + SF0 a 9%, 170 ml – iniciar 5 µg/kg/min ou milrinona uma ampola (20 mg/amp) + SF0 a 9%, 80 ml – iniciar 0,375 µg/kg/min. 3. Medidas para congestão pulmonar: – Furosemida 40 mg, EV, agora e a critério médico; – Morfina 2 mg, EV, ACM; – Nitratos – nitroglicerina ou nitroprussiato, EV, com cuidado com hipotensão arterial; – Oxigenoterapia e ventilação não invasiva. 4. Carvedilol 12,5 mg, VO, duas vezes ao dia dependendo da evolução inicial. 5. Espironolactona 25 mg, VO, uma vez ao dia. 6. Solicitar exames gerais e investigar causa de descompensação: ureia, creatinina, sódio, potássio, hemograma completo, enzimas hepáticas, urina tipo 1, radiografia de tórax, eletrocardiograma, marcadores cardíacos, hormônios tireoidianos. Avaliar aderência às medicações e demais medidas para IC (como restrição hidrossalina). 7. Heparina não fracionada 5.000 UI, SC, de 8/8h, ou enoxaparina 40 mg, SC, uma vez ao dia. 8. Monitoração cardíaca. Vaga de unidade de terapia intensiva (UTI).

EXEMPLO DE PRESCRIÇÃO – IC PERFIL B

Paciente do sexo masculino, 56 anos, procura serviço médico com quadro de dispneia aos esforços com piora recente, associada a edema de membros inferiores e ortopneia. Diagnóstico prévio de miocardiopatia dilatada idiopática com fração de ejeção de 30%. Em uso domiciliar de carvedilol 25 mg, duas vezes ao dia, enalapril 20 mg, duas vezes ao dia, espironolactona 25 mg, uma vez ao dia, e furosemida 40 mg, uma vez ao dia.

Ao exame físico, estertores crepitantes em bases pulmonares, saturação de O_2 a 94% em ar ambiente, pressão arterial 150 x 80 mmHg, frequência cardíaca de 72 bpm. Boa perfusão periférica. Edema de membros inferiores 2+/4+.

Iniciado tratamento para IC perfil B, conforme prescrição abaixo.

Exemplo de prescrição – Insuficiência cardíaca aguda perfil B

1. Jejum, VO, até segunda ordem.
2. Captopril 50 mg, VO, agora.
3. Furosemida 40 mg, EV, agora.
4. Solicitar exames gerais e investigar causa de descompensação: ureia, creatinina, sódio, potássio, hemograma completo, enzimas hepáticas, urina tipo 1, radiografia de tórax, eletrocardiograma, marcadores cardíacos, hormônios tireoidianos. Avaliar aderência às medicações e demais medidas para IC (como restrição hidrossalina).
5. Monitorização cardíaca.
6. Reavaliação após 1 e 2 horas.

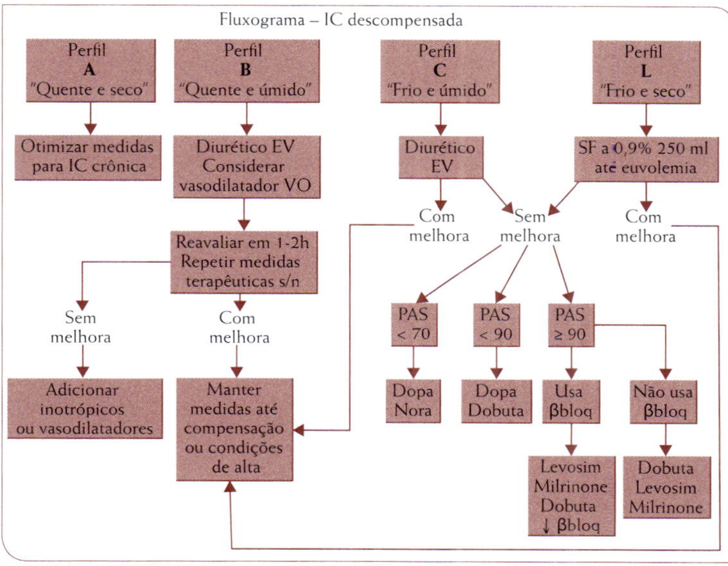

Dopa: dopamina; Nora: noradrenalina; Dobuta: dobutamina; Levosim: levosimedan; βbloq: betabloqueador.

LEITURA RECOMENDADA

1. Montera MW, Almeida RA, Tinoco EM, et al. Sociedade Brasileira de Cardiologia. II Diretriz Brasileira de Insuficiência Cardíaca Aguda. Arq Bras Cardiol. 2009;93(3 suppl. 3):1-65.
2. O'Connor CM, Starling RC, Hernandez AF, et al. Effect of nesiritide in patients with acute decompensated heart failure. N Engl J Med. 2011;365:32.
3. Ware LB, Matthay MA. Clinical practice. Acute pulmonary edema. N Engl J Med. 2005;353:2788.

26

Choque Cardiogênico

André Gustavo Santos Lima
Eduardo Cavalcanti Lapa Santos

INTRODUÇÃO

- Síndrome caracterizada pelo estado de incapacidade do músculo cardíaco em oferecer fluxo sanguíneo adequado às necessidades metabólicas do organismo, gerando disfunção celular.
- Historicamente, a taxa de mortalidade do choque cardiogênico pós-infarto é de 80% a 90%, porém estudos recentes mostram redução significativa dessa taxa: entre 40% e 74%. Isso se deve a terapias como angioplastia primária e uso de fibrinolíticos, além do uso do balão intra-aórtico, promovendo redução no tamanho da área isquêmica.

ETIOLOGIA

Causas de choque cardiogênico
– Infarto agudo do miocárdio (IAM) extenso (etiologia mais comum). – Complicações mecânicas do infarto (rotura de cordoalha mitral, CIV, rotura de parede livre de ventrículo esquerdo [VE]). – Dissecção de aorta complicada com insuficiência aórtica aguda. – Tromboembolismo pulmonar. – Tamponamento cardíaco. – Miopericardite aguda. – Takotsubo.

- No infarto agudo do miocárdio, geralmente há necessidade de comprometimento maior do que 40% da massa total do VE para que ocorra choque cardiogênico. Por esse motivo, a artéria mais comumente envolvida nesses casos é a descendente anterior.

- Pacientes com choque cardiogênico após IAM sempre devem ser avaliados para a presença de complicações mecânicas do infarto. O exame mais prático para tal fim é o ecocardiograma.

QUADRO CLÍNICO

- A maior parte dos pacientes apresenta sinais de hipoperfusão associados a sinais de congestão.

Sinais de congestão	Sinais de má perfusão
– Ortopneia. – Elevação da pressão venosa jugular. – Edema. – Hepatomegalia. – Refluxo hepatojugular. – Ascite. – Estertores crepitantes em bases pulmonares. – Presença de B3.	– Redução da pressão de pulso. – Extremidades frias. – Sonolência. – Piora da função renal. – *Pulsus alternans.* – Hipotensão sintomática.

- Até 25% dos casos podem manifestar apenas sinais de hipoperfusão com ausência de congestão pulmonar. Nesses casos, sempre questionar a presença de tamponamento cardíaco e de infarto de ventrículo direito.
- Medicações e dispositivos também podem camuflar sinais clínicos, como no caso do uso crônico de betabloqueador ou de pacientes dependentes de marca-passo definitivo, que não manifestam taquicardia.
- Presença de distensão jugular importante sugere aumento exagerado da pré-carga cardíaca e elevações de pressão de enchimento.
- Pacientes com insuficiência cardíaca crônica podem apresentar pulmões sem estertores crepitantes, mesmo em situações de congestão e elevadas pressões de enchimento. Esse fenômeno é explicado por mecanismos compensatórios do sistema linfático pulmonar.
- Cianose de extremidades pode refletir baixo débito cardíaco e aumento importante da resistência vascular periférica.
- Pressão percentual de pulso = (pressão sistólica – pressão diastólica)/pressão sistólica < 25% sugere um índice cardíaco < 2,2 $l/min/m^2$.
- Presença de pulso pedioso pode indicar uma índice cardíaco (IC) > 2,5 $l/min/m^2$ (na ausência de doença vascular periférica).
- A hipotensão arterial sistêmica é um dos aspectos mais importantes na caracterização da síndrome do choque cardiogênico. Valores de corte mais comumente utilizados para definição de hipotensão nesse contexto são pressão arterial (PA) sistólica < 90 mmHg ou, conforme alguns autores, PA sistólica < 80 mmHg.

- Existe um grupo de indivíduos com disfunção ventricular severa e choque que não preenchem o critério de hipotensão, mas que apresentam sinais de hipoperfusão decorrente da disfunção miocárdica, sendo caracterizados como portadores de choque cardiogênico oculto. Essa situação ocorre frequentemente em infartos extensos de parede anterior e confere uma elevada mortalidade intra-hospitalar, porém menor que a do choque cardiogênico clássico.
- Portanto, o diagnóstico da síndrome de choque cardiogênico pode ser realizado em pacientes com sinais de hipoperfusão tecidual associados à pressão arterial sistólica > 90 mmHg em algumas situações, a saber:
  1. Medicações e/ou dispositivos são necessários para manter parâmetros hemodinâmicos dentro da normalidade.
  2. Presença de hipoperfusão sistêmica associada a baixo débito com PA preservada devido à vasoconstricção.
  3. Queda de ≥ 30 mmHg da PA sistêmica média em pacientes previamente hipertensos.

DIAGNÓSTICO

- O diagnóstico do choque cardiogênico é feito por meio de dados da história e exames clínicos associados a informações obtidas por métodos complementares (*vide* tabela abaixo).

	Sinais clínicos	**Parâmetros hemodinâmicos**	**Exame físico**
Baixo débito	– Confusão mental. – Agitação psicomotora. – Diminuição da diurese. – Pele fria e cianose. – Sudorese. – Lentificação do enchimento capilar.	– PAS < 90 mmHg. – IC ≤ 1,8-2,2 l/min/m². – RVS > 2.000 dyn s/cm⁵. – CAV > 5,5 ml/dl.	– Hipotensão. – Taquicardia. – Pulsos finos.
Congestão	– Dispneia.	– PAPO > 18 mm/Hg.	– Taquipneia. – Estertores pulmonares. – Estase jugular.
Falência ventricular			– B3. – Novos sopros.

PAS: pressão arterial sistólica; IC: índice cardíaco; RVS: resistência vascular sistêmica; CAV: diferença arteriovenosa de oxigênio; PAPO: pressão de artéria pulmonar ocluída.

- Os dois métodos diagnósticos mais utilizados nesse contexto são o cateter de artéria pulmonar (CAP) e o ecocardiograma.
- Os parâmetros com maior impacto prognóstico são o débito cardíaco e os fatores derivados, além da pressão de artéria pulmonar ocluída (PAPO). Muitos estudos clínicos utilizam parâmetros obtidos pelo cateter de Swan-Ganz para definição e diagnóstico de choque cardiogênico, com valores muitas vezes discordantes. É razoável considerar como valores discriminatórios de choque cardiogênico o índice cardíaco (IC) ≤ 2,2 $l/min/m^2$ para os pacientes com algum suporte circulatório (inotrópico, vasopressor ou dispositivo circulatório) e o IC ≤ 1,8 $l/min/m^2$ para aqueles sem suporte.
- O cateter de artéria pulmonar também pode ajudar no diagnóstico de complicações mecânicas do IAM

Complicações mecânicas do infarto x cateter de artéria pulmonar	
Ruptura do septo interventricular.	– Saturação de oxigênio na artéria pulmonar superior pelo menos em 10 pontos em relação à saturação de O_2 no átrio direito.
Insuficiência mitral aguda.	– Presença de onda V gigante (10 mmHg acima da PAPO média) na curva da PAPO.
Ruptura da parede livre do VE.	– Equalização das pressões de câmaras direitas e esquerdas decorrentes de tamponamento cardíaco.

- O uso do CAP para o diagnóstico e seguimento do choque cardiogênico vem sendo questionado. Um estudo clínico, randomizado e multicêntrico – ESCAPE Trial – avaliou 433 pacientes com insuficiência cardíaca grave e comparou um grupo com estratégia guiada pelo CAP e outro guiado apenas pelos dados clínicos. Observou-se que a mortalidade ao final de 30 dias e após 6 meses não foi diferente entre os dois grupos.
- Por isso, o ecocardiograma vem ocupando espaço cada vez mais importante no manejo desses pacientes.
- Além de avaliar de forma não invasiva o débito cardíaco e a pressão de artéria pulmonar ocluída de forma confiável (*vide* capítulo 33 – Ecocardiografia com Doppler), o exame ainda ajuda a diagnosticar com precisão as complicações mecânicas do IAM.

TRATAMENTO

Medidas gerais	
Oxigenoterapia	Manter saturação de O_2 > 90%.
Suporte ventilatório	Avaliar indicações de ventilação não invasiva (CPAP/BIPAP) ou invasiva.
Acesso venoso	Obter acesso venoso central.
Manter PAM > 65-70 mmHg	Se houver sinais de hipovolemia, fazer reposição volêmica. Caso contrário, podem-se utilizar vasopressores (geralmente noradrenalina) como adjuvantes.
Controle glicêmico	Manter glicemia abaixo de 180 mg/dL.
Diuréticos	Na evidência de edema pulmonar com a perfusão adequada, associar diuréticos, sempre lembrando que diurese excessiva pode resultar em depleção intravascular grave, mantendo hipotensão, hipoperfusão, extensão do infarto, isquemia, acrescentando disfunção ao já comprometido ventrículo esquerdo. Altas doses de furosemida podem ser utilizadas, sem vantagens do uso contínuo sobre o em bólus.
Inotrópicos	Utilizar quando, apesar das medidas anteriores, ainda houver sinais de má perfusão. De forma geral, o agente escolhido é a dobutamina.
Vasodilatadores	Considerar o uso se PAM > 65-70 mmHg sem uso de vasopressores e presença de sinais de má perfusão. No caso de síndrome isquêmica aguda, preferir a nitroglicerina. Nas outras situações, usar o nitroprussiato de sódio.
Balão intra-aórtico	Indicado para pacientes com volemia ajustada, em uso de doses plenas de inotrópicos (muitas vezes com associação de vários inotrópicos) e que persistem com hipotensão ou sinais de má perfusão tecidual. Pode ser usado como suporte até a realização de terapia definitiva (revascularização ou transplante cardíaco, por exemplo) ou como suporte até a resolução dos fatores precipitantes.
Dispositivos de assistência ventricular	Nos pacientes que persistem com quadro de hipoperfusão tecidual importante, apesar do uso de inotrópicos-vasodilatadores e de procedimento de revascularização miocárdica, há a opção de instalar um dispositivo de assistência ventricular, considerado ponte para transplante cardíaco, ou suporte terapêutico até que a função cardíaca se restabeleça e o dispositivo possa ser retirado, ou, ainda, para servir como terapia paliativa visando à alta hospitalar (*destination therapy*).

MEDIDAS ESPECÍFICAS

- Como a principal causa de choque cardiogênico é o infarto agudo do miocárdio, a abordagem fundamental é a rápida terapia de reperfusão miocárdica, por angioplastia ou via abordagem cirúrgica.
- Essa medida foi bem estabelecida no estudo *Should We Emergently Revascularize Occluded Coronaries for Cardiogenic Shock* (SHOCK). Nele, pacientes com idade inferior a 75 anos que se encontravam em até 36 horas do início do IAM e em até 18 horas do início do choque cardiogênico se beneficiaram da terapia de reperfusão miocárdica, com aumento da sobrevida em 13% após um ano de seguimento, além de expressivo NNT = 8. Nesse *trial* não houve diferença de mortalidade no subgrupo de pacientes com idade maior que 75 anos.
- A escolha entre angioplastia percutânea e cirurgia de revascularização miocárdica é um tema controverso na vigência de choque cardiogênico. A cirurgia mostrou-se como melhor opção nos casos com complicações mecânicas (comunicação interventricular, insuficiência mitral aguda e rotura de parede livre de VE) quando há contraindicação ao tratamento percutâneo e na falha da angioplastia nos casos de IAM com supra de ST.
- Em centros onde não há serviço de angiografia de emergência, é recomendada a transferência do paciente para locais com disponibilidade do procedimento com objetivo de revascularização percutânea ou cirúrgica independentemente do tempo de atraso. A terapia fibrinolítica no choque cardiogênico é indicada nas primeiras 24 horas do IAM, àqueles pacientes sem contraindicações e em que a revascularização mecânica (percutânea ou cirúrgica) não é factível em razão de anatomia, técnica, ou relacionada ao desejo do paciente.
- Quando agentes fibrinolíticos são utilizados, deve-se associar drogas vasoativas e/ou uso do balão intra-aórtico na tentativa de normalizar pressão de perfusão coronária, já que a fibrinólise é relativamente inefetiva quando administrada a pacientes hipotensos.
- Nos casos de choque cardiogênico por IAM, usar ácido acetilsalicílico (AAS) e heparina de forma rotineira (vide capítulos 17 e 18 – Síndromes coronariana aguda com supra de ST e complicações mecânicas do IAM).
- O clopidogrel deve ser prescrito após a realização do cateterismo e descartada a possibilidade de realização de procedimento de revascularização cirúrgica, pois dos pacientes randomizados para tratamento de reperfusão no SHOCK Trial, 37% foram submetidos à cirurgia de revascularização miocárdica.
- Betabloqueadores e antagonistas dos canais de cálcio não devem ser utilizados em pacientes em choque cardiogênico por causa do efeito inotrópico negativo.

LEITURA RECOMENDADA

1. Forrester JS, Diamano G, Chatterjee K, et al. Medical therapy of acute myocardial infarction by application of hemodynamic subsets. N Engl J Med. 1976;295:1356-404.
2. Hasdai DTE. Cardiogenic shock complicating acute coronary syndromes. Lancet. 2000;356:749-56.
3. Hochman JS, Ohman M. Cardiogenic shock. Am Heart Assoc. 2009;1-20.
4. Menom V, Hochman JS. Prognosis and treatment of cardiogenic shock complicating acute myocardial infarction. Up-to-date. 2012.

Hipertensão Arterial

27

Abordagem Inicial da Hipertensão Arterial Sistêmica

Thiago Midlej Brito
Luiz Aparecido Bortolotto
Thiago Arthur de Oliveira Machado

INTRODUÇÃO

- A hipertensão arterial sistêmica (HAS) é uma condição clínica multifatorial caracterizada por níveis elevados e sustentados de pressão arterial (PA).
- Trata-se de uma doença altamente prevalente e um dos principais fatores de risco (FR) modificáveis, sendo o seu diagnóstico e tratamento um desafio não só para o cardiologista, mas também para o clínico, de forma geral.
- Cerca de 90% a 95% dos pacientes portadores de HAS são considerados portadores de hipertensão primária ou essencial.
- A prevalência da HAS na população varia de 22% a 44%, com mais de 50% entre 60 e 69 anos e 75% acima de 70 anos.
- Os fatores de risco para HAS são idade, etnia (mais frequente em afrodescendentes), sexo (até 50 anos de idade, mais comum em homens), consumo de sal, fatores socioeconômicos (baixa classe social geralmente tem maior consumo de sal), obesidade (principalmente obesidade central), consumo de álcool, sedentarismo (risco 30% maior) e fatores genéticos.
- Apesar de a mortalidade por doença cardiovascular (DCV) aumentar progressivamente com a elevação da PA a partir de 115 x 75 mmHg, define-se um paciente como hipertenso quando a pressão arterial sistólica (PAS) ≥ 140 mmHg ou pressão arterial diastólica (PAD) ≥ 90 mmHg em duas ou mais consultas, ou se o paciente já está em uso de anti-hipertensivos. Em cada consulta, devem-se medir de duas a três vezes, utilizando a média das duas últimas pressões arteriais para definir a pressão arterial no momento.

DIAGNÓSTICO

- Antes de se iniciar a medida da PA, deve-se explicar o procedimento ao paciente e deixá-lo em repouso por 5 minutos, certificando-se de que ele não está com a bexiga cheia, não fez uso de bebida alcoólica, café ou alimentos, não fumou nos 30 minutos anteriores e não praticou exercício físico pelo menos 60 minutos antes.
- O paciente deve estar na posição sentada, com as pernas descruzadas, pés apoiados no chão, dorso recostado na cadeira e relaxado. O braço deve estar no nível do quarto espaço intercostal, livre de roupas, apoiado, com a palma da mão voltada para cima e o cotovelo ligeiramente fletido.
- A PA deve ser medida conforme a tabela a seguir:

Medida da PA
– Obter a circunferência aproximadamente no meio do braço, para selecionar o manguito de tamanho adequado. – Colocar o manguito de 2 a 3 cm acima da fossa cubital. – Centralizar o meio da parte compressiva do manguito sobre a artéria braquial. – Estimar o nível da pressão sistólica pela palpação do pulso radial. O seu reaparecimento corresponderá à PA sistólica. – Palpar a artéria braquial na fossa cubital e colocar a campânula ou o diafragma do estetoscópio sem compressão excessiva. – Inflar rapidamente até ultrapassar em 20 a 30 mmHg o nível estimado da pressão sistólica, obtido pela palpação. – Proceder à deflação lentamente. – Determinar a pressão sistólica pela ausculta do primeiro som (fase I de Korotkoff). – Determinar a pressão diastólica no desaparecimento dos sons (fase V de Korotkoff). – Auscultar cerca de 20 a 30 mmHg abaixo do último som para confirmar seu desaparecimento e, depois, proceder à deflação rápida e completa. – Se os batimentos persistirem até o nível zero, determinar a pressão diastólica no abafamento dos sons (fase IV de Korotkoff) e anotar valores da sistólica/diastólica/zero.

Adaptado de Sociedade Brasileira de Cardiologia, Hipertensão/Sociedade Brasileira de Nefrologia. VI Diretrizes Brasileiras de Hipertensão, 2010.

- **Observação:** as medidas devem ser obtidas em ambos os braços e, em caso de diferença, utiliza-se como referência sempre o braço com o maior valor para as medidas subsequentes.
- A medida da PA em crianças é recomendada em toda avaliação clínica, após os 3 anos de idade, pelo menos anualmente, devendo-se levar em conta a idade, o sexo e a altura. HAS nessa população é definida como pressão igual a ou maior que percentil 95, conforme a tabela a seguir.

Classificação da HAS para crianças e adolescentes	
Classificação	**Percentil* para PAS e PAD**
Normal	PA < percentil 90.
Limítrofe	PA entre percentis de 90 a 95 anos ou se PA exceder 120/80 mmHg sempre < percentil 90 até < percentil 95.
Hipertensão estágio 1	Percentil 95 a 99 mais 5 mmHg.
Hipertensão estágio 2	PA > percentil 99 mais 5 mmHg.

* Para idade, sexo e percentil de estatura. PA: pressão arterial.
Adaptado de Sociedade Brasileira de Cardiologia, Hipertensão/Sociedade Brasileira de Nefrologia. VI Diretrizes Brasileiras de Hipertensão, 2010.

- Automedida de PA (AMPA): realizada por pacientes ou familiares, geralmente no domicílio, possibilita obter uma estimativa mais real da PA, já que são obtidas no ambiente onde os pacientes passam a maior parte do dia. Valores superiores a 130/85 mmHg devem ser considerados alterados.
- Monitorização residencial de PA (MRPA): realizada obtendo-se três medidas pela manhã, antes do desjejum e da tomada de medicamento, e três à noite, antes do jantar, durante cinco dias, ou duas medidas em cada sessão, durante sete dias. São consideradas anormais medidas de PA > 130/85 mmHg.
- MAPA: permite o registro indireto e intermitente da PA durante 24 horas. Ver capítulo 39.

CLASSIFICAÇÃO

- A classificação de HAS, segundo as diretrizes brasileiras, está apresentada na tabela a seguir.

Classificação da hipertensão arterial sistêmica com medida de consultório			
	PA sistólica (mmHg)	**PA diastólica (mmHg)**	**Medidas**
Ótima	< 120	< 80	Reavaliar em 1 e 2 anos.
Normal	< 130	< 85	Reavaliar em 1 ano e estimular MEV.
Limítrofe	130-139	85-89	Reavaliar em 6 meses e estimular MEV.
HAS I	140-159	90-99	Confirmar em 2 meses
HAS II	160-179	100-109	Confirmar em 1 mês
HAS III	≥ 180	≥ 110	Reavaliar em 1 semana ou intervenção imediata.
Hipertensão sistólica isolada	≥ 140	< 90	

Adaptado de Sociedade Brasileira de Cardiologia/Sociedade Brasileira de Hipertensão/Sociedade Brasileira de Nefrologia. VI Diretrizes Brasileiras de Hipertensão, 2010.

- Hipertensão do avental branco – quando as medidas no consultório são > 140 x 90 mmHg, mas quando na MAPA, nas automedidas ou nas medidas residenciais se nota que a PA é normal.
- Hipertensão mascarada – quando a PA no ambulatório é normal, mas na MAPA, nas automedidas ou nas medidas residenciais a PA está elevada.

Classificação		
	Consultório	**MAPA (vigília), AMPA ou MRPA**
Normotensão	< 140/90 mmHg	≤ 130/85 mmHg
Hipertensão	≥ 140/90 mmHg	> 130/85 mmHg
Hipertensão do avental branco	≥ 140/90 mmHg	< 130/85 mmHg
Hipertensão mascarada	< 140/90 mmHg	> 130/85 mmHg

AVALIAÇÕES CLÍNICA E LABORATORIAL

- A história clínica deve ser completa, com especial atenção aos dados relevantes referentes ao tempo e ao tratamento prévio de hipertensão, aos fatores de risco, aos indícios de hipertensão secundária (ver capítulo 29 – Hipertensão secundária) e de lesões de órgãos-alvo, aos aspectos socioeconômicos, às características do estilo de vida do paciente e ao uso de medicamentos concomitantes.
- O exame físico deve ser minucioso, buscando sinais sugestivos de lesões de órgãos-alvo e de hipertensão secundária. O exame de fundo de olho deve ser sempre solicitado na primeira avaliação, em especial em pacientes com HAS estágio 3, que apresentam diabetes ou lesão em órgãos-alvo.
- Exames de rotina devem ser solicitados conforme a tabela seguinte.

Exames iniciais de rotina para todos os pacientes hipertensos
– Creatinina e estimativa do TFG. – Urina tipo 1. – Potássio. – Glicemia. – Colesterol total e frações, triglicérides. – Ácido úrico. – Eletrocardiograma (ECG) (anual).

- A avaliação complementar está indicada na presença de elementos indicativos de DCV e doenças associadas, em pacientes com dois ou mais fatores de risco e em pacientes acima de 40 anos de idade com diabetes.

Exames complementares
– Radiografia de tórax: se suspeita de insuficiência cardíaca (IC), para avaliação pulmonar e/ou de aorta.
– Ecocardiograma: hipertensos estágios 1 e 2 sem hipertrofia ventricular esquerda ao ECG, mas com dois ou mais fatores de risco e para os hipertensos com suspeita de IC.
– Microalbuminúria: hipertensos diabéticos ou com síndrome metabólica e hipertensos com dois ou mais fatores de risco.
– Ultrassom de carótida: pacientes com sopro em carótidas, sinais de doença cerebrovascular ou com doença aterosclerótica em outros territórios.
– Teste ergométrico: suspeita de doença coronariana estável, diabético ou antecedente familiar para doença coronariana em paciente com pressão arterial controlada.
– Hemoglobina glicada: hipertensos diabéticos ou com síndrome metabólica.
– MAPA: suspeita de hipertensão do jaleco branco, hipertensão mascarada e para avaliação da terapêutica.

Adaptado de Sociedade Brasileira de Cardiologia/Sociedade Brasileira de Hipertensão/ Sociedade Brasileira de Nefrologia. VI Diretrizes Brasileiras de Hipertensão, 2010.

ESTRATIFICAÇÃO

- A estratificação do risco cardiovascular global (tabela abaixo) leva em consideração os valores de PA, fatores de risco adicionais, lesões de órgãos-alvo e doenças cardiovasculares associadas à HAS.

Lesões subclínicas de órgão-alvo	**Condições clínicas associadas à HAS**
Hipertrofia de ventrículo esquerdo.	Angina do peito ou infarto agudo do miocárdio prévio; revascularização miocárdica prévia; insuficiência cardíaca.
Espessura médio-intimal de carótida > 0,9 mm ou presença de placa de ateroma.	
Índice tornozelo-braquial < 0,9.	Acidente vascular cerebral (isquêmico ou hemorrágico), acidente isquêmico cerebral transitório, demência vascular.
Depuração de creatinina < 60 ml/ min/1,72 m².	
Microalbuminúria 30-300 mg/24h ou relação albumina/creatinina > 30 mg/g.	Doença vascular arterial de extremidades.
Velocidade de onda de pulso > 12 m/s.	Retinopatia hipertensiva.

- Os fatores de risco adicionais são tabagismo, dislipidemia, idade (homem > 55 anos e mulher > 65 anos), antecedente familiar para DCV (mulher < 65 anos e homem < 55 anos), aumento de circunferência abdominal, glicemia de jejum alterada, hemoglobina glicada anormal, diabetes, história de pré-eclâmpsia na gestação, história familiar de HAS, pressão de pulso > 65 mmHg.

Estratificação do risco cardiovascular global, segundo as diretrizes HAS – 2010						
	Pressão arterial					
	Ótimo	**Normal**	**Limítrofe**	**HAS I**	**HAS II**	**HAS III**
Sem FR	∅	∅	∅	Baixo	Moderado	Alto
1 ou 2 FR	Baixo	Baixo	Baixo	Moderado	Moderado	Muito alto
≥ 3 FR ou DM/SM ou LOA	Moderado	Moderado	Alto	Alto	Alto	Muito alto
Doença cardiovascular	Muito alto	Muito alto	Muito alto	Muito alto	Muito alto	Muito alto

FR: fator de risco; DM: *diabetes mellitus*; SM: síndrome metabólica; LOA: lesão de órgão-alvo.

- A decisão terapêutica depende do risco cardiovascular global apresentado anteriormente:
  - Sem risco adicional: MEV.
  - Risco adicional baixo: MEV por 6 meses; se sem sucesso, MEV + tratamento medicamentoso.
  - Risco adicional moderado, alto ou muito alto: MEV + tratamento medicamentoso.

Metas do tratamento	
Categoria	**Meta de PA**
Hipertensos estágios 1 e 2 com riscos cardiovasculares baixo e moderado.	< 140 x 90 mmHg
Hipertensos e limítrofes, com risco cardiovascular alto ou muito alto, ou com 3 ou mais fatores de risco, DM, SM ou LOA.	< 130 x 80 mmHg
Hipertensos com insuficiência renal com proteinúria > 1,0 g/L.	

Adaptado de Sociedade Brasileira de Cardiologia/Sociedade Brasileira de Hipertensão/ Sociedade Brasileira de Nefrologia. VI Diretrizes Brasileiras de Hipertensão, 2010.

LEITURA RECOMENDADA

1. Chobanian AV, Bakris GL, Black HR, et al. The Seventh Report of the Joint National Committee on Prevention, Detection, Evaluation, and Treatment of High Blood Pressure: the JNC 7 report. JAMA. 2003;289:2560.
2. Kaplan NM, Domino FJ. Overview of hypertension in adults. Up-to-date. 2012.
3. Sociedade Brasileira de Cardiologia/Sociedade Brasileira de Hipertensão/Sociedade Brasileira de Nefrologia. VI Diretrizes Brasileiras de Hipertensão. Arq Bras Cardiol 2010; 95(1 suppl. 1):1-51.
4. Staessen JA, Wang J, Bianchi G, et al. Essential hypertension. Lancet. 2003;361:1629.

28

Tratamento da Hipertensão Arterial Sistêmica

Thiago Midlej Brito
Luiz Aparecido Bortolotto
Thiago Arthur de Oliveira Machado

NTRODUÇÃO

- Mais de 60% dos pacientes hipertensos não obtêm controle adequado da pressão arterial (PA).
- A falta de adesão contribui de forma significante para esse número.
- O esquema anti-hipertensivo deve manter a qualidade de vida do paciente, de modo a estimular a adesão.
- O objetivo primordial do tratamento da hipertensão arterial é a redução da morbidade e da mortalidade cardiovasculares.

TRATAMENTO NÃO MEDICAMENTOSO

Mudanças de estilo de vida (MEV)
– Diminuir ingestão de sal. – Aumentar ingestão de vegetais, frutas (cinco vezes ao dia) e laticínios desnatados, preferir alimentos com pouco sódio e mais potássio, como feijão, ervilha, vegetais verde-escuros, banana, melão, beterraba, frutas secas, tomate, batata-inglesa e laranja. – Diminuir ingestão de álcool [queda na pressão arterial sistólica (PAS) em 2-4 mmHg]; máximo de 30 g ao dia para homens e 15 g ao dia para mulheres. – Atividade física: 30 minutos por dia, por 5 dias por semana (queda na PAS em 4-9 mmHg). – Perda de peso (queda na PAS em 5-20 mmHg a cada 10 kg).

TRATAMENTO MEDICAMENTOSO

Diuréticos
– Há três tipos de diuréticos utilizados no tratamento da hipertensão arterial sistêmica (HAS). – **Tiazídicos:** são os mais utilizados. Exemplos: hidroclorotiazida 12,5 a 25 mg, uma vez ao dia; clortalidona 12,5 a 25 mg, uma vez ao dia; indapamida 1,25 a 5,0 mg, uma vez ao dia. Apresentam como efeitos colaterais aumento discreto do colesterol, dos triglicérides (se em altas doses), aumento do ácido úrico e da glicemia, diminuição do potássio e aumento do cálcio. São contraindicados em pacientes com insuficiência renal avançada – condição em que não possuem efeito satisfatório – alergia à medicação (lembrar que tem radical sulfa) e gota. – **Diuréticos de alça:** exemplos dessa medicação – furosemida 20 a 40 mg, uma a duas vezes ao dia, bumetamida 0,5 mg, uma a duas vezes ao dia, e piretanida 6 a 12 mg, uma vez ao dia. Apresentam como efeitos colaterais hipocalemia, hipocalcemia, hipomagnesemia, ototoxicidade e nefrotoxicidade. Indicados a pacientes com HAS com situações de hipervolemia, como em insuficiência cardíaca ou insuficiência renal. – **Poupadores de potássio:** são, também, uma medicação antagonista da aldosterona. Exemplos: espironolactona 25 a 100 mg, ao dia, uma a duas vezes ao dia; amilorida 2,5 a 10 mg ao dia, uma vez ao dia. Podem ser usados associados às outras medicações se houver hipocalemia presente ou indicação por outras causas, como insuficiência cardíaca avançada. Efeitos colaterais são hipercalemia, ginecomastia (espironolactona tem efeito antiandrogênico). Cuidado com seu uso em pacientes com disfunção renal e hipercalemia.

Betabloqueadores
– São utilizados como primeira opção se há presença de insuficiência coronariana ou se há arritmias presentes. Podem ser considerados também no diagnóstico concomitante de enxaqueca (para uso como profilaxia), se houver tremor essencial ou se o paciente apresentar hipertensão portal. – Exemplos: atenolol 25 a 100 mg ao dia, uma a duas vezes ao dia; propranolol 40 a 240 mg, duas a três vezes ao dia; bisoprolol 1 a 20 mg ao dia, uma a duas vezes ao dia; pindolol 2,5 a 10 mg ao dia, uma a duas vezes ao dia; tartarato de metoprolol 50 a 200 mg ao dia, uma a duas vezes ao dia; carvedilol 6,25 a 50 mg ao dia, duas vezes ao dia. – Para insuficiência cardíaca (IC) com disfunção sistólica, há evidência para uso de carvedilol, succinato de metoprolol (ação prolongada), bisoprolol e nevibolol.

continuação

- Efeitos colaterais do tratamento: broncospasmo, bradicardia, distúrbios de condução atrioventricular, hipotensão postural, vasoconstrição periférica (piora da doença vascular periférica), insônia, pesadelos, depressão, astenia e disfunção sexual. Se não for cardiosseletivo, como no caso do propranolol, pode causar intolerância à glicose, aumento dos triglicerídeos e diminuição do HDL, se em altas doses. Os betabloqueadores são contraindicados a pacientes com asma grave, bloqueio atrioventricular (BAV) de segundo e terceiro graus ou de primeiro grau com intervalo PR > 0,24 s.
- Contraindicações relativas: depressão, doença vascular arterial periférica, IC descompensada e doença pulmonar obstrutiva crônica (DPOC).

Inibidores da enzima conversora de angiotensina (IECA)

- São anti-hipertensivos de primeira linha. Têm efeitos benéficos em mortalidade em pacientes com IC com disfunção sistólica, mesmo em assintomáticos. Em longo prazo, retardam o declínio da função renal em pacientes com nefropatia diabética (agem como antiproteinúricos).
- Exemplos de IECA: captopril 25 a 150 mg, duas a três vezes ao dia; enalapril 5 a 40 mg, uma a duas vezes ao dia; ramipril 2,5 a 10 mg, uma vez ao dia; lisinopril 5 a 20 mg, uma a duas vezes ao dia.
- Efeitos colaterais dos IECA: tosse seca, hipersensibilidade com erupção cutânea, angioedema, piora da função renal e hipercalemia.
- São contraindicados a gestantes (diminuem o fluxo placentário)). Creatinina superior a 3 mg/dL é contraindicação relativa ao uso de IECA.
- São contraindicados também se potássio estiver maior que 5,5 e se houver estenose de artéria renal bilateral (ou unilateral no caso de rim único).

Bloqueadores do receptor de angiotensina (BRA)

- Têm ação semelhante à dos IECA.
- Exemplos: losartan 25 a 100 mg, uma vez ao dia; candesartan 8 a 16 mg, uma vez ao dia; de irbesartan 150 a 300 mg, uma vez ao dia; olmesartan 20 a 40 mg, uma vez do dia; telmisartan 40 a 80 mg, uma a duas vezes ao dia.
- Efeitos colaterais e contraindicações são as mesmas do IECA, exceto tosse seca. Causam também menos angioedema.

Bloqueadores do canal de cálcio

- São divididos em dois grupos:

1. Diidropiridinas: atuam mais em vasos periféricos – exemplos: amlodipina 2,5 a 10 mg, uma a duas vezes ao dia, e nifedipina (longa duração) 30 a 60 mg, uma vez ao dia. Efeitos colaterais são descompensação de insuficiência coronariana (ICo) se curta duração, *flush* facial, edema de membros inferiores e taquicardia reflexa. Drogas de curta duração são contraindicadas a pacientes com ICo.
2. Não diidropiridínicos: têm mais efeitos inotrópicos e cronotrópicos negativos. Podem ser indicados a pacientes com ICo, se houver contraindicação para betabloqueadores e se fração de ejeção > 40%. Exemplos: verapamil 180 a 480 mg, três vezes ao dia; diltiazem 90 a 360 mg, três vezes ao dia. Efeitos colaterais são bradicardia, descompensação da IC e constipação. São contraindicados se a frequência cardíaca (FC) for menor que 50 e se houver BAV de segundo e terceiro graus ou de primeiro grau com intervalo PR > 0,24 s e IC mal compensada.

Alfabloqueadores

- Devem sempre estar associados a outros anti-hipertensivos. Podem ser utilizados em paciente com hiperplasia prostática benigna associada.
- Exemplos: prazosina 1 a 20 mg, uma vez ao dia; doxazosina 1 a 16 mg, uma vez ao dia.
- Efeitos colaterais mais comuns são hipotensão postural e palpitações.

Simpaticomiméticos de ação central

- São drogas também de terceira linha.
- A clonidina é um alfa-2 agonista pré-sináptico que reduz o tônus simpático. É usada na dose de 0,2 a 0,6 mg, duas a três ao dia. Apresenta como efeitos colaterais sonolência, boca seca, fadiga, disfunção sexual, piora da depressão e hipotensão postural. Contraindicada a pacientes com diagnóstico de depressão maior.
- A alfametildopa age na produção de noradenalina no sistema nervoso central. Sua dose é de 250 a 1.500 mg, duas a três vezes ao dia, e é muito usada na gestação como monoterapia. Pode levar a anemia hemolítica, hepatite, hipertensão rebote e hipotensão postural.
- Outra opção é a reserpina, na dose de 0,1 a 0,25 mg, uma a duas vezes ao dia.

Vasodilatadores diretos
– Podem ser uma opção a pacientes com IC ou hipertensos que apresentem insuficiência renal crônica ou hipercalemia. Não usar como monoterapia; associar a tiazídicos ou betabloqueadores. – Utiliza-se em geral a hidralazina, que tem efeito arteriodilatador, na dose de 50-300 mg dia, dividido em duas a três doses (25 mg 12/12h a 100mg 8/8h). – Os efeitos colaterais da hidralazina são taquicardia reflexa e lúpus eritematoso sistêmico induzido por droga, e suas contraindicações são pacientes com ICo, sem uso de betabloqueador ou bloqueador de canal de cálcio não diidropiridínico.

Inibidor direto da renina
– Novo tipo de droga introduzido recentemente no mercado. – Seu exemplo é o alisquireno, na dose de 150 a 300 mg, uma vez ao dia. – Deve-se evitar seu uso na gravidez e estar atento ao desenvolvimento de hipercalemia. Efeitos colaterais são diarreia e *rash* cutâneo.

- Assim, para início de tratamento da HAS, podem-se usar em monoterapia diuréticos tiazídicos (de preferência clortalidona ou indapamida), betabloqueadores, IECA, BRA, decidindo a droga de acordo com as comorbidades, facilidade de uso, condições socioeconômicas do paciente e disponibilidade da droga. É importante lembrar que a maioria dos pacientes não conseguirá controle adequado com só uma medicação, necessitando, em geral, de associação com duas ou mais drogas.
- Menos de 5% dos hipertensos apresentam hipertensão secundária – ver capítulo 29 – Hipertensão secundária.

EXEMPLO DE PRESCRIÇÃO

- Paciente do sexo masculino, 48 anos, procura serviço médico para realização de *check-up*. Assintomático. No exame físico realizado na primeira consulta, PA estava 162 x 100 mm/Hg, FC 96. Reavaliada após uma semana, sendo confirmada a elevação dos níveis pressóricos – PA 156 x 94 mmHg. Peso 80 kg, altura 160 cm (IMC 31,2 kg/m^2). Optado por orientar MEV e iniciar tratamento medicamentoso.

Exemplo de prescrição – Hipertensão arterial sistêmica

1. Dieta hipossódica. Orientar atividade física – 30 minutos por dia, 5 dias por semana. Perda de peso.
2. Enalapril de 10 mg, duas vezes ao dia, com o objetivo de PA < 140 x 90 mmHg. Associar medicações se necessário para atingir meta pressórica.
3. Solicitar: creatinina, urina tipo 1, potássio, glicemia, colesterol total e frações, triglicérides, ácido úrico. Eletrocardiograma e fundo de olho anual.

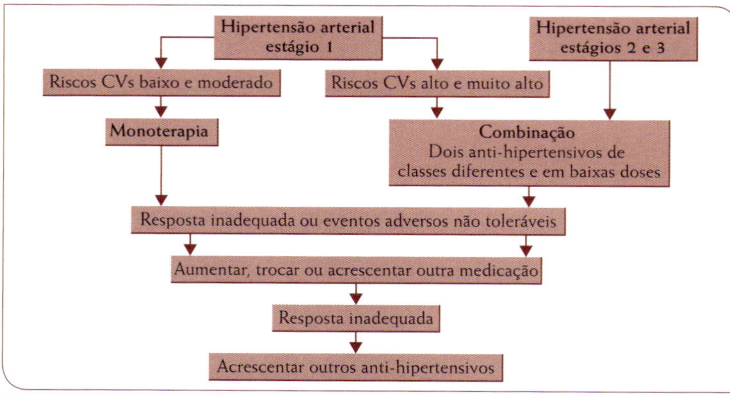

Adaptado de Sociedade Brasileira de Cardiologia/Sociedade Brasileira de Hipertensão/ Sociedade Brasileira de Nefrologia. VI Diretrizes Brasileiras de Hipertensão, 2010.

LEITURA RECOMENDADA

1. Mann JFE. Choice of therapy in essential hypertension: recommendations. Up-to-date. 2012.
2. Rosendorff C, Black HR, Cannon CP, et al. Treatment of hypertension in the prevention and management of ischemic heart disease: a scientific statement from the American Heart Association Council for High Blood Pressure Research and the Councils on Clinical Cardiology and Epidemiology and Prevention. Circulation. 2007;115:2761.
3. Sociedade Brasileira de Cardiologia, Sociedade Brasileira de Hipertensão Arterial, Sociedade Brasileira de Nefrologia. VI Diretrizes Brasileiras de Hipertensão Arterial. Arq Bras Cardiol. 2010;95(1 suppl.1):1-51.

29

Hipertensão Secundária

Thiago Midlej Brito
Luiz Aparecido Bortolotto
Thiago Arthur de Oliveira Machado

INTRODUÇÃO

- Hipertensão secundária é aquela com causa justificável para a elevação da pressão arterial (PA).
- Antes de suspeitar de hipertensão secundária e iniciar investigação dela, deve-se excluir medidas inadequadas da PA, hipertensão do avental branco, tratamento inadequado, não adesão ao tratamento, progressão das lesões nos órgãos-alvo da hipertensão, presença de comorbidades, interação medicamentosa.
- Dos pacientes hipertensos, 3% a 5% são considerados portadores de hipertensão secundária.
- A causa mais comum de hipertensão secundária é a doença renal crônica, mas estima-se que a prevalência da síndrome da apneia obstrutiva do sono seja subestimada.
- Dados de história e exame físico são fundamentais na suspeita e tentativa de identificação de eventual causa da hipertensão.
- As principais causas são doença parenquimatosa renal crônica, doença renovascular (estenose de artéria renal), hiperaldosteronismo, feocromocitoma, hiperparatireoidismo, hipo ou hipertireoidismo, apneia obstrutiva do sono, síndrome de Cushing e coarctação da aorta.
- A hipertensão refratária (hipertensão mantida mesmo com o uso de três medicamentos de classes distintas, em dose máxima, sendo um deles diurético) e hipertensão de início súbito ou em jovens (menos de 30 anos) sugerem causa secundária.

Indícios de hipertensão arterial sistêmica (HAS) secundária
HAS antes dos 30 ou após 50 anos.
HAS refratária.
Tríade: palpitação, sudorese e cefaleia.
Uso de fármacos que podem aumentar a PA.
Presença de sopros abdominais.
Assimetria de pulsos femorais.
Aumento da creatinina.
Hipocalemia espontânea ou associada a diuréticos.
Proteinúria ou hematúria.
Biotipo de doença que cursa com HAS como Cushing, acromegalia ou hipertireoidismo.

DIAGNÓSTICO

Achados que sugerem hipertensão arterial secundária e exames complementares recomendados		
Suspeita diagnóstica	**Achados clínicos**	**Exames complementares**
Apneia obstrutiva do sono.	Ronco, sonolência diurna.	Polissonografia.
Hiperaldosteronismo primário.	Hipertensão resistente, hipocalemia, nódulo adrenal.	Relação aldosterona/ atividade de renina plasmática com níveis de aldosterona alto.
Doença renal parenquimatosa.	Insuficiência renal, edema, ureia e creatinina elevadas, proteinúria/hematúria.	Taxa de filtração glomerular, ultrassonografia renal, pesquisa de microalbuminúria ou proteinúria.
Doença renovascular.	Sopro abdominal, edema agudo de pulmão, piora da função renal por medicamentos que bloqueiam o sistema renina-angiotensina.	Angiografia por ressonância magnética ou tomografia computadorizada, ultrassonografia com Doppler, renograma, arteriografia renal.
Coarctação da aorta.	Pulsos em artérias femorais reduzidos, pressão em membros inferiores reduzida, radiografia de tórax anormal.	Ecocardiograma com Doppler ou tomografia computadorizada de aorta.

continuação

Síndrome de Cushing.	Ganho de peso, fadiga, fraqueza, hirsutismo, amenorreia, face em "lua cheia", "corcova" dorsal, estrias purpúricas, obesidade central, hipopotassemia.	Dosagens de cortisol urinário de 24 horas e cortisol matinal (8h) basal e 8 horas após administração de 1 mg de dexametasona às 24h.
Feocromocitoma.	Hipertensão persistente ou paroxística com crises de cefaleia, sudorese e palpitações.	Determinações de catecolaminas e seus metabólitos em sangue e urina.
Hipotireoidismo.	Fadiga, ganho de peso, perda de cabelo, hipertensão diastólica, fraqueza muscular.	Dosagens de T4 livre e TSH.
Hipertireoidismo.	Intolerância ao calor, perda de peso, palpitações, hipertensão sistólica, exoftalmia, tremores, taquicardia.	Dosagens de T4 livre e TSH.

Adaptado de Sociedade Brasileira de Cardiologia/Sociedade Brasileira de Hipertensão/ Sociedade Brasileira de Nefrologia. VI Diretrizes Brasileiras de Hipertensão, 2010.

HIPERALDOSTERONISMO PRIMÁRIO

- A aldosterona em níveis elevados provoca aumento da reabsorção de sódio e água e da excreção de potássio e íons hidrogênio, levando a uma sobrecarga hidrossalina, hipocalemia e alcalose metabólica.
- Sempre que um paciente apresentar hipertensão refratária ou, então, de início precoce e houver presença de hipocalemia associada, o hiperaldosteronismo primário (HAP) será a principal hipótese diagnóstica.
- Ao suspeitar de HAP, deve-se solicitar a dosagem sérica de aldosterona e atividade de renina plasmática e quantificar a relação A/R. Se a relação A/R for superior a 30 ng/dl associada à aldosterona superior a 15 ng/dl, existe alta probabilidade de HAP, e todos que apresentarem esses valores devem realizar o teste de sobrecarga de sal (2 l de soro fisiológico em 4h) para confirmar HAP.
- Após confirmação de HAP, deve-se prosseguir com a realização de exames de imagem para a identificação de eventual adenoma de suprarrenal. Caso os exames sejam positivos, deve ser programada cirurgia para ressecção do tumor. Em caso de exames negativos, trata-se de hiperplasia da adrenal, e a ênfase deve ser no tratamento medicamentoso com a espironolactona.

HIPERTENSÃO RENOVASCULAR

- É definida como HAS decorrente de isquemia renal, geralmente causada por lesão obstrutiva parcial ou completa de uma ou ambas as artérias renais.
- Pode ser causada por aterosclerose, a causa mais comum, com prevalência em torno de 90%, ou displasia fibromuscular, mais frequentemente encontrada em mulheres jovens de cor branca.
- Nos pacientes com suspeita de hipertensão renovascular, deve-se fazer a investigação com algum dos seguintes exames: cintilografia renal com captopril (renograma), ultrassom com Doppler de artérias renais, angiotomografia ou angiorressonância de artérias renais.
- A arteriografia renal é realizada nos pacientes com exame inconclusivo e elevada probabilidade pré-teste de doença renovascular. Pode ser indicado diretamente se houver alta probabilidade de doença renovascular, como hipertensão acelerada ou maligna, HAS refratária com insuficiência renal progressiva, elevação da creatinina com inibidores da enzima de conversão da angiotensina (IECA) ou bloqueadores do receptor da angiotensina (BRA), assimetria do tamanho ou função renal.
- Pacientes que têm indicação de investigação de doença renovascular e serão submetidos à cineangiocoronariografia também devem ser submetidos à arteriografia renal combinada.
- As indicações de abordagem são HAS resistente, acelerada ou maligna e com intolerância à medicação, perda progressiva da função renal com estenose bilateral ou unilateral em rim único, insuficiência cardíaca congestiva ou edema agudo de pulmão de repetição.
- A abordagem de escolha deve ser o procedimento percutâneo de angioplastia por balão na lesão fibrodisplásica e com colocação de *stent* nas lesões ateroscleróticas.
- A abordagem cirúrgica está indicada quando houver obstrução total da artéria renal, grandes fístulas arteriovenosas, lesão de aorta englobando as artérias renais, insucesso no tratamento clínico ou endovascular.

FEOCROMOCITOMA

- São tumores de células argentafins que se localizam na medula adrenal (feocromocitomas) ou em regiões extra-adrenais (paragangliomas), que, em geral, produzem catecolaminas e se associam a quadro clínico de HAS paroxística (30% dos casos) ou sustentada com ou sem paroxismos (50% a 60% dos casos).

- O diagnóstico laboratorial do tumor é baseado nas dosagens de catecolaminas e seus metabólitos no sangue e na urina.
- A suspeita acontece em todo paciente que inicia quadro de hipertensão, mais tipicamente em episódios paroxísticos ou como hipertensão resistente, ainda jovem, associado à tríade clássica da doença, com cefaleia, sudorese e taquicardia.
- A investigação deve iniciar-se com a dosagem de catecolaminas, idealmente a metanefrina, em dosagem na urina de 24 horas ou medida plasmática isolada.
- Em caso de positividade do rastreamento inicial, pede-se um exame de imagem (tomografia ou ressonância) para pesquisa de tumoração adrenal.
- O mapeamento com MIBG (cintilografia metaiodo-benzilguanidina iodo-131) ou o PET Scan é realizado em caso de tomografia computadorizada (TC) ou ressonância nuclear magnética (RNM) negativos.
- O tratamento ideal é a cirurgia para ressecção do tumor, que pode ser feita por via aberta ou laparoscópica.
- O uso pré-operatório de alfabloqueadores é feito rotineiramente.
- Em caso de impossibilidade para cirurgia, deve ser feito tratamento medicamentoso com uso de inibidores da síntese de catecolaminas, como a alfametiltirosina
- O seguimento clínico, bioquímico e radiológico é essencial para a detecção de recorrências ou metástases na doença maligna.

SÍNDROME DE CUSHING

- A síndrome é devida ao excesso de cortisol, que aumenta a retenção de sódio e água, promovendo expansão de volume.
- O hipercortisolismo pode ser exógeno devido à administração de glicocorticoides ou do hormônio adrenocorticotrópico (ACTH), ou endógeno, por excesso de produção de cortisol.
- O primeiro passo é excluir o hipercortisolismo exógeno.
- Deve-se confirmar o hipercortisolismo por meio do teste de supressão com dexametasona, dosagem de cortisol livre urinário ou cortisol salivar noturno; idealmente duas medidas alteradas são necessárias para o diagnóstico.
- Em seguida, deve ser feita a dosagem do ACTH, a fim de determinar um hipercortisolismo dependente ou independente de ACTH.
- No caso de ACTH baixo/suprimido, as principais hipóteses são adenoma ou adenocarcinoma de suprarrenal, sendo necessária a realização de TC de abdome para confirmação.

- Em caso de ACTH normal ou aumentado, o próximo passo é a realização de teste de supressão com dexametasona. Em caso de supressão de ACTH, trata-se de doença de Cushing (adenoma hipofisário), e o passo seguinte é a realização de ressonância magnética de hipófise para programar cirurgia. Por sua vez, caso os níveis de ACTH permaneçam inalterados com o teste, trata-se de tumor produtor de ACTH ectópico. Não existe uma detecção padronizada para busca de tumor ectópico produtor de ACTH.

APNEIA OBSTRUTIVA DO SONO

- A síndrome da apneia e hipopneia obstrutiva do sono (SAHOS) tem demonstrado grande importância por contribuir para o remodelamento vascular, aceleração do processo de aterosclerose e surgimento de lesões de órgãos-alvo.
- Acredita-se que possa ser a principal causa de hipertensão secundária, dada sua elevada prevalência.
- O diagnóstico é confirmado pela polissonografia, quando cinco ou mais episódios de apneia e/ou hipopneia por hora – índice de apneia-hipopneia – estão presentes.
- O tratamento deve incluir medidas para perda de peso, melhora da higiene do sono e o uso de CPAP noturno. Nos casos em que o paciente não se adapta ou recusa o uso de CPAP noturno e não há melhora com as mudanças de estilo de vida, deve-se considerar a cirurgia (uvulopalatofaringoplastia).

HIPOTIREOIDISMO

- A HAS ocorre em 20% dos pacientes com hipotireoidismo.
- O diagnóstico precoce é feito pela dosagem de TSH aumentado e confirmado com a diminuição gradativa de T4 livre.
- Achados clínicos mais comuns são ganho de peso, queda de cabelo e fraqueza muscular.
- O tratamento deve ser iniciado com a reposição de hormônio tireoidiano e, caso persista a HAS, está indicado o uso de medicamentos anti-hipertensivos.

HIPERTIREOIDISMO

- Os sintomas incluem tremor, fadiga, intolerância ao calor, hiperatividade, perda de peso e labilidade emocional.
- Os sinais mais importantes são exoftalmia, hipertermia, reflexos exaltados, primeira bulha com acentuação do componente pulmonar e pele úmida.
- O diagnóstico é confirmado por nível baixo de TSH e elevado de T4 livre.

- O tratamento é geralmente acompanhado por normalização da PA. Betabloqueadores são a primeira escolha para controlar os sintomas adrenérgicos.

MEDICAMENTOS

Medicamentos relacionados com o desenvolvimento ou agravamento da HAS
Ciclosporina, tacrolimus
Inibidores da ciclo-oxigenase
Anfepramona
Sibutramina
Tricíclicos
Inibidores da monoaminoxidase
Vasoconstritores
Eritropoetina
Anticoncepcionais orais
Terapia de reposição hormonal
Álcool
Anfetamina

LEITURA RECOMENDADA

1. Chobanian AV, Bakris GL, Black HR, et al. The Seventh Report of the Joint National Committee on Prevention, Detection, Evaluation, and Treatment of High Blood Pressure: the JNC 7 report. JAMA. 2003;289(19):2560-72.
2. Sociedade Brasileira de Cardiologia. VI Diretrizes Brasileiras de Hipertensão. Arq Bras Cardiol. 2010;95(1 suppl. 1):1-51.
3. Textor S. Who should be evaluated for renovascular or other causes of secondary hypertension? Up-To-Date. 2012.

30

Emergências Hipertensivas

Francisca Yane Bulcão de Macêdo

INTRODUÇÃO

Níveis aumentados da pressão arterial (PA) no pronto-socorro	
Emergência hipertensiva	Definida como elevação dos níveis pressóricos associadc à lesão aguda em órgãos-alvo ou risco iminente de morte, com a necessidade de redução imediata da PA com agentes parenterais (diminuir de 10% a 15% a PA em 30-60 minutos).
Urgência hipertensiva	Cursa com elevação da PA (em geral, pressão arterial diastólica ≥ 120 mmHg) com estabilidade clínica, associada a sinais/sintomas, embora sem lesão de órgãos-alvo ou risco iminente de morte. Tratamento com anti-hipertensivos, VO. Nem sempre é possível fazer uma distinção clara entre emergências e urgências hipertensivas.
Pseudocrise	Aumento acentuado da PA desencadeado por dor (cólica, cefaleia, fibromialgia), desconforto (mal-estar, tonturas), ansiedade. O tratamento visa ao controle desses fatores.
Hipertensão crônica mal controlada	Pressão arterial elevada cronicamente e ida ao pronto-socorro por outro motivo qualquer. É necessário orientar o paciente sobre as medidas não farmacológicas, a importância do acompanhamento ambulatorial e o ajuste dos anti-hipertensivos, visando reduzir lesão em órgãos-alvo.

Tipos de emergências hipertensivas
– Encefalopatia hipertensiva. – HIC associada à hemorragia IC [HSA, HIP, acidente vascular cerebral (AVC)]. – Hipertensão associada a infarto agudo do miocárdio (IAM)/angina instável. – Hipertensão associada a edema agudo de pulmão (EAP). – Hipertensão associada à falência de VE (ICC aguda). – Dissecção de aorta. – HA maligna. – Crise adrenérgica do feocromocitoma. – Pré-eclâmpsia grave ou eclâmpsia. – Uso de drogas catecolaminérgicas.

AVALIAÇÃO INICIAL

Avaliação dos casos suspeitos de emergência ou urgência hipertensiva	
História clínica	Questionar sobre tratamento prévio para HAS. Perguntar sobre o uso de drogas hipertensoras (cocaína, anfetamina, simpatomiméticas). Avaliar sinais de disfunções cardíacas, cerebrais e/ou visuais (cefaleia, alteração do nível de consciência, angina, dispneia, ortopneia, edema pulmonar e déficits focais).
Exame físico	Verificar medidas da PA em ambos os membros superiores; fundo de olho (nem todos); estado neurológico (confuso, agitado, déficits); estado cardiopulmonar; análise de fluidos corporais; pulsos periféricos.
Exames complementares	Hemograma, urina I, ureia, creatinina, glicemia, eletrólitos, eletrocardiograma (ECG) e RX de tórax para todos os pacientes em emergência hipertensiva. Exames para causas secundárias quando houver suspeita. Solicitar ecocardiograma transtorácico para avaliação de HVE e função ventricular e CT de crânio quando houver alteração do nível de consciência ou déficits focais.

TRATAMENTO

Tratamento da PA no pronto-socorro	
Emergência hipertensiva	Objetivo: redução imediata da PA de 10% a 15% da pressão arterial diastólica (PAD) nos primeiros 30 a 60 minutos com uso de agentes parenterais.
Urgência hipertensiva	Objetivo: redução da PA em 24 a 48 horas com uso de anti-hipertensivos por via oral (VO). Reconhecer as causas desencadeantes. Acompanhamento ambulatorial precoce. Drogas: – Captopril: 25 a 50 mg, VO (repetir em 40 a 60 minutos sn). – Clonidina: dose inicial de 0,2 mg e de manutenção em 0,1 mg/h até dose máxima de 0,8 mg. – Propranolol: dose de 40 a 80 mg. Repetir após 2 horas sn.
Pseudocrise	Objetivo: controle dos fatores desencadeantes (dor, ansiedade etc.) com uso de analgésicos, ansiolíticos, entre outros. Drogas: – Diazepam de 5 a 10 mg, VO, dipirona e tramadol 50 a 100 mg.
Hipertensão crônica mal controlada	Objetivo: medidas não farmacológicas e ajuste dos anti-hipertensivos, VO.

DROGAS PARENTERAIS

Nitroprussiato de sódio

- Vasodilatador direto arterial e venoso (libera íons cianeto e NO vascular). Reduz resistência vascular periférica sem aumentar retorno venoso. Reduz pré e pós-carga, melhorando, assim, a função do VE em pacientes com ICC e baixo débito cardíaco e reduzindo o consumo miocárdico de O_2 quando há insuficiência coronariana (mas geralmente se prefere nitroglicerina nesses casos).
- Deve ser usado com cautela em casos de AVC (pode diminuir PAM, reduzindo a perfusão cerebral e piorando a isquemia). Seu uso requer supervisão direta, em bomba de infusão contínua (Bic), de preferência em unidade de terapia intensiva (UTI).
- Dose: de 0,25 a 10 mcg/kg/min, EV (ampola de 50 mg + SG a 5% 250 ml -> 200 mcg/ml). De maneira prática: iniciar infusão com 5 ml/h, com supervisão efetiva da PA a cada 5 minutos, até PAD 100 a 110 mmHg. Tempo de meia-vida (t1/2): 2 a 3 minutos.
- Efeitos colaterais: náuseas e vômitos, espasmo muscular e intoxicação por tiocianato (alterações neurológicas irreversíveis, inclusive morte).
- Antídoto: vitamina B_{12} (cianocobalamina).

Nitroglicerina

- Maior potência venodilatadora, mas não é tão potente em baixar a PA como nitroprussiato.
- Início de ação em até 5 minutos.
- Dose: 5 a 100 mg/min, EV (1 ampola 50 mg a 10 ml + SF a 0,9% 250 ml, em infusão contínua).
- Efeitos colaterais: cefaleia, taquifilaxia.
- Indicações: insuficiência coronariana, EAP.

Hidralazina

- Vasodilatador arterial direto.
- Dose: 10 a 20 mg, EV, ou de 10 a 40 mg, IM, de 6/6h.
- Indicação: eclâmpsia.

Metoprolol

- Dose: 5 mg, EV (repetir de 5-5 min até 20 mg).
- Indicação: insuficiência coronariana, dissecção de aorta.

Furosemida

- Dose: 20 a 60 mg (repetir após 30 min).
- Indicação: insuficiência ventricular esquerda; situações de hipervolemia.

Labetalol
– Ações: alfa e betabloqueadora. – Dose: 10 a 20 mg, máximo de 300 mg.

Fentolamina
– Ação: bloqueador alfa-adrenérgico. – Dose: 1 a 5 mg, máximo de 15 mg. – Indicação: excesso de catecolaminas. – Não disponível no Brasil.

- Se gestante com eclâmpsia: hidralazina ou nitroprussiato.
- Se SCA: nitroglicerina.
- Sublingual: só nitratos.
- Contraindicado: nifedipina SL – antagonista dos canais de cálcio de ação ultrarrápida. Queda muito rápida da PA, o que leva à alteração da autorregulação cerebral; aumento da contratilidade, da frequência cardíaca (FC) e do trabalho cardíaco – > ICo aguda.
- Tratamento de manutenção: não usar hidralazina em SCA e dissecção da aorta, por induzir ativação simpática. Usar betabloqueadores e nitroglicerina.

TIPOS

Encefalopatia hipertensiva

- Caracterizada por falência da autorregulação do fluxo cerebral com hiperperfusão cerebral, disfunção endotelial, quebra da barreira hematoencefálica, edema cerebral (vasogênico) e micro-hemorragias; geralmente reversível com o tratamento.
- **Tríade**: elevação da PA + alteração do nível consciência + edema de papila.

Fundoscopia (classificação de Keith-Wegener)	
Grau I	Estreitamento arteriolar (relação AV1:2).
Grau II	Estreitamento arteriolar (relação AV1:3); cruzamento AV patológico.
Grau III	Hemorragias, exsudatos.
Grau IV	Edema de papila.

- **Quadro clínico**: alterações visuais e do nível de consciência: cefaleia, confusão mental, letargia, de início agudo ou subagudo, papiledema (FO); náuseas, vômitos, adinamia, sinais focais, desorientação, convulsões; PA elevada.
- **Diagnóstico diferencial**: HSA, tumores, vasculites, encefalopatias.

- **Exames complementares**: TC de crânio (edema cerebral simétrico envolvendo a substância branca principalmente nas regiões parietoccipitais), punção liquórica S/N (se há suspeita de HSA).

  FO: edema de papila, hemorragias e exsudatos.
- **Tratamento**:
  - ◊ MOV.
  - ◊ Nitroprussiato de sódio: 0,3 mcg/kg/min. Cuidado com reduções rápidas e exageradas.
  - ◊ Anticonvulsivantes: diazepam durante crises; manutenção: fenitoína de 15 a 20 mg/kg, EV, em SF, máximo de 50 mg/min.

Acidente vascular cerebral

- **Quadro clínico**: caracterizado por déficit neurológico focal de instalação súbita, alteração do nível de consciência, convulsões, cefaleia.
- CT de crânio (em até 45 minutos da chegada) revela áreas hiperatenuante no AVC hemorrágico (AVCH) e hipoatenuante ou normal nos casos de AVC isquêmico (AVCI).

AVCI

- Se PAS ≥ 220 mmHg e/ou PAD ≥ 120 mmHg: reduzir < de 10% a 15% na PAM nas primeiras 24 horas.
- Se sintomas de início há < 4h e 30 minutos, avaliar indicações e contraindicações à trombólise com ativador de plasminogênio tecidual. Em pacientes candidatos à trombólise, reduzir a PA se PAS ≥ 185 mmHg e/ou PAD ≥ 110 mmHg. Pode ser feito o trombolítico intrarterial em até 6 horas.
- Uso de ácido acetilsalicílico (AAS) após 24 horas do evento. Avaliar necessidade de estatina.
- Manter paciente euvolêmico, normotérmico e com controle glicêmico adequado. Estimular fisioterapia motora.

AVCH

- Controle pressórico com alvo PAS < 180 mmHg e PAD < 105 mmHg com agentes parenterais (escolha: nitroprussiato ou labetalol).
- Avaliação neurocirúrgica.
- Anticonvulsivantes se necessário.

Disseccção de aorta: *vide* capítulo 11.

Síndrome coronariana aguda/IAM: *vide* capítulos 16 e 17.

Edema agudo de pulmão (EAP) hipertensivo:

- Disfunção diastólica do VE é a principal causa de EAP hipertensivo.
- Ocorre inundação dos espaços alveolares, obedecendo a uma sequência previsível: congestão venocapilar > edema intersticial > edema alveolar.
- **Exames complementares**: marcadores de lesão miocárdica (podem vir positivos por consumo ou lesão associada), gasometria arterial, RX de tórax (alargamento hilo pulmonar + edema peri-hilar; padrão intersticial difuso), ECOTT.
- **Tratamento**: escolha: nitroprussiato de sódio ou nitroglicerina se ICO associada.

  Ventilação não invasiva com pressão positiva (CPAP ou BIPAP)

  Diureticoterapia e morfina se necessário.

HAS maligna/acelerada

- Complicação grave de HAS não tratada, mais prevalente no sexo masculino (2H:1M), jovens, etnia negra (80% por HAS primária; se brancos, 80% HAS secundária) e com predisposição genética. Incide em 1% dos hipertensos. Ocorre por hiperatividade de SRAA e SNA, aumento de vasoconstritores e diminuição de vasodilatadores.
- Ocorre necrose fibrinoide das arteríolas e proliferação miointimal das pequenas artérias, manifestadas por neurorretinopatia e doença renal. Ocorre grave lesão endotelial, com consequente vasculopatia.
- Comprometimento rapidamente progressivo (em geral em meses) de órgãos-alvo por isquemia (coração, rins, cérebro).
- Caracterizada por elevação da PA + alteração de FO (se fundo de olho com grau III de Keith-Wagener, é hipertensão acelerada; se grau IV, é hipertensão maligna).
- Assintomática em 10% dos casos. Pode haver astenia, mal-estar, fadiga e perda de peso. Sintomas de uremia (oligúria), perda de peso, cefaleia (85%), náuseas, vômitos, borramento visual (55%), noctúria (38%). Sintomas de ICC e ICo.
- Envolvimento renal é comum. Pode haver proteinúria não nefrótica e perda de função renal (Cr > 2,3 em 31% dos pacientes). Anatomopatológico com necrose fibrinoide de arteríolas renais ou endarterite obliterante em biópsia renal.

- **Exames**: HMG, eletrólitos, função renal, glicemia, urina tipo 1, ECG, RX de tórax.

  Anemia hemolítica microangiopática com marcadores de hemólise (intravascular) presentes: reticulócitos, haptoglobina, pesquisa de esquizócitos, bilirrubina, DHL.

  Marcadores bioquímicos cardíacos. ECO; TC de crânio, LCR se necessário.
- Alta mortalidade sem tratamento (90%), sobrevida 70% em cinco anos com tratamento. Diálise crônica.
- **Tratamento de escolha**: nitroprussiato de sódio 0,3 mcg/kg/min e titular dose.
- No caso de hipertensão maligna não complicada (sem alteração renal, cardiovascular ou neurológica) – urgência hipertensiva –, reduzir a PA mais lentamente, em 24 a 48h, com anti-hipertensivos, VO.
- Em casos mais graves, reduzir a PAM em 20% a 25% em 1 hora até controle adequado da PA.

Cocaína e catecolaminérgicos

- Quadro clínico: ansiedade, tremores, pupilas midriáticas, convulsões, dor precordial, palpitações, entre outros.
- Exames: se possível, exame toxicológico, ECG, RX de tórax, CT de crânio (se houver alterações neurológicas).
- Tratamento: droga de escolha: benzodiazepínicos associados a nitroprussiato de sódio ou nitroglicerina (no caso de ICo).

FEOCROMOCITOMA

- São tumores de células argentafins que se localizam na medula adrenal (feocromocitomas) ou em regiões extra-adrenais (paragangliomas) e que, em geral, produzem catecolaminas.
- **Quadro clínico**: HAS paroxística (30% dos casos) ou sustentada com ou sem paroxismos (de 50% a 60%) de cefaleia, sudorese e palpitações.
- **Diagnóstico**: dosagens de catecolaminas e seus metabólitos no sangue e na urina. CT/ressonância nuclear magnética (RNM): para diagnóstico topográfico dos tumores e de metástases, ambas com sensibilidade próxima a 100% para tumores adrenais (RNM é superior nos paragangliomas).

Tratamento: **preferencial é o cirúrgico**.

Droga de escolha: nitroprussiato de sódio.

Alfabloqueadores (prazosina ou doxazosina) para uso crônico e pré-operatório, combinados ou não com outros agentes, como inibidores da enzima de conversão da angiotensina (IECA), bloqueadores dos canais de cálcio e betabloqueadores (utilizados, apenas, após alfabloqueio efetivo).

Alfametiltirosina: droga inibidora da síntese de catecolaminas para tumores inoperáveis ou pode ser utilizada no preparo pré-operatório, quando disponível.

Pré-eclâmpsia/eclâmpsia

- **Pré-eclâmpsia**: aparecimento de HAS e proteinúria (> 300 mg/24h) após a 20ª semana de gestação em mulheres previamente normotensas.
- **Eclâmpsia**: corresponde à pré-eclâmpsia complicada por convulsões que não podem ser atribuídas a outras causas.
- **Pré-eclâmpsia superposta à HAS crônica**: pré-eclâmpsia em gestantes portadoras de HAS crônica, com idade gestacional superior a 20 semanas.
- **Quadro clínico**: edema, cefaleia, epigastralgia, convulsões (eclâmpsia).
- **Achados laboratoriais**: proteinúria (> 300 mg/24h), trombocitopenia, anormalidades da função hepática, anemia hemolítica microangiopática, elevação do DHL.

Tratamento

- Interrupção da gestação (baseada, sobretudo, na idade gestacional, nas condições maternas e fetais e na gravidade da pré-eclâmpsia).
- Prevenção/tratamento da convulsão: sulfato de magnésio a 50%, 4 a 6 g diluídos, EV, em 10 a 20 minutos, seguido de infusão contínua de 1 a 2 g/h. Suspender se houver sinais de intoxicação (usar antídoto: gluconato de cálcio a 10%).
- Uso de AAS em baixas doses/suppl.emento de cálcio (grau de recomendação IIa): pode ser útil quando iniciado a mulheres de risco moderado a alto de pré-eclâmpsia (no caso do AAS, iniciar até a 12ª e a 14ª semana de gestação).
- Uso de anti-hipertensivos quando PA ≥ 150 x 100 mmHg.
- tratamento agudo: hidralazina, EV (escolha), ou nitroprussiato, em casos excepcionais.
- tratamento crônico: alfametildopa (escolha), hidralazina, antagonistas do cálcio, betabloqueadores.

Medicações anti-hipertensivas de escolha nas diferentes emergências hipertensivas	
Encefalopatia hipertensiva	Nitroprussiato de sódio.
AVC	Nitroprussiato de sódio.
Dissecção de aorta	Betabloqueador, IV, até controlar e deixar a FC próxima a 60 bpm. Se após isso a PA sistólica for ≥ 120 mmHg, associar nitroprussiato de sódio.
Síndrome coronariana aguda	Nitroglicerina.
Edema agudo dos pulmões	Se hipertensivo – nitroprussiato de sódio. Se isquêmico – nitroglicerina.
HAS acelerada/ maligna	Nitroprussiato de sódio.
Intoxicação por cocaína	Benzodiazepínicos. Associar nitroprussiato de sódio se necessário.
Feocromocitoma	Nitroprussiato de sódio.
Pré-eclâmpsia/ eclâmpsia	Hidralazina IV. Se não disponível ou HAS refratária a essa medicação, usar nitroprussiato de sódio.

LEITURA RECOMENDADA

1. VI Diretrizes Brasileiras de Hipertensão Arterial. Arq Bras Cardiol. 2010;95(1 suppl. 1):1-51.
2. Braunwald E, Zipes DP, Libby P, et al. Braunwald's heart disease: a textbook of cardiovascular medicine. 8th ed. Philadelphia: W.B. Saunders Company; 2007.
3. Guidelines for Management of Arterial Hypertension. Eur Heart J. 2007;28:1462-536.
4. Vaughan CJ, Delanty N. Hypertensive emergencies. Lancet. 2000;356:411.

Métodos Complementares

31

Eletrocardiograma

Fernando Côrtes Remisio Figuinha
Louanne Tajra Melo Mendes

ELETROCARDIOGRAMA (ECG) NORMAL

Interpretação geral

1º Sexo, idade

2º Onda P

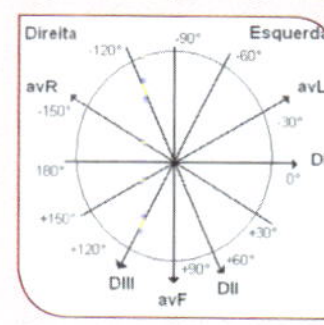

- Avaliar ritmo: sinusal? (no plano frontal, onda P entre -30° e +90°, precedendo todo QRS).
- Frequência cardíaca: 1.500 dividido por número de milímetros ou 300 dividido por número de quadrados (5 mm).
- Sobrecargas atriais (duração: P normal de 0,08 a 0,11s; amplitude máxima de 2,5 mm).
- Intervalo PR (normal: 0,12-0,20s).

3º Complexo QRS

- Avaliar orientação (entre -30° e +90°, para trás).
- Avaliar duração (normal < 120 ms).
- Sobrecargas ventriculares.
- Área inativa: presença de ondas Q patológicas.

4º Onda T

- Avaliar segmento ST: presença de supra ou infradesnivelamento.
- Avaliar alteração de repolarização de onda T – normal: assimétrica, com início mais lento e final mais rápido.
- Intervalo QT: do início do QRS ao término da T (e QTc, calculado pela fórmula de Bazzet: $QTc = QT/\sqrt{RR}$; normal até 450 ms para homens e 470 ms para mulheres).

Análise do ritmo cardíaco

- Ritmo sinusal: ritmo fisiológico, que se origina no átrio direito alto. Onda P positiva em DI, DII e aVF (no plano frontal, onda P entre -30° e +90°), precedendo todo QRS, de mesma morfologia.
- Se onda P com orientação no plano frontal diferente da sinusal (negativa em a VF e positiva em aVR, por exemplo), ritmo ectópico atrial.
- Se onda P sem relação com QRS, bloqueio atrioventricular total (BAVT).
- Se onda P com morfologias diferentes, ritmo atrial multifocal (pelo menos três morfologias diferentes).

SOBRECARGAS

Sobrecarga atrial esquerda

- Duração de onda P ≥ 120 ms.
- Desvio do eixo da P para esquerda.
- Onda P entalhada e bífida em DII (onda P mitrale).
- Índice de Morris: componente final negativo de P em V1 com duração > 40 ms e amplitude > 1 mm.
- Índice de Macruz: duração total da P dividida pelo intervalo PR > 1,7.

Sobrecarga atrial direita

- Onda P pontiaguda com amplitude > 2,5 mm em DII, DIII e aVF, com duração normal.
- Amplitude da P > 1,5 mm em V1, V2 e V4R.
- Desvio de eixo da P para direita (entre +60° e +90°).
- Amplitude de onda P em DIII > DI.
- Sinal de Peñaloza-Tranchesi: indireto; aumento importante da amplitude do complexo QRS em V2 em relação ao V1.

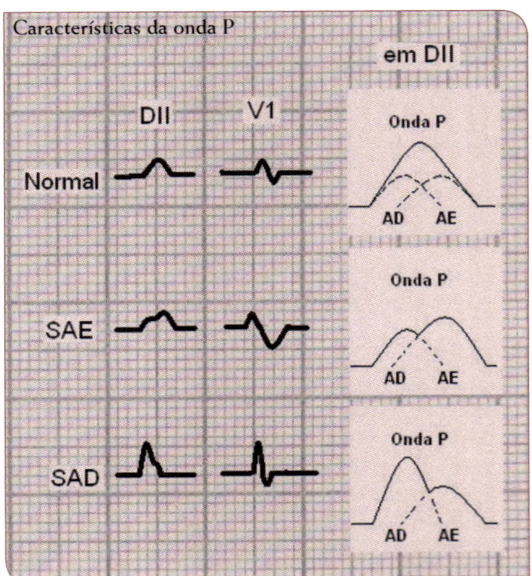

Sobrecarga ventricular esquerda

- Os critérios para sobrecarga ventricular esquerda do ECG são específicos, porém pouco sensíveis (sensibilidade varia de 7% a 38% e especificidade, de 88% a 98%).
- Critérios utilizados para diagnóstico:
- **Sokolow-Lyon**: S V1 + R V5 ou V6 ≥ 35 mm.
- **Cornell**: se homem: R a VL + S V3 > 28 mm; se mulher: R aVL + S V3 > 20 mm (mais sensível em mulheres).
- **Gubner**: R DI + S DIII > 25 mm.
- **Romhilt-Estes:** (sistema de pontuação – se 4 pontos, sugestivo de SVE; se 5 pontos, diagnóstico de SVE; maior especificidade).

3 pontos se:
- Onda R ou S em derivações periféricas ≥ 20 mm.
- Onda S em V1 ou V2 OU onda R em V5 ou V6 ≥ 30 mm.
- Alteração de ST padrão *strain*.
- Sobrecarga de átrio esquerdo.
- 2 pontos se:
- Desvio do eixo de QRS ≥ -30°.

1 ponto se:
- Alteração de ST padrão *strain* em uso de digital.
- Duração do complexo QRS ≥ 90 ms.
- Deflexão intrinsicoide > 50 ms em V5 ou V6 (tempo de ativação ventricular).
- **Outros**: R de aVL ≥ 11 mm.

Sobrecarga ventricular direita

- Desvio do eixo do QRS para direita > +110° em adultos.
- QRS em V1: onda R ampla, com aumento de amplitude (R V1 ≥ 7 mm) com S V1 < 2 mm. Outros: padrão rsR' em V1 com > 10 mm; onda R V1 + S V5 ou V6 > 10 mm; R em aVR > 5 mm; ou R em V5 ou V6 < 5 mm.
- Onda S em V5 e V6 ≥ 7 mm.
- Alteração de segmento ST em derivações precordiais direitas (padrão *strain*).

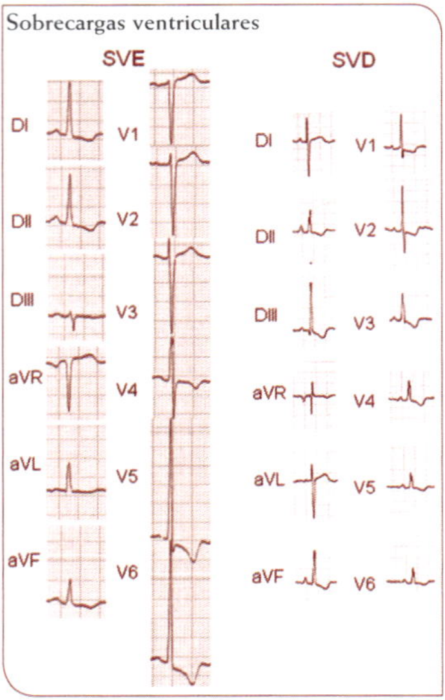

Sobrecarga biventricular
– Ondas R amplas em V5 e V6, com eixo elétrico do QRS ≥ + 90° e/ou com morfologia rSr' em V1 e V2. – Complexos QRS de alta voltagem em derivações precordiais intermediárias, com onda R ampla em precordiais esquerdas. – Onda S de pequena amplitude em V1, com S profunda em V2, onda R ampla em V5 e V6, desvio do eixo de QRS para direita, podendo apresentar padrão S1S2S3.

BLOQUEIOS DE RAMO

Bloqueio de ramo esquerdo
– Aumento da duração do complexo QRS ≥ 120 ms. – S profundo e largo em V1 e V2. – Ondas R alargadas e monofásicas com entalhes em DI, V5e V6 (aspecto em "torre"). – Atraso da deflexão intrinsicoide > 100 ms em V5 e V6.

Bloqueio de ramo direito
– Aumento da duração do complexo QRS ≥ 120 ms.
– Complexos rSR' em derivações precordiais direitas (V1), com onda R' alargada e entalhada (complexo em forma da letra "M').
– Onda S empastada em DI, aVL, V5 e V6.
– Onda T oposta à deflexão terminal do complexo QRS.

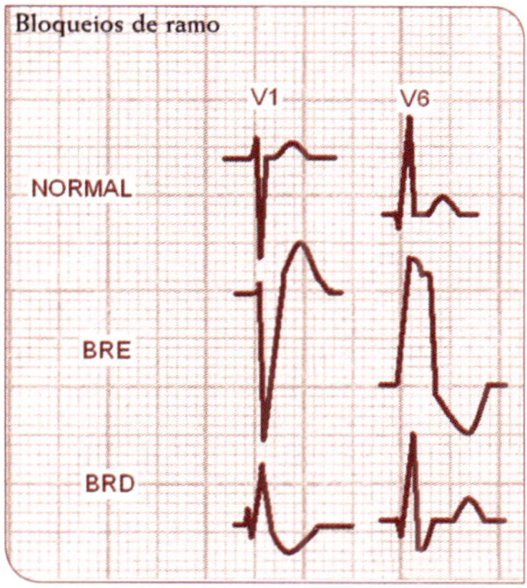

Bloqueio divisional anterossuperior esquerdo
– Desvio do eixo do QRS para esquerda (≥ - 45 graus), com duração normal (< 120 ms).
– Onda S de DIII > S de DII, com complexos rS em DII, DIII e aVF.
– Onda S de DIII > 10 mm.
– Complexos qR em DI, aVL. Complexo qR em aVR com R empastado.
– Diminuição de R de V1 a V3 e presença de S de V4 a V6.

Bloqueio divisional anteromedial esquerdo
– Desvio do eixo de QRS para frente (anteriorizado no plano horizontal).
– Duração de QRS normal (≤ 120 ms), com orientação normal no plano frontal.
– Onda R de V2 > R de V3, com presença de complexos qR em V2 e V3, crescendo para as precordiais intermediárias e diminuindo para V5 e V6.
– Onda R de V2 ≥ 15 mm.
– Critérios válidos na ausência de SVD, hipertrofia septal ou infarto dorsal.

Bloqueio divisional posteroinferior esquerdo
– Desvio do eixo de QRS para direita, a partir de + 90°. – Onda R de DIII > R DII, com presença de complexos qR em DII, DIII e aVF. – Onda R de DIII ≥ 10 mm, com deflexão intrinsicoide ≥ 50 ms. – Presença de rS em DI, com progressão lenta de R de V1 a V3 e presença de S de V4 a V6. – Critérios válidos na ausência de tipo constitucional longilíneo, SVD e área eletricamente inativa lateral.

Atraso final de condução
– Duração do complexo QRS normal (≤ 120 ms). – Atraso discreto na condução pelo ramo direito. – Na maioria dos casos é variante da normalidade. – Padrões: Tipo 1: padrão S1S2S3, onde S de DII > S de DIII. Tipo 2: padrão S1R2R3, onde R de DII > R de DIII. Tipo 3: padrão rSR' em V1 e V2. – Pode ser encontrado onda S empastada em aVL, V5 e V6.

INFARTO DO MIOCÁRDIO

Eventos agudos	
Isquemia	– **Subendocárdica**: T positiva, simétrica e pontiaguda (apiculada). Diferencial com hipercalemia. – **Subepicárdica**: T negativa, simétrica e pontiaguda (apiculada). Diferencial com SVE, bloqueio de ramo e onda T cerebral.
Corrente de lesão	– **Subendocárdica**: infradesnivelamento do ponto J e segmento ST, > 1 mm em pelo menos duas derivações contíguas. – **Subepicárdica**: supradesnivelamento do ponto J e segmento ST, > 1 mm, em pelo menos duas derivações contíguas.

Diagnóstico topográfico	
Anterior	– Septal: V1, V2. – Anterosseptal: V1,V2,V3. – Anterior: V1 a V4. – Anterior extenso: V1 a V6, DI e aVL. – Anterolateral: V4 a V6, D1, aVL. – Lateral: DI, aVL, V5 e V6. – Lateral alta: DI, aVL, às vezes V2 e V3.
Inferior	– Inferior: DII, DIII e aVF. – Inferolateral: DII, DIII, aVF, V5, V6. – Inferolaterodorsal: DI, DII, DIII, aVL, aVF, V5, V6, V7 e V8.
Dorsal	– Laterodorsal: DI, aVL, V5, V6, V7 e V8. – Inferodorsal: DII, DIII, aVF, V7, V8 (ou infradesnivelamento ST em V1 e V2). – Dorsal restrito: V7 e V8.
Ventrículo direito	– V3R, V4R

Correlação eletroangiográfica	
Descendente anterior	– Supra ST em aVL e infra em DII, DIII e aVF, com IAM anterior – Supra ST em aVR, infra ST em V5 e BRD (ao nível da 1ª septal). – Onda Q em V4-V6, com aumento de R (lesão distal). – Supra ST de V1 a V6, DI e aVL (ao nível da 1ª diagonal).
Circunflexa	– Supra ST em parede inferior sem infra ST em aVL (oclusão proximal). – Razão infra V3/supra DIII ≥ 1,2. – Supra ST em V7 a V9 associado à infra ST em V4R.
1ª marginal	– Supra ST em DI e aVL, com infra ST em V2.
Coronária direita	– Supra ST DIII > DII. – Infra ST em aVL. – Razão infra V3/supra DIII 0,5 a 1,2 (oclusão em terço médio). – Razão infra V3/supra DIII < 0,5 (oclusão proximal).
Tronco da coronária esquerda	– Supra ST em aVR com infra ST em DI, DII, V4 a V6.

Áreas inativas
– Presença de ondas Q patológicas, de acordo com o diagnóstico topográfico. – Ondas Q patológicas: ondas Q, com duração ≥ 40 ms e amplitude > 25% da onda R.

Infarto do miocárdio na presença de bloqueio de ramo
– A presença de BRE dificulta o reconhecimento do infarto do miocárdio associado. – Se presença de BRE, critérios de Sgarbossa: Elevação do segmento ST ≥ 1 mm em concordância com o QRS/T (5 pontos); depressão do segmento ST ≥ 1 mm em V1, V2 e V3 (3 pontos); elevação do segmento ST ≥ 5 mm em discordância com o QRS/T (2 pontos). Se 3 pontos – especificidade de 90% e sensibilidade de 36%. – A presença de BRD não impede o reconhecimento do infarto do miocárdio associado.

ELETROCARDIOGRAMA NO HOSPITAL GERAL

ECG no hospital geral	
Hiperpotassemia	– Onda T em tenda: alta, pontiaguda e simétrica, com base estreita < 0,20 s. – Alargamento do complexo QRS – aspecto bizarro semelhante ao QRS idioventricular. – Desaparecimento da onda P. – Supradesnivelamento do ST – fase avançada.
Hipopotassemia	– Onda T achatada. – Onda U positiva proeminente; aumento do intervalo QT.
Hipocalcemia	– Aumento do intervalo QTc à custa do prolongamento do ST.
Hipercalcemia	– Diminuição do intervalo QT à custa de encurtamento do ST.
Hipotermia	– Onda J ou onda O de Osborn: entalhe final no ponto J entre o término do QRS e o início do segmento ST, com sentido positivo. – Bradicardia sinusal e prolongamento do intervalo. QT, concomitantes ao aparecimento das ondas J: patognomônico.
Hipotireoidismo	– Baixa voltagem de P, T e QRS (amplitude < 1 mV nas precordiais e < 0,5 mV no plano frontal + bradicardia).
Digital	– Infradesnivelamento de ST, inversão de T (onda T em "colher de pedreiro"), diminuição do QTc.

continuação

Doença pulmonar obstrutiva crônica (DPOC)	– Sobrecarga de câmaras direitas – Onda P *pulmonale*: onda P desvia para direita (+ 60 graus), tornando-se negativa em aVL, e com maior amplitude em DII, DIII, aVF
Tromboembolismo pulmonar	– Padrão S1Q3T3: S em DI, com ondas Q e T negativas em DIII – Taquicardia sinusal – Distúrbio de condução pelo ramo direito
Lesão cerebral aguda	– Pode estar presentes em AVC hemorrágico ou TCE – Ondas T cerebrais: ondas T negativas, gigantes, > 1 mV, difusas – Prolongamento do intervalo QT
Distrofia muscular de Duchenne	– R em V1 com relação R/S>1 + Q em D1, AVL, V5, V6

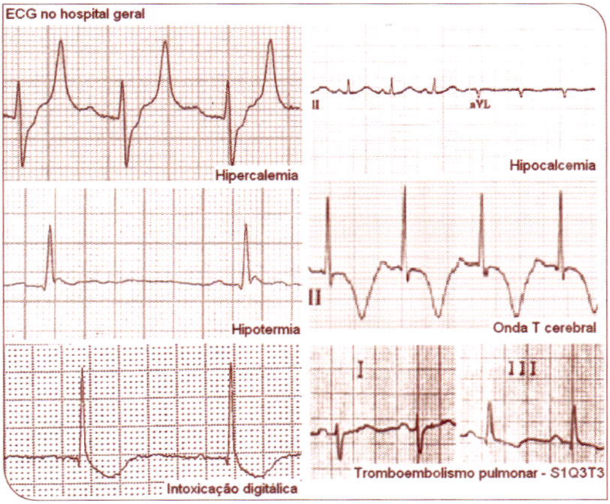

LEITURA RECOMENDADA

1. Moffa PJ, Sanches PCR. Eletrocardiograma: normal e patológico. 7ª ed. São Paulo: Roca; 2001.
2. Pastore CA, Gruppi CJ, Moffa PJ. Eletrocardiograma atual. 1ª ed. São Paulo: Atheneu; 2006.
3. Pastore CA, Pinho C, Germiniani H, et al. Sociedade Brasileira de Cardiologia. Diretrizes da Sociedade Brasileira de Cardiologia sobre Análise e Emissão de Laudos Eletrocardiográficos (2009). Arq Bras Cardiol. 2009;93(3 suppl. 2):1-19.

32

Cateterismo Cardíaco

Conrado Lelis Ceccon
Fábio Augusto Pinton

INTRODUÇÃO

- Técnica descrita pela primeira vez em humanos por Forssmann, em 1929, ao cateterizar o próprio coração direito. O cateterismo cardíaco se desenvolveu a partir da década de 1960 como método diagnóstico e terapêutico de primeira linha em diversas doenças cardíacas.
- Acompanhando o desenvolvimento do método diagnóstico, a possibilidade de intervenção percutânea ganhou espaço com o surgimento de cateteres terapêuticos, *stents*, dispositivos expansíveis e mesmo próteses valvares, tornando o cateterismo cardíaco importante via de acesso também na terapêutica, com menor morbidade cirúrgica e resultados favoráveis ao método.

CINEANGIOCORONARIOGRAFIA E ANATOMIA CORONÁRIA

- O termo cineangiocoronariografia (ou cateterismo coronariano) refere-se ao cateterismo cardíaco esquerdo com cateterização seletiva de artérias coronárias e, utilizando-se da infusão de contraste radiopaco intracoronário, obtenção de imagens através de um tubo de raios X e um intensificador de imagens (converte uma imagem de raios X em imagem de luz visível).
- Cada incidência é definida com base na posição do intensificador de imagens em relação à rotação (oblíqua direita se ele está à direita do tórax do paciente ou oblíqua esquerda quando à esquerda do tórax do paciente) e inclinação no plano sagital (cranial ou caudal).

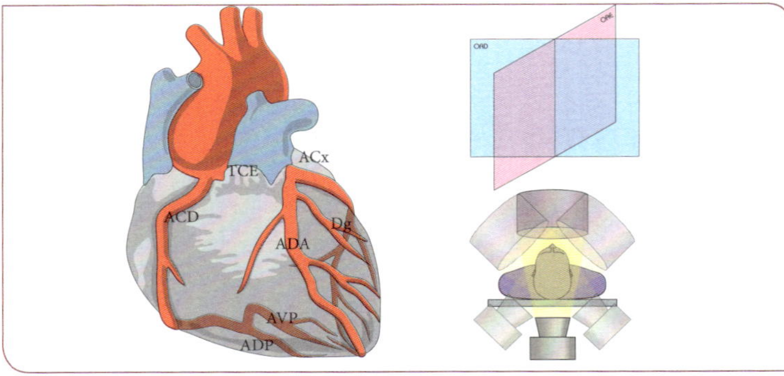

Fig. 1. Representação da anatomia das coronárias e seus ramos (A). Representação do modelo uniplanar das imagens obtidas durante o cateterismo coronariano, de modo que os vasos devem ser avaliados em pelo menos dois planos (perpendiculares ou oblíquos) para melhor definição da anatomia e da presença de lesões (B). Representação de incidência posteroanterior, com tubo de raios X posicionado perpendicularmente ao dorso do paciente e intensificador posicionado anteriormente ao tórax dele – as incidências oblíquas são obtidas com a rotação do sistema em torno de um ponto considerado fixo (tórax do paciente) (C). TCE: tronco de coronária esquerda; ACX: artéria circunflexa; ACD: artéria coronária direita; AVP: artéria ventricular posterior; ADP: artéria descendente posterior; ADA: artéria descendente anterior; Dg: diagonais; Sep: septais.

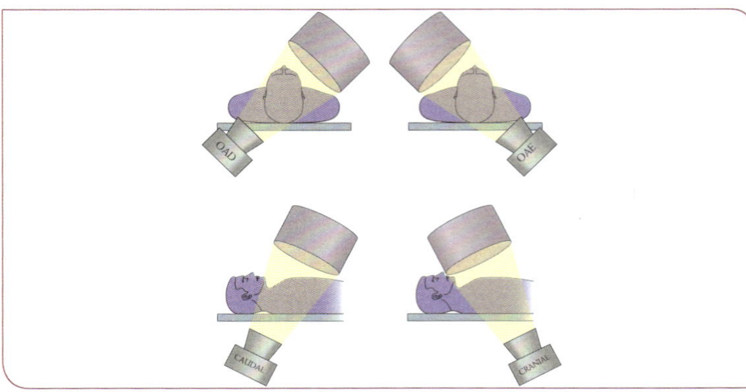

Fig. 2. Representação da relação entre o tubo de raios X, o tórax do paciente e o intensificador de imagens na obtenção das projeções habituais.

- As coronárias são vasos epicárdicos de médio calibre que se originam dos seios aórticos e se ramificam sobre toda a superfície cardíaca, garantindo o aporte sanguíneo durante a diástole ventricular. Em situações normais, a aorta dá origem a duas coronárias e seus ramos: artéria coronária esquerda (que se divide em artéria descendente anterior e artéria circunflexa) e artéria coronária direita.
- **Tronco da coronária esquerda** (TCE): tem origem no seio aórtico esquerdo, passa pela via de saída do ventrículo direito (VD) e dá origem à coronária descendente anterior e à artéria circunflexa. Eventualmente, pode dar origem a um terceiro ramo, denominado *diagonalis* ou intermédio (≈ 20%).

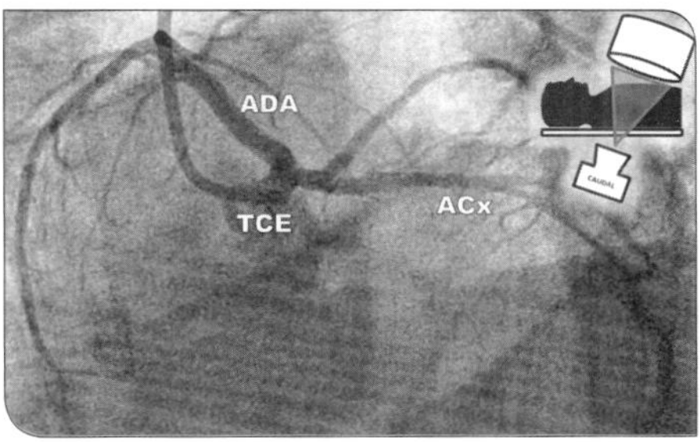

Fig. 3. Visualização do tronco de coronária esquerda (TCE) através da projeção oblíqua anterior esquerda caudal (*spider*).

- **Artéria descendente anterior** (ADA): localiza-se anteriormente sobre o septo interventricular em direção ao ápex, dando origem aos ramos diagonais (que irrigam a parede livre do ventrículo esquerdo [VE]) e septais (que irrigam os dois terços superiores do septo).
- **Artéria circunflexa** (ACx): localiza-se no sulco atrioventricular esquerdo e dá origem aos ramos marginais esquerdos e ao ramo atrioventricular. Irriga a parede lateral e posterior do VE.
- **Artéria coronária direita** (ACD): origina-se no seio aórtico direito, dando origem a diversos ramos, entre eles: (1) ramo do cone; (2) artéria do nó sinusal; (3) ramos marginais direitos (irrigam a parede livre do ventrículo direito); (4) artéria descendente posterior (irriga o terço inferior do septo e parede inferior); e (5) artéria ventricular posterior (irriga a parede posterolateral).
- A definição de **dominância** refere-se ao vaso que cruza a região do *cruxcordis*, dando origem aos ramos descendente posterior e ventricular posterior. Esta pode ser direita (cerca de 80% dos casos), esquerda (os ramos DP e VP originam-se da porção distal da artéria circunflexa em 10% a 15%) ou balanceada (codominância em, aproximadamente, 7%).

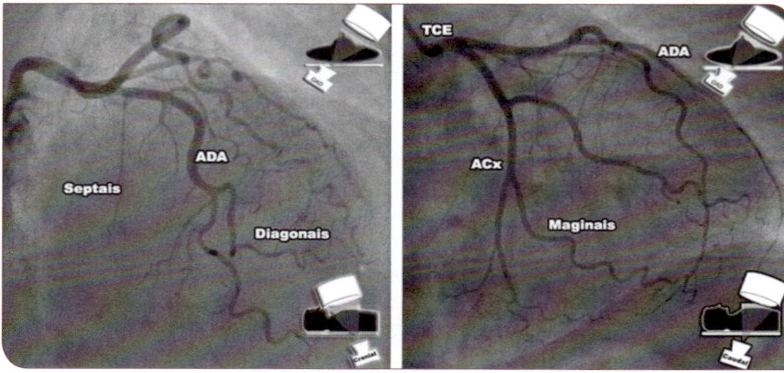

Fig. 4. Visualização de artéria coronária esquerda.

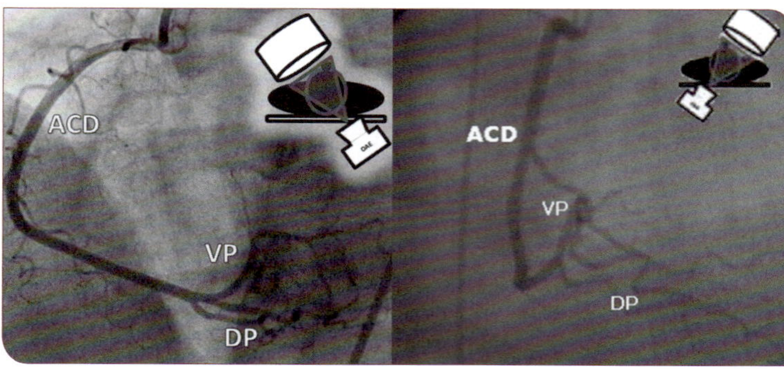

Fig. 5. Visualização de artéria coronária direita.

- A escolha da artéria a ser estudada inicialmente depende da preferência do operador. Geralmente se inicia pela coronária esquerda. Nos casos de infarto agudo do miocárdio (IAM) com supra, opta-se por iniciar o exame pela artéria não culpada (sugerida pelo ECG).
- São utilizados cateteres pré-moldados, de diferentes formatos, que permitem a cateterização seletiva dos óstios das coronárias com maior facilidade.
- As artérias devem ser avaliadas em pelo menos duas projeções ortogonais. As projeções utilizadas rotineiramente para avaliação da coronária esquerda

são oblíqua anterior direita (OAD) cranial e caudal e oblíqua anterior esquerda cranial e caudal. Para coronária direita, habitualmente se utilizam OAE e OAD. Vale ressaltar que a angulação em cada uma das projeções variará com base no biotipo do indivíduo, da anatomia coronariana e da localização das lesões a serem estudas.

- As projeções caudais são boas para avaliação da ACx e as craniais para avaliação ADA.
- Nas projeções craniais, o diafragma aparece mais do que nas projeções caudais.
- A tabela abaixo fornece algumas referências para auxiliar na identificação de cada projeção:

Referência	OAD	OAE
Intensificador	À direita	À esquerda
Coluna	À esquerda	À direita
ACx	À esquerda	À direita
ADA	À direita	À esquerda

A seguir, veja uma sequência de imagens de filme de cineangiocoronariografia e o que avaliar em cada uma delas:

- Identificação: alguns serviços filmam uma placa de identificação, com número do exame, data e iniciais do paciente. Nesta primeira filmagem já se deve estar atento à presença de calcificações, grampos cirúrgicos, *stents*, válvulas, entre outras alterações.

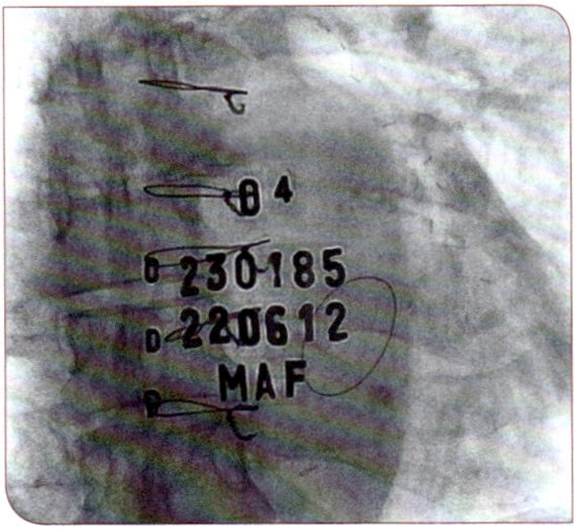

Fig. 6. Filme contendo o número do exame, a data de realização do procedimento e as iniciais do paciente.

Coronária esquerda

- OAD caudal: projeção utilizada para avaliação de ACx e ramos marginais esquerdos, além do terço proximal da ADA e TCE. dica: coluna à esquerda, ACx à esquerda da imagem e pouco diafragma aparecendo.

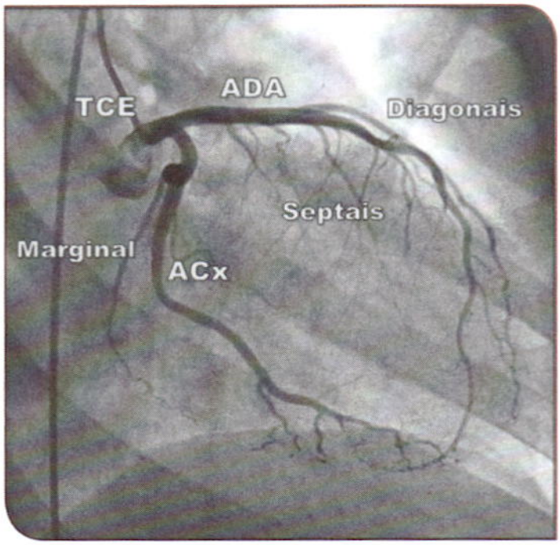

Fig. 7. Projeção oblíqua anterior direita caudal – visualização da artéria coronária esquerda.

- OAD cranial: permite a análise do terço médio e distal da ADA, dos seus ramos diagonais e terço distal da ACx. Dica: coluna à esquerda e grande parte do diafragma aparecendo.

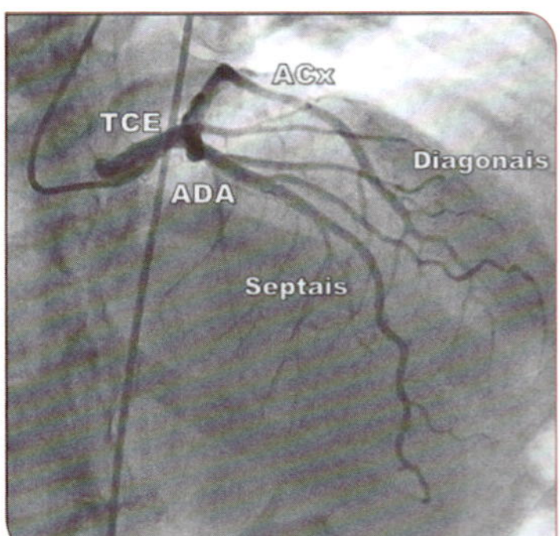

Fig. 8. Projeção oblíqua anterior direita cranial – visualização da artéria coronária esquerda.

- OAE cranial: possibilita a avaliação do terço médio e distal da ADA, dos seus ramos diagonais e terço distal da ACx. Boa visualização da DP e VP quando dominância esquerda. Dica: coluna à direita, ACx à direita da imagem e grande parte do diafragma aparecendo.

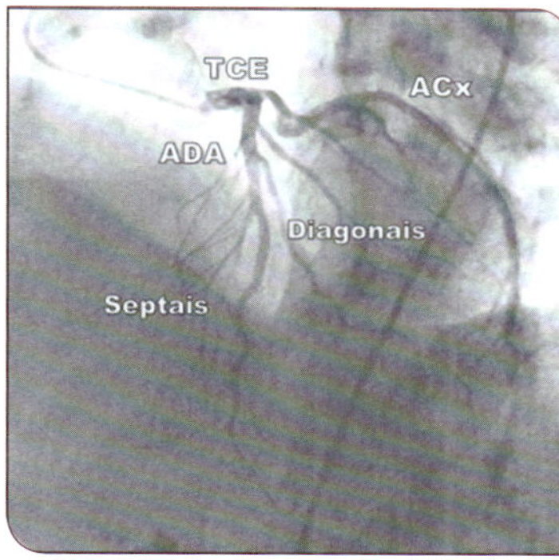

Fig. 9. Projeção oblíqua anterior esquerda cranial – visualização da artéria coronária esquerda.

- OAE caudal: esta projeção, também conhecida como *spider*, oferece boa visualização do TCE, do terço proximal da ADA e do terço proximal da ACx, além da região proximal e média dos ramos marginais esquerdos. Dica: coluna à direita, ACx à direita da imagem e pouca quantidade de diafragma aparecendo.

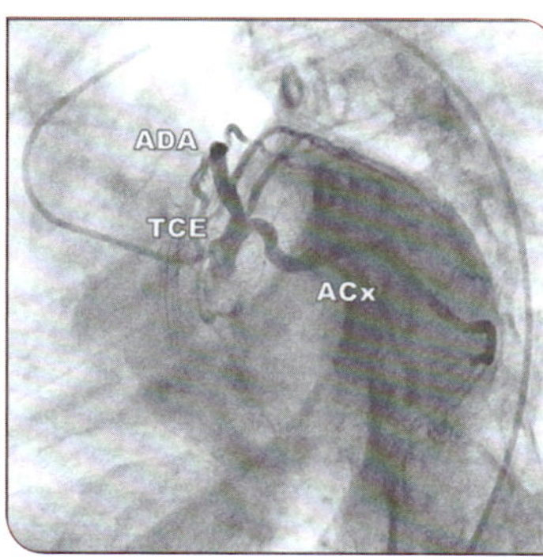

Fig. 10. Projeção oblíqua anterior esquerda caudal – visualização da artéria coronária esquerda.

Coronária direita

- OAE: avalia-se toda a coronária direita, DP e VP direitas (quando dominância direita).

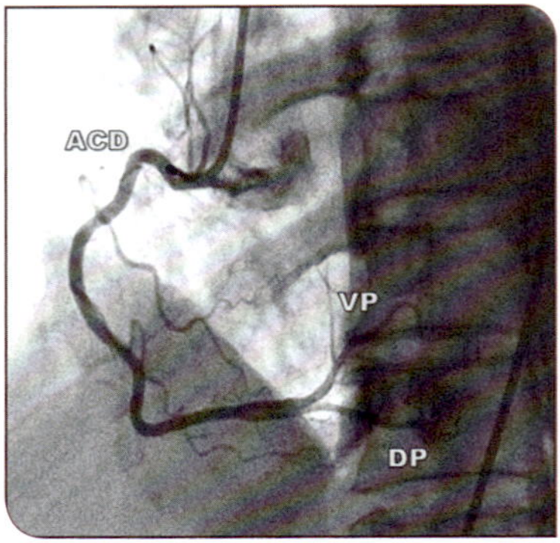

Fig. 11. Projeção oblíqua anterior esquerda – visualização da artéria coronária direita.

- OAD: avaliam-se terço médio de ACD e terço distal da DP, além de colaterais para coronária esquerda quando presentes.

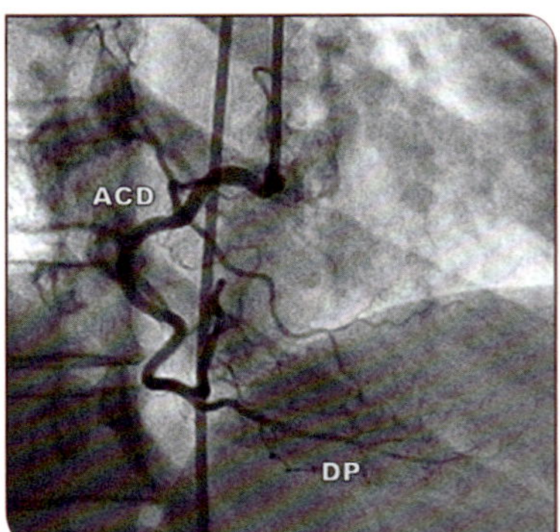

Fig. 12. Projeção oblíqua anterior direita – visualização da artéria coronária direita.

- As lesões coronárias são observadas como imagens negativas na luz coronária e devem ser caracterizadas quanto a sua localização (vaso e seu segmento acometido), extensão (tamanho), gravidade (grau de obstrução) e calcificação. As obstruções que acometem mais de 70% da luz do vaso são consideradas hemodinamicamente significativas (obstrutivas). Lesões crônicas longas ou calcificadas, em vasos de calibre fino, tortuosos ou em bifurcações, sugerem lesões complexas e devem ser consideradas na indicação de tratamento percutâneo.

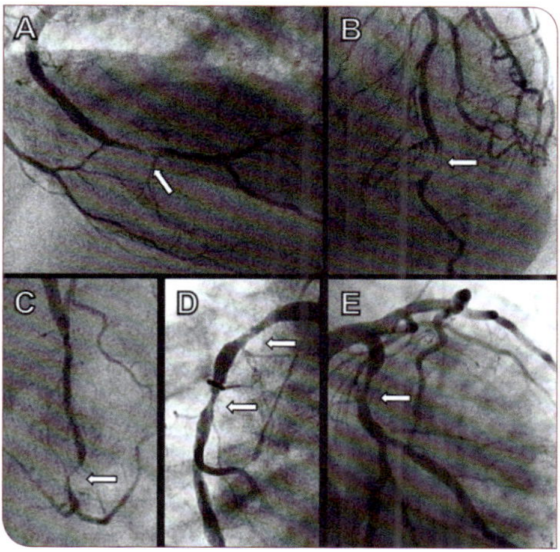

Fig. 13. Exemplos de lesões coronárias visualizadas ao cateterismo. Terço distal de artéria coronária direita (A). Transição do terço médio-distal de artéria descendente anterior (B). Terço distal de artéria descendente anterior (C). Terços proximal e médio de artéria coronária direita (D). Terço proximal de artéria descentemente anterior (E).

ESTUDO DE PONTES

- No caso de pacientes revascularizados cirurgicamente, a cateterização de enxertos venosos e/ou arteriais é geralmente realizada logo em seguida ao estudo das coronárias.
- Também estão disponíveis cateteres pré-moldados de diferentes formatos para cateterização dos enxertos (safena, mamária etc.).
- É de fundamental importância que o médico que indicou o exame forneça, se possível, informações sobre a cirurgia: número de enxertos, tipo (mamária

esquerda ou direita, safena, radial, gastroepiploica) e local da anastomose, pois isso auxilia a localização e cateterização dos enxertos na aorta, possibilitando, assim, menor exposição do paciente aos raios X e menor uso de contraste.

- As projeções a serem estudadas dependem do enxerto e da artéria em que foi realizada a anastomose.

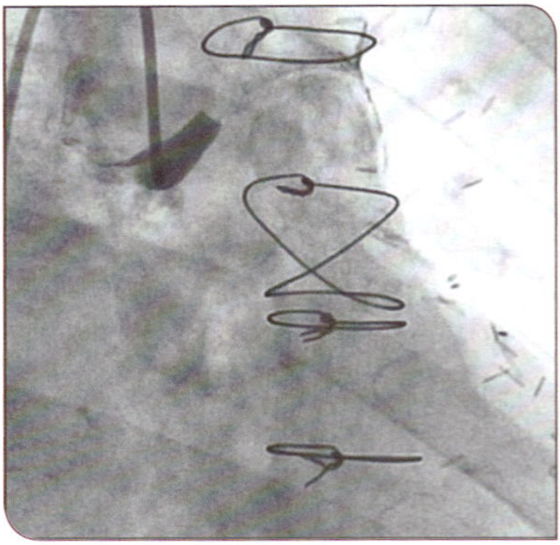

Fig. 14. Exemplo de enxerto de veia safena ocluído em sua porção proximal.

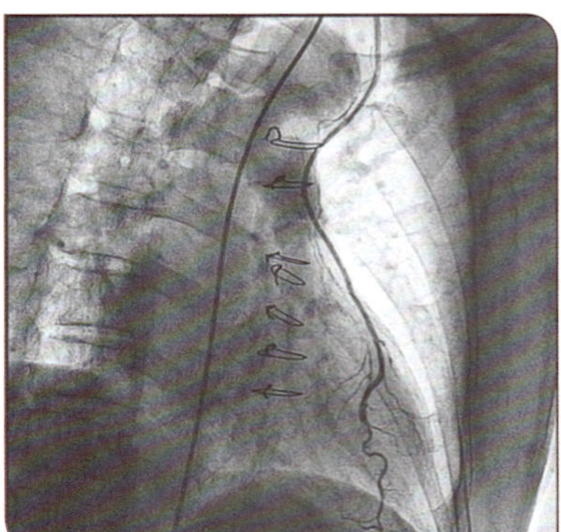

Fig. 15. Anastomose da artéria mamária esquerda na artéria descendente anterior.

VENTRICULOGRAFIA

- A ventriculografia permite, entre outros, a avaliação do tamanho do ventrículo esquerdo e de sua função global, presença de alterações segmentares, trombos, grau de regurgitação mitral (veja tabela abaixo) e defeitos do septo ventricular.
- A projeção-padrão é OAD (Fig. 8, mas nos casos em que é necessária uma análise mais acurada da parede lateral ou do septo, a projeção OAE é a mais indicada).
- A ventriculografia esquerda deve sempre ser realizada, desde que não haja contraindicações.
- Principais contraindicações: lesão crítica em TCE, estenose aórtica importante com calcificação valvar, prótese aórtica mecânica, presença de trombo conhecido em VE, insuficiência renal grave, insuficiência cardíaca descompensada ou edema agudo de pulmão recentes.
- As complicações são raras e autolimitadas. As mais comuns são arritmias ventriculares, bloqueio de ramo, hipotensão transitória e infiltração de contraste no miocárdio.

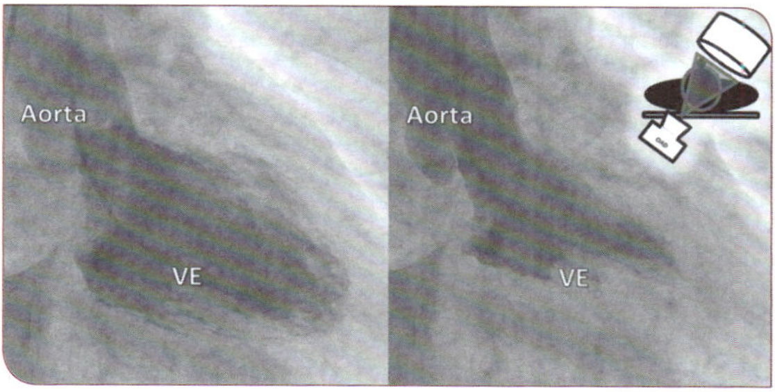

Fig. 16. Exemplo de ventriculografia em paciente com contratilidade preservada do ventrículo esquerdo.

Tabela – Grau de insuficiência mitral quantificado pela ventriculografia esquerda
+: discreta opacificação do átrio esquerdo (AE), mas clareia a cada batimento cardíaco; AE de tamanho normal.
++: opacificação moderada do AE, mas menos densa que do VE (AE < VE); AE tamanho normal.
+++: opacificação difusa do AE, com densidade igual à do VE (AE = VE); AE aumentado.
++++: opacificação difusa do AE, com densidade maior que a do VE (AE > VE); enchimento retrógrado das veias pulmonares; AE e VE aumentados.

AORTOGRAFIA

- A aortografia está indicada nas avaliações de lesões valvares aórticas, principalmente insuficiência (veja tabela abaixo), análise de aneurisma de aorta, identificação de enxertos aortocoronários e na coarctação de aorta.
- A projeção-padrão para a sua realização é OAE (Fig. 9).
- O diagnóstico de dissecção de aorta pode também ser dado pela aortografia (Fig. 17).

Tabela – Grau de insuficiência aórtica quantificado pela aortografia
+: discreta opacificação do VE, mas clareia a cada batimento cardíaco; VE de tamanho normal.
++: opacificação de todo o VE, mas menos densa que a da aorta (VE < Ao); VE de tamanho normal.
+++: opacificação de todo o VE, com densidade igual à da aorta (VE = Ao); VE aumentado.
++++: opacificação de todo o VE já no primeiro batimento, com densidade maior que a da aorta (VE > Ao); VE aumentado.

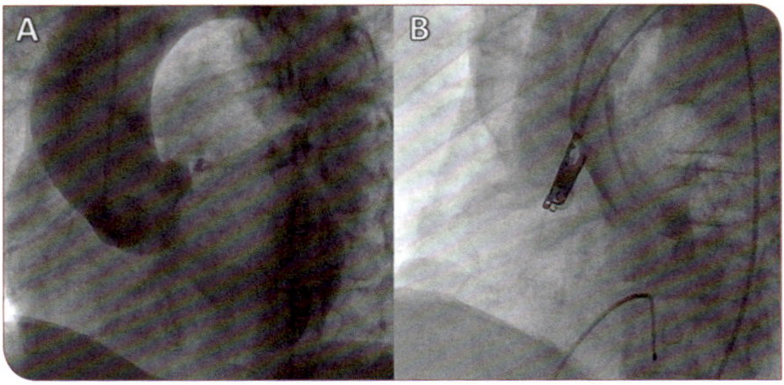

Fig. 17. Aortografia em OAE com aorta normal (A). Dissecção de aorta (B).

CATETERISMO DE CÂMARAS DIREITAS

- É a medida de pressão do átrio direito (AD), ventrículo direito, artéria pulmonar (AP) e capilar pulmonar (CP) (veja tabela a seguir).
- Necessita de punção venosa para realização (geralmente veia jugular interna ou veia femoral).
- Pode ser realizado com cateteres angiográficos ou também pelo cateter de Swan-Ganz, conectados a uma linha de pressão arterial invasiva.

- A coleta de gasometrias para avaliação da saturação de O_2 em cada câmara cardíaca permite avaliação de *shunts* intracardíacos e também da sua localização.
- O débito cardíaco pode ser aferido por termodiluição ou pelo método de Fick (padrão-ouro). Ele permite o cálculo das resistências pulmonares e sistêmicas, além do cálculo da área valvar.
- A análise das curvas de pressão possibilita também o diagnóstico de gradientes pressóricos entre as câmaras cardíacas, de hipertensão pulmonar e de miocardiopatias.

CATETERISMO DE CÂMARAS ESQUERDAS

- É a medida de pressão do VE e da aorta, aferida por meio de um cateter, que é conectado a um sistema de medida de pressão invasiva.
- Geralmente realizado como complementação da cinecoronariografia e ventriculografia.
- Utilizado para avaliar a presença de estenose aórtica (gradiente entre o pico sistólico no VE e na aorta) e de gradiente intraventricular (gradiente entre o ápex cardíaco e a via de saída do VE).
- A fim de evitar uma punção transeptal, a medida da pressão do AE é estimada pela pressão capilar pulmonar (PCP) (quando não há alteração do leito vascular pulmonar).
- A pressão diastólica final do VE (Pd2 do VE) é utilizada para cálculo da estenose mitral, que é dada pelo gradiente entre a pressão CP e a Pd2 do VE.

Tabela A – Estenose aórtica

	Leve	Moderada	Grave
Gradiente (mmHg)	< 25	25-40	> 40
Área valvar (cm^2)	> 1,5	1,0-1,5	< 1,0

Tabela B – Estenose mitral

	Leve	Moderada	Grave
Gradiente (mmHg)	< 5	5-10	> 10
Área valvar (cm^2)	> 1,5	1,0-1,5	< 1,0
Pressão sistólica da artéria pulmonar (PSAP – mmHg)	< 30	30-50	> 50

A seguir, alguns exemplos de cateterismo nas valvopatias:

1) Paciente de 74 anos, hipertenso e dislipidêmico, procurou consultório médico por causa de angina aos esforços. Ao exame físico, apresentava sopro ejetivo 3+/6 telessistólico em foco aórtico. Ecocardiograma com função ventricular preservada e gradiente VE-Ao máximo de 30 mmHg e médio de 22 mmHg, com insuficiência aórtica discreta. Cintilografia miocárdica sem evidência de isquemia. Em razão de dúvida diagnóstica da doença valvar aórtica, foram solicitados cateterismo esquerdo, cineangiocoronariografia, ventriculografia e aortografia, com os resultados abaixo:

- Manometria: VE 170 x 0 x 18 mmHg/Ao 110 x 80 (90) mmHg.
- Cineangiocoronariografia: coronárias sem lesões obstrutivas.
- VE: função ventricular preservada.
- Aortografia: insuficiência aórtica +/4.

Para calcular o gradiente entre VE e Ao, faz-se a diferença entre o pico sistólico do VE (170 mmHg) menos o pico sistólico na aorta (110 mmHg). No caso em questão, o gradiente é de 60 mmHg, o que confirma o diagnóstico de estenose aórtica grave, e a cineangiocoronariografia descarta o diagnóstico de insuficiência coronariana.

2) Paciente de 37 anos, obesa, com história de febre reumática na infância, apresenta dispneia aos pequenos esforços há seis meses. Ao exame físico, apresenta sopro holodiastólico em ruflar 2+/6 no foco mitral. ECO com função ventricular preservada e gradiente AE-VE máximo de 8 mmHg e médio de 3 mmHg, com insuficiência mitral discreta e PSAP 35 mmHg. Em razão da discrepância entre os achados clínicos e ecocardiográficos, foram solicitados cateterismo de câmaras direita e esquerda, cineangiocoronariografia e ventriculografia, cujo resultado se encontra abaixo:

- Manometrias:
  - Átrio direito: 12 mmHg.
  - Ventrículo direito: 52 x 0 x 14 mmHg.
  - Artéria pulmonar: 53 x 23 (33) mmHg.
  - Capilar pulmonar: 25 mmHg.
  - Ventrículo esquerdo: 110 x 2 x 10 mmHg.
  - Aorta: 110 x 80 (90) mmHg.
  - Débito cardíaco: 3,5 l/min.
- Cineangiocoronariografia: coronárias sem lesões obstrutivas.
- VE: função ventricular preservada, insuficiência mitral +/4+.

Para análise de estenose mitral, calcula-se o gradiente entre o átrio esquerdo, neste caso estimado pela pressão capilar pulmonar, e a pressão diastólica final do VE (Pd2 do VE). Então, 25 mmHg – 10 mmHg = 15 mmHg. Além disso, a paciente apresenta hipertensão arterial pulmonar (PSAP de 53 mmHg) e não tem estenose aórtica (gradiente VE-Ao de zero).

Pode-se também estimar a área valvar pela fórmula de Hakki:

Área valvar = DC (l/min)/raiz quadrada do gradiente valvar.

Área valvar = 3,5/raiz quadrada de 15 = 0,9 cm^2.

Esses achados hemodinâmicos evidenciam que a paciente é portadora de estenose mitral grave.

VIAS DE ACESSO

- A escolha da via de acesso depende de uma série de fatores, principalmente da experiência do operador.
- O cateterismo pode ser realizado pela via femoral, radial ou braquial, sendo as duas primeiras mais comumente utilizadas e a última utilizada em casos de impossibilidade de uso da radial e femoral.
- A via femoral possibilita o uso de cateteres mais calibrosos e de dispositivos de suporte hemodinâmico, como balão intra-aórtico e marca-passo, geralmente necessários em pacientes hemodinamicamente instáveis.
- A via radial, por sua vez, apresenta como vantagens menores taxas de sangramento e de complicações vasculares, como pseudoaneurismas, fístulas arteriovenosas, hematoma retroperitoneal e hematomas dolorosos, quando comparada à via femoral.
- Além disso, oferece maior conforto ao paciente, pois permite a deambulação imediata após o procedimento, possibilitando alta mais precoce, reduzindo os custos com internação, diferentemente da via femoral, que exige repouso no leito por, pelo menos, 4 a 6 horas.
- Uma desvantagem da via radial comparada à femoral é a maior dificuldade em acessar a artéria torácica interna esquerda pela radial direita, além de o tempo de procedimento geralmente ser maior, bem como a exposição à radiação.
- A via radial não pode ser usada em pacientes com insuficiência de colaterais para o arco palmar, arterites e possível necessidade de fístula para hemodiálise. A perda de pulso radial pode ocorrer em 3% a 9% dos casos.
- A via femoral apresenta maior incidência de sangramento e de complicações vasculares, devendo ser evitada em pacientes obesos e com insuficiência arterial periférica.

INDICAÇÕES

- O cateterismo cardíaco para fins diagnósticos está indicado em todas as situações nas quais a definição de lesão anatômica cardíaca não seja possível utilizando outros métodos não invasivos ou quando há necessidade de confirmação de achados clínicos ou anatômicos com maior acurácia para definição de tratamento cirúrgico.
- Estão resumidas a seguir as principais indicações para realização do cateterismo coronariano, sendo as demais indicações específicas exploradas nos capítulos referentes.

Resumo das principais indicações de cateterismo cardíaco
Na doença arterial coronária
Na investigação de dor torácica:
• Nos pacientes com dor torácica anginosa típica e com alto risco de doença arterial coronária.
• Nos indivíduos com dor torácica, risco intermediário de doença arterial coronária e avaliação não invasiva (angiotomografia ou prova isquêmica) positiva ou não definida.
Síndromes coronarianas sem elevação do segmento ST:
• Estratificação invasiva com coronariografia nos pacientes de alto risco com abordagem intervencionista precoce (nas primeiras 48 a 72 horas).
Síndromes coronarianas com elevação do segmento ST:
• Cateterismo coronariano com angioplastia primária, como primeira escolha quando disponível, nos pacientes com início dos sintomas há < 12 horas e tempo porta-balão menor que 90 minutos.
• Estratificação invasiva com coronariografia nos pacientes não elegíveis para angioplastia primária antes da alta hospitalar (de preferência nas primeiras 48 a 72 horas).
Nas valvopatias
Estenose mitral:
• Para avaliação da gravidade da estenose mitral quando os testes não invasivos são inconclusivos.
• Cineangiocoronariografia antes do tratamento cirúrgico da valva mitral em pacientes com fatores de risco para DAC.
Insuficiência mitral:
• Ventriculografia esquerda e medidas hemodinâmicas quando os testes não invasivos são inconclusivos em relação à gravidade da insuficiência mitral em função do VE ou necessidade de cirurgia.

continuação

• Estudo hemodinâmico quando a pressão da artéria pulmonar é desproporcional à gravidade do refluxo mitral na avaliação por testes não invasivos.
• Cineangiocoronariografia antes do tratamento cirúrgico da valva mitral em pacientes com fatores de risco para DAC.
Estenose aórtica:
• Cateterismo cardíaco para realização de medidas hemodinâmicas para avaliação da gravidade da estenose aórtica em pacientes sintomáticos quando os testes não invasivos são inconclusivos.
• Cineangiocoronariografia antes do tratamento cirúrgico da valva aórtica em pacientes com fatores de risco para DAC.
• Cineangiocoronariografia antes da intervenção transcateter da valva aórtica em pacientes com fatores de risco para DAC.
Insuficiência aórtica:
• Cateterismo cardíaco com aortografia e medida das pressões no VE para avaliação da gravidade da regurgitação, função ventricular e dilatação da raiz da aorta quando os testes não invasivos são inconclusivos.
• Cineangiocoronariografia antes da cirurgia de troca de valva aórtica em pacientes com fatores de risco para DAC.
Na insuficiência cardíaca crônica
Avaliação para transplante cardíaco:
• Indicado formalmente o cateterismo direito quando a PSAP é > 45 mmHg ao ecodopplercardiograma.
Avaliação de miocardiopatia isquêmica:
• Coronariografia no paciente com insuficiência cardíaca (IC) e angina típica.
• Coronariografia no paciente com IC, sem angina, com fatores de risco para DAC ou com história de IAM.
Nas cardiopatias congênitas
• Coronariografia é indicada a pacientes com suspeita de anomalias congênitas das artérias coronárias (estenoses congênitas, hipoplasias, origem anômala da coronária esquerda ou fístulas) e a pacientes com risco para doença coronária com evidências de isquemia, alterações segmentares ou sintomas anginosos.
• Cateterismo direito é essencial na avaliação e decisão terapêutica nas cardiopatias com *shunt* e/ou na hipertensão pulmonar.
Outras doenças cardíacas
• Pós-morte súbita revertida de causa não esclarecida.
• Nas doenças aórticas (dissecção, aneurisma aórtico com DAC já diagnosticada, Takayasu) quando se suspeita de acometimento de óstios coronarianos ou o conhecimento da anatomia coronária se torna importante no planejamento cirúrgico.

continuação

• Na miocardiopatia hipertrófica, quando a angina é refratária ao tratamento clínico e o conhecimento da anatomia coronariana pode mudar o tratamento clínico.
• Na miocardiopatia hipertrófica com sintomas anginosos, antes de cirurgia cardíaca.
• Outros.

Complicações

- A única contraindicação absoluta à realização da coronariografia é a não aceitação por parte do paciente. Apesar de ser um procedimento considerado seguro, algumas situações podem predispor a complicações durante ou após o procedimento.
- Os principais fatores de risco associados a complicações do cateterismo são idade avançada (1), presença de doença coronária multiarterial (2), presença de doença arterial periférica avançada (3), baixo débito (4), disfunção ventricular com insuficiência cardíaca (5), diabetes (6) e presença de valvopatias (7).
- As complicações graves são infrequentes (< 1%), sendo descritos na literatura morte em 1:1.000 casos, acidente vascular encefálico em 1:1.000 casos e IAM em 1:2.000 casos (considerando procedimentos diagnósticos e terapêuticos). As intercorrências descritas como mais frequentes, com variáveis graus de complexidade, são as vasculares relacionadas à via de acesso, entre elas hemorragias e hematomas locais ou retroperitoniais (1), trombose aguda (principalmente acesso radial) (2), embolização distal (3), dissecções (4), pseudoaneurismas (5) e fístulas arteriovenosas (6).
- Como fatores determinantes de melhores resultados, estão a experiência do médico executor e o uso de cateteres de menor calibre.

	Descrição e classificação das complicações relacionadas ao cateterismo		
	LEVES	**MODERADAS**	**SEVERAS**
	Intercorrência na sala de exame prontamente resolvida.	Necessidade de observação ou tratamento específico, sem morbidade significativa e sem retardar a alta.	Necessidade de internação ou intervenção, com retardo na alta, morbidade, sequela ou óbito.
Vasculares	Sangramento ou hematomas (via de acesso) controlados sem transfusão.	Sangramento e hematomas necessitando de transfusão.	Sangramento e hematomas necessitando de intervenção cirúrgica.

continuação

Embolia sistêmica	Sem repercussão clínica.	Com déficit reversível.	Com déficit permanente.
Alergias	Erupção cutânea; reação pirogênica.	Hipotensão (pressão arterial sistólica –PAS < 80 mmHg).	Choque anafilático.
Perfuração do ventrículo	Sem sinais de tamponamento.	Tamponamento controlado com punção pericárdica de emergência.	Tamponamento necessitando de cirurgia.
Arritmias	FA, TPSV, EV.	TV sem instabilidade/ TVNS	Necessidade de cardioversão ou marca-passo.
Isquemia	Angina.	Oclusão de ramos secundários.	Infarto ou cirurgia de emergência.
Congestão	Desconforto respiratório.	Dispneia grave.	Edema agudo do pulmão.
Óbito			Óbito.

PAS: pressão arterial sistólica; EV: extrassístole ventricular; FA: fibrilação atrial; TPSV: taquicardia paroxística supraventricular; TVNS: taquicardia ventricular não sustentada; TV: taquicardia ventricular.

NEFROPATIA INDUZIDA PELO CONTRASTE

- A nefropatia induzida por contraste é definida por um aumento da creatinina sérica basal superior a 25% ou absoluto em 0,5 mg/dl, após uso de contraste iodado, descartadas outras causas clínicas que justifiquem essa alteração. Trata-se de um quadro de insuficiência renal aguda não oligúrica em que ocorre a elevação das escórias em 24 a 48h e tendência à evolução benigna, com resolução do quadro em 7 a 14 dias. É considerada uma das principais causas de insuficiência renal aguda em pacientes hospitalizados, e aproximadamente 30% dos pacientes podem evoluir com algum grau de lesão residual e a sua ocorrência está relacionada a um pior prognóstico intra-hospitalar.
- A fisiopatologia da lesão renal é multifatorial, envolvendo toxicidade direta sobre os túbulos renais, hiperviscosidade, liberação de radicais livres (com aumento do estresse oxidativo e apoptose), diminuição na produção de óxido nítrico e vasoconstrição mediada por substâncias vasoativas (endotelina, vasopressina, angiotensina, calicreína, histamina), levando à redução do fluxo sanguíneo renal e à isquemia medular.
- A incidência da nefropatia por contraste depende tanto de fatores de risco individuais quanto de fatores relacionados ao uso de contraste (ao procedimento).

Risco de desenvolvimento de nefropatia por contraste na população geral é de aproximadamente 15%, considerando-se aumentos superiores a 25% na creatinina basal e 2% a 4% quando considerados aumentos superiores a 50%. Ao se estratificarem os fatores de risco individuais, esse risco varia de 1% em indivíduos hígidos, passando por 5% a 10% nos pacientes com algum grau de insuficiência renal crônica de base, e atinge alarmantes 50% nos pacientes diabéticos com insuficiência renal crônica. Os principais fatores de risco estão listados abaixo.

Fatores de risco relacionados ao paciente	
Insuficiência renal	Uso de drogas nefrotóxicas (p. ex., anti-inflamatórios não esteroides [AINEs].
Diabetes	Antecedentes de nefropatia por contraste.
Idade superior a 70 anos	Angioplastia > um vaso.
Sexo feminino	Hipoalbuminemia .
Desidratação	Anemia.
Hipotensão	Transplante renal .
Insuficiência cardíaca	Outros.

Fatores de risco relacionados ao procedimento	
Volume do contraste administrado	Quanto maior o volume, maior o potencial de toxicidade.
Osmolaridade do contraste	Os de maior osmolaridade possuem maior potencial de toxicidade quando comparados aos de baixa osmolaridade e isosmolares.
Viscosidade do contraste	Quanto maior a viscosidade, maior o potencial de toxicidade.
Iônicos x não iônicos	Os iônicos possuem maior potencial de toxicidade
Monômeros x dímeros	Semelhantes em termos de nefropatia induzida por contraste (NIC).

- A prevenção da nefropatia por contraste se inicia na identificação de pacientes de alto risco (diabéticos, nefropatas, cardiopatas, cirróticos, usuários de drogas nefrotóxicas etc.), seguida da compensação clínica deles e da suspensão de drogas nefrotóxicas, dando preferência ao uso do menor volume possível de contrastes não iônicos e de baixa osmolaridade ou isosmolares. A única medida adicional com benefício evidente na prevenção da nefropatia e apoiada pela literatura é a hidratação com cloreto de sódio a 0,9% nas 12 horas que precedem o procedimento e mantida nas 12 horas subsequentes. Em revisão recente, o uso de acetilcisteína e a alcalinização com infusão de bicarbonato de sódio se mostraram neutros, podendo ser utilizados em casos selecionados de pacientes de muito alto risco e que possuam contraindicações para hidratação com soro.

- Apesar da baixa incidência de acidose lática relacionada ao uso de metformina, essa droga deve sempre ser suspensa um dia antes do uso de contraste iodado e reiniciada apenas 48 horas após, na ausência de sinais de insuficiência renal.

Prevenção da nefropatia por contraste	
	Evidência
Hidratação com solução salina a 0,9%, via endovenosa (1 ml/kg/h durante as 12 horas anteriores e 12 horas após o procedimento).	Benéfica
Acetilcisteína 600 mg, oral, via oral, de 12/12 horas (iniciada 24 horas antes e mantido 24 horas após).	Neutra
Alcalinização com bicarbonato de sódio endovenoso (3 ml/kg/h, 1 hora antes do procedimento, e 1 ml/kg/h, nas 6 horas após). Diluição: HCO3 a 8,4% 150 ml + soro glicosado a 5% 850 ml.	Neutra

REAÇÕES ADVERSAS RELACIONADAS AO CONTRASTE IODADO

- As reações adversas secundárias ao uso de contraste iodado são eventos raros, de gravidade variável e, na maioria dos casos, imprevisíveis. Dados precisos sobre o real impacto desses eventos são escassos, mas estima-se que a ocorrência de reações anafilactoides durante os procedimentos seja ≤ 1%, sendo reações graves relatadas em 1:1.000 exames.
- As manifestações clínicas geralmente se iniciam após minutos da exposição ao contraste, cursando com manifestações cutâneas (urticária, angioedema, eritema e/ou prurido generalizado), respiratórias (em casos leves, congestão, prurido nasal e rinorreia; em casos graves, edema da hipofaringe, da epiglote ou da laringe, broncospasmo e potencial evolução para hipóxia e acidose lática), cardiovasculares (hipotensão, choque, taquiarritmias ou bradiarritmias), gastrointestinais (náuseas, vômitos, cólicas abdominais e diarreia) e, eventualmente, neurológicas (cefaleia e crises convulsivas).
- O mecanismo desencadeante é atribuído principalmente à ativação do sistema complemento pela exposição à droga, levando à intensa desgranulação mastocitária, sendo denominada reação anafilactoide. A possibilidade de envolvimento da produção de IgE contra a substância desencadeadora (reação anafilática verdadeira) como gatilho do processo alérgico é considerada por alguns autores, mas, na prática clínica, é difícil a diferenciação entre ambas.
- Pacientes com doenças atópicas, como asma, e forte histórico de alergias têm risco aumentado de reação anafilática ao contraste.
- A profilaxia (ou dessensibilização) está indicada a indivíduos com risco de desenvolvimento de reações ao uso de contraste iodado (alergia documentada ao iodo) e, principalmente, naqueles que apresentaram reações prévias de

qualquer intensidade após uso do contraste. Não há indicação de profilaxia em pacientes com história de alergia a mariscos ou frutos do mar. Apesar de não existir consenso sobre quais drogas devem ser utilizadas na profilaxia medicamentosa, está descrita abaixo uma sugestão de esquema clássico, fácil e disponível para a prática clínica.

Dessensibilização ao contraste iodado (sugestão)
Iniciar três dias antes do procedimento
Anti-histamínico (inibidor H1) Hidroxizina 25 mg, via oral (VO), de 8/8h, Dexclofeniramina 2 mg, VO, de 8/8h, ou Loratadina 10 mg/dia.
Inibidor H2 Ranitidina 150 mg, VO, de 12/12h.
Corticoide Prednisona 40 mg, VO, uma vez ao dia (manhã).
Considerar 30 minutos antes do procedimento
Anti-histamínico (inibidor H1) Prometazina 50 mg, via intramuscular (dose única). ou Difenidramina 50 mg, via endovenosa (dose única – infusão lenta).
Corticoide Hidrocortisona 500 mg, via endovenosa (dose única).

- É importante ressaltar que, mesmo com preparo adequado, o risco de recorrência de reação anafilática não está descartado.

SITUAÇÕES ESPECIAIS

- Os pacientes encaminhados para realização de cateterismo frequentemente possuem múltiplas comorbidades e não é incomum a polifarmácia. Algumas dessas situações podem estar relacionadas à maior prevalência de complicações periprocedimento, sendo necessários cuidados diferenciados. Estão relatadas a seguir algumas recomendações importantes.

Anticoagulação

Cumarínicos

Interromper o uso do cumarínico cinco dias antes do procedimento, até RNI < 1,5-1,8.
Se houver alto risco de fenômeno tromboembólico, considerar heparinização plena até a realização do procedimento.
No caso de procedimento de urgência, oferecer vitamina K e garantir reserva de plasma fresco antes do procedimento.

Heparinização

Pacientes heparinizados podem ser submetidos a procedimento percutâneo com segurança, ao custo de requerer uma hemostasia mais rigorosa e eventualmente dose de protamina no final do procedimento.
Se em uso de HBPM (heparina de baixo peso molecular) e no caso de procedimento eletivo, programar sua suspensão nas 12 horas anteriores ao procedimento.

Antiagregantes plaquetários

Antiagregantes, independentemente de sua via de administração, não devem ser interrompidos antes do procedimento.

Uso de sildenafil

Interromper uso da medicação 24 horas antes do procedimento.
No caso de procedimento de urgência, evitar uso de nitratos.

Uso de metformina

Se função renal estiver normal ou for desconhecida, suspender por 24 a 48 horas antes do procedimento, reiniciando após 48 horas ou com a normalização da função renal.
O procedimento não precisa ser interrompido em caso de dose inadvertida de metformina nas últimas 24 a 48 horas e função renal normal: a vigilância deve ser intensificada após o procedimento e deve ser oferecida hidratação adequada antes e depois do procedimento.
O procedimento deve ser interrompido em caso de dose inadvertida de metformina nas últimas 24 a 48 horas e função renal alterada (creatinina > 1,5 mg/dl).

Diabéticos insulinodependentes

Oferecer metade a um terço da dose de insulina NPH pela manhã.
Manter jejum e oferecer solução glicosada venosa contínua.
Utilizar insulina regular dependendo dos níveis glicêmicos.
Os procedimentos devem idealmente ser realizados na parte da manhã, para evitar o jejum prolongado.

Anti-hipertensivos

Não devem ser suspensos para a realização do procedimento.

LEITURA RECOMENDADA

1. 2005 ESC Guidelines. Guidelines for Percutaneous Coronary Interventions. Eur Heart J. 2005;26:804-47.
2. 2011 ACCF/AHA/SCAI. Guideline for Percutaneous Coronary Intervention. Circulation. 2011;124: e574-651.
3. 2012 ACCF/SCAI/AATS/AHA/ASE/ASNC/HFSA/HRS/SCCM/SCCT/SCMR/STS. Appropriate Use Criteria for Diagnostic Catheterization. J Am Coll Cardiol. 2012;59(22).
4. American College of Cardiology/Society for Cardiac Angiography and Interventions. Clinical Expert Consensus Document on Cardiac Catheterization Laboratory Standards. J Am Coll Cardiol. 2001;37(8).
5. Bonow RO, Mann DL, Zipes DP, et al. Braunwald's heart disease: a textbook of cardiovascular medicine. 9th ed. Philadelphia: Elsevier Saunders; 2011.
6. Diretrizes da Sociedade Brasileira de Cardiologia – Intervenção Coronária Percutânea e Métodos Adjuntos Diagnósticos em Cardiologia Intervencionista (II Edição – 2008). Arq Bras Cardiol.2008;91(6 suppl. 1):1-58.

33

Ecocardiografia com Doppler

Maria Carolina Feres de Almeida
Eduardo Cavalcanti Lapa Santos
André Gustavo Santos Lima

PRINCÍPIOS BÁSICOS

- Ondas de ultrassom: vibrações mecânicas que produzem refrações e compressões alternadas do meio físico que atravessam com frequência acima de 20 kHz. Suas características principais são comprimento de onda (distância entre picos), frequência (número de ondas por segundo ou hertz), amplitude (potência da onda, em decibéis) e velocidade de propagação (proporcional à rigidez do tecido).
- Essas ondas podem sofrer reflexão, dispersão, refração ou atenuação. A reflexão leva à formação da imagem ecocardiográfica.
- Cristais piezelétricos contidos no transdutor do aparelho são responsáveis pela emissão e recebimento dessas ondas, levando à formação da imagem.
- Doppler: técnica baseada no fenômeno Doppler que permite analisar velocidade e direção de fluxo sanguíneo nas diferentes câmaras cardíacas. Possui quatro modalidades. O Doppler pulsado estuda fluxos com velocidades menores, com amostras pontuais. O Doppler contínuo é útil para fluxos com velocidades maiores. Ambos mostram curvas positiva do Doppler quando o fluxo se aproxima do transdutor e negativa quando se afasta. O Doppler colorido permite avaliar a direção do fluxo (vermelho se aproxima do transdutor e azul se afasta). O Doppler tecidual demonstra direção e velocidade de movimentação do miocárdio ventricular e anéis valvares.

JANELAS ECOCARDIOGRÁFICAS

- São quatro janelas principais que permitem avaliação cardíaca em diversas incidências: paraesternal, apical, subcostal e supraesternal.

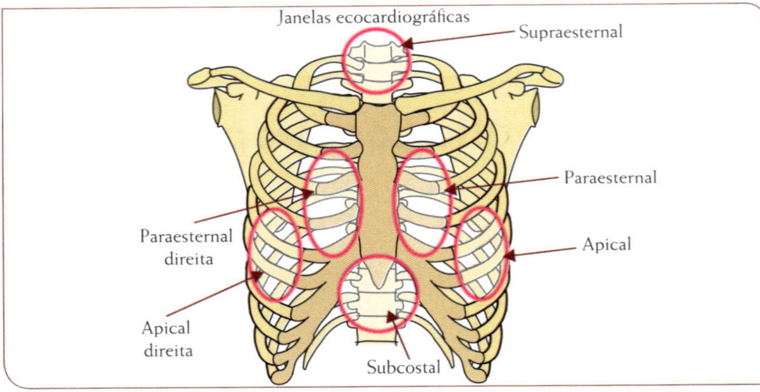

Fig. 1. Janelas ecocardiográficas.

- Paraesternal eixo longitudinal: permite realizar medidas dos ventrículos na sístole e na diástole, átrio esquerdo, septo, parede posterior, seio aórtico e aorta ascendente, análise de fluxos valvares e da anatomia valvar.

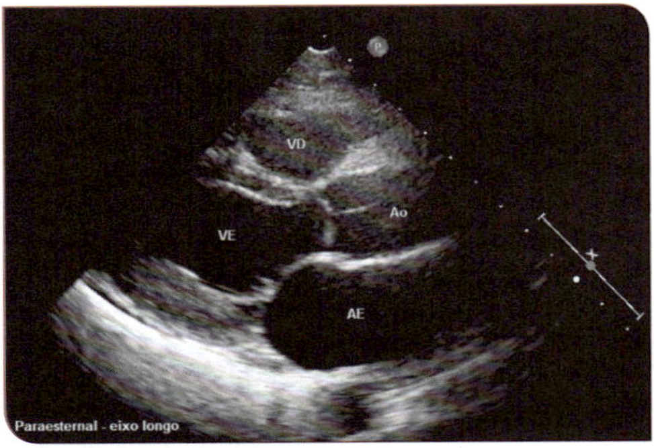

Fig. 2. Janela paraesternal, eixo longitudinal. VE: ventrículo esquerdo; VD: ventrículo direito; Ao: aorta; AE: átrio esquerdo.

> Além da medida do diâmetro do átrio esquerdo, mostrou-se importante o cálculo do seu volume indexado à superfície corpórea do indivíduo por causa da associação entre seu aumento e eventos cardiovasculares, como arritmia, acidente vascular cerebral e morte (volume indexado > 32 ml/m²).

- Paraesternal eixo transversal: avaliação da contratilidade de todas as paredes do ventrículo esquerdo em todos os seus segmentos (apical, médio e basal), análise da valva aórtica, septo interatrial, valva pulmonar e via de saída do ventrículo direito.

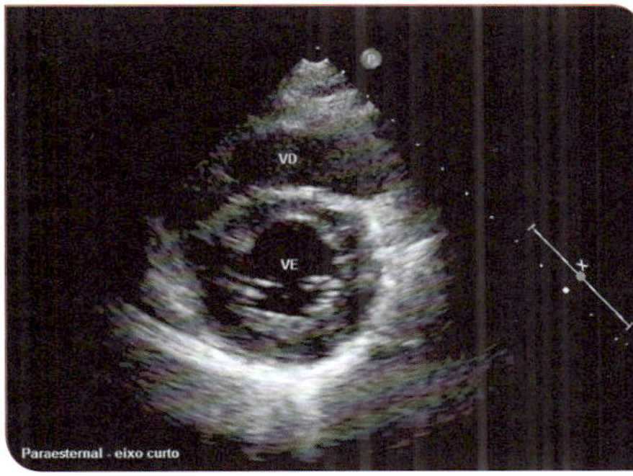

Fig. 3. Janela paraesternal, eixo transversal. VE: ventrículo esquerdo; VD: ventrículo direito.

- Apical quatro câmaras: avaliação da função diastólica, dos fluxos valvares tricúspide e mitral e da contratilidade segmentar do ventrículo esquerdo (parede anterolateral e septo inferior).

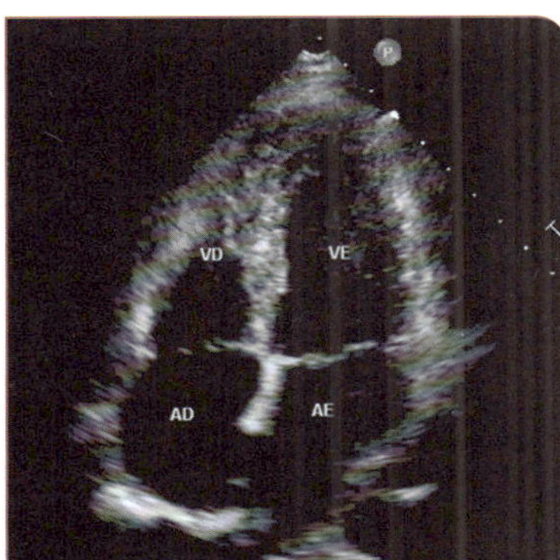

Fig. 4. Janela apical quatro câmaras. VE: ventrículo esquerdo; VD: ventrículo direito; AD: átrio direito; AE: átrio esquerdo.

- Apical cinco câmaras: fluxo aórtico e contratilidade segmentar (parede anterolateral e septo anterior).
- Apical duas e três câmaras: análise de contratilidade segmentar (paredes anterior e inferior na incidência de duas câmaras; septo anterior e parede inferolateral na incidência de três câmaras).

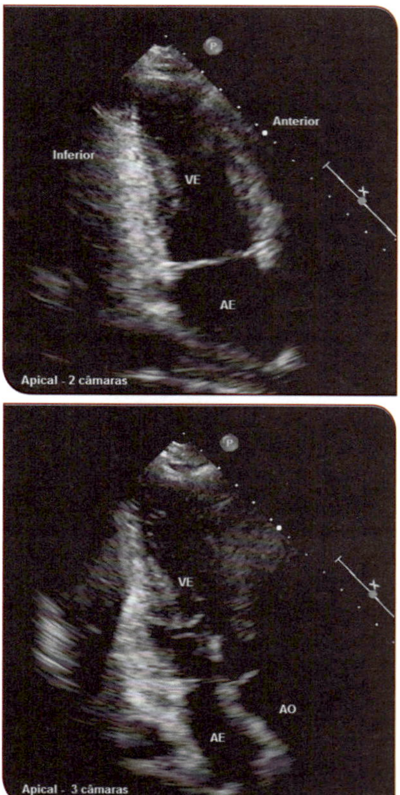

Fig. 5. Janela apical duas camaras e janela apical 3 camaras. VE: ventrículo esquerdo; VD: ventrículo direito; AE: átrio esquerdo.

- Subcostal: avalia a presença de derrame pericárdico, a veia cava inferior e sua variabilidade com a respiração, septos interatrial e interventricular.

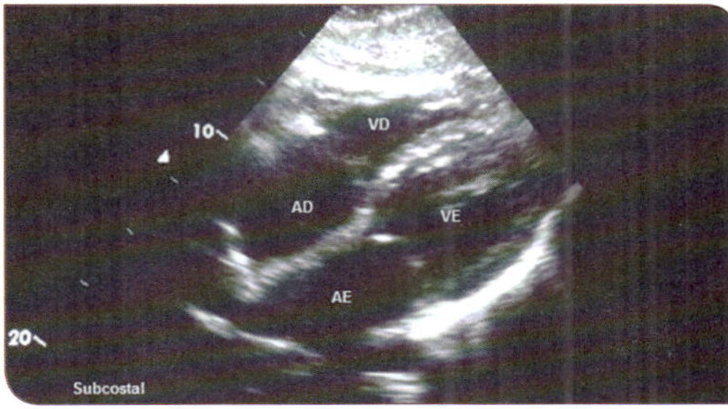

Fig. 6. Janela subcostal. VE: ventrículo esquerdo; VD: ventrículo direito; AE: átrio esquerdo.

- Supraesternal: análise principalmente do arco aórtico.

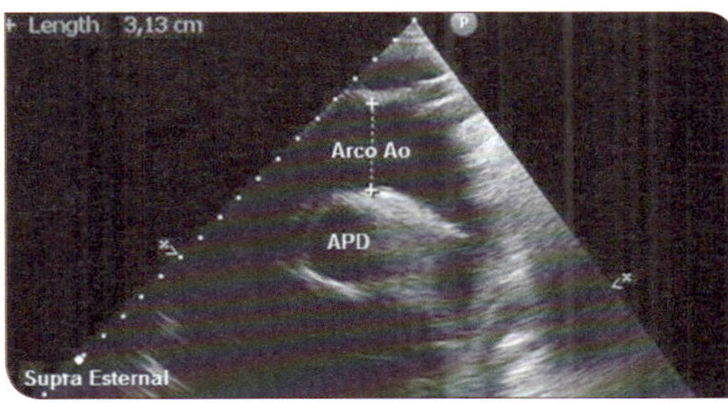

Fig. 7. Janela supraesternal. APD: ramo direito da artéria pulmonar; Arco Ao: arco aórtico.

FUNÇÃO SISTÓLICA

- Um dos principais dados do ecocardiograma, colaborando para determinar o prognóstico nas miocardiopatias e orientar medidas terapêuticas. O ecocardiograma é o exame mais utilizado para análise da função ventricular.
- A fórmula de Teicholz, a mais comumente utilizada, calcula volumes diastólicos e sistólicos finais do ventrículo esquerdo por meio dos diâmetros aferidos na janela paraesternal do eixo longitudinal ou no modo M, e com esses valores calcula a fração de ejeção (FE = VDF-VSF/VDF). Esse método não deve ser o escolhido no caso de alteração segmentar do ventrículo esquerdo por causa da geometria alterada dele.

- O método de Simpson realiza planimetria da cavidade do ventrículo esquerdo, tanto na sístole quanto na diástole, nas janelas apicais de duas e quatro câmaras. O ventrículo é dividido em diversos cilindros e a fração de ejeção é calculada para cada um desses cilindros. A média das frações é a fração de ejeção do ventrículo esquerdo. É o método mais fidedigno para estimar função sistólica e o mais adequado em casos de alteração segmentar ou na forma do ventrículo.
- A fração de ejeção estimada por examinador experiente é utilizada na prática ecocardiográfica, e dados na literatura confirmam sua confiabilidade.

FUNÇÃO DIASTÓLICA

- Sua avaliação se torna ainda mais importante durante o exame quando se consideram os estudos mostrando que em 30% a 40% dos pacientes com clínica de insuficiência cardíaca têm função sistólica normal e apresentam algum grau de disfunção diastólica justificando os sintomas.
- A função diastólica pode ser avaliada pelo estudo do fluxo transvalvar mitral, fluxo venoso pulmonar, Doppler tecidual no anel mitral e modo M colorido. É analisada geralmente na janela apical, utilizando-se o Doppler pulsado posicionado na ponta das cúspides da valva mitral ou na veia pulmonar superior direita (VPSD), obtendo-se as curvas para análise. A varredura do influxo colorido do ventrículo esquerdo no modo M colorido serve para determinar a velocidade de propagação do fluxo mediante a inclinação da curva do influxo.
- A curva normal apresenta os seguintes parâmetros:
  - Doppler mitral: onda E (enchimento rápido do ventrículo) maior que onda A (contração atrial).
  - Doppler de VPSD: onda S (sistólica) maior que onda D (diastólica) de enchimento do átrio esquerdo.
  - Doppler tecidual: onda E´ é ampla e maior de que a onda A´ (telediastólica).
  - Modo M colorido: alta velocidade de propagação.
- As principais alterações observadas são:
  1. alteração de relaxamento (disfunção diastólica discreta): inversão das ondas E e A, desaceleração prolongada da onda E, redução da E´ e maior inclinação no modo M colorido;
  2. Padrão pseudonormal (disfunção diastólica moderada): avaliação do fluxo da veia pulmonar evidencia onda S menor que a onda D e aumento da onda A reversa; o Doppler tecidual demonstra menor velocidade da onda E'; e inclinação ainda maior do influxo no modo M colorido.

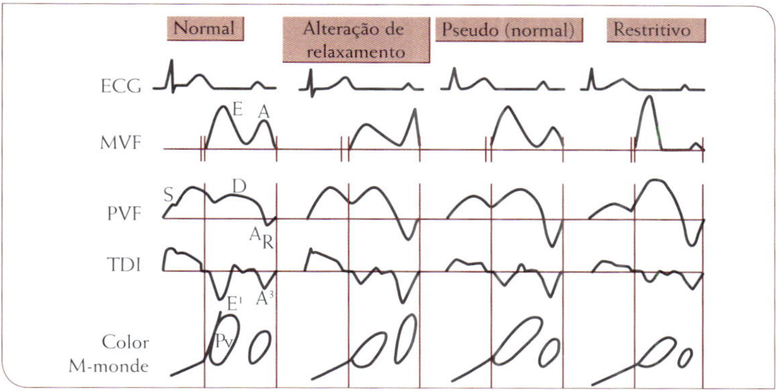

Fig. 8. Estágios da disfunção diastólica.
MVF: fluxo da valva mitral; PVF: fluxo da veia pulmonar; TDI: Doppler tecidual.

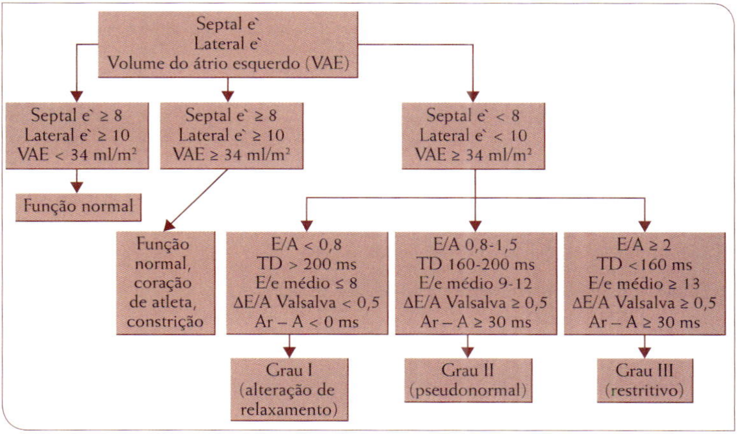

Fig. 9. Disfunção diastólica – Avaliação ecocardiográfica.
VAE: volume do átrio esquerdo; TD: tempo de desaceleração; Ar – A: duração da onda A retrógrada – duração da onda A.

CARDIOPATIA ISQUÊMICA

- O ecocardiograma é um exame de extrema praticidade e importância em pacientes com doença cardíaca isquêmica, permitindo a avaliação da função ventricular e da contratilidade de cada segmento do ventrículo esquerdo, inclusive à beira do leito.
- A análise da movimentação e do espessamento dos segmentos miocárdicos deve ser realizada em todas as janelas e suas incidências.
- As alterações na contratilidade devem ser classificadas em hipocinesia (diminuição do movimento), acinesia (ausência de contração ou espessamento do miocárdio) e discinesia (movimento oposto ao da contração).
- Alteração da função diastólica é um dos primeiros achados que podem ser encontrados em pacientes com isquemia miocárdica.
- Um dado interessante obtido com o exame é a correlação da alteração segmentar com a artéria coronária envolvida no evento isquêmico (Fig. 10).

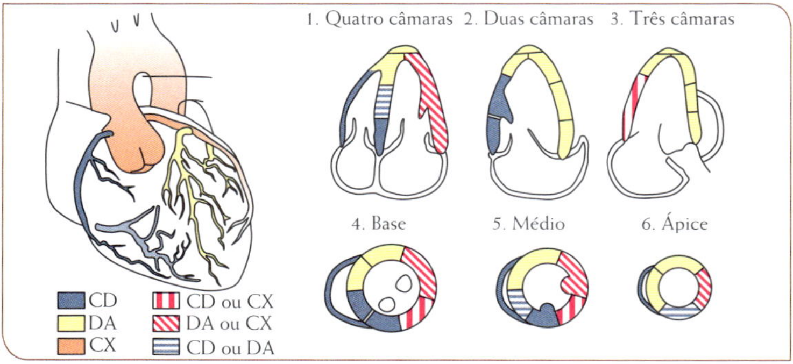

Fig. 10. Relação entre segmentos ecocardiográficos e artérias coronárias correspondentes. Adaptado de Lang *et al.*, 2005.

DERRAME E TAMPONAMENTO CARDÍACO

- Quando presente, o derrame pericárdico deve ser quantificado e alguns achados devem ser observados, pois inferem gravidade por causa do tamponamento cardíaco associado:
  1. Colapso de átrio direito;
  2. Colapso diastólico de ventrículo direito;
  3. Variação respiratória dos fluxos transvalvares mitral (> 25%), aórtico e tricuspídeo (> 40%).

Achados ecocardiográficos que sugerem tamponamento cardíaco em um paciente com derrame pericárdico
1. Colapso de átrio direito.
2. Colapso diastólico de ventrículo direito.
3. Variação respiratória dos fluxos transvalvares mitral (> 25%), aórtico e tricuspídeo (> 40%).

AVALIAÇÃO DA VOLEMIA

- A variação do diâmetro da veia cava durante a respiração é útil na avaliação da resposta à expansão volêmica no paciente grave.
- São realizados o índice de distensibilidade da veia cava inferior (VCI) por meio do ecocardiograma transtorácico (validado em pacientes sob ventilação mecânica quando a veia cava apresenta movimento inverso durante o ciclo respiratório) e o índice de colapsabilidade da cava superior (VCS) pelo ecocardiograma transesofágico. Seguem-se as seguintes fórmulas:

$$\text{Índice de colapsabilidade VCS} = \frac{\text{diâmetro máx. exp.} - \text{diâmetro mínimo insp.}}{\text{diâmetro máximo exp.}}$$

$$\text{Índice de distensibilidade VCI} = \frac{\text{diâmetro máx. insp.} - \text{diâmetro mínimo exp.}}{\text{diâmetro mínimo exp.}}$$

- Variação > 18% da VCI ou > 36% da VCS identificam pacientes com potencial para aumento do débito cardíaco após expansão volêmica.

VALVOPATIAS

1. Estenose mitral

- Principal etiologia: cardiopatia reumática. Outra etiologia: congênita.
- Importante: avaliação da morfologia da valva e aparelho subvalvar na janela paraesternal longitudinal. Analisar calcificação, mobilidade das cúspides, espessamento subvalvar e das cúspides. Em caso de estenose mitral de origem reumática, observa-se o aspecto em "bastão de *hockey*" na abertura da cúspide anterior da valva.
- Na janela paraesternal transversal, é visualizada fusão das comissuras e, na maioria dos pacientes, é possível medir área valvar por planimetria.
- Outra maneira de determinar a gravidade da estenose mitral é pelo método de tempo de meia pressão (PHT), que é o tempo para que o gradiente máximo

de pressão valvar caia pela metade. Estudos mostraram que a área valvar mitral é de 1,0 cm^2 quando o PHT é de 220, tendo sido criada a fórmula área valvar mitral = 220/PHT.

Situações em que não se deve usar o PHT para calcular a área valvar mitral
1. No caso de insuficiência aórtica moderada ou importante (o PHT vai superestimar a área valvar mitral).
2. Se houver CIA associada.
3. Nas alterações da complacência do VE (por exemplo: paciente com hipertensão arterial associada e disfunção diastólica do VE).
4. Nas primeiras 48 a 72 h após a realização de valvoplastia mitral percutânea.

- No plano apical, com quatro câmaras com o Doppler contínuo alinhado, obtém-se a imagem do gradiente transmitral. Por meio da planimetria desse gradiente, são obtidos os gradientes máximo e médio da estenose.

Tabela 1 – Parâmetros de gravidade da estenose mitral

Grau da estenose	Gradiente médio	Área valvar
Discreta	< 5 mmHg	> 1,5 cm^2
Moderada	5-10 mmHg	1,0-1,5 cm^2
Importante	> 10 mmHg	< 1,0 cm^2

Tabela 2 – Escore de Wilkins

Escore	Mobilidade	Espessamento das cúspides	Espessamento subvalvar	Calcificação
1	Alta mobilidade	Espessura quase normal (4-5 mm)	Espessamento mínimo logo abaixo das cúspides	Única área ecodensa
2	Porções basais e médias das cúspides com mobilidade normal	Espessamento das extremidades (5-8 mm)	Espessamento do terço proximal das cordas	Áreas brilhantes nas extremidades das cúspides
3	Valva move-se para frente na diástole principalmente pela base	Espessamento de toda a cúspide (5-8 mm)	Espessamento até o terço distal das cordas	Brilho até a porção média das cúspides
4	Nenhum ou mínimo movimento das cúspides	Espessamento de toda a cúspide (> 8 mm)	Espessamento importante e encurtamento	Brilho intenso na maior parte das cúspides

- Com parâmetros previamente citados analisados, determina-se o escore de Wilkins, muito útil na estenose mitral. Quando o escore é menor que ou igual a 8, com aparelho subvalvar menor que 3 na classificação, o paciente se beneficia da valvoplastia por cateter-balão.

2. Insuficiência mitral

- Análise da morfologia valvar, das prováveis etiologias e da extensão do jato regurgitante em várias janelas, principalmente apical quatro câmaras.
- Etiologias: prolapso valvar, cardiopatia reumática, endocardite, pós-infarto do miocárdio, secundária à dilatação ventricular etc.
- A extensão do jato regurgitante por todo o átrio esquerdo, atingindo veias pulmonares (chamado fluxo reverso), denota insuficiência mitral (IM) importante.
- É possível também relacionar a área do jato regurgitante com a área atrial (Tabela 3).
- A área de isovelocidade proximal (método de PISA) permite mensurar a área do orifício regurgitante (AOR) efetivo, determinando, de forma mais precisa, a gravidade da insuficiência mitral.
- O volume regurgitante mitral é calculado subtraindo o volume mitral do volume aórtico. A fração regurgitante é a porcentagem do volume regurgitante em relação ao volume mitral.
- A *vena contracta* é a medida da porção mais estreita do jato regurgitante demonstrado pelo mapeamento de fluxo em cores e mostrou boa correlação com outros métodos para quantificar a gravidade.

Tabela 3 – Parâmetros de gravidade da insuficiência mitral

Grau IM	Área do jato/área do átrio	*Vena contracta*	Volume regurgitante	Fração regurgitante	AOR
Discreta	< 20%	< 3 mm	< 30 ml	< 30%	< 0,20
Moderada	20%-39%	3-6,9 mm	30-59 ml	30-49%	0,20-0,39
Importante	> 40%	> 7 mm	≥ 60 ml	≥ 50%	≥ 0,40

3. Estenose aórtica

- Etiologias: congênita, reumática, fibrocalcificação degenerativa.
- Analisar mobilidade e calcificação das válvulas na janela paraesternal longitudinal e análise direta de todas as suas válvulas e mobilidade valvar aórtica na janela paraesternal do eixo transversal.
- O Doppler contínuo deve ser alinhado preferencialmente na janela apical de cinco câmaras, permitindo a medida dos gradientes sistólicos médio e máximo

aórtico. É importante lembrar que, em pacientes com disfunção ventricular, os gradientes aórticos podem estar subestimados, devendo-se, então, obter a medida da área valvar aórtica preferencialmente pela equação de continuidade.

Tabela 4 – Parâmetros de gravidade da estenose aórtica

Grau	Área valvar	Gradiente médio	Relação V1/V2
Discreta	> 1,5 cm²	< 25 mmHg	
Moderada	1,0-1,5 cm²	26-40 mmHg	0,26-0,39
Importante	< 1,0 cm²	> 40 mmHg	≤ 0,25

V1: velocidade do fluxo da via de saída do ventrículo esquerdo; V2: velocidade do fluxo transvalvar aórtico.

4. Insuficiência aórtica

- Etiologia: reumática, valva aórtica bicúspide, acometimento da aorta.
- A relação do jato regurgitante com a via de saída do ventrículo esquerdo e a *vena contracta* são formas de avaliar a gravidade da insuficiência aórtica (IAo), que podem ser realizadas na janela paraesternal do eixo longitudinal.
- O fluxo reverso na aorta torácica significa insuficiência pelo menos moderada, enquanto na aorta abdominal demonstra insuficiência aórtica importante.
- O tempo de meia pressão é uma forma de quantificar a gravidade da insuficiência por meio do Doppler, sendo mais grave quanto menor o PHT. Na insuficiência aórtica grave, assim como na aguda, ocorre rápida equalização de pressões entre aorta e ventrículo esquerdo, tornando a curva do fluxo regurgitante íngrime.
- Assim como na insuficiência mitral, é possível calcular o volume regurgitante e a fração regurgitante, além da área do orifício regurgitante.

Tabela 5 – Parâmetros de gravidade da insuficiência aórtica

Grau	PHT	*Vena contracta*	Largura do jato IAo/via de saída	Fração regurgitante	Volume regurgitante	AOR
Discreto	> 500 ms	< 3 mm	< 25%	< 30%	< 30 ml	< 0,1
Moderado	201-499 ms	3-5,9 mm	25-59%	30-49%	30-59 ml	0,1-0,29
Importante	< 200 ms	≥ 6 mm	≥ 60%	≥ 50%	≥ 60 ml	≥ 0,3

ECOCARDIOGRAMA SOB ESTRESSE

Indicações de ecocardiograma sob estresse
1. Avaliação de isquemia miocárdica em indivíduos sintomáticos.
2. Avaliação de isquemia em pacientes com bloqueio de ramo esquerdo ou outras alterações que impeçam adequada análise eletrocardiográfica da isquemia.
3. Avaliação pré-operatória de doença coronariana em cirurgias não cardíacas em pacientes que não podem se exercitar.
4. Avaliação de viabilidade miocárdica.
5. Avaliação da resposta hemodinâmica do gradiente médio e da pressão arterial pulmonar em pacientes com estenose mitral com discrepância entre os achados clínicos e hemodinâmicos em repouso.
6. Pacientes com estenose aórtica com gradiente baixo e disfunção sistólica.
7. Avaliação de isquemia em pacientes com quadro clínico atípico e teste ergométrico positivo ou duvidoso.

Contraindicações gerais ao ecocardiograma sob estresse
1. Pós-infarto agudo do miocárdio complicado.
2. Estenose valvar grave.
3. Instabilidade hemodinâmica ou clínica.
4. Gravidez.
5. Dissecção de aorta.

Contraindicações ao uso de fármacos utilizados para o estresse farmacológico	
Dobutamina	Hipertensão arterial descontrolada. Arritmias descontroladas. Cardiomiopatia hipertrófica obstrutiva. Estenose valvar importante.
Dipiridamol	Doença pulmonar obstrutiva sintomática. Doença do nó sinusal. Uso de xantinas ou derivados há menos de 24h.
Atropina	Prostatismo. Glaucoma.

ECOCARDIOGRAMA TRANSESOFÁGICO

Indicações de ecocardiograma transesofágico
1. Avaliação de prótese valvar. 2. Suspeita de endocardite (quando ecotranstorácico não é decisivo). 3. Pesquisa de trombos em átrios. 4. Identificação de massas e tumores. 5. Suspeita de dissecção de aorta e hematoma intramural. 6. Guia em procedimentos como ablação. 7. Melhor avaliação valvar. 8. Guia em cirurgias valvares. 9. Suspeita de complicação de infarto do miocárdio (quando transtorácico for duvidoso).

ECOCARDIOGRAMA TRIDIMENSIONAL

Situações em que o eco tridimensional é recomendado na prática clínica atual (ECO 3D melhor que ECO 2D)
1. Medida dos volumes e da fração de ejeção do VE. 2. Avaliação da anatomia da valva mitral, incluindo cálculo da área valvar mitral quando houver estenose. 3. Servindo como guia em procedimentos percutâneos (fechamento de CIA e CIV, colocação de prótese aórtica, fechamento de apêndice atrial esquerdo, colocação de clipe na mitral, plastia de mitral, fechamento de vazamentos periprotéticos etc.).

Situações em que o ECO tridimensional tem estudos promissores (ECO 3D possivelmente melhor que ECO 2D)
1. Avaliação da massa do VE. 2. Avaliação do volume e da fração de ejeção do VD. 3. Avaliação da anatomia da valva aórtica, incluindo o cálculo da área valvar aórtica quando houver estenose.

Leitura recomendada

1. American College of Cardiology Foundation Appropriate Use Criteria Task Force, American Society of Echocardiography, American Heart Association, et al. ACCF/ASE/AHA/ASNC/HFSA/HRS/SCAI/SCCM/SCCT/SCMR 2011 Appropriate Use Criteria for Echocardiography. A Report of the American College of Cardiology Foundation Appropriate Use Criteria Task Force, American Society of Echocardiography, American Heart Association, American Society of Nuclear Cardiology, Heart Failure Society of America, Heart Rhythm Society, Society for Cardiovascular Angiography and Interventions, Society of Critical Care Medicine, Society of Cardiovascular Computed Tomography, and Society for Cardiovascular Magnetic Resonance Endorsed by the American College of Chest Physicians. J Am Coll Cardiol. 2011;57:1126.
2. Lang RM, Bierig M, Devereux RB, et al. Recommendations for chamber quantification: a report from the American Society of Echocardiography's Guidelines and Standards Committee and the Chamber Quantification Writing Group, developed in conjunction with the European Association of Echocardiography, a branch of the European Society of Cardiology. J Am Soc Echocardiogr. 2005;18:1440-63.

34

Cintilografia do Miocárdio

Fábio Mastrocola
Luiz Eduardo Mastrocola

INTRODUÇÃO

- A cintilografia do miocárdio com a injeção de radiofármacos associada ao teste ergométrico ou à administração de vasodilatadores coronários é um método estabelecido para o diagnóstico e estratificação de risco da doença arterial coronária (DAC), utilizando habitualmente a angiografia coronária como padrão.
- Sua aplicação principal e a melhor relação de custo-efetividade são demonstradas em pacientes com probabilidade pré-teste intermediária de doença, e as capacidades diagnóstica e prognóstica ótimas são obtidas habitualmente na presença de lesões coronárias graves. A sensibilidade aproxima-se de 87% (71% a 97%) e a especificidade, de 73% (36% a 100%).
- O teste ergométrico é indicado como a associação ideal à cintilografia, por causa da natureza fisiológica da forma aplicada de exercício e do valor clínico adicional das variáveis obtidas durante e após o esforço, como a capacidade funcional, reposta cronotrópica, curva pressórica, arritmias e sintomas induzidos pelo exercício.
- As provas farmacológicas representam alternativas em pacientes com limitação física ou impedimento clínico para se submeterem a testes ergométricos eficazes. Compreendem em torno de 20% a 30% de todos os casos encaminhados à cintilografia e aproximadamente 50% dos idosos.
- Os fármacos habitualmente empregados nessas circunstâncias são o dipiridamol e a adenosina, que induzem vasodilatação coronária máxima e aumento do fluxo coronário, evidenciando igual poder diagnóstico e prognóstico.
- Quando há impossibilidade médica da realização de ambas as modalidades, estresse físico ou vasodilatação farmacológica, a administração intravenosa de dobutamina pode representar a associação de escolha para a avaliação da reserva de fluxo coronário, perante elevação do consumo de oxigênio do miocárdio.

Quando solicitar a prova farmacológica, e não o estresse físico?

- Impossibilidade ou dificuldade de deambulação: doenças ortopédicas, sequela de acidente vascular encefálico, doença arterial periférica.
- Condições não cardíacas que resultem na inabilidade de realizar um exercício eficaz.
- Presença de bloqueio do ramo esquerdo.
- Portadores de marca-passo.
- Arritmias ventriculares complexas induzidas pelo exercício.
- Hipertensão arterial grave não controlada.

Contraindicações ao uso de dipiridamol/adenosina

- Broncospasmo ativo é contraindicação absoluta. História de broncospasmo é contraindicação relativa, porém não realizar em pacientes com diagnóstico estabelecido de doença pulmonar obstrutiva crônica (DPOC) e asma, especialmente se de grau moderado a grave.
- Bloqueio atrioventricular (BAV) de segundo grau e BAVs avançados não protegidos por marca-passo.
- Angina instável de risco intermediário a alto < 48 horas (também se aplica ao teste ergométrico).
- Uso de substâncias que contenham xantinas nas 24 a 36 horas (cafeína, teofilina) ou pentoxifilina (72 horas).
- Insuficiência vascular cerebral sintomática.
- Cefaleia importante no dia do exame.
- Hipersensibilidade a dipiridamol/adenosina.

Recomendações em relação à estenose carotídea

- Lesão grave bilateral – não realizar.
- Grave unilateral e moderada contralateral – não realizar.
- Acidente vascular cerebral (AVC) < 6 meses – não realizar.
- Grave unilateral ou moderada bilateral – pode-se realizar o exame.

< 50% – leve; 50% a 69% – moderada; ≥ 70% – grave.

Contraindicações à dobutamina

- Aneurisma ou dissecção de aorta.
- Estenose aórtica grave sintomática.
- Miocardiopatia hipertrófica obstrutiva.
- Arritmias ventriculares complexas.
- Angina instável ou infarto do miocárdio recente.
- Uso de betabloqueador ou outras medições cronotrópicas negativas.

INDICAÇÕES PRINCIPAIS DA CINTILOGRAFIA

Avaliação de pacientes com dor torácica ou equivalente isquêmico
– Probabilidade pré-teste intermediária de DAC. – SCA possível em pacientes com dor torácica recente, mas estratificados como baixo risco na unidade de dor torácica.

Estratificação de risco e avaliação prognóstica
– Probabilidade pré-teste elevada de DAC. – Evolução pós-infarto do miocárdio ou SCA. – Avaliação da eficácia terapêutica clínica. – Avaliação funcional de lesões anatômicas conhecidas. – Pacientes sintomáticos submetidos à revascularização percutânea ou cirúrgica. – Estudo de viabilidade miocárdica na presença de disfunção ventricular esquerda sistólica em pacientes com DAC e expectativa de melhora de morbimortalidade com a revascularização. – Avaliação pré-operatória de cirurgia não cardíaca de grande porte, especialmente cirurgia vascular, em pacientes que possuem capacidade funcional baixa ou desconhecida.

Assintomáticos – Diagnóstico/estratificação de risco	
– Baixo risco (critérios ATP III)	1
– Risco intermediário (critérios ATP III) – eletrocardiograma (ECG) interpretável	3
– Risco intermediário (critérios ATP III) – ECG não interpretável	5
– Alto risco (critérios ATP III)	7
– Escore de cálcio (Agatston) > 400	7
– Escore de Duke de baixo risco (> + 5)	2
– Escore de Duke de risco intermediário (entre -11 e + 5)	7

Adaptado da Diretriz Americana- Apropriate use criteria for cardiac radionuclide imaging 2009; Hendel RC; Bermn DS; Di Carli MF e cols.

Tabela – Alguns graus de indicação da cintilografia de perfusão miocárdica (CPM) considerados apropriados (resultados entre 7 e 9), incertos (resultados entre 4 e 6) e inapropriados (resultados entre 1 e 3), a partir de escores numéricos baseados em informações clínicas e evidências da literatura.

Observação: apropriados: geralmente aceitáveis; incertos: podem ser aceitáveis em situações específicas, mas necessitam ainda de informações adicionais; inapropriados: não aceitáveis.

RADIOFÁRMACOS UTILIZADOS NA REALIZAÇÃO DE CINTILOGRAFIA DE PERFUSÃO MIOCÁRDICA

Radiofármacos
1. MIBI marcada com tecnécio-99 metaestável = MIBI – ^{99m}Tc – A MIBI ou SESTAMIBI é o marcador utilizado com maior frequência nos estudos de perfusão miocárdica. – Como não é radioativo, é marcado com tecnécio-99m. – De modo semelhante ao tálio, a captação inicial pelo miocárdio é proporcional ao fluxo sanguíneo regional, dependendo da integridade da membrana celular. – Pela maior energia emitida, apresenta melhor qualidade de imagens em comparação ao tálio-201.
2. Tálio-201 ou ^{201}Tl [1] De menor utilização atual por causa da pior qualidade na imagem e maior tempo de exposição à radiação devido à meia-vida do tálio (73 horas). Pode ser utilizado também para pesquisa de viabilidade miocárdica.
3. Tetrofosmin – Semelhante ao MIBI.

GÊNESE DAS IMAGENS E DOS DEFEITOS DE PERFUSÃO NA CINTILOGRAFIA MIOCÁRDICA

- O fluxo coronário em repouso é de 1 ml.g.min^{-1}, elevando-se de três a cinco vezes durante vasodilatação ou hiperemia máximas, em estresse físico ou provas farmacológicas.
- As imagens cintilográficas têm sua gênese baseada na captação relativa do radiofármaco, injetado por via intravenosa durante exercício físico ou provas farmacológicas, de modo predominante pelo miocárdio ventricular esquerdo. A comparação da captação do radiofármaco entre as paredes ventriculares é expressa nas imagens a partir de uma escala de cores, criadas por programas específicos de computador, que, além de permitirem a análise subjetiva da perfusão, possibilitam a avaliação semiquantitativa e quantitativa da área de miocárdio acometido.

POSSIBILIDADE DE RESULTADOS DAS IMAGENS CINTILOGRÁFICAS

- **Análise qualitativa ou visual** – pela simples inspeção das imagens, resultantes de um estudo tomográfico de perfusão e função ventricular (técnica de Gated-SPECT), podem-se avaliar indiretamente o fluxo sanguíneo e a contratilidade regional do miocárdio ventricular esquerdo.

- As imagens tomográficas são reconstruídas como múltiplos cortes orientados ao longo do eixo anatômico do ventrículo esquerdo (VE), definindo-se as regiões correspondentes e as respectivas relações com os territórios coronários. Os cortes são realizados nos eixos menor, maior vertical e maior horizontal.
- A caracterização da captação do radiofármaco MIBI – ^{99m}Tc, nas duas etapas do exame (repouso e estresse, protocolo de um dia) e do ^{201}Tl nas fases de estresse e redistribuição), volta-se às regiões anterior, septal, inferior, lateral e apical do ventrículo esquerdo.
- Na projeção em eixo menor são utilizados cortes tomográficos transversais ao ventrículo esquerdo, com varredura desde o ápice ou porção distal, meio de cavidade, até porção basal. Cada região e subdivisões são identificadas numericamente, de acordo com sistemas de escores estabelecidos, objetivando a padronização da análise segmentar do miocárdio do ventrículo esquerdo. Atualmente se aceita de modo consensual a divisão em 17 segmentos, resultando em menor subjetividade na interpretação.

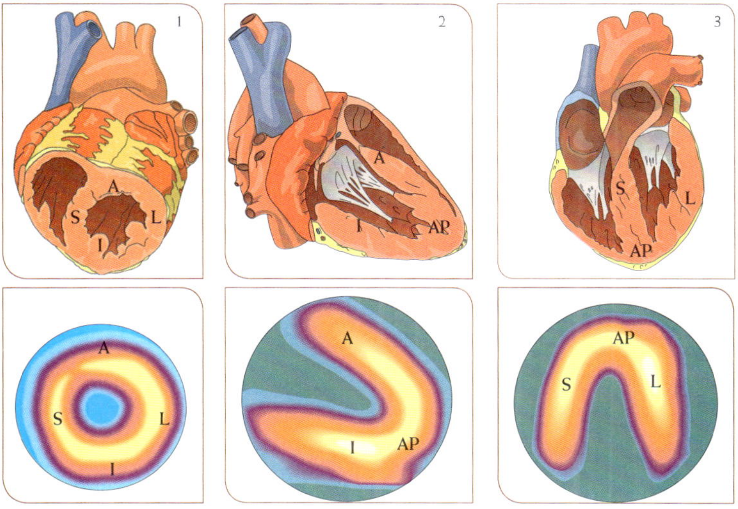

Reconstrução bidimensional das imagens cintilográficas representando padrão normal de perfusão (imagens inferiores), segundo os cortes em eixos menor (1), maior vertical (2) e maior horizontal (3), e a respectiva correspondência dos cortes anatômicos (imagens superiores). A: anterior; I: inferior; S: septal; L: lateral; AP: apical.

Parâmetros utilizados para análise e interpretação
Segmentação do miocárdio
Modelo de 17 segmentos

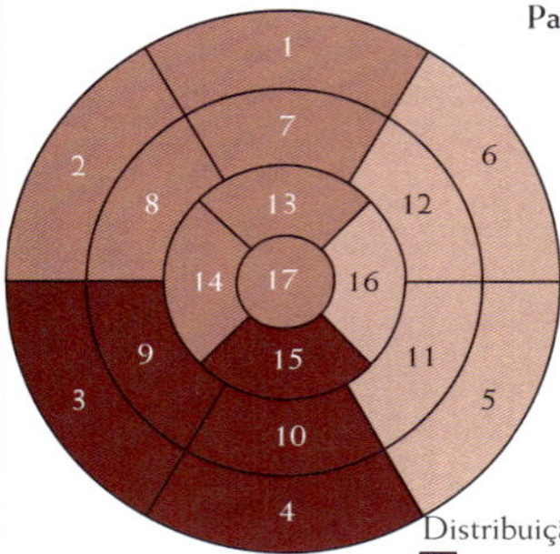

1. Anterior basal.
2. Anterosseptal basal.
3. Inferosseptal basal.
4. Inferior basal.
5. Inferolateral basal.
6. Anterolateral basal.
7. Anterior médio.
8. Anterosseptal médio.
9. Inferosseptal médio.
10. Inferior médio.
11. Inferolateral médio.
12. Anterolateral médio.
13. Anterior apical.
14. Septal apical.
15. Inferior apical.
16. Lateral apical.
17. Apice.

Distribuição habitual dos territórios arteriais:
Descendente anterior | Circunflexa | Coronária direita

Extensão dos defeitos de perfusão (em relação à massa total do VE)	
Mínima	< 5%
Pequena	5%-9%
Moderada	10%-19%
Grande	≥ 20%

Possibilidade de resultados
1. Distribuição homogênea ou captação normal do radiofármaco no miocárdio.
2. Hipocaptação transitória ou sugestiva de isquemia.
3. Hipocaptação fixa ou sugestiva de fibrose.
4. Hipocaptação parcialmente reversível ou sugestiva de isquemia associada à fibrose.

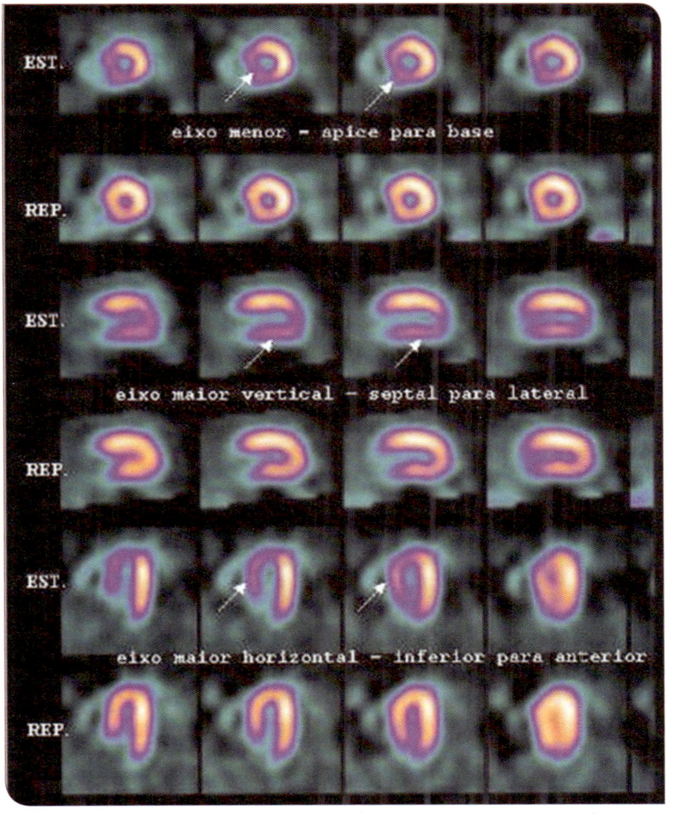

- Hipocaptação transitória ou sugestiva de isquemia em regiões inferior, septal e ápice do ventrículo esquerdo; nota-se adicionalmente dilatação da cavidade ventricular esquerda nas imagens correspondentes à fase de estresse. EST: fase de estresse; REP: fase de repouso.

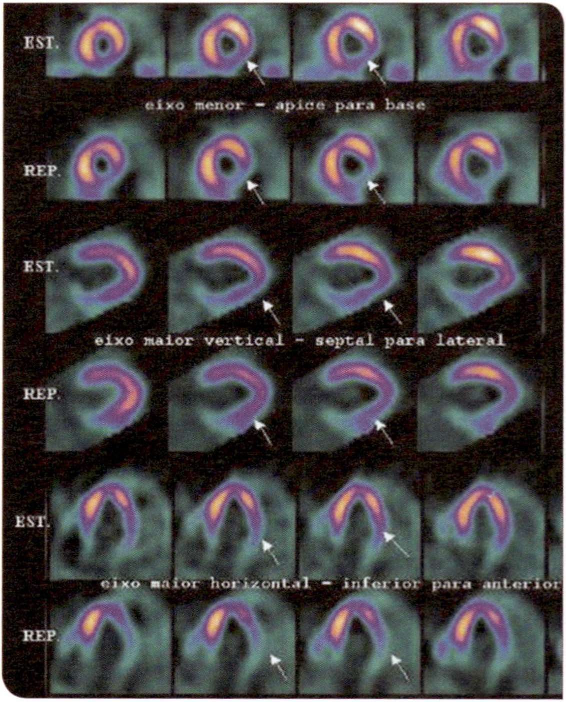

- Hipocaptação fixa (persistente) ou sugestiva de fibrose em regiões inferior, lateral e ápice do ventrículo esquerdo, observada nos cortes tomográficos convencionais. Notar também dilatação da cavidade do VE em ambas as fases do exame. EST: fase de estresse; REP: fase de repouso.

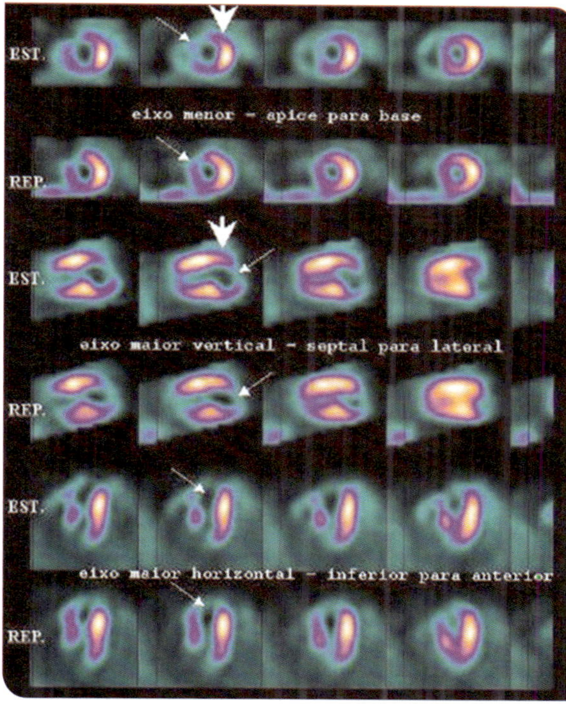

- Hipocaptação parcialmente reversível ou sugestiva de isquemia associada à fibrose em regiões anterior (médio-distal – setas maiores); hipocaptação persistente septal e apical (setas menores) do ventrículo esquerdo, observada nos cortes tomográficos convencionais.

EST: fase de estresse; REP: fase de repouso.

- Na avaliação semiquantitativa, as regiões são também avaliadas quanto ao número dos segmentos envolvidos, extensão e intensidade dos defeitos, caracterizando as situações de captação normal do radioisótopo (0); hipocaptações discreta (1), moderada (2), intensa (3) e ausência de captação (4). Habitualmente, as intensidades 3 ou 4 associam-se à estenose coronária maior ou igual a 90%; quanto maior for o número de segmentos acometidos, maior a extensão do processo; quanto maior a soma dos escores, maior a gravidade, com inquestionável valor prognóstico em pacientes com doença arterial coronária.
- O somatório dos valores atribuídos a cada segmento, representativo da fase de estresse, é denominado "SSS" (*Summed Stress Score*), repetido na fase basal ou de redistribuição, para o caso do ^{201}-Tl, recebendo o nome de "SRS" (*Summed Rest/Redistribuition Score*). A diferença entre o "SSS" e o "SRS" mede o grau de reversibilidade ou de hipocaptação transitória, denominado "SDS" (*Summed Difference Score*). Poder-se-ia dizer que a soma dos escores está para a perfusão, assim como o cálculo da fração de ejeção está para a função ventricular.

SEMI – Quantificação – GATED – SPECT

Escores estresse (SSS) – 2203 P-DAC

	IM	Morte
< 4 normal	0,5	0,3
4-8 Hip. leve	2,7	0,8
9-13 Hip. mod.	2,9	2,3
> 13 Hip. grave	4,2	2,9

Follow-up – 18 meses

Quais os parâmetros da cintilografia miocárdica que indicam alto risco de eventos isquêmicos?

1. Hipocaptação transitória envolvendo mais de 10% do VE.
2. SSS > 12-13.
3. Dilatação transitória do VE induzida ou acentuada pelo exercício ou provas farmacológicas.
4. Captação pulmonar aumentada, mais bem visualizada quando se utiliza o tálio^{201}.
5. Aumento relativo da captação em parede ventricular direita, sugerindo desbalanço de perfusão entre os ventrículos e lesões graves em território de coronária esquerda.
6. Disfunção ventricular (fração de ejeção < 30%).

Atenção às seguintes situações

- Atenuação mamária: em mulheres com mamas grandes e densas, pode-se observar hipocaptação persistente anterior e anterolateral. A ausência de hipocinesia e o espessamento normal falam a favor do diagnóstico de artefato em vez de IAM prévio. Existem também programas específicos para correção de atenuação que auxiliam na exclusão de possíveis artefatos.
- Atenuação da parede inferior: hipocaptação persistente inferior em geral causada pelo diafragma. O movimento e o espessamento normais corroboram o diagnóstico de artefato.
- A aquisição das imagens em posição prona pode auxiliar na diferenciação entre artefato e modificação perfusional verdadeira.
- Captação exagerada em estruturas extracardíacas pode causar interferências na qualidade da imagem. Caso sejam por causa da radiação de fundo, proveniente de vísceras, deve-se reforçar a necessidade do preparo adequado e de realização de alimentação gordurosa previamente à aquisição da imagem. Outras possibilidades são mudar a forma de estresse (de dipiridamol para esforço, por exemplo) ou, em outras situações, modificar o tipo de radiofármaco (MIBI para tálio).
- Bloqueio de ramo esquerdo: hipocaptação transitória em região de septo interventricular possui baixa especificidade para diagnóstico de DAC obstrutiva. Ocorre principalmente em pacientes com FC elevada (preferir prova farmacológica ao teste ergométrico, por causa da elevação discreta da FC), mesmo na ausência de estenose significativa na artéria descendente anterior (DA).

PROCESSO DE DECISÃO CLÍNICA E IMPLICAÇÕES PROGNÓSTICAS APÓS A AVALIAÇÃO DOS RESULTADOS DA CINTILOGRAFIA DE PERFUSÃO E FUNÇÃO

- A cintilografia miocárdica apresenta extensa validação na literatura para avaliação diagnóstica e prognóstica da doença coronariana.
- O risco de eventos coronarianos aumenta progressivamente com a intensidade e a extensão da anormalidade na perfusão miocárdica.
- Diversos estudos mostram o alto valor preditivo negativo de um exame normal, com baixo risco de eventos coronarianos em seguimento que variou de 2 a 5 anos.
- Os dados da perfusão devem estar integrados com a avaliação da função ventricular, considerando que pacientes com fração de ejeção < 45%, associada a defeitos variados na captação do radiofármaco, apresentam elevada taxa de mortalidade. É importante lembrar que na cintilografia o valor da normalidade é > 50%, diferentemente daquele do ecocardiograma, que é > 55% (Teichholz).

- Considerando-se o cenário de ausência ou discreta isquemia, os estudos não demonstram redução de desfechos cardiovasculares com a revascularização, sendo o tratamento clínico otimizado a opção inicial.
- Em pacientes com carga isquêmica > 10%, há estudos sugerindo o benefício da revascularização, como o de Hachamovitch *et al.* O subestudo nuclear do COURAGE sugeriu que uma redução de 5% na carga isquêmica, especialmente em pacientes com isquemia > 10%, reduziria eventos. Entretanto, por tratar-se de um subestudo, não apresenta poder estatístico para conclusões, apenas para gerar hipóteses, além de ter apresentado possíveis vieses, incluindo o de seleção, pois não era mandatória a realização da prova isquêmica. Está em andamento o estudo ISCHEMIA, que randomizará aproximadamente 6 mil pacientes com isquemia moderada a importante na cintilografia ou ECO estresse para tratamento clínico ou invasivo antes da realização da cinecoronariografia, que poderá trazer informações importantes e elucidar melhor quais pacientes se beneficiarão da revascularização.
- O risco associado com qualquer grau de anormalidade ao SPECT varia amplamente com as características clínicas da população estudada incluindo idade, capacidade ou não de exercitar-se, eletrocardiograma alterado, situação metabólica considerando-se a presença de diabetes, história anterior de infarto, presença de dispneia, entre outras.
- Portanto, a quantificação da área de miocárdio em risco e a caracterização subsequente de gravidade integrando a análise qualitativa das imagens, semiquantificação e quantificação são decisórias para a conduta a ser adotada, desde que o julgamento clínico predomine.

Viabilidade miocárdica

- Nos pacientes com insuficiência coronária, com lesões passíveis de revascularização e disfunção ventricular (áreas acinéticas ou com hipocinesia importante), a pesquisa de viabilidade miocárdica pela medicina nuclear poderá identificar a presença de miocárdio hibernado e a possibilidade de recuperação contrátil com a intervenção.

1. Tálio

- A captação do tálio pela célula miocárdica depende da integridade da membrana celular e do funcionamento das bombas iônicas, ocorrendo de modo semelhante à captação de K.
- Existem dois protocolos:
  1. Estresse-redistribuição-reinjeção:

Realiza-se inicialmente a imagem após estresse físico ou farmacológico, imagem de redistribuição 4 horas após, com reinjeção do tálio e aquisição tardia 6 a 12 horas depois.

Vantagem: permite avaliação de isquemia e viabilidade.

2. Repouso-redistribuição:

Injeção do tálio ao repouso com aquisição de imagens logo após e novas imagens de redistribuição após 6 a 24 horas.

Defeitos de perfusão ao repouso, que apresentam captação na imagem de redistribuição, são indicativos de viabilidade miocárdica. O potencial de recuperação contrátil será maior quanto mais seguimentos apresentarem incremento de captação em relação ao repouso.

Atenção: para pesquisa de viabilidade, deve ser realizado protocolo específico, e não apenas repouso e estresse utilizados para pesquisa de isquemia.

2. Tomografia por emissão de pósitrons (PET)

- É considerado o método não invasivo padrão-ouro para pesquisa de viabilidade miocárdica, por avaliar simultaneamente a perfusão e o metabolismo.
- Os traçadores mais recomendados para o estudo de perfusão são $NH3^{13}$, Rb^{82}, porém, por causa da meia-vida curta e da falta de disponibilidade no Brasil, o MIBI-^{99}Tc e o tálio são os mais utilizados. Já para detectar o metabolismo celular, o mais utilizado é a fluordesoxiglicose-^{18}F (FDG-^{18}F).
- Quando ocorrer ausência de captação, mas metabolismo de glicose normal ou aumentado, o que é chamado de MISMATCH perfusão x metabolismo, isso será indicativo da presença de viabilidade. A ausência de captação do radiofármaco empregado para o estudo da perfusão e do metabolismo é indicativa de fibrose.
- Apesar de ser um exame com boa sensibilidade e especificidade, o custo e a necessidade de estar próximo de centros produtores dos traçadores, por causa da meia-vida curta, tornam o exame menos acessível.

Novas aplicações da cintilografia miocárdica (em estudo)

1. Avaliação do sistema nervoso simpático cardíaco com I-123-MIBG, fornecendo informações sobre pior prognóstico em pacientes com captação alterada.
2. Avaliação de memória isquêmica com BMIPP, após SCA, pois o miocárdio permanece com alteração no metabolismo lipídico mesmo após o restabelecimento da circulação, podendo estratificar o risco e evidenciar a lesão culpada pela SCA.

LEITURA RECOMENDADA

1. Germano G, Kiat H, Kavanagh PB, et al. Automatic quantification of ejection fraction from gated myocardial perfusion SPECT. J Nucl Med. 1995;36:2138-47.
2. Mastrocola LE, Chalela WA, Lopes RW, et al. Probabilidade de doença arterial coronária: evolução pela cintilografia do miocárdio. PROCARDIOL. 2011;7(2):71-110.
3. Udelson JE, Dilsizian V, Bonow RO. Nuclear cardiology. In: Zipes DP, Libby P, Bonow RO, Braunwald E, eds. Braunwald's heart disease. A textbook of cardiovascular medicine. Philadelphia: Elsevier Saunders; 2012. v. 1.; p. 293-303-15.

35

Teste Ergométrico

Fernando Côrtes Remisio Figuinha
Fábio Mastrocola

INTRODUÇÃO

- O objetivo do teste ergométrico (TE) é avaliar o comportamento do sistema cardiovascular perante estresse físico, sob monitorização clínica, eletrocardiográfica e hemodinâmica.
- Mortalidade: 5 a cada 100 mil testes.

Indicações
– Investigação de doença arterial coronariana (DAC). – Avaliação terapêutica e prognóstica de coronariopatia documentada, de arritmias, marca-passo e cardiodesfibrilador implantável (CDI). – Estratificação de risco pós-infarto agudo do miocárdio. – Capacidade funcional. – Resposta da pressão arterial.

Contraindicações	
Absolutas	– IAM recente (< 2 dias) ou angina instável (< 48-72 hs com estabilidade). – Pericardite, endocardite ou miocardites agudas. – Dissecção de aorta. – TEP recente. – Distúrbios metabólicos graves (descompensação renal, cetoacidose diabética). – Anemia grave. – Doença vascular periférica grave (dor ao repouso ou lesão trófica).
Relativas	– Insuficiência cardíaca descompensada. – Hipertensão arterial grave (PAS > 200 mmHg, PAD > 110 mmHg). – Estenoses valvares moderadas e graves em assintomáticos. – Insuficiências valvares graves. – Doença vascular periférica. – Taquiarritmias, bradiarritmias e arritmias ventriculares complexas. – Presença de marcapasso (com frequência cardíaca fixa). – Lesão de tronco coronária esquerda. – Quadro infeccioso atual. – Anemia. – Pós-operatório recente de cirurgia cardíaca. – Incapacidade motora para realizar exercício físico

AVALIAÇÃO

- Se a alteração morfológica ocorrer em só uma derivação, sem abrangência de uma região, não se poderá validar a documentação de isquemia.
- A derivação D2 apresenta alta taxa de falso-positivos.
- V5 tem isoladamente o melhor valor diagnóstico.
- A depressão do segmento ST em V5 com elevação de ST em aVR sugere obstrução proximal da artéria descendente anterior (ou infra em parede anterior precoce + supra aVR).

PROTOCOLOS

- Bruce: protocolo mais utilizado. Mudança de estágios a cada 3 min (geralmente começa a correr no quarto estágio).
- Bruce modificado é uma atenuação do protocolo original e acrescenta dois estágios iniciais de 3 min cada um com 1,7 mph (2,7 km/h), com 0% de inclinação, e 1,7 mph, com 5% de inclinação. É indicado em pós-infarto agudo do miocárdio (IAM) e em situações em que há certo grau de limitação física.
- Medida de pressão arterial (PA): antes, no primeiro minuto e a cada estágio.
- Ellestad: semelhante ao Bruce, com incremento da carga a cada estágio, porém com duração de estágio de 2 min (primeiro e quarto estágios com 3 min), prevalecendo o aumento da velocidade. Indicado para jovens sedentários, adultos ativos e atletas.

Bruce							
Estágio	1	2	3	4	5	6	7
Velocidade (mph)	1,7	2,5	3,4	4,2	5,0	5,5	6,0
(km/h)	2,7	4,0	5,4	6,7	8,0	8,8	9,6
Inclinação (%)	10	12	14	16	18	20	22
MET	5,5	7	10	13	16	19	22

Ellestad							
Estágio	1	2	3	4	5	6	7
Velocidade (mph)	1,7	3	4	5	6	7	8
(km/h)	2,7	4,8	6,4	8	9,6	11,2	12,8
Inclinação (%)	10	10	10	10	15	15	15
MET	5	7	9	14	17	19	21

Bruce modificado									
Estágio	1	2	3	4	5	6	7	8	9
Velocidade (mph)	1,7	1,7	1,7	2,5	3,4	4,2	5,0	5,5	6,0
Inclinação (%)	0	5	10	12	14	16	18	20	22
MET	-	-	5,5	7	10	13	16	19	22

- Protocolo de rampa: inicia-se, em geral, com incremento progressivo e contínuo da carga, se bicicleta, ou da velocidade /inclinação se esteira. Melhor para avaliar capacidade funcional, mas perde sensibilidade para detectar isquemia miocárdica.
- Outros protocolos: protocolo de Naughton – muito demorado, utilizado para pacientes com insuficiência cardíaca pós-IAM recente, idosos, sedentários. O último estágio corresponde ao segundo do Bruce ou Ellestad (7 MET).
- A grande limitação do uso da bicicleta é a fadiga dos músculos quadríceps, por ser um exercício isométrico. Pode cansar antes de atingir a frequência cardíaca (FC) máxima. A esteira é mais fisiológica. Protocolos para bicicleta ergométrica: protocolo de Balke (estágios de 2 min, com incremento de carga de 25 watts por estágio. No caso de jovens, pode-se começar com 50 watts) ou protocolo de Ästrand (estágios de 3 min).

Classificação do teste	
Submáximo	85%-94% da FC máxima prevista
Máximo	95%-100% da FC máxima prevista
Supramáximo	> 100% da FC máxima prevista

Frequência cardíaca (FC) máxima para idade = 220 – idades (em anos).

Critérios para interrupção	
Hemodinâmicos	PAD ≥ 120mmHg em normotensos; ≥ 140mmHg em hipertensos. PAS ≥ 260mmHg. Queda da PAS > 10mmHg com incremento da carga.
Clínicos	Dor torácica (angina) ou dispneia progressiva. Tontura, cianose, palidez ou pré-síncope (baixo débito cardíaco). Dificuldade de coordenação motora. Dor limitante em membros inferiores. Cansaço físico ou exaustão.

continuação

Eletrocardiográficos	Supradesnível do segmento ST (em área sem onda Q) ≥ 2mm Depressão de ST ≥ 3mm [adicional ao eletrocardiograma (ECG) de repouso]. Arritmia ventricular complexa – a definição de arritmia ventricular complexa não é clara, teoricamente um par de ESV já poderia ser considerada como tal. Alguns autores suspendem com TVNS a partir de quatro batimentos ou dois episódios com três, bigeminismo sustentado por mais de 1 minutos entre outros. Taquiarritmia sustentada, TA, FA. Bloqueio atrioventricular (BAV) de 2° ou 3° grau.
Técnico	Falência do sistema de registro.

AVALIAÇÃO DA RESPOSTA ELETROCARDIOGRÁFICA

- A análise dos traçados é comparativa e envolve vários aspectos. A alteração eletrocardiográfica consiste na prova documental de isquemia miocárdica (e não na presença de DAC). Os parâmetros clínicos e/ou hemodinâmicos caracterizam essencialmente dados prognósticos.

ASPECTOS MORFOMÉTRICOS

- Para serem consideradas válidas as alterações de segmento ST que caracterizam isquemia miocárdica, devem-se avaliar os seguintes itens:

Aspectos morfométricos
– Morfologia da alteração de segmento ST. – Momento da alteração apresentada e sua duração. – Estabilidade da linha de base referencial e qualidade do traçado (deve haver pelo menos quatro batimentos com linha de base estável, sem artefatos). – Definição e número de derivações envolvidas. – Amplitude do QRS. – Tipo e calibração do aparelho. – Sistema de registro ou presença de sinais acessórios anormais.

Observação: considera-se linha de base aquela que une as junções PQ (final do segmento PR e início do complexo QRS).

Morfologia – Onde se deve considerar a alteração de ST	
Infradesnivelamento ascendente de ST	2 mm após ponto J (ponto Y)
Infradesnivelamento retificado (horizontal) de ST	No ponto J
Infradesnivelamento descendente de ST	No ponto J
Supradesnivelamento de ST	1 mm após ponto J

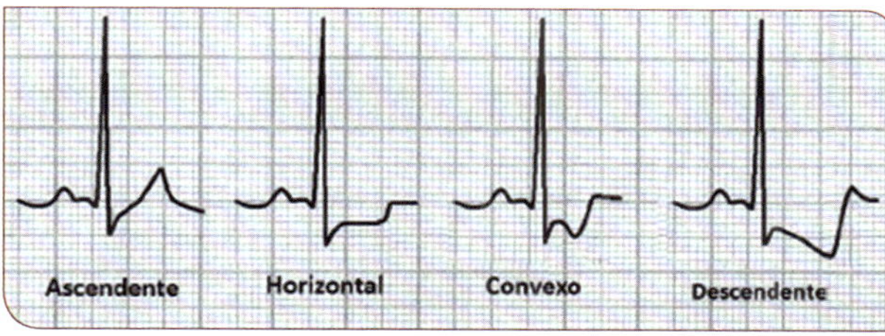

- Outras alterações: são considerados fisiológicos o aumento da amplitude de P e Q, a diminuição de amplitude de R e T e a diminuição do intervalo QT.

Critérios de positividade	
	Magnitude do desnível de ST
Morfologia	
Infradesnivel ascendente	Ver abaixo
Infradesnivel convexo	+ se ≥ 2 mm
Infradesnivel horizontal	+ se ≥ 1 mm
Infradesnivel descendente	+ se ≥ 1 mm
Supradesnivel de ST	+ se ≥ 1 mm

- No infradesnivelamento com morfologia ascendente, considera-se sugestiva de isquemia quando ≥ 1,5 mm em indivíduos de moderado ou alto risco de doença coronariana e > 2 mm em indivíduos de baixo risco de doença coronariana.
- Classicamente, o padrão horizontal e o descendente caracterizam os critérios de positividade mais aceitos. O padrão convexo é pouco reconhecido na literatura. Se positivar no pico do exercício, normalizando após rapidamente na recuperação (1 min), pode significar DAC não obstrutiva.
- Se infradesnivelamento for discreto no pico do esforço, com normalização rápida na recuperação, haverá provável falso-positivo.

- Se houver infradesnível de ST em ECG de base, considera-se esse nível como referência para surgimento adicional de infradesnível. Se infradesnível de base for > 1 mm, há limitação para avaliação morfológica para definição de isquemia miocárdica.
- Supradesnivelamento de ST tem valor localizatório, ao contrário do infradesnível. Se houver onda Q associada, considerar possibilidade de discinesia viabilidade (significado controverso).
- Alterações de onda T, como pseudonormalização ou inversão de onda T, não são consideradas critérios de positividade.
- A inversão da onda U tem baixa sensibilidade, mas alta especificidade para isquemia. Difícil visualização com FC elevada.
- Momento das alterações: na fase de recuperação seguem os mesmos critérios da fase de exercício. Um *cooldown* prolongado (recuperação ativa com caminhada lenta) obscurece eventuais alterações do segmento ST.

Teste ergométrico inconclusivo para isquemia miocárdica
– Bloqueio de ramo esquerdo (BRE) prévio.
– Wolf-Parkinson-White (WPW) nos traçados de controle.
– Ausência de alterações em ST se < 85% de FC máxima atingida.
– Presença de ritmo de marca-passo.
– Má qualidade técnica.

- Outros achados que prejudicam a interpretação de isquemia são presença de sobrecarga ventricular esquerda (valor preditivo positivo baixo, mas alto valor preditivo negativo – se houver alteração de ST no exame, não poderá ser considerado positivo; mas se não houver alteração de ST, poderá ser considerado negativo), presença de infradesnivelamento em ECG de base > 1 mm, distúrbio de condução intraventricular, QT longo e alterações de repolarização em vigência de hipocalemia ou uso de digoxina.

RITMO

TE na avaliação de arritmias	
– Provocação ou indução. – Avaliação de origem da arritmia. – Complexidade e frequência da arritmia. – Análise de controle de resposta ventricular em portador de FA.	– Correlação com sintomas. – Risco de morte súbita. – Avaliação de terapia antiarrítmica.

- Em portador de FA, é considerada adequada resposta ventricular se FC atingida até o terceiro minuto do protocolo de Bruce for inferior à FC submáxima prevista.

Arritmias ventriculares
– Baixa reprodutibilidade (se arritmia complexa, mais reprodutível). – Arritmias induzidas no esforço não são indicativas de isquemia e têm difícil definição. – Arritmias suprimidas pelo exercício não são necessariamente benignas. – Coronariopata com arritmia ventricular frequentemente tem doença multiarterial e disfunção ventricular. – A arritmia ventricular polimórfica com FC baixa aumenta a suspeita de insuficiência coronariana. – TV isquêmica tende a ocorrer antes do paciente atingir a FC de 150 bpm.

Considera-se extrassístole frequente se > 6/min.

- Bradiarritmias intraesforço (disfunção sinusal e BAV) são raras e de significado incerto.
- Wolff-Parkinson-White: a indicação de TE é controversa. Episódios de taquicardia atrioventricular são raros. Maior risco de morte súbita se documentação de fibrilação atrial ou *flutter* com intervalo de RR mínimo < 250 ms. Permite avaliar pré-excitação intermitente.
- Fibrilação atrial: limita a avaliação das alterações do segmento ST.

DISTÚRBIOS DE CONDUÇÃO INTRAVENTRICULAR

- Bloqueio do ramo esquerdo: limita avaliação do TE. A presença de BRE transitório tem baixa especificidade para coronariopatia. Maior prevalência de lesão crítica de descendente anterior se BRE novo com FC menor que 125 bpm.
- Bloqueio de ramo direito (BRD): limita análise de isquemia nas derivações V1 a V4. BRD transitório esforço-induzido é raro, e correlação com coronariopatia ocorre quando surge com FC menor que 105 bpm.
- Bloqueios divisionais: quando transitório no exercício, podem mascarar alterações de ST e ter correlação com lesão proximal de DA.

RESPOSTA CRONOTRÓPICA

- O incremento da FC deve ser linear no exercício e deve atingir uma FC de pelo menos 2 desvios padrão da FC máxima (1 desvio padrão 10-15 bpm).

Avaliação prejudicada da resposta cronotrópica
– Ocorre com uso de drogas cronotrópicas negativas, como betabloqueadores, bloqueadores de canal de cálcio ou digoxina. – Em baixo desempenho físico (< 5 MET) ou realização de menos de dois estágios. – Na presença de taquiarritmias. – Na presença de estimulação cardíaca artificial (algumas modalidades). – Em transplante cardíaco.

- A incompetência cronotrópica sozinha não caracteriza isquemia miocárdica. Se associada a alterações de ST, pode atestar gravidade.

Definição de incompetência cronotrópica
– Incapacidade de elevar a FC acima do valor máximo menos dois desvios padrão (30 bpm). – Queda da FC com o progredir do esforço. – Incapacidade de atingir 85% da FC máxima. – Índice cronotrópico anormal.

Índice cronotrópico
$IC = \frac{(FC\ máxima\ alcançada - FC\ repouso)}{(220 - idade - FC\ repouso)} \times 100$

Forte indicador de morte cardíaca e por todas as causas. Anormal se < 80%; se em uso de betabloqueador, < 63%.

Déficit cronotrópico
Déficit cronotrópico = 100% – porcentagem da FC máxima atingida no exame.

Anormal > 20%.

- BAV total (BAVT) congênito: resposta cronotrópica deprimida se FC de pico < 100 bpm.
- Uso betabloqueador: na vigência de betabloqueador, a seguinte equação de regressão pode ser adotada: FC máxima = 164 (0,7 x idade) +/18 bpm. Na prática, adota-se resposta adequada se atinge 63% da FC máxima prevista.
- Se recuperação ativa a 1,5 mph e 2,5% de inclinação, o valor da recuperação da FC (RFC): FC pico – FC no primeiro min deve ser > 12 (normal). Se passiva, > 22 bpm no segundo minuto.

RESPOSTA PRESSÓRICA

Resposta pressórica	
Fisiológica	Aumento da PAS > 30 mmHg durante o exercício e variação da PAD até 10mmHg.
Hiper-reativa	Se PAS > 220 mmHg e/ou elevação da PAD >15 mmHg, com pressão normal ao repouso. É fator preditivo de HA futura.
Fixa ou mantida	Aumento de PAS > 30 mmHg e variação de PAD máximo de 10 mmHg, em indivíduos com PA basal elevada.

continuação

Déficit inotrópico	Se comportamento deprimido da PA (elevação PAS < 35mmHg no exercício, na ausência da queda da PAD – sugere disfunção contrátil do miocárdio); se comportamento em platô (ausência de elevação da PA em 2 ou mais estágios do protocolo); ou se hipotensão intra-esforço (queda de 15mmHg na PAS).
Recuperação lenta	Se R3/PA pico > 0,95 (PAS no 3° min da recuperação dividida pela PAS do pico do exercício) OU R3/R1 > 1,0 (PAS 3° min recuperação / PAS 1° min recuperação). Não é critério de positividade, mas parece se correlacionar com coronariopatia.
Aumento paradoxal	Elevação da PAS nos 3 primeiros minutos da recuperação, acima dos valores atingidos no exercício.
Hipotensão pós-exercício	Queda da PAS > 20 mmHg dos valores pré-exercício ou PAS < 90 mmHg. ("resposta vaso-depressora na recuperação"). Em indivíduos aparentemente sadios, não tem associação com morbimortalidade. Sem correlação com coronariopatia.
Inconclusiva	Análise prejudicada pelo baixo trabalho realizado. Deve ter no mínimo 3 medidas em estágios distintos do protocolo para validar a interpretação (tem que ter completado no mínimo 2 estágios)

Mulheres, crianças e adolescentes podem ter resposta de PA em platô ou deprimida sem significado patológico.

DUPLO PRODUTO

- Produto da PAS e FC. Reflete o consumo de oxigênio do miocárdio. A validação da sua análise segue os mesmos critérios da interpretação da curva da PA.
- Normal: se superior a 30 mil mmHg.bpm no pico do exercício. Em revascularizados, valores inferiores a 25 mil indicam pior prognóstico.

ESCORE DE DUKE

- Definido inicialmente para prognóstico e depois validado com finalidade diagnóstica. Avalia três variáveis: magnitude do desnível de ST (infra ou supra) em mm, capacidade funcional e angina intraesforço.

Fórmula – Escore de Duke
Escore de Duke = tempo de exercício – (5x desnível ST) – (4x índice de angina).
Categorias de risco: Baixo risco: > +5 pontos (mortalidade anual = 0,5%). Risco moderado: -10 a +5 pontos (mortalidade anual = 0,5%-5%). Alto risco: < -10 pontos (mortalidade anual ≥ 5%).

- Tempo: em minutos do protocolo Bruce (em outros protocolos, há necessidade de equivalência em MET ao protocolo Bruce). Angina: escala de 0 a 2 (0 – sem angina; 1 – angina intraesforço; 2 – angina limitante).
- No estudo que originou os dados anteriores, a população predominante era constituída por homens. Em mulheres, os valores de mortalidade tendem a ser menores. Uso limitado em assintomáticos, idosos, pós-revascularização miocárdica e após IAM recente.
- Assim, esse escore deve ser aplicado em sintomáticos, de ambos os sexos, para estratificação de risco e avaliação da probabilidade de DAC grave.

EMISSÃO DE LAUDO

Exemplo de laudo
Técnica
Exame realizado em condições técnicas satisfatórias, em esteira rolante, utilizando-se protocolo de Bruce, com registro eletrocardiográfico de 12 derivações simultâneas.
Alterações eletrocardiográficas
Os registros dos eletrocardiogramas durante e após o exercício não mostraram alterações morfológicas significativas, comparados ao inicial.
Arritmias
Não foram observadas arritmias.
Comportamento da pressão arterial
Comportamento normal da pressão arterial.
Sintomas
Não houve referência a sintomas de insuficiência coronariana durante o exercício.
Motivo de interrupção
O exame foi interrompido por causa da manifestação de intenso cansaço físico, tendo sido alcançados 87% da frequência cardíaca máxima prevista.
Conclusão
Teste negativo submáximo.

LEITURA RECOMENDADA

1. Moffa PJ, Sanches PCR (Orgs.). Eletrocardiograma: normal e patológico. 7. ed. São Paulo: Roca; 2001. p. 588-604.
2. Meneghelo RS, Araújo CGS, Stein R, et al. Sociedade Brasileira de Cardiologia. III Diretrizes da Sociedade Brasileira de Cardiologia sobre Teste Ergométrico. Arq Bras Cardiol. 2010;95(5 suppl. 1):1-26.
3. Michael LMDC, Erika SFRN, Mark W, et al. Exercise testing in asymptomatic adults. A statement for professionals from the American Heart Association. Council on Clinical Cardiology, Subcommittee on Exercise, Cardiac Rehabilitation, and Prevention. Circulation. 2005;112:771-6.
4. Nicolau JC,Tarasoutchi, da Rosa LV,Machado FP. Condutas práticas em Cardiologia. 1ª edição. São Paulo: Editora Manole 2010. p. 692.

36

Escore de Cálcio e Angiotomografia de Coronárias

Roberto Nery Dantas Júnior

INTRODUÇÃO

- Métodos novos introduzidos no arsenal diagnóstico das coronariopatias há poucas décadas. Ganham força com o advento dos aparelhos de múltiplas colunas de detectores (16, 64, 128 e até 320 colunas de detectores).
- Utilizados na prática clínica para avaliação prognóstica (escore de cálcio coronário – ECC) e diagnóstico anatômico do grau de lesão e extensão da aterosclerose coronariana (angiotomografia de coronárias – TCC).
- Ao possibilitar o estudo da placa coronariana responsável pela redução do lúmen do vaso (sua composição e a carga total de placa), além do estudo da função miocárdica e, mais recentemente, de sua perfusão, a TCC desponta como ferramenta indispensável na avaliação da coronariopatia crônica e da dor torácica aguda em pacientes de risco intermediário, no cenário de pronto-socorro.

Vantagens
– Rápida aquisição e processamento das imagens. – Não invasivo. – Alto valor prognóstico (ECC) e alto valor preditivo negativo (TCC). – Avaliações funcional e anatômica com caracterização da placa e da redução luminal. – Análise de estruturas extracardíacas torácicas.

Desvantagens
– Alto custo. – Uso de radiação ionizante (porém atingindo níveis reduzidos mais seguros nos aparelhos mais modernos e com a técnica de modulação de dose). – Uso de contraste iodado (TCC), com risco (baixo) de anafilaxia e nefropatia. – Resoluções temporal e espacial ainda inferiores à angiografia convencional. – Dependem de frequência cardíaca reduzida (por volta de 60 batimentos por minuto) e pausas inspiratórias longas em alguns aparelhos (até 20 segundos).

ESCORE DE CÁLCIO CORONARIANO

- Marcador da presença e extensão da doença arterial coronariana (DAC) aterosclerótica.
- Definido por Agatston com base num limiar de densidade de 130 unidades Hounsfield (HU).
- Preditor independente de eventos de alto valor prognóstico, complementar à estratificação de risco de Framingham. Utilizado para reclassificar os pacientes de risco intermediário, podendo alterar os alvos terapêuticos em pacientes selecionados e reclassificados como de alto risco para eventos.
- Medição rápida, não invasiva e sem uso de contraste.

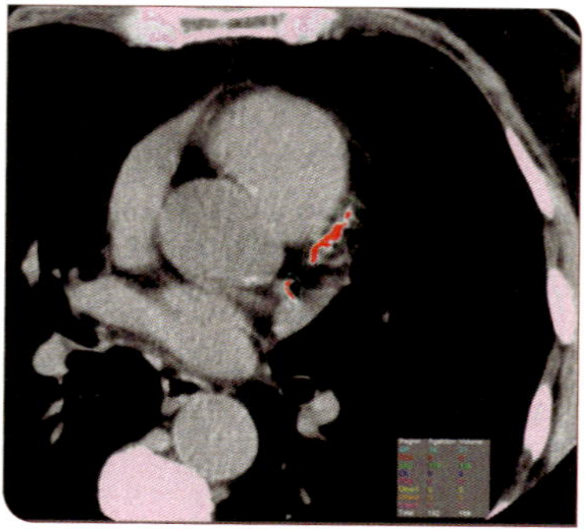

Fig. 1. Identificação de lesões calcificadas no tronco da coronária esquerda e na artéria descendente anterior, com escore de cálcio de 192.

Indicações de quantificação do escore de cálcio coronariano
– Pacientes assintomáticos estratificados como de risco intermediário para DAC pelo escore de Framingham. – Pacientes assintomáticos de baixo risco para DAC, mas com história familiar de coronariopatia precoce.

Apresenta baixo valor em:
– Baixo risco pelo escore de Framingham; – Pacientes sintomáticos, de alto risco ou com DAC conhecida; – Portadores de *stents* ou enxertos arteriais e/ou venosos; – Monitoramento terapêutico; – Medições repetidas ou de rotina.

- Vantagens:
  - ◊ Valores iguais a zero indicam baixa probabilidade de DAC e eventos cardiovasculares futuros. Valores positivos confirmam presença de DAC, sendo valores elevados (> 400) associados a risco moderado a alto de eventos clínicos em 5 anos.
  - ◊ Baixa dose de radiação, em torno de 2 a 3 mSv.
  - ◊ Não é necessário uso de qualquer contraste.
- Desvantagens:
  - ◊ Mesmo valores elevados não têm boa especificidade para obstrução luminal.
  - ◊ Placas não calcificadas não são consideradas no escore.

ANGIOTOMOGRAFIA DE CORONÁRIAS

- Utilizada primariamente para avaliação luminal de coronárias nativas, enxertos cirúrgicos arteriais e venosos e *stents* coronarianos (principalmente quando maiores que 3 mm de diâmetro, no tronco da coronária esquerda ou terço proximal da DA, CX e CD).
- Rápida, não invasiva, com uso de contraste iodado (volume inferior ao da angiografia invasiva – em média 70 ml na maioria dos casos).
- Baseada na emissão de feixes de raios X associados à radiação ionizante (4 a 10 mSv em média). Aquisição com modulação de dose, de forma prospectiva, e nos aparelhos mais modernos reduz bastante a dose de radiação à qual o paciente é exposto, chegando a níveis inferiores aos da cintilografia de perfusão miocárdica e aos do cateterismo (podendo chegar a níveis inferiores a 1 mSv nos aparelhos mais modernos como o de 320 colunas de detectores).
- Tem seu principal valor no seu elevado valor preditivo negativo, excluindo DAC significativa com segurança nos pacientes com baixa carga de placa.
- O tempo de apneia tem sido reduzido progressivamente nos novos aparelhos, com pausas inferiores a 6 segundos para aquisição completa dos blocos de imagens na TC de 320 detectores, facilitando a realização do exame.
- Superestima estenoses quando comparada à angiografia invasiva (atualmente o método padrão-ouro), principalmente em lesões com alta carga de cálcio e em bifurcações.

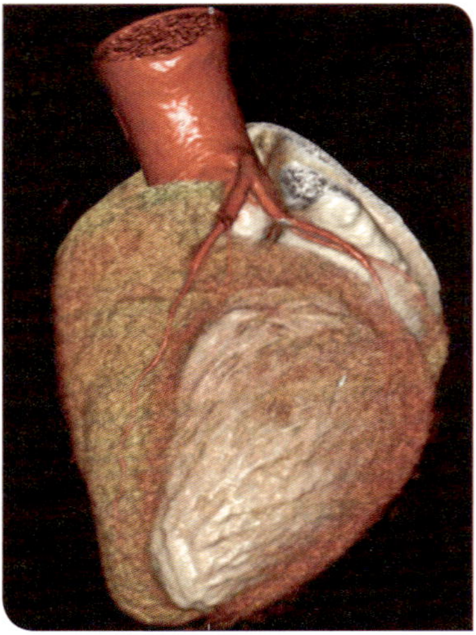

Fig. 2. Imagem em 3D de TCC de paciente sem lesões em suas coronárias.

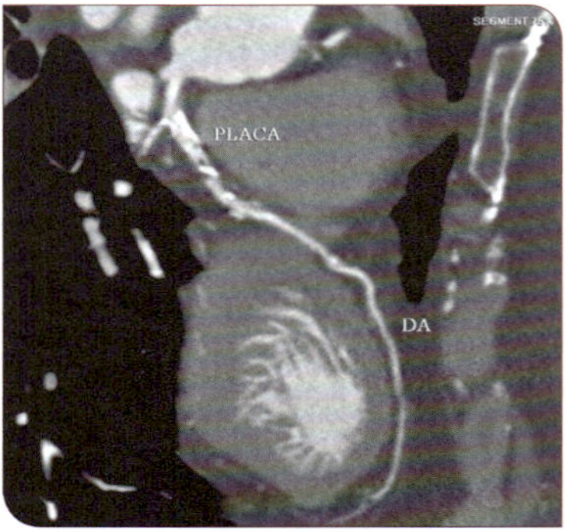

Fig. 3. Angiotomografia de coronárias em visão curva da artéria descendente anterior, em que pode ser vista uma placa segmentar predominantemente calcificada no terço proximal, que determina redução luminal importante, seguida de uma segunda lesão calcificada no terço médio, com redução luminal de aproximadamente 50%.

- Anatomia e função cardíacas também podem ser avaliadas, de forma complementar. A critério da indicação clínica, porém, a ressonância magnética deve ser preferida em virtude do não uso de radiação ionizante.

Indicações da angiotomografia de coronárias
– Pacientes sintomáticos sem DAC conhecida de risco intermediário. – Pacientes de risco intermediário/sintomáticos com exames não invasivos de pesquisa de isquemia conflitantes. – Pacientes com baixa probabilidade pré-teste para DAC, mas com teste de isquemia positivo. – Nas síndromes coronarianas agudas isquêmicas de baixo ou médio risco, quando marcadores de necrose miocárdica são negativos e eletrocardiograma (ECG) não diagnóstico. – Insuficiência cardíaca de início recente sem histórico de coronariopatia. – Avaliação de coronárias anômalas e afecções congênitas. – Avaliação dos enxertos cirúrgicos logo após cirurgia de revascularização ou em sintomáticos revascularizados (sensibilidade de 85% a 100% e especificidade de 95% a 100%). – Avaliação de *stents* (especialmente nos > 3 mm de diâmetro). – Avaliações funcionais ventricular e morfológica. – Avaliação de cardiopatia estrutural e nas doenças vasculares (especialmente em portadores de Marfan, Kawasaki e doenças da aorta). – Avaliação perioperatória para cirurgias não cardíacas, de risco intermediário/vascular, em pacientes com baixa capacidade funcional (< 4 MET) portadores de um ou mais fatores clínicos de risco. – Opção nos casos em que o paciente se nega a se submeter à angiografia invasiva. – Avaliação de perfusão miocárdica de repouso e sob estresse farmacológico. – Avaliação da presença de realce tardio miocárdico, marcador de fibrose miocárdica (preferir a ressonância magnética se possível).

Quando não se deve solicitar?
– Na fase aguda de coronariopatia, quando ECG for diagnóstico ou houver infarto já definido. – Baixo risco para DAC e baixa probabilidade pré-teste para ela. – Exames periódicos em pacientes assintomáticos com testes de isquemia negativos. – Seguimento de lesões diagnosticadas previamente (de forma invasiva ou não) em pacientes assintomáticos. – Avaliação de fibrilação atrial de início recente sem etiologia definida. – Avaliação de enxertos (< 5 anos) ou *stents* (< 2 anos, < 3 mm) em pacientes assintomáticos. – Avaliação inicial de função ventricular, lesão estrutural ou massa cardíaca.

- A aquisição é sincronizada com eletrocardiograma em tempo real. Há importância substancial de ritmo cardíaco regular e baixa frequência cardíaca para melhor qualidade das imagens. Arritmias não contraindicam o exame, mas podem levar à ocorrência de artefatos de movimento, dificultando sua interpretação.

Fundamental o preparo do paciente, que consiste em:

- Jejum de 3 horas.
- Manter frequência cardíaca em torno de 60 batimentos por minuto, ou inferior, para evitar artefatos de movimento das coronárias, que são estruturas altamente móveis, ao contrário dos enxertos vasculares. Podem-se utilizar betabloqueadores ou bloqueadores de canal de cálcio com esse intuito [via oral (VO) ou intravenosa (IV), podendo até mesmo ser administrados na sala antes da aquisição das imagens]. Cuidado com pacientes asmáticos ou com doença pulmonar obstrutiva crônica (DPOC).
- Uso de nitratos sublinguais para dilatação da rede vascular coronariana (isossorbida) previamente ao exame, aumentando seu diâmetro e a qualidade das imagens. Pesquisar uso recente de sildenafila nas últimas 24 horas.
- Dessensibilização nos pacientes portadores de reação prévia a contrastes iodados (corticoides e anti-histamínicos). Sugerido uso de ranitidina 150 mg, VO, de 12/12h, loratadina 10 mg, VO/dia, e prednisona 40 mg, VO/dia, durante 3 dias antes do exame.
- Suspender uso de metformina 48 horas antes do exame e 48 horas após, por causa do risco de acidose lática, apesar de rara, principalmente nos pacientes com disfunção renal.
- Preparo renal para evitar nefropatia por contraste, por meio da hidratação intravenosa (1 ml/kg/h) 12 horas antes e após o exame, nos pacientes internados. Evitar desidratação dos pacientes ambulatoriais.

Fatores que limitam a análise das lesões ou a qualidade das imagens

- Placas com alta carga de cálcio.
- Bifurcações.
- Segmentos distais ou finos.
- Artefatos de movimento.
- Pacientes obesos mórbidos.
- Profissional não devidamente qualificado/falhas técnicas.

- A análise da perfusão do miocárdio no repouso e no estresse vem sendo estudada exaustivamente em trabalhos e pesquisas recentes, com a promessa de que esse exame em breve consiga, numa mesma abordagem, análises funcional, perfusional e anatômica de alta qualidade, tornando-se, assim, um dos métodos complementares mais completos da cardiologia.

LEITURA RECOMENDADA

1. ACCF/SCCT/ACR/AHA/ASE/ASNC/SCAI/SCMR 2010 Appropriate Use Criteria for Cardiac Computed Tomography. J Am Coll Cardiol. 2010;56.
2. Arbab ZA, Hoe J. Quantification of coronary arterial stenoses by multidetector CT angiography in comparison with conventional angiography. J Am Coll Cardiol. 2011;4(2):191-202.
3. Litt HI, Hollander JR. CT angiography for safe discharge of patients with possible acute coronary syndromes. N Engl J Med. 2012.
4. Rochitte CE. Diretrizes SBC Ressonância e Tomografia Cardiovascular. Arq Bras Cardiol. 2006;87(3):e60-85.

37

Ressonância Magnética do Sistema Cardiovascular

Roberto Nery Dantas Júnior

INTRODUÇÃO

- Método já consagrado no arsenal terapêutico do cardiologista, assim como na radiologia geral, auxilia no diagnóstico diferencial e seguimento de inúmeras patologias do sistema cardiovascular.
- Utiliza a propriedade de ressonância dos átomos presentes no corpo humano (em particular do hidrogênio, em virtude de sua abundância) quando submetidos a um campo magnético de elevada potência e estimulados por ondas de radiofrequência. A resposta a esses estímulos dá os sinais em T1 e T2, captados por uma antena e utilizados para gerar as imagens, sem uso de qualquer radiação ionizante.
- Possibilita o estudo anatômico das câmaras cardíacas (com destaque para o miocárdio) e estruturas adjacentes, como o pericárdio e os grandes vasos, com elevadas resoluções temporal e espacial, por meio de imagens estáticas e também dinâmicas (em cine) que possibilitam o estudo da função ventricular, *performances* valvar e hemodinâmica.

Vantagens
– Seguro: não utiliza radiação ionizante. – Não invasivo. – Altamente disponível. – Possibilita caracterização tecidual. – Avaliações funcional e anatômica simultâneas. – Análise de estruturas extracardíacas torácicas. – Tempo curto de apneia (8 a 12 segundos em média).

Desvantagens
– Alto custo. – Exames com tempo de sala prolongado (~40 min). – Uso de contraste à base de gadolínio em algumas séries. – Potencial de claustrofobia. – Dependem de ritmo cardíaco regular para melhor qualidade das imagens (séries sincronizadas com o eletrocardiograma). – Inadequado a pacientes instáveis. – Artefatos na imagem quando há a presença de objetos metálicos (clipes, próteses etc.), porém sem contraindicar o exame.

INDICAÇÕES

Quais informações podem ser extraídas do exame?

- Concordância entre as câmaras, e entre estas com a vasculatura (importante especialmente nas cardiopatias congênitas, em associação com a avaliação morfológica).
- Dimensões, massa, volumes, morfologia das câmaras cardíacas e pericárdio (sobrecargas volumétricas, aneurismas apicais, espessamento e/ou derrame pericárdico) e espessura das paredes e trabéculas. O padrão da trabeculação exacerbada permite o diagnóstico da miocardiopatia não compactada, quando a relação entre miocárdio não compactado e compactado for superior a 2,3 na diástole máxima.

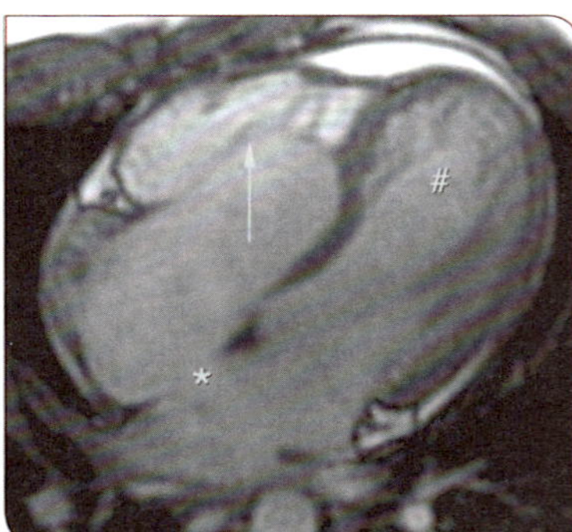

Fig. 1. Portador de cardiopatia congênita, no qual se observa a presença de anomalia de Ebstein (seta) com baixa implantação da valva tricúspide e atrialização do ventrículo direito (VD), comunicação interatrial (*) e não compactação miocárdica do ventrículo esquerdo (#).

- Função sistólica global e segmentar de ambos os ventrículos (hipocinesias, acinesias, discinesias e dissincronia ventricular). No caso do VD, é importante na avaliação da presença de sinais compatíveis com displasia arritmogênica do ventrículo direito.
- Função diastólica do ventrículo esquerdo (síndromes restritivas – tamponamento, pericardite constritiva, doenças infiltrativas, hipertrofias etc.).

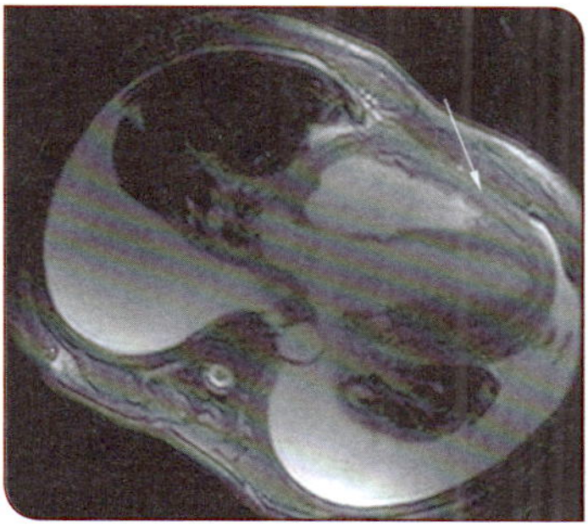

Fig. 2. Portador de pericardite constritiva, com espessamento importante do pericárdio (seta), dilatação biatrial e derrame pleural bilateral importante.

- Dados de fluxos e gradientes (semelhantes ao Doppler da ecocardiografia – *phase contrast*), como em estenoses e insuficiências valvares, acelerações de fluxo em vias de saída etc.
- Presença de massas e sua caracterização tecidual (trombos, cistos, neoplasias, complexos cálcicos) e derrames.

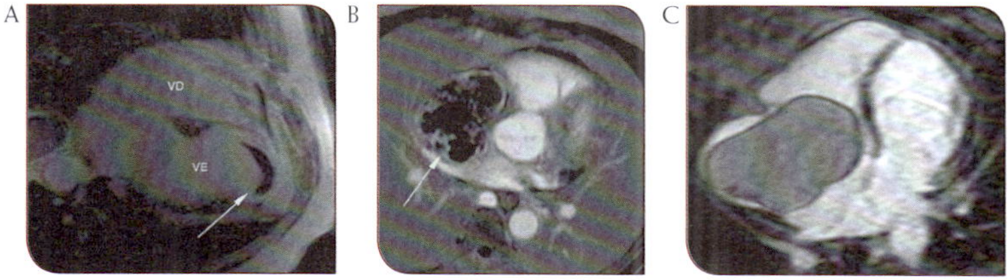

Fig. 3. Massas intracardíacas com diagnóstico histológico sugerido pela caracterização tecidual possível na ressonância magnética (RM). (A) Trombo apical no ventrículo esquerdo (seta), em região aneurismática e fibrótica, em sequência de realce tardio miocárdico. (B) Massa heterogênea no átrio direito, em sequência de realce tardio (seta). (C) Lipoma em átrio direito, com seu aspecto homogêneo em sequência de cine SSFP.

- Dados angiográficos arteriais e venosos (angiorressonância de artérias renais no estudo da hipertensão arterial secundária, avaliação de artéria e veias pulmonares etc.).
- Avaliação de isquemia por meio da perfusão miocárdica em repouso e após estresse farmacológico (dipiridamol, adenosina, dobutamina). Estudos recentes como o CE-MARC demonstram não só a equivalência, mas até mesmo a superioridade da ressonância quando comparada à cintilografia de perfusão miocárdica na detecção de isquemia, com a vantagem adicional de não utilizar radiação ionizante e ser bem mais rápida que um estudo cintilográfico.
- Presença de edema miocárdico (miocardites, miopericardites).

A B

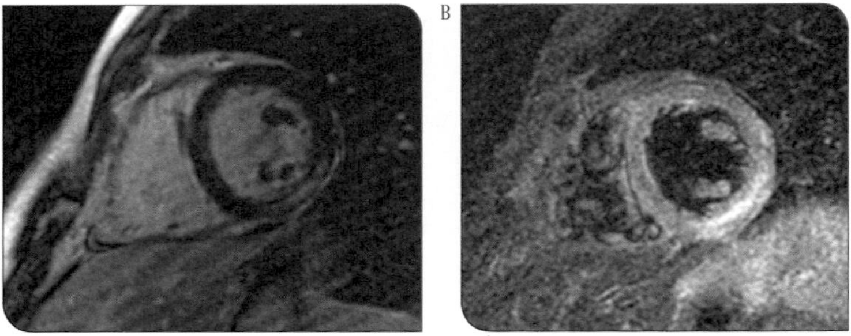

Fig. 4. Paciente com miocardite apresentando realce tardio mesocárdico característico na parede inferolateral medial (A) e edema miocárdico no segmento correspondente na sequência em Triple IR (B).

- Avaliação de doenças de depósito, como a hemocromatose (quantificação do depósito de ferro por meio da sequência em T2*).
- Realce precoce/tardio miocárdico pelo gadolínio:

  Auxilia na diferenciação entre as miocardiopatias não isquêmicas e isquêmicas. Permite a avaliação da extensão dos infartos do miocárdio, assim como a viabilidade miocárdica em cada um dos 17 segmentos do ventrículo esquerdo, sugerindo aqueles que ainda apresentam potencial de recuperação contrátil considerável caso sejam submetidos à revascularização miocárdica (aqueles com envolvimento de menos de 50% da espessura do segmento acometido). Infartos agudos com padrão de *no-reflow* também são facilmente identificados.

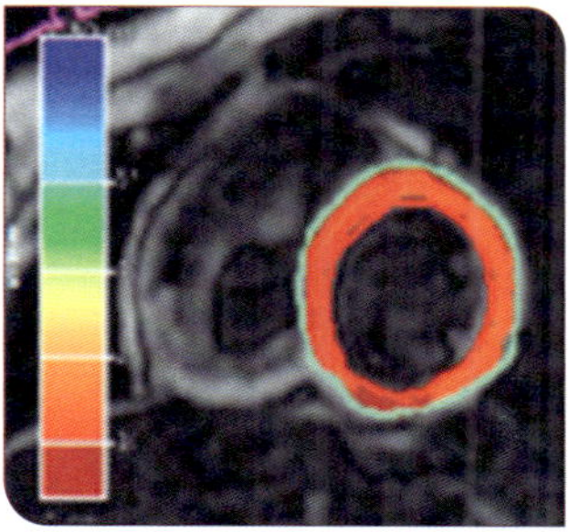

Fig. 5. Depósito de ferro miocárdico em sequência T2*, em portador de hemocromatose cardíaca.

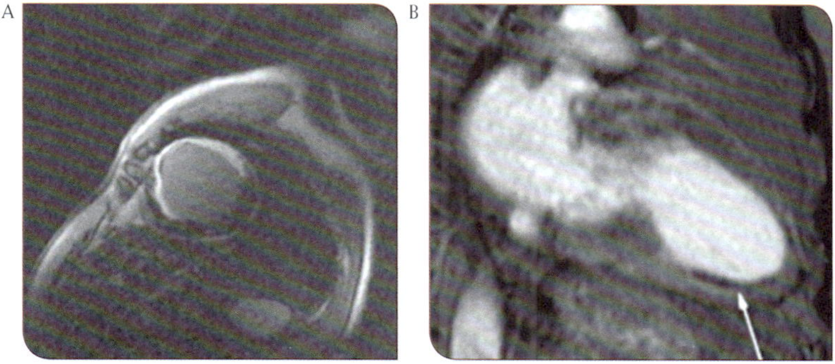

Fig. 6. (A) Realce tardio transmural (> 50% do segmento acometido, sem viabilidade) resultante de extenso infarto do miocárdio. (B) *No-reflow* (seta) na primeira passagem do gadolínio, em série de realce.

- O padrão do realce sugere, ainda, outros diagnósticos diferenciais, como a miocardiopatia hipertrófica assimétrica (quantificando adicionalmente a fibrose presente; a avaliação pela RM permite, ainda, avaliar obstrução na via de saída do ventrículo esquerdo, movimento anterior da válvula mitral, disfunção diastólica e o espessamento segmentar da parede miocárdica), a endomiocardiofibrose, a amiloidose, a cardiomiopatia chagásica, ajudando, ainda, a reclassificar aqueles pacientes com miocardiopatia dilatada ou não, rotulados como idiopáticos.

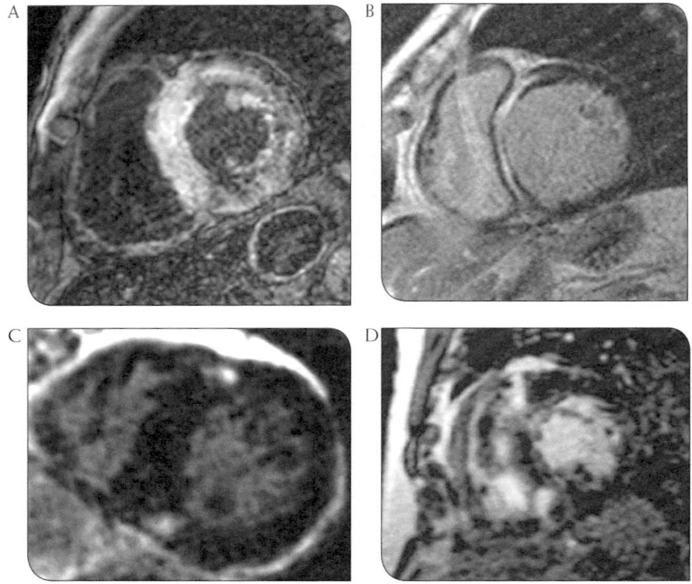

Fig. 7. (A) Padrão de realce tardio difuso da amiloidose. (B) Miocardiopatia dilatada idiopática, com realce tardio mesocárdico septal basal. (C) Fibrose de padrão juncional e focal difuso (D) na miocardiopatia hipertrófica assimétrica.

Importante: como as séries são programadas individualmente para cada suspeita diagnóstica, as informações clínicas devem estar presentes nos pedidos médicos da forma mais completa possível, para possibilitar um exame constituído por todas as séries necessárias que respondam a todas as dúvidas e questionamentos diagnósticos.

CONTRAINDICAÇÕES

Principais contraindicações absolutas
– Clipes cerebrais. – Portadores de CDI. – Portadores de marca-passo (atualmente já há modelos compatíveis). – Fragmentos metálicos intraoculares. – Implantes cocleares. – Projéteis alojados próximo a estruturas nobres. – Instabilidade hemodinâmica. – Desejo do paciente.

Não contraindicam o exame
– Portadores de *stents* coronarianos (até mesmo na fase aguda do seu implante). – Próteses valvares biológicas ou metálicas (após 6 semanas do implante). – Próteses em membros. – Clipes de esternotomia. – Filtro de veia cava. – Prótese em aorta. – Implantes dentários. – Insuficiência renal crônica dialítica ou não (com *clearance* de creatinina superior a 30 ml/kg/min). – Arritmias.

Para outras informações, visitar o site *www.mrisafety.com*, onde podem ser encontradas informações sempre atualizadas sobre segurança no ambiente de ressonância magnética.

GADOLÍNIO

- Necessário para imagens de viabilidade miocárdica, caracterização tecidual do miocárdio e massas, avaliação das doenças de depósito e inflamatórias, estudos perfusionais e angiografias.
- Substância paramagnética (altera o meio ao seu redor), acumula-se exclusivamente no meio extracelular de células lesadas (fibróticas, edemaciadas etc.), aumentando o sinal emitido por essas estruturas (encurtando T1 e T2) e facilitando sua identificação na imagem.
- Seguro. Apesar do risco teórico de patologia grave associada ao uso dele, a nefropatia fibrosante sistêmica, já não há relatos de novos casos há mais de uma década, desde que se passou a utilizar meios de contraste mais novos, com doses menores e restringindo seu uso a pacientes com *clearance* de creatinina

inferior a 30 ml/kg/min. Nos dialíticos, tenta-se agendar o exame no mesmo dia da sessão de diálise, pelo fato de o gadolínio ser dialisável.

- Não há reação alérgica cruzada entre contrastes iodados e a base do gadolínio.

PREPARO DO PACIENTE

Fundamental o preparo do paciente, que consiste em:
– Jejum de 4 horas. – Sedação se necessária (leve em caso de claustrofobia, profunda em crianças menores e em pacientes entubados). – Ajuste da monitorização por meio do eletrocardiograma. – Dieta livre de xantinas nas últimas 24 horas, nos casos de estudos de isquemia com uso de dipiridamol/adenosina. – Não se aproximar do magneto portando objetos metálicos, pelo risco de atração deles pelo forte campo magnético.

Fatores que limitam a análise das lesões ou a qualidade das imagens
– Presença de objetos metálicos nas proximidades da imagem, causando artefatos grosseiros. – Avaliação de gradientes de estruturas estenóticas. – Avaliação da árvore coronariana limitada pela baixa resolução temporal quando comparada com a angiotomografia de coronárias ou angiografia invasiva. – Artefatos de movimento. – Profissional não devidamente qualificado/falhas técnicas. – Poucos dados clínicos do paciente no pedido médico.

LEITURA RECOMENDADA

1. Greenwood JP, Maredia N, Ball SG, et al. Cardiovascular magnetic resonance and single-photon emission computed tomography for diagnosis of coronary heart disease (CE-MARC): a prospective trial. Lancet. 2012;379(9814):453-60.
2. Kim R, Judd RM. The use of contrast-enhanced magnetic resonance imaging to identify reversible myocardial dysfunction. N Engl J Med. 2000;343:1445-53.
3. Mahrholdt1 H, Wagner A, Kim RJ. Delayed enhancement cardiovascular magnetic resonance assessment of non-ischaemic cardiomyopathies. Eur Heart J. 2005;26:1461-74.
4. Rochitte CE. Diretrizes SBC Ressonância e tomografia cardiovascular. Arq Bras Cardiol. 2006;87(3):e60-85.

38

Holter

Fernando Côrtes Remisio Figuinha
Martina Battistini Pinheiro

INTRODUÇÃO

- O eletrocardiograma ambulatorial (Holter) é um teste não invasivo amplamente utilizado para avaliar ritmo cardíaco, resposta terapêutica às medicações, funções do marca-passo e cardiodesfibrilador implantável (CDI), isquemia, relação dos sintomas com alterações eletrocardiográficas e fatores prognósticos (como variabilidade da frequência cardíaca [FC]).
- O equipamento básico do Holter é composto de gravador, cabos e eletrodos para registro do eletrocardiograma (ECG) e um sistema de análise, constituído por um módulo de transferência da gravação, placa de tratamentos dos sinais gravados e um programa de análise específico, que é desenvolvido por cada um dos fabricantes (não se pode utilizar o programa de um fabricante para ler os dados de outro).
- O sistema de análise permite a reprodução completa dos batimentos e fornece uma pré-análise do ECG, com quantificação e distribuição dos batimentos. Esses dados são apresentados em gráficos e tabelas.
- Derivações: utilizam-se, habitualmente, três derivações bipolares precordiais, posicionando-se quatro a cinco eletrodos no tórax.
- Alguns sistemas permitem a reprodução do ECG com 12 derivações, o que pode auxiliar no diagnóstico diferencial entre ectopias com aberração de condução intraventricular e ectopias ventriculares ou entre bloqueios de ramo transitórios e pré-excitação ventricular intermitente.

INDICAÇÕES

Indicações
– Avaliação do ritmo cardíaco.
– Avaliação de pausas.
– Esclarecimento de sintomas provavelmente relacionados com a presença de alterações do ritmo cardíaco.
– Avaliação terapêutica: drogas, cirurgias, ablação por cateteres, marca-passos, CDIs.
– Avaliação de risco de eventos cardíacos: arritmia cardíaca, variabilidade de FC, isquemia miocárdica.
– Diagnóstico de isquemia (não é o exame ideal, mas pode mostrar isquemia silenciosa).

- Avaliação do ritmo cardíaco: avaliar o ritmo predominante e se ocorrem mudanças do ritmo na vigília ou no sono. Também para avaliar taquicardias incessantes (mais que 50% dos batimentos no Holter).
    - ◊ O histograma da FC pode ajudar no diagnóstico, uma vez que em determinadas situações tem características próprias (*vide* exemplos abaixo).

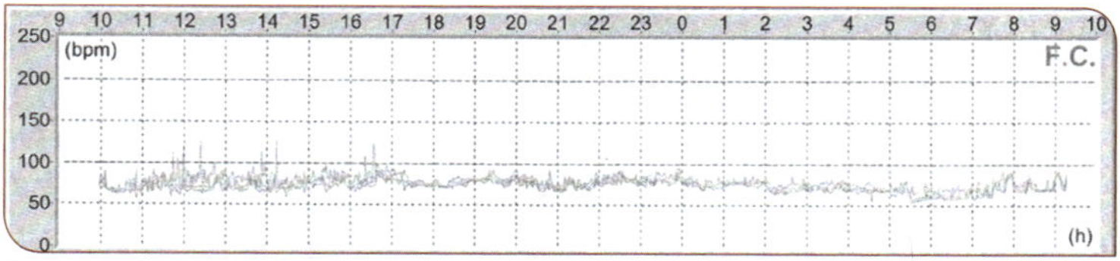

Gráfico de frequência de paciente em ritmo sinusal. Note a variabilidade normal da frequência.

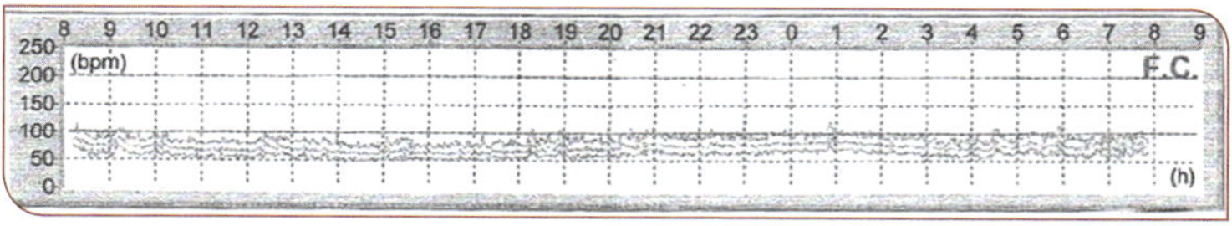

Gráfico de frequência em paciente com fibrilação atrial. Note que as linhas que marcam as frequências máxima, média e mínima estão bem separadas umas das outras devido à mudança da FC constante na FA.

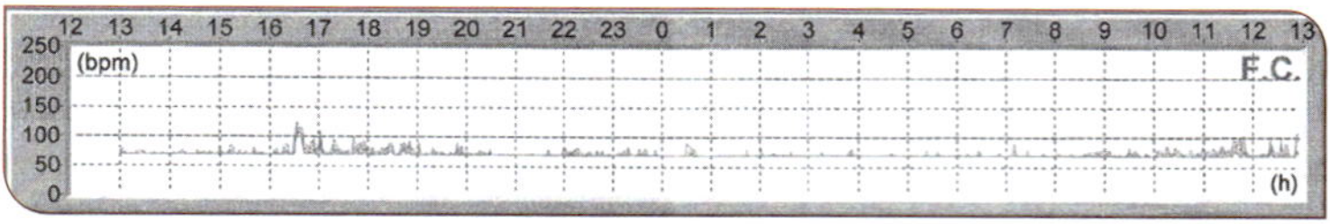

Gráfico de FC de paciente portador de marca-passo. Note que o gráfico é uma linha reta.

- Avaliação de pausas: para diagnosticar a causa dessas pausas [pausa sinusal, bloqueio atrioventricular (BAV) de segundo grau, síndrome brádi-táqui], o momento da ocorrência (sono, vigília) e se relacionada ou não a sintomas.
- Esclarecimento de sintomas provavelmente relacionados com a presença de alterações do ritmo cardíaco: sintomas como palpitações, dor precordial, mal-estar ou síncope, pré-síncope e tontura.
- Avaliação terapêutica: o Holter tem papel importante na avaliação terapêutica tanto para observar redução de ectopias e arritmias quanto para avaliar a presença de arritmias assintomáticas.
  - ◊ Avalia com melhor precisão se o tratamento antiarrítmico está sendo eficaz, principalmente quando em conjunto com o teste de esforço.
  - ◊ Avalia remissão ou melhora da arritmia, ajuda a diagnosticar efeitos indesejados das drogas antiarrítmicas, como bradicardia importante, BAV, distúrbio de condução intraventricular ou mesmo efeitos pró-arrítmicos das medicações, como prolongamento do QT e *torsades de pointes*.
  - ◊ Indicado também após procedimento de ablação, para avaliar efetividade do procedimento realizado.
  - ◊ Auxilia na avaliação do marca-passo e sintomas relacionados às falhas dos sistemas.
- Avaliação do risco de eventos cardíacos:
  - ◊ Arritmia cardíaca: extrassístoles atriais e ventriculares são comuns mesmo em indivíduos sem doença cardíaca. Arritmia ventricular é considerada fator de risco para mortalidade se associado à doença cardíaca (coronariana ou miocardiopatia).
  - ◊ São consideradas extrassístoles frequentes quando ocorrem mais de 10 por hora e repetitivas quando com pares ou episódios de taquicardia não sustentada.
  - ◊ É considerada arritmia ventricular complexa mais de mil extrassístoles ventriculares em 24h ou mais de 3% de extrassistolia ventricular em 24h.
  - ◊ Variabilidade da FC: as medidas de variabilidade podem ser feitas em períodos de 5 minutos ou em gravação de 24h. É um marcador da resposta cardíaca à atividade do sistema nervoso autonômico. O valor considerado é o SDNN (desvio-padrão de todos os intervalos N-N), com valor de corte de 70 ms. A baixa variabilidade da FC demonstra um tônus adrenérgico elevado. Fatores limitantes para avaliação da variabilidade são artefatos, extrassístoles atriais ou ventriculares frequentes, presença de marca-passo, fibrilação atrial, BAV, uso de propafenona ou procainamida.

◊ Na fase crônica do infarto agudo do miocárdio, valores de SDNN menores que 50 ms são preditores de risco mais importantes do que a presença de arritmia ventricular. Se < 70 ms, há um risco quatro vezes maior de morrer em 3 anos do que pacientes com SDNN normal.

◊ SDNN diminuído é também fator de pior prognóstico em insuficiência cardíaca. Correlaciona-se com fração de ejeção e capacidade funcional, e valores reduzidos estão relacionados a uma maior mortalidade.

- Diagnóstico de isquemia: o diagnóstico de isquemia transitória no eletrocardiograma é feito com a presença de infradesnivelamento do segmento ST transitório ≥ 1 mm, de morfologia horizontal ou descendente, com duração mínima de 1 minuto. Variações de onda T não são consideradas diagnósticas.
- **Observação:** lembrar que o Holter não é exame de eleição para avaliação de isquemia.

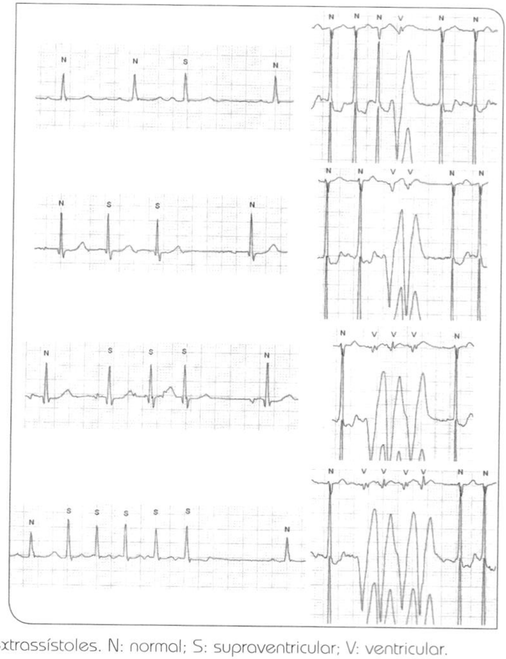

Exemplos de extrassístoles. N: normal; S: supraventricular; V: ventricular.

AVALIAÇÃO DE MARCA-PASSO

- Basicamente, o Holter serve para avaliar o modo de estimulação, assim como a demanda (porcentagem de batimentos estimulados), polaridade (uni ou bipolar), presença ou ausência de resposta de frequência, frequências máxima e mínima e as funções do marca-passo.

Funções básicas do marca-passo
***Automatic mode switching* (AMS)** Função exclusiva de sistemas dupla-câmara sincronizados, com o objetivo de proteção contra taquiarritmias supraventriculares paroxísticas, promovendo a mudança automática de um modo sincronizado (VDD/DDD) para um não sincronizado (VVI/DDI).
Batimento de fusão Ativação artificial do tecido cardíaco simultânea à espontânea que provoca complexos híbridos. Apresenta morfologia intermediária entre batimentos capturados e espontâneos.
***Blanking* ventricular** Curto intervalo de tempo que se inicia com a emissão de espícula atrial que proporciona inativação da sensibilidade ventricular, cuja função primordial é impedir o fenômeno de Crosstalk.
Canal limitador de frequência Função que determina intervalo de tempo correspondente à frequência máxima de estimulação ventricular sincronizada com os átrios.
Crosstalk Fenômeno caracterizado pela inibição anormal da espícula ventricular, exclusivamente relacionada à presença do estímulo atrial. O canal ventricular interpreta o sinal emitido pelo atrial como se fosse onda R.
Frequência magnética É a frequência de estimulação obtida por aposição do ímã sobre o gerador.
Frequência máxima Intervalo de tempo que limita a capacidade de deflagração de espícula ventricular a partir da despolarização atrial. Nos modos com sensor (R), corresponde à máxima frequência determinada pelo sensor.
Histerese Intervalo de tempo superior ao intervalo de escape, acionado pela presença de eventos espontâneos.
Intervalo AV (IAV) Intervalo de tempo (ms), programável, que se inicia com o evento atrial (sentido ou estimulado) e termina com a espícula ventricular. Intervalo AV dinâmico se há variação conforme modificação da FC.

continuação

Intervalo de escape Intervalo de tempo determinado por duas espículas que corresponde à frequência de estimulação programada.
Mecanismo de pseudo-Wenckenbach Sequência de batimentos sinais com IAV progressivamente maior até falha de estimulação ventricular. Ocorre pela limitação da FC dada pelo canal limitador do marca-passo.
Pseudofusão Ativação espontânea do tecido cardíaco simultânea à emissão de espícula de marca-passo. No caso de eventos ventriculares, a morfologia do QRS é a do próprio batimento espontâneo. Pode ocorrer também com os átrios.
PVARP (período refratário atrial pós-ventricular) Intervalo de tempo contado no canal atrial, em que nenhuma atividade elétrica provoca *reset* do sistema. Inicia-se depois do batimento ventricular sentido ou estimulado.
Safety pace Ocorre quando o canal ventricular identifica alguma atividade eletromagnética após a espícula atrial e provoca encurtamento do IAV.

Disfunções do marca-passo
Oversensing Sensibilidade exagerada do canal atrial ou ventricular, que pode provocar inibição do disparo do marca-passo.
Undersensing Consiste na incapacidade de reconhecimento da despolarização espontânea atrial e/ou ventricular.

Código de cinco letras para marca-passos				
1ª letra	**2ª letra**	**3ª letra**	**4ª letra**	**5ª letra**
Câmara estimulada	Câmara sentida	Resposta à sensibilidade	Capacidade de programação	Mecanismo antitaquicardia
O	O	O	O	O
A	A	T	P	P
V	V	I	M	S
D	D	D	C	D
			R	

O: nenhuma; A: átrio; V: ventrículo; D: as duas opções; T: deflagrado; I: inibido; P (4ª letra): um dos parâmetros programáveis; M: multiprogramável; C: multiprogramável com telemetria bidirecional; R: responsividade em frequência; P (5ª letra): estimulação rápida.

EMISSÃO DE LAUDO

Exemplo de laudo do Holter
Ritmo Ritmo predominante e quais alterações ocorreram durante o exame.
Extrassístoles ventriculares Presença ou não de extrassístoles ventriculares, caracterização da morfologia (mono ou polimórfica), da frequência (frequente se > 10/h) e quanto às características apresentadas (em pares, períodos de bigeminismo, TVNS).
Extrassístoles supraventriculares Presença ou não de extrassístoles supraventriculares, da frequência (frequente se > 10/h) e quanto às características apresentadas (em pares, episódios de TANS, com aberrância, bloqueadas).
Condução atrioventricular Duração da condução atrioventricular e suas mudanças durante o exame.
Condução intraventricular Duração da condução intraventricular, presença de bloqueios de ramo e alterações durante o exame.
Repolarização ventricular Alterações da repolarização ventricular durante o exame.
Sintomas Presença ou não de relato de sintomas pelo paciente e sua relação com arritmias apresentadas.

LEITURA RECOMENDADA

1. Camm A, Kirchhof P, Lip G, et al. Guidelines for the management of atrial fibrillation. Eur Heart J 2010;31(19):2369-429.
2. Podrid PJ. Ambulatory monitoring in the assessment of cardiac arrhythmias. Up-To-Date. 2011.
3. Stefanini E, Timerman A, Serrano Jr. CV. Tratado de cardiologia da Socesp. 2ª ed. Barueri: Manole; 2009.
4. Zimerman LI, Fenelon G, Martinelli FM, et al. Sociedade Brasileira de Cardiologia. Diretrizes Brasileiras de Fibrilação Atrial. Arq Bras Cardiol. 2009;92(6 suppl. 1):1-39.

39

Monitorização Ambulatorial da Pressão Arterial

Thiago Midlej Brito

INTRODUÇÃO

- A pressão arterial (PA) varia devido à interação de fatores neuro-humorais, comportamentais e ambientais.
- Existe uma variação contínua da PA com as atividades, e em hipertensos essa variabilidade apresenta maior amplitude do que em normotensos, estando relacionado a um pior prognóstico.
- O registro da PA pode ser realizado por método direto (ou intra-arterial) e por métodos indiretos, como o método auscultatório e o oscilométrico.
- A monitorização ambulatorial da PA (MAPA) é um método não invasivo que permite o registro intermitente da PA enquanto o paciente realiza suas atividades habituais na vigília e durante o sono.
- São utilizados aparelhos que empregam o método oscilométrico com manguito aplicado e adequado ao tamanho do braço, com largura correspondente a 40% da circunferência, envolvendo pelo menos dois terços do braço. Os aparelhos de pulso não devem ser usados.
- A instalação do monitor e a orientação ao paciente podem ser realizadas por enfermeiro ou técnico habilitado.

Indicações
Suspeita de hipertensão do avental branco.
Suspeita de hipertensão mascarada.
Avaliação da eficácia terapêutica anti-hipertensiva.
Avaliação de sintomas, principalmente hipotensão.

Vantagens
Obtenção de múltiplas medidas nas 24 horas.
Avaliação da PA durante as atividades cotidianas e durante o sono.
Avaliação das médias e variabilidade da PA.
Atenuação do efeito placebo.
Menor viés de aferição.
Avaliação do efeito anti-hipertensivo nas 24 horas.

Limitações
Braços que não permitam ajuste adequado do manguito.
Valores muito elevados de PA sistólica.
Situações clínicas associadas a distúrbios de movimento (por exemplo: parkinsonismo).
Pulsos muito irregulares (por exemplo: fibrilação e *flutter* atriais).

Orientações ao paciente
Realizar em dias de atividades habituais.
Evitar camisas que limitem movimento dos braços.
Fazer uso das medicações habituais.
Tomar banho antes de colocar o aparelho, já que este não pode ser molhado.
O monitor é fixado à cintura por um cinto.
Registra, no diário, o horário das medicações, das atividades físicas, das refeições, quando dormiu e quando acordou e sintomas.

INTERPRETAÇÃO

Valores limites da normalidade para média de PA na MAPA em relação aos períodos		
Período	Médias de PA (mmHg)	
	Sistólica	Diastólica
24 horas	< 125	< 75
Vigília	< 130	< 85
Sono	< 110	< 70

- As médias de PA são os parâmetros mais consistentes para serem analisados, por apresentarem correlação com diagnóstico, lesão em órgãos-alvo e prognóstico cardiovascular, tendo sido o único parâmetro relacionado à mortalidade.
- A PA apresenta elevação durante o período matutino, caindo gradativamente à tarde, atingindo os menores níveis ao dormir.
- Durante o sono, a PA deve reduzir aproximadamente entre 10% e 20% (descenso noturno) em relação à vigília. A ausência ou exacerbação dessa redução pode estar relacionada a maior risco cardiovascular.

Classificação		
	Consultório	**MAPA (vigília)**
Normotensão	< 140/90 mmHg	≤ 130/85 mmHg
Hipertensão	≥ 140/90 mmHg	> 130/85 mmHg
Hipertensão do avental branco	≥ 140/90 mmHg	< 130/85 mmHg
Hipertensão mascarada	< 140/90 mmHg	> 130/85 mmHg

- **Observação**: a classificação de normotenso, hipertenso, hipertensão do avental branco e hipertensão mascarada leva em consideração também os valores de PA na monitorização residencial e automedidas de PA.
- A hipertensão do avental branco apresenta risco cardiovascular intermediário entre normotensão e hipertensão.
- Indivíduos com hipertensão mascarada têm maior prevalência de lesões de órgãos-alvo do que aqueles normotensos.
- Avaliar aspectos técnicos do exame para determinar a qualidade do procedimento. Devem-se ter, no mínimo, 16 medidas na vigília e oito medidas no sono. Avaliar, também, a correlação de medidas de PA e sintomatologia.
- A orientação da diretriz brasileira é que na conclusão deva constar somente: comportamento normal ou anormal da PA nas 24 horas ou em determinado período, fazendo com que a interpretação diagnóstica seja correlacionada com dados clínicos pelo médico assistente.

POPULAÇÕES ESPECIAIS

- **Crianças e adolescentes**: as recomendações para utilização da MAPA nessa população são baseadas em opiniões de especialistas, já que não existem estudos bem definidos, e as indicações são as mesmas de indivíduos adultos, porém baseadas em percentil.

Estadiamento para PA pela MAPA em crianças e adolescentes		
Classificação	**Consultório**	**MAPA**
PA normal	< Percentil 95	< Percentil 95
Hipertensão do avental branco	> Percentil 95	< Percentil 95
Hipertensão mascarada	< Percentil 95	> Percentil 95
Hipertensão grave pela MAPA	> Percentil 95	> Percentil 95

Adaptado de VI Diretrizes Brasileiras de Hipertensão: Sociedade Brasileira de Cardiologia/ Sociedade Brasileira de Hipertensão/Sociedade Brasileira de Nefrologia, 2010.

- **Idosos**: a MAPA nessa população é de grande importância, já que pode avaliar suspeita de hipotensão arterial ortostática, pós-prandial, medicamentosa e situacional, síncopes e disautomia. O enrijecimento arterial devido à idade pode subestimar a PA medida pelo método oscilométrico. Aceitam-se para os idosos os mesmos valores de normalidade da MAPA adotados para os adultos não idosos. Alguns estudos correlacionam ausência de descenso noturno, pressão de pulsos aumentada e elevação abrupta da PA matutina a aumento do risco cardiovascular.
- **Gestantes**: útil para identificar a hipertensão do jaleco branco, tão prevalente quanto na população geral, evitando tratamento desnecessário, potencialmente lesivo ao feto. O comportamento da PA da gestante na MAPA evidencia a redução linear na primeira metade da gestação. A MAPA não se mostrou útil na antecipação do desenvolvimento de complicações hipertensivas na gestação. Para o diagnóstico de hipertensão, os valores de referência utilizados devem ser idênticos aos da população geral.
- **Diabéticos**: pode contribuir para a avaliação de hipotensão secundária à neuropatia autonômica. Alterações do padrão vigília-sono podem correlacionar-se com a presença de microalbuminúria e ao aumento do risco cardiovascular. O valor de normalidade das médias de PA para a MAPA em diabéticos não é diferente dos não diabéticos.
- **Insuficiência renal crônica**: os pacientes dialíticos não contemplam a avaliação da PA ao longo do ciclo dialítico, assim a realização da MAPA de 44 horas (instalada após uma sessão de diálise e retirada imediatamente antes da sessão seguinte) permite uma avaliação mais completa. A maioria dos pacientes em diálise peritoneal ambulatorial contínua (CAPD) não mostra alterações do padrão de comportamento de PA durante o sono. O valor-alvo de controle da PA casual nessa população é menor que nos hipertensos em geral, entretanto esse valor para a MAPA ainda não foi estabelecido.

- **Insuficiência cardíaca congestiva**: a MAPA é útil para otimizar o tratamento de pacientes com insuficiência cardíaca, orientar a terapêutica de pacientes com sintomas causados por hipotensão e na avaliação de pacientes que serão submetidos a programas de exercício físico.
- **Síndrome da apneia obstrutiva do sono**: as características da hipertensão arterial nos pacientes com essa síndrome incluem predominância durante o sono do componente diastólico e, frequentemente, abolição do descenso noturno.

LEITURA RECOMENDADA

1. V Diretrizes Brasileiras de Monitorização Ambulatorial da Pressão Arterial (MAPA) e III Diretriz Brasileira de Monitorização Residencial da Pressão Arterial (MRPA): Sociedades Brasileiras de Cardiologia, Hipertensão e Nefrologia. Arq Bras Cardiol. 2011;97(3 suppl. 3):1-24.
2. VI Diretrizes Brasileiras de Hipertensão: Sociedade Brasileira de Cardiologia/Sociedade Brasileira de Hipertensão/Sociedade Brasileira de Nefrologia. Arq Bras Cardiol. 2010;95(1 suppl. 1):1-51.

40

Tilt Test

Fernando Côrtes Remisio Figuinha
Martina Battistini Pinheiro
Denise Tessariol Hachul

INTRODUÇÃO

- O *Tilt Test*, ou teste de inclinação, é utilizado para investigação de quadros de síncope, pré-síncope e tontura, possibilitando o diagnóstico diferencial entre as várias respostas à ortostase.
- A principal causa de síncope é a síndrome vasovagal e constitui o motivo mais frequente de indicação desse exame.
- As indicações para realização desse exame, segundo a diretriz europeia de síncope, encontram-se na tabela a seguir.

Indicações	
Classe I	– Episódio único de síncope inexplicada, se envolvida com situação de alto risco de trauma físico ou com implicações ocupacionais. – Em casos de síncope recorrente na ausência de cardiopatia, ou em paciente portador de cardiopatia, após excluídas as causas cardíacas de síncope. – Em jovens, sem doença cardíaca evidente ou suspeita, com síncopes recorrentes de origem inexplicada, nos quais a história não é suficientemente típica para diagnóstico de síncope neuromediada. – Em casos em que a demonstração da suscetibilidade à síncope neuromediada tiver relevância clínica.
Classe IIa	– No diagnóstico diferencial entre síncope reflexa e hipotensão ortostática.
Classe IIb	– Se o entendimento do padrão de resposta hemodinâmica durante a síncope puder alterar a programação terapêutica. – Na diferenciação de síncope convulsiva e epilepsia. – Para avaliação de pacientes com quedas recorrentes inexplicadas. – Na abordagem de pacientes com pré-síncope ou tonturas recorrentes. – Na avaliação de pacientes com síncopes recorrentes e doenças psiquiátricas.
Classe III	– Não é recomendado para controle do tratamento.

Adaptado de Macedo *et al.*, 2011.

Contraindicações absolutas
– Estenose mitral ou estenose aórtica grave. – Cardiomiopatia hipertrófica obstrutiva. – Doença arterial coronariana proximal obstrutiva – como lesão de DA proximal ou tronco da coronária esquerda. – Estenose carotídea grave. – Gravidez.

Contraindicações à massagem do seio carotídeo (MSC)
– Sopro de carótida. – Infarto agudo do miocárdio (IAM), AIT ou acidente vascular cerebral (AVC) nos últimos 3 meses.

MÉTODO

- Para realização do exame, são necessários uma maca rígida que possa inclinar até 70 a 80 graus e voltar à posição horizontal e um monitor com registro eletrocardiográfico e aferição da pressão arterial (PA) pelo menos a cada minuto.
- O ambiente precisa ser calmo, silencioso, com temperatura agradável e, de preferência, com iluminação reduzida.
- O exame começa com aferição da PA e frequência cardíaca (FC) em posição supina por 10 minutos.
- Para melhorar a acurácia diagnóstica, foram testadas algumas drogas, caso o resultado fosse negativo após a fase passiva, como o isoproterenol e o nitrato. Atualmente, a droga mais utilizada é o nitrato por via sublingual. A sensibilidade e a especificidade passam de 25% e 100% (inclinação passiva) para 51% e 94%, respectivamente.
- Há diversos protocolos para realização do exame em posição ortostática, dependendo da situação:
  - ◊ Basal: 20 minutos em ortostase e sem uso de drogas, geralmente utilizado em crianças e pacientes com disautonomias graves que toleram pouco tempo de ortostase;
  - ◊ Basal prolongado: 40 minutos em ortostase e sem uso de drogas;
  - ◊ Basal prolongado com massagem do seio carotídeo: mesmo que prolongado, porém aos 10 minutos se realiza MSC esquerdo e 1 minuto após, MSC direito;
  - ◊ Combinado: 20 minutos em ortostase, sendo em seguida administrados nitrato sublingual e, 20 minutos após, nitrato;

- ◊ Combinado com MSC: mesmo acima, porém aos 10 minutos se realizam MSC esquerdo e, após 1 minuto, MSC direito.
- É considerada critério de positividade a indução de síncope, pré-síncope ou tontura associada à bradicardia e/ou à queda da pressão arterial.

Metodologia recomendada
– Jejum de 4h para líquidos e 6h para sólidos. Monitorização de frequência cardíaca e PA. – Colocar em posição supina por 10 minutos. – Inclinar a maca – manter inclinação de 70°-80°. **FASE PASSIVA** (20 minutos) – Após 10 minutos, se maior que 40 anos, auscultar carótida e, se sem sopros, realizar massagem carotídea esquerda; após 1 minuto, realizar à direita (maior chance de ter reflexo). – Após mais 10 minutos, dar 1,25 mg de Isordil [se maior que 16 anos, pressão arterial sistólica (PAS) > 90 mmHg e paciente assintomático]. **FASE SENSIBILIZADA** (20 minutos) – Manter mais 20 minutos após uso do nitrato.

TIPOS DE RESPOSTAS

Mista	A frequência cardíaca cai no momento dos sintomas, mas não a menos de 40 bpm (se < 40 bpm, duração < 10 segundos) ao mesmo tempo que ocorre queda da PA.

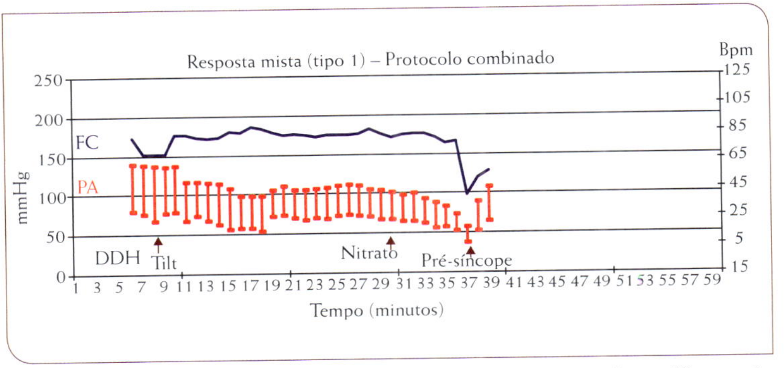

DDH: decúbito horizontal; Tilt: inclinação ortostática; FC: frequência cardíaca; PA: pressão arterial.

Cardioinibitória	– Tipo 2A ou sem assistolia: FC < 40 bpm por > 10 segundos. A PA cai após a queda da FC. – Tipo 2B ou com assistolia: assistolia maior que 3 segundos. A PA cai após a queda da FC.

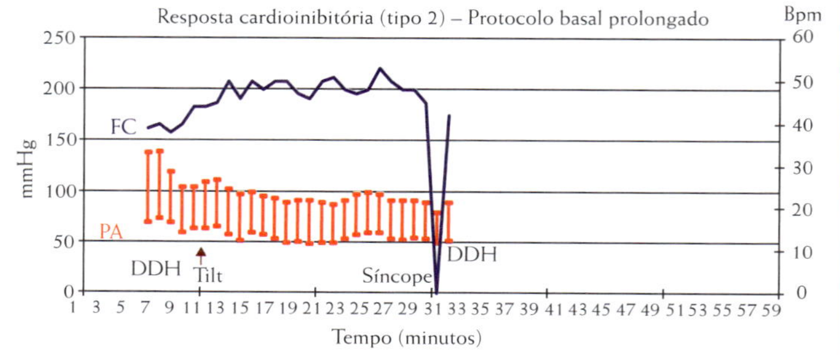

DDH: decúbito horizontal; Tilt: inclinação ortostática; FC: frequência cardíaca; PA: pressão arterial.

Vasodepressora	Queda da PAS >30 mmHg. A FC não cai mais que 10% em relação ao pico no momento dos sintomas.

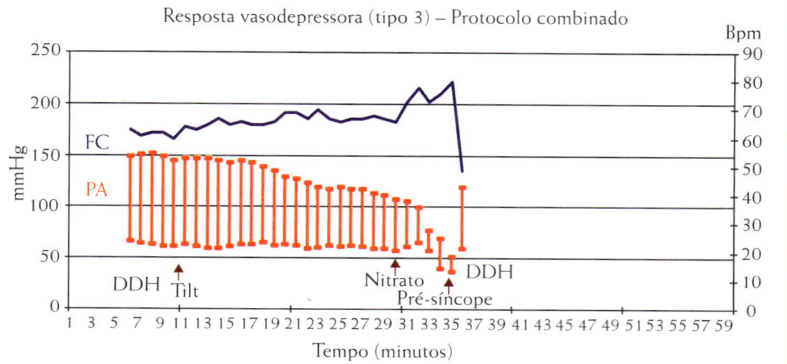

DDH: decúbito horizontal; Tilt: inclinação ortostática; FC: frequência cardíaca; PA: pressão arterial.

Hipotensão postural	– A PA cai e a FC sobe temporariamente durante hipotensão. Queda de PAS > 20 mmHg e pressão arterial diastólica (PAD) > 10 mmHg em até 3 minutos após ortostase.

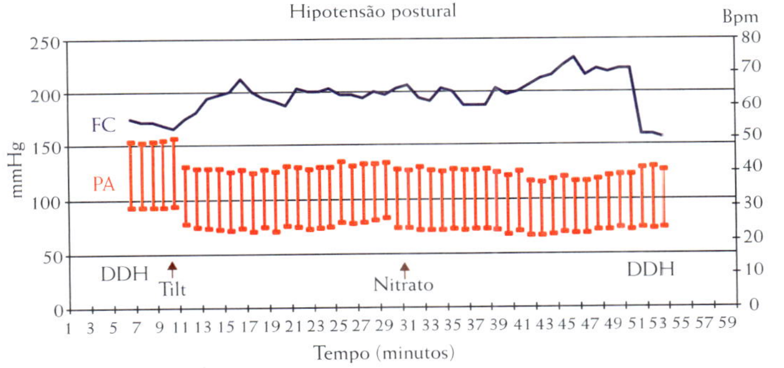

DDH: decúbito horizontal; Tilt: inclinação ortostática; FC: frequência cardíaca; PA: pressão arterial.

Hipersensibilidade do seio carotídeo	– Vasodepressora: queda ≥ 50 mmHg da PAS sem sintomas ou ≥ 30 mmHg com sintomas. – Cardioinibitória: assistolia ≥ 3 segundos.

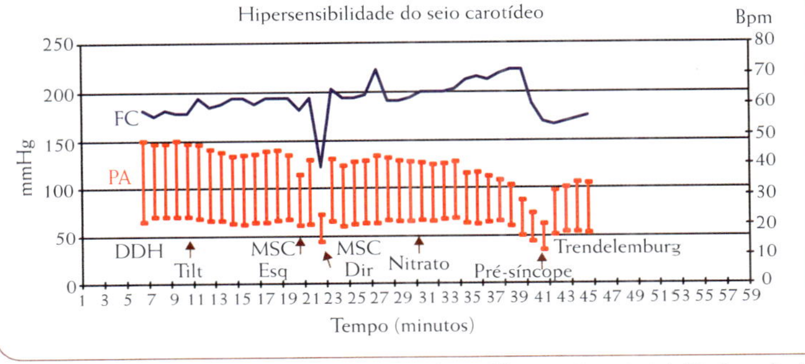

DDH: decúbito horizontal; Tilt: inclinação ortostática; PA: pressão arterial; FC: frequência cardíaca; MSC: massagem do seio carotídeo.

Síndrome postural ortostática taquicardizante (SPOT)	– Aumento excessivo da FC (aumento ≥ 30 bpm após exposição ortostática em relação à FC basal ou FC > 100 bpm mantida durante inclinação), mantida durante toda a inclinação.

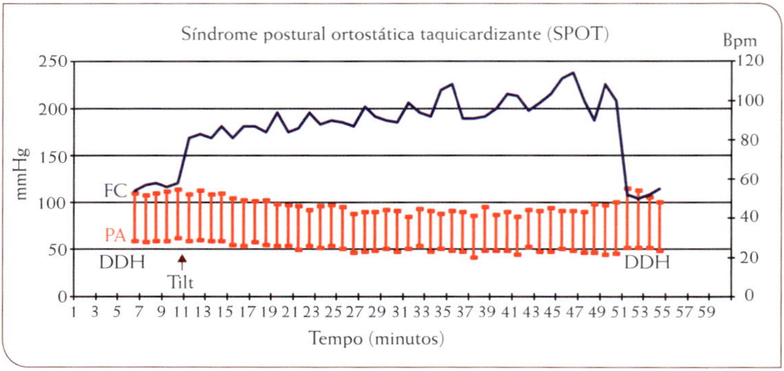

DDH: decúbito horizontal; Tilt: inclinação ortostática; FC: frequência cardíaca; PA: pressão arterial.

Disautonomia	– Caracterizada por hipertensão supina e hipotensão ortostática com queda lenta e progressiva da PA, sem queda da FC, associadas a sintomas como sudorese, tonturas e escurecimento visual. – Geralmente há pouca resposta de FC à ortostase.

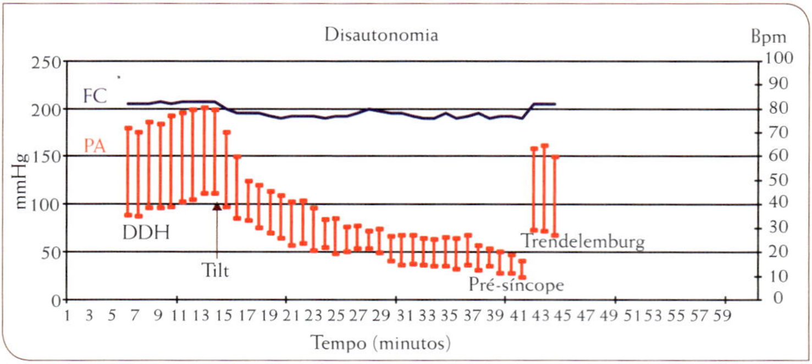

DDH: decúbito horizontal; Tilt: inclinação ortostática; FC: frequência cardíaca; PA: pressão arterial.

Incompetência cronotrópica	– Não há aumento significativo da FC durante a inclinação (aumento menor que 10% da FC pré-inclinação). – Não é exame de eleição para diagnóstico. – Pode ocorrer pelo uso de drogas que bloqueiam o nó sinusal.
Resposta exagerada ao nitrato	– Não corresponde à alteração da resposta à ortostase. – Efeito intrínseco do nitrato. – Ocorre queda significativa da PA 1 a 3 minutos após nitrato.

TRATAMENTO

- O tratamento para as diversas causas de síncope está no capítulo 6 – Síncope.

LEITURA RECOMENDADA

1. Macedo PG, Leite LR, Santos NL, et al. Teste de inclinação (Tilt-Test) – Do necessário ao imprescindível. Arq Bras Cardiol. 2011;96(3):246-54.
2. Moya A, Sutton R, Ammirati F, et al. Diretrizes para o diagnóstico e manejo da síncope. Sociedade Europeia de Cardiologia. Eur Heart J. 2009;30:2631-71.

41

Radiografia de Tórax nas Cardiopatias

Adriana Brentegani
Tarso Augusto Duenhas Accorsi
Bruna Bernardes Henares

INTRODUÇÃO

- A radiografia simples de tórax é um dos exames radiológicos mais utilizados na prática médica. Apesar dos avanços nos métodos diagnósticos, o uso da radiografia na avaliação das cardiopatias permanece importante por seu baixo custo, rápida disponibilidade e fácil realização.
- As principais variáveis determinantes na sua interpretação são os fatores técnicos envolvidos em sua produção, fatores do paciente (idade, biotipo, capacidade de ficar em pé e inspirar profundamente), treinamento e experiência do observador.

INCIDÊNCIAS UTILIZADAS

- Classicamente, o exame com objetivo cardiovascular era realizado nas incidências frontal, lateral e oblíquas, com opacificação do esôfago para avaliar o átrio esquerdo e a aorta descendente.
- Atualmente, a radiografia de tórax de rotina consiste em incidência posteroanterior e em perfil.
  1. **Posteroanterior** – Também chamada de PA ou frontal. É realizada com o paciente em pé, em inspiração profunda, com o tórax de frente para o filme e as costas voltadas para o tubo de raios X. As escapulas devem ficar fora do campo.
  2. **Perfil** – É obtida com o paciente em pé, com o lado esquerdo voltado a o filme.
- Ambas as incidências são obtidas mantendo-se o tubo de raios X a uma distância de 1,8 m do filme.

3. **Anteroposterior** – Também conhecida como AP. Deve ser reservada a pacientes acamados ou com dificuldade de mobilização. É realizada com o tórax voltado para o tubo e as costas voltadas para o filme. Apresenta como limitação o fato de produzir imagens menos nítidas e amplificar a silhueta cardíaca.

INTERPRETAÇÃO

- Não existe uma "receita de bolo" para a avaliação da radiografia. Cada médico desenvolve a sua maneira de interpretá-la. No entanto, é imperativa a abordagem sistemática e padronizada.
- O primeiro passo consiste em decidir quais projeções serão avaliadas (PA, perfil, AP).
- Em seguida, verifica-se se há filmes anteriores para comparação.
- O próximo passo é avaliar a qualidade técnica da imagem obtida:
  1. **Bem inspirado** – Visualizar 9 a 11 costelas posteriores projetando-se sobre os campos pulmonares.
  2. **Alinhamento correto** – As bordas mediais das clavículas devem estar equidistantes da coluna.
  3. **Boa penetração dos raios** – Visualizar a sombra da coluna vertebral apenas nas porções superiores.
- Sugere-se, a partir de então, a seguinte sistematização (Tabela 1):

Tabela 1 – Sistematização da interpretação da radiografia simples de tórax

Partes moles	Mamas, regiões cervical e supraescapular, tecido subcutâneo, abdome superior.
Arcabouço ósseo	Coluna, clavículas, costelas, ombros, esterno.
Diafragma	Altura, morfologia, estudo comparativo.
Seios costofrênicos	Verificar se estão livres.
Pleura	Espessamentos, pneumotórax, derrame pleural, calcificação.
Parênquima pulmonar	Nódulos, massas, consolidações, cavidades, infiltrados.
Hilos	Comparar a morfologia e dimensões.
Mediastino	Alargamentos, pneumomediastino, massas.
Coração	Avaliar a silhueta cardíaca, morfologia, posição, dimensões.
Aorta e artérias pulmonares	Abaulamentos, dilatações, aneurismas, calcificação.

RADIOGRAFIA DO TÓRAX NORMAL

1. Radiografia em PA (**Fig. 1**)

- Contorno cardíaco direito: veia cava superior e átrio direito.
- Contorno cardíaco esquerdo: porção horizontal da aorta torácica, tronco da artéria pulmonar e ventrículo esquerdo.

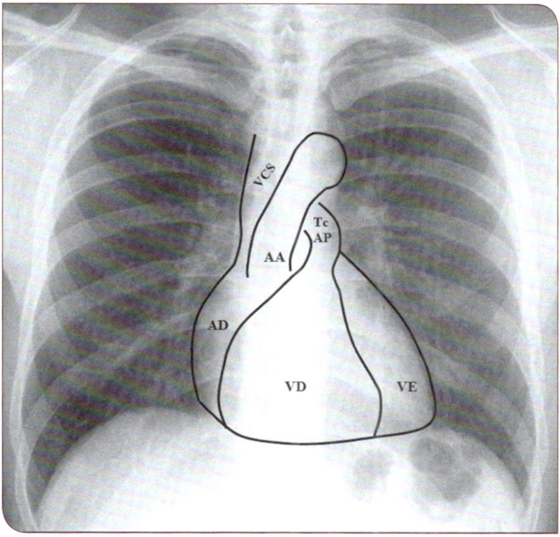

Fig. 1. Radiografia de tórax normal.
AD: átrio direito; VD: ventrículo direito; VE: ventrículo esquerdo; AA: aorta ascendente; Tc AP: tronco da artéria pulmonar; VCS: veia cava superior.

2. Radiografia em perfil (**Fig. 2**)

- Contorno esternal: ventrículo direito, tronco da artéria pulmonar e aorta ascendente.
- Contorno vertebral: ventrículo esquerdo e átrio esquerdo.

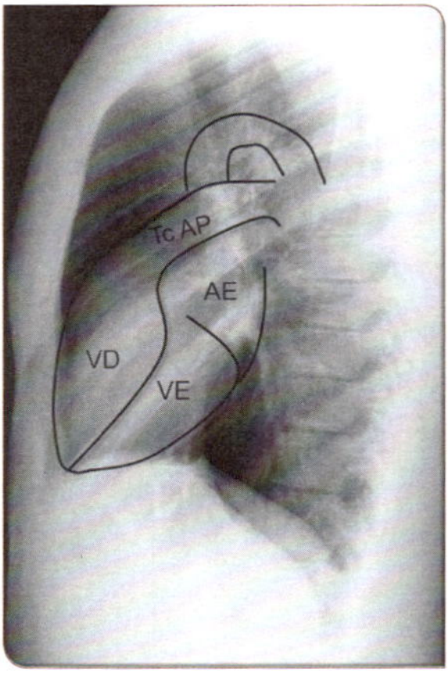

Fig. 2. Radiografia de tórax normal.
VD: ventrículo direito; VE ventrículo esquerdo; AE: átrio direito; Tc AP: tronco da artéria pulmonar.

AVALIAÇÃO DA RADIOGRAFIA DO TÓRAX NAS CARDIOPATIAS

Ossos e partes moles

- Algumas alterações ósseas e de partes moles estão associadas a cardiopatias e auxiliam no diagnóstico (Tabela 2).

Tabela 2 – Alterações ósseas e cardiopatia	
Corrosão costal.	Coarctação da aorta. Hipofluxo pulmonar crônico.
Fusão prematura do esterno.	Cardiopatia congênita cianótica.
Hipersegmentação do esterno.	Defeito do canal atrioventricular.
Presença de 11 ou 13 pares de costelas.	Comunicação interventricular.
Toracotomia.	Cirurgia cardíaca prévia.

Vascularização pulmonar

- A avaliação do padrão vascular pulmonar é de grande importância. A melhor forma de fazê-lo é por comparação. Comparar a metade inferior com a superior equidistante do hilo e a zona central com a periférica.

- Normalmente, em indivíduos em ortostase, espera-se encontrar vasos mais calibrosos nas bases pulmonares, porém bem delimitados tantos nos lobos superiores como nos inferiores. Observa-se também um afilamento dos vasos à medida que se distanciam do hilo em direção à periferia, não sendo visualizados próximos à pleura.
- Caso ocorra hipertensão venosa pulmonar aguda, podem-se observar as seguintes alterações (Tabela 3):

Tabela 3 – Pressão do átrio esquerdo e sinais de hipertensão venosa pulmonar	
< 8 mmHg	Padrão vascular normal.
12 a 18 mmHg	Cefalização vascular pulmonar.
> 22 mmHg	Líquido no espaço intersticial, borramento da borda dos vasos, linhas B de Kerley.
25 a 30 mmHg	Edema alveolar padrão "asa de morcego".

- No entanto, esses aspectos típicos podem ser alterados por vários fatores. Por exemplo, paciente com insuficiência cardíaca congestiva apresenta alterações crônicas na vascularização pulmonar, podendo exibir padrão vascular normal, apesar de pressões de átrio esquerdo de 25 a 30 mmHg.
- Podem-se observar, ainda, cardiopatias sem modificação no padrão vascular pulmonar (Tabela 4), outras que causam circulação acentuada (Tabela 5) e ainda aquelas que reduzem a circulação pulmonar (Tabela 6).

Tabela 4 – Cardiopatia com padrão vascular pulmonar normal
Insuficiência cardíaca compensada.
Miocardiopatia hipertrófica.
Hipertensão arterial sistêmica.
Valvopatia aórtica compensada.

Tabela 5 – Cardiopatia com fluxo vascular pulmonar aumentado
Condições sistêmicas: gravidez, anemia grave, hipertireoidismo, fístulas arteriovenosas.
Comunicação esquerda-direita: comunicação interatrial, comunicação interventricular.
Valvopatia mitral.
Persistência do canal arterial.
Janela aortopulmonar.
Fístulas arteriovenosas pulmonares.
Retorno venoso anômalo das veias pulmonares.
Fístulas coronárias para átrio direito, artérias pulmonares, ventrículo direito.

Tabela 6 – Cardiopatia com fluxo vascular pulmonar reduzido
Estenose pulmonar.
Insuficiência tricúspide.
Malformação de Ebstein.
Derrame pericárdico.
Hipertensão pulmonar: por pneumopatias crônicas, por tromboembolismo – aspecto em árvore podada*.

* Dilatação das artérias hilares com redução brusca do diâmetro dos vasos a partir do terço central dos pulmões para a periferia.

Contorno cardíaco e localização

- Em incidência frontal, o coração normal tem aspecto piriforme. Localiza-se dois terços à esquerda e um terço à direita do centro da linha média.
- O formato da silhueta cardíaca também fornece dicas sobre a cardiopatia adjacente, embora não seja patognomônico (Tabela 7).

Tabela 7 – Formato cardíaco e cardiopatia	
Em bota	Tetralogia de Fallot.
Em moringa	Malformação de Ebstein. Derrame pericárdico (Fig. 3).
Em cimitarra	Retorno venoso da veia pulmonar direita na veia cava inferior.
Coração esférico	Canal atrioventricular comum.
Coração ovoide	Transposição de grandes artérias.

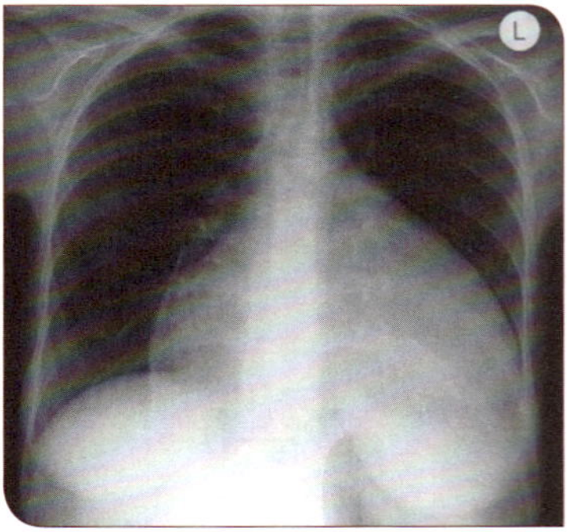

Fig. 3. Derrame pericárdico.

TAMANHO DA SOMBRA CARDÍACA

- O método mais utilizado em virtude de sua facilidade prática é o índice cardiotorácico (ICT), calculado na incidência frontal:

$$\text{ICT} = \frac{\text{Diâmetro cardíaco horizontal} \times 100\%}{\text{Diâmetro torácico horizontal}}$$

- Consideram-se normais valores entre 40% e 50%. Chamam-se de cardiomegalia ICT superiores a 50%.

CÂMARAS CARDÍACAS

1. Aumento do átrio direito (AD) (**Tabela 8**)

- Na incidência PA, o aumento do AD acentua a curvatura cardíaca à direita e o coração ganha aspecto em moringa.
- O aumento isolado é raro, podendo ocorrer na anomalia de Ebstein.
- Em adultos, o aumento do AD se acompanha de aumento de VD, dificultando a definição do átrio.

Tabela 8 – Cardiopatias que cursam com aumento do AD
Valvopatia tricúspide.
Valvopatia pulmonar.
Comunicação interatrial.
Anomalia de Ebstein.
Retorno venoso anômalo das veias pulmonares.
Insuficiência de ventrículo direito.
Tumor de átrio direito.

2. Aumento do ventrículo direito (VD) (**Tabela 9**)

- Na projeção PA, o aumento do VD geralmente eleva a ponta cardíaca acima da linha do diafragma, adquirindo o aspecto "em bota". No perfil, nota-se preenchimento do espaço aéreo retroesternal.

Tabela 9 – Cardiopatias que cursam com aumento do VD
Tetralogia de Fallot.
Valvopatia mitral.
Insuficiência tricúspide.
Valvopatia pulmonar.
Hipertensão pulmonar primária ou secundária.
Comunicação interatrial.
Insuficiência de VD.

3. Aumento do átrio esquerdo (AE)

- Vários são os sinais clássicos de aumento do átrio esquerdo (Tabela 10).
- A auriculeta esquerda não tem projeção significativa quando em tamanho normal. Entretanto, se aumentada, produz uma convexidade na região entre o arco do VE inferiormente e o segmento do tronco da artéria pulmonar, na projeção frontal (Fig. 4).
- Outros sinais de aumento do átrio esquerdo são dupla densidade na porção média da silhueta cardíaca à direita, alargamento do ângulo da carina, elevação do brônquio esquerdo e deslocamento posterior do esôfago contrastado na incidência em PA.
- Na projeção em perfil, o aumento do AE aparece como um abaulamento focal direcionado posteriormente.

Tabela 10 – Sinais de aumento do AE
Aparecimento do quarto arco.
Elevação do brônquio-fonte esquerdo.
Alargamento do ângulo da carina.
Sinal do duplo contorno à direita.
Abaulamento focal posterior*.

* Incidência em perfil.

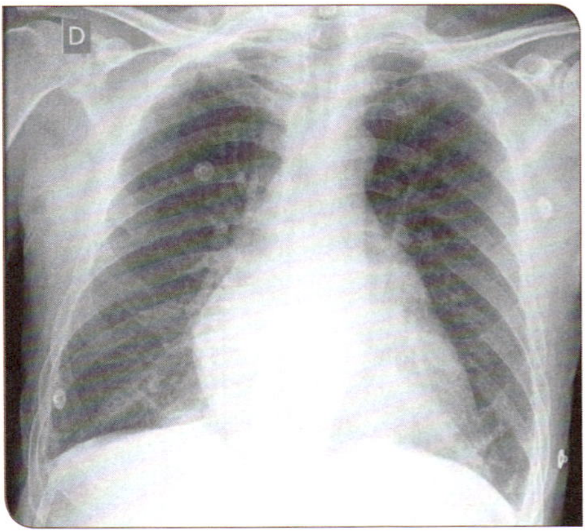

Fig. 4. Aumento do átrio esquerdo.

- No adulto, o aumento do AE é mais frequentemente observado na estenose mitral, embora outras cardiopatias também o produzam (Tabela 11).

Tabela 11 – Cardiopatias que cursam com aumento do AE
Estenose mitral.
Insuficiência mitral.
Insuficiência de VE.
Cor triatriatum sinistrum.
Tumor de AE.

4. Aumento do ventrículo esquerdo (VE) (**Tabela 12**)

- Na projeção frontal, o aumento do VE verticaliza o contorno esquerdo e a ponta mergulha no diafragma (Fig. 5). No perfil, nota-se um abaulamento posterior, abaixo do nível do anel mitral (Fig. 6).

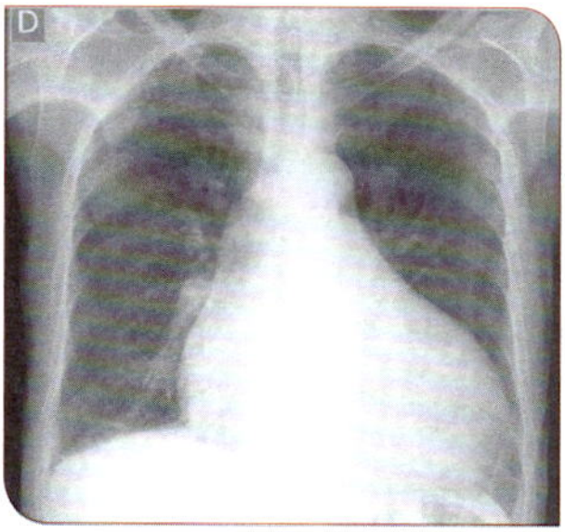

Fig. 5. Aumento de ventrículo esquerdo.

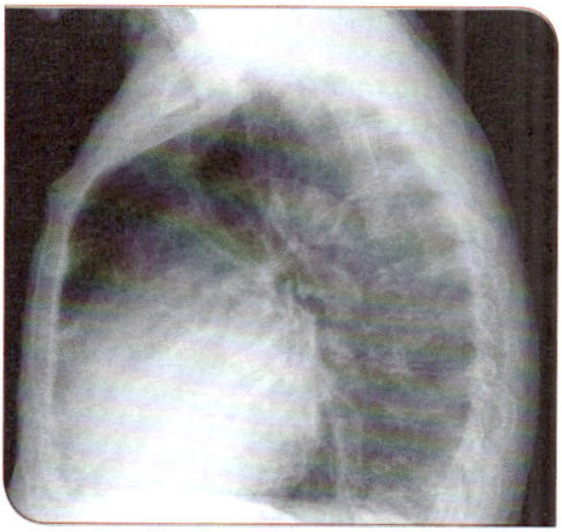

Fig. 6. Aumento de ventrículo esquerdo.

Tabela 12 – Cardiopatias que cursam com aumento do VE
Insuficiência aórtica.
Estenose aórtica associada à insuficiência cardíaca.
Insuficiência mitral.
Aneurismas de VE.
Hipertensão arterial sistêmica.
Comunicações aortopulmonares.
Miocardiopatias.

5. Aumento da aorta (**Tabela 13**)

- Em geral, a aorta ascendente não é visualizada no contorno cardiovascular. À medida que se dilata, pode ser observada como uma proeminência para a direita, no mediastino médio, na incidência posteroanterior e uma proeminência no mediastino anterior, por trás e superior ao tronco pulmonar no perfil.

Tabela 13 – Cardiopatias que cursam com aumento da aorta
Hipertensão arterial sistêmica.
Valvopatia aórtica.
Aterosclerose generalizada com ectasia.
Síndrome de Marfan.
Sífilis.
Dissecção de aorta.
Aneurisma de aorta (Fig. 7).

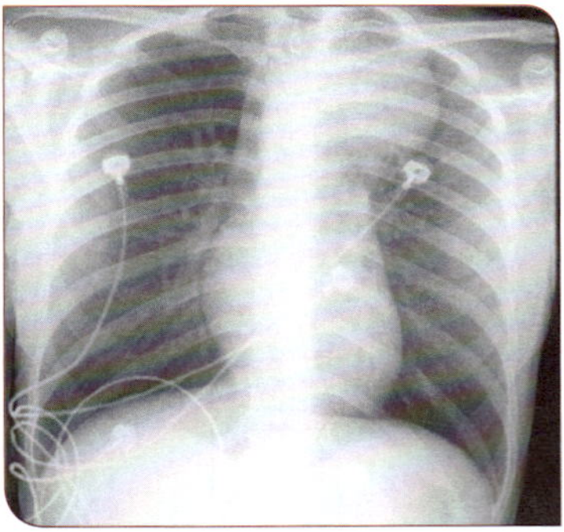

Fig. 7. Aneurisma de crosta de aorta.

Pericárdio

- Raramente é visualizado, a menos que ocorra derrame ou calcificação (Fig. 8).

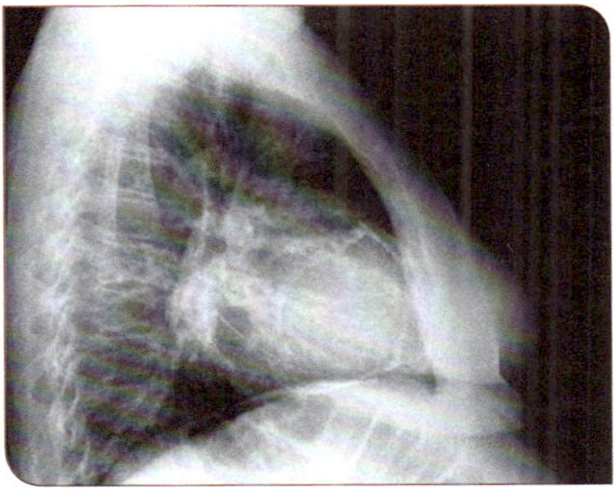

Fig. 8. Calcificação pericárdica.

DISPOSITIVOS IMPLANTÁVEIS

- Vários são os dispositivos que podem ser observados: dispositivos para fechamento percutâneo do septo, próteses valvares, marca-passos, cardiodesfibriladores implantáveis (CDIs), balão de contrapulsação aórtica, clipes usados em enxertos venosos.

Marca-passo e CDI

- Primeiramente, deve-se localizá-los e avaliar a integridade dos cabos e da prótese.
- Se houver dois fios condutores, as pontas devem estar na parede anterolateral do AD e ápice do VD (Figs. 9 e 10). Caso não estejam nessa localização, os motivos devem ser cuidadosamente determinados.

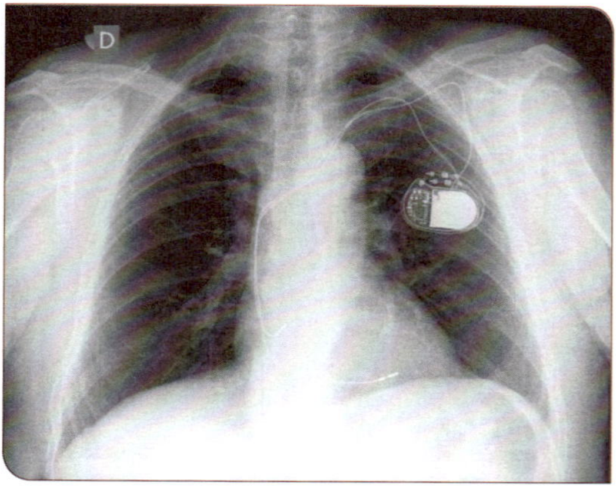

Fig. 9. Marca-passo bicameral.

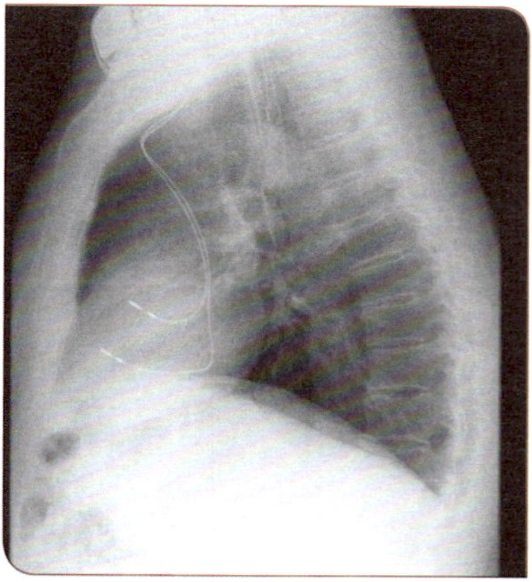

Fig. 10. Marca-passo bicameral.

CONCLUSÃO

- A despeito de todo avanço tecnológico dos últimos anos, a radiografia de tórax persiste como um método consagrado, não somente pela rapidez com que é obtida e pelo baixo custo, mas também por servir como registro permanente para futuras comparações no diagnóstico e acompanhamento dos pacientes com cardiopatias.

LEITURA RECOMENDADA

1. Bettmann MA. A radiografia do tórax na doença cardiovascular. In: Bonow RO, Mann DL, Zipes DP, et al. Braunwald: tratado de doenças cardiovasculares. 8. ed. Rio de Janeiro: Elsevier; 2010. p. 327-43.
2. Grinberg M, Sampaio RO. Doença valvar. 1. ed. São Paulo: Manole, 2006.
3. Hurst JW. Atlas do coração. São Paulo: Manole, 1990.
4. Kambara A. Exame do paciente: radiologia do coração. In: Ferreira C, Póvoa R. Cardiologia clínica. 1. ed. São Paulo: Atheneu; 2009. p. 77-102.
5. Novelline RA. Fundamentos de radiologia de Squire. 5ª ed. Porto Alegre: Artmed; 1999.

Miocardiopatias

42

Doença de Chagas

Francisca Yane Bulcão de Macêdo

INTRODUÇÃO

- É a terceira maior infecção parasitária sistêmica do mundo, descrita em 1909 por Carlos Chagas e transmitida pelo protozoário *Trypanosoma cruzi* por intermédio de um inseto vetor do gênero *Triatominae*.
- De 12 a 14 milhões de infectados nas Américas; 1,8 milhão de infectados no Brasil.
- Uma das 13 doenças tropicais mais negligenciadas no globo.
- Embora tenham se observado redução da incidência e prevalência em áreas endêmicas, permanece uma doença preocupante em razão do surgimento em áreas não endêmicas (emergentes), principalmente nos Estados Unidos e Espanha.

CICLO DE VIDA

- É um ciclo de vida complexo que envolve o inseto vetor e hospedeiro.

Formas de transmissão
– Vetorial: de 80% a 90% dos casos (pelo contato da pele ou mucosas com fezes do inseto barbeiro). – Materno-fetal: de 1% a 2% no Brasil. – Oral: infestação parasitária maciça. Geralmente causa quadro clínico grave, com alta taxa de mortalidade. – Acidental. – Transfusão de sangue com bolsas contaminadas: de 5% a 20%. – Transplante de órgãos contaminados.

- Em áreas não endêmicas, a forma congênita e por meio de transfusão sanguínea são as principais fontes para contrair a doença.
- Há três tipos principais de vetores:
  - *Triatoma infestans* (mais comum).
  - *Triatoma dimidiata* (México).
  - *Rhodnius prolixus* (Norte da América do Sul e América Central).

- Ultimamente, têm-se estudado muito as diferentes linhagens do parasita, o que poderia explicar os distintos quadros clínicos, preferências geográficas e taxas de morbimortalidade.

Etiopatogenia

- Não é totalmente conhecida.
- Existem várias teorias como a da autoimunidade, a autonômica, o comprometimento da microcirculação, da disfunção endotelial e da agregação plaquetária.
- Resposta imune Th1 com produção de interferon-gama (IFN-γ), fator de necrose tumoral alfa (TNF-α) e interleucina 12 (IL-12): importante para o controle do parasita.
- Resposta imune com predomínio da produção de IL-10 e TGF-β: relacionados à replicação parasitária por inibição da atividade macrofágica.

História natural

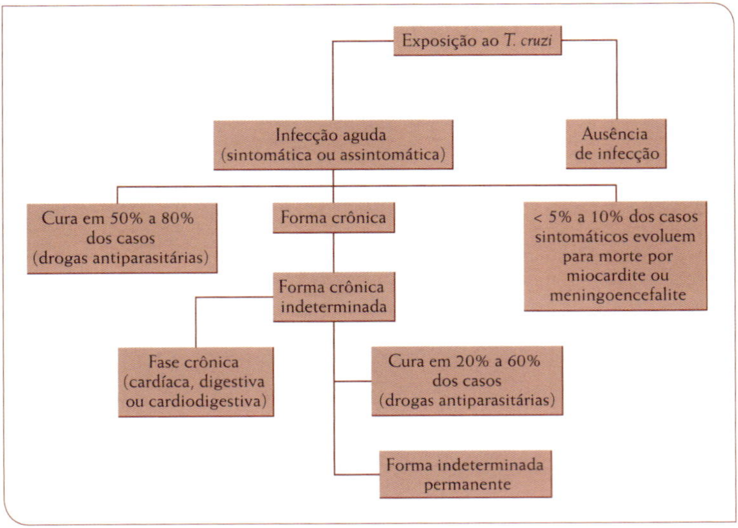

Figura adaptada de Rossi *et al.*, 2010.

QUADRO CLÍNICO

Fase aguda
– Costuma afetar mais crianças entre 1 e 5 anos. – Frequentemente autolimitada, com duração entre 4 e 8 semanas. Em alguns casos se apresenta como infecção generalizada com sintomas como febre, taquicardia não relacionada à febre, vômitos, diarreia, anorexia, edema, linfadenopatia, hepato e esplenomegalia. – Sinal de Romaña e chagoma de inoculação são achados no exame físico que caracterizam a porta de entrada do parasita. – Miocardite aguda e meningoencefalite são as formas graves da doença aguda. – Pode causar anormalidades no eletrocardiograma (extrassístoles ventriculares, fibrilação atrial, bloqueio atrioventricular [BAV] e alteração de repolarização ventricular), e na radiografia de tórax, cardiomegalia. – Formas amastigotas são comumente encontradas nas musculaturas lisa, estriada, esquelética e cardíaca e no sistema nervoso central (SNC). – Após a fase aguda, os pacientes adquirem imunidade não estéril e ficam sujeitos à reativação da doença.

Fase crônica	
Forma indeterminada	– São indivíduos assintomáticos com pelo menos dois testes sorológicos positivos, sem alterações nos exames de imagem (radiografia de tórax, esôfago e cólon) e eletrocardiograma. – Corresponde a 60% ou 70% dos indivíduos na fase crônica. – Mortalidade semelhante à da população em geral. – De 2% a 3% evoluem para outra forma crônica ao ano.
Forma digestiva	– Quase exclusiva da região abaixo da Amazônia. – Afeta de 10% a 15% dos pacientes infectados crônicos. – Quadro clínico: odinofagia, disfagia, epigastralgia, desnutrição, regurgitação, constipação, entre outros. – Megacólon afeta principalmente as porções sigmoide, descendente e reto. Não aumenta a prevalência de neoplasia. – Megaesôfago: aumenta a prevalência de câncer.

continuação

Forma cardíaca	– Forma mais grave e frequente da doença crônica. – Afeta de 20% a 30% dos infectados crônicos. – Cursa com anormalidades do sistema de condução, bradi e taquicardia, aneurisma apical, sintomas de ICC, tromboembolismo e morte súbita. – Anormalidades no eletrocardiograma (ECG): BRD + BDAS, anormalidades do segmento ST-T e onda Q, alterações de repolarização ventricular, extrassístoles ventriculares (EEV), BAV, baixa voltagem; 40% dos pacientes apresentam TVNS. EEV correlacionam-se com a gravidade da disfunção, mas também podem ocorrer em pacientes com fração de ejeção preservada. – Quadro clínico: I. ICC: manifestação tardia da doença geralmente de acometimento biventricular. Associa-se à maior mortalidade comparada às outras etiologias de IC. II. Acidente vascular cerebral (AVC): doença de Chagas é fator de risco independente de AVC em áreas endêmicas. III. Morte súbita: a taxa de mortalidade por morte súbita (tanto relacionada à taquicardia como à bradicardia) equivale a dois terços do total, seguida pela IC refratária (25% a 30%) e tromboembolismo (10% a 15%). IV. Tromboembolismo sistêmico.

CARACTERÍSTICAS DAS FORMAS CRÔNICAS

Forma	Sintomas cardíacos	New York Heart Association (NYHA)	Alterações no ECG	RX de tórax (cardiomegalia)	Holter 24h (arritmias ventriculares)
Indeterminada	Ausentes	-	Ausentes	Ausente	Muito raro
Digestiva	Ausentes	-	Ausentes	Ausente	Raro
Cardíaca estágio I	Ausentes ou discretos	-	Inespecíficas	Ausente	Raro

continuação

Forma	Sintomas cardíacos	New York Heart Association (NYHA)	Alterações no ECG	RX de tórax (cardiomegalia)	Holter 24h (arritmias ventriculares)
Cardíaca estágio II	Razoavelmente comuns	I ou II	BRD + BDAS, EEV monomórficas, BAV 1º e 2º, alt. ST-T	Ausente ou leve	Comum
Cardíaca estágio III	Comuns	I, II ou III	Estágio II + ondas Q, EEV polimórficas, BAV avançado, bradicardia	Leve a moderado	Muito comum
Cardíaca estágio IV	Comuns	II, III ou IV	Estágio III + FA e *flutter*	Moderado a importante	Muito comum

Forma	ECO (alterações na função ventricular)	ECO (aneurisma apical)	Tromboembolismo	TVNS	Morte súbita
Indeterminada	Ausente	Ausente	Ausente	Ausente	Ausente
Digestiva	Raro	Muito raro	Ausente	Ausente	Ausente
Cardíaca estágio I	Raro	Muito raro	Muito raro	Raro	Rara
Cardíaca estágio II	Ausente ou segmentar	Comum	Razoavelmente comum	Comum	Comum
Cardíaca estágio III	Segmentar ou difuso (leve a moderado)	Comum	Razoavelmente raro	Comum	Comum
Cardíaca estágio IV	Difuso (importante)	Razoavelmente comum	Comum	Razoavelmente comum	Razoavelmente comum

Figura adaptada de Rassi *et al.*, 2010.

DIAGNÓSTICO

- Após investigação epidemiológica e realização da anamnese e exame físico, deve-se ter pelo menos dois testes sorológicos de metodologias diferentes positivos (ELISA, hemaglutinação indireta e imunofluorescência indireta) para confirmar o diagnóstico de doença de Chagas.
- Após o resultado positivo de sorologia, devem-se realizar ECG, radiografia de tórax e anamnese dirigida para sintomas digestivos. A partir desses exames, determina-se a forma crônica da doença do paciente em questão. Para casos de forma indeterminada, recomenda-se a realização de ECG a cada um ou dois anos nas visitas de retorno. Para casos da forma cardíaca, está indicada a realização de ecocardiograma e Holter 24h para classificá-lo nos diferentes estágios.

TRATAMENTO MEDICAMENTOSO

	Fatores de risco			Tratamento
Risco	**NYHA classes III e IV**	**Disfunção sistólica de VE (ECO) ou cardiomegalia (RX) ou ambos**	**TVNS**	
Muito alto	Presente	Presente	Presente	Inibidores da enzima de conversão da angiotensina (IECA), espironolactona, amiodarona, diuréticos, digital, betabloqueador, transplante cardíaco, possível TTT com CDI.
Alto	Ausente	Presente	Presente	IECA, amiodarona, diurético, betabloqueador, possível TTT com CDI.
Intermediário	Ausente	Presente	Ausente	IECA, betabloqueador, diurético, possível TTT com drogas antiparasitárias.
Intermediário	Ausente	Ausente	Presente	Possível TTT com amiodarona e drogas antiparasitárias.
Baixo	Ausente	Ausente	Ausente	Possível TTT com drogas antiparasitárias.

Figura adaptada de Rassi *et al.*, 2010.

Orientações para tratamento da IC na doença de Chagas		
Classe de recomendação	**Indicações**	**Nível de evidência**
Classe I	IECA	C
	BRA em intolerantes a IECA	C
Classe IIa	Antagonista da aldosterona (espironolactona) em classes funcionais (CF) III-IV	C
	Betabloqueadores	C
	Digital	C

IECA: inibidor de enzima de conversão de angiotensina; BRA: bloqueador do receptor de angiotensina.

III Diretriz Brasileira de Insuficiência Cardíaca Crônica.

TRATAMENTO ESPECÍFICO

Indicações	Contraindicações
• Fase aguda. • Fase crônica em crianças. • Reativação da doença. • Contaminação acidental. • Adultos entre 19 e 50 anos sem doença cardíaca avançada.	• Gestantes. • Insuficiência renal grave. • Insuficiência hepática grave. • Cardiopatia chagásica avançada. • Megaesofâgo com disfagia.

- Quanto ao tratamento específico com drogas antiparasitárias em casos leves a moderados de cardiopatia chagásica, está em andamento um estudo multicêntrico (BENEFIT) com 3 mil pacientes com doença de Chagas na América Latina para avaliar o benefício dessa terapêutica.

Medicamento	Mecanismo de ação	Dose	Efeitos colaterais
Nifurtimox® (nitrofurano)	– Ainda não esclarecido. – Indisponível no Brasil.	– Crianças ou casos agudos: 15 mg/kg/dia, divididos em três vezes, por 60 dias. – Adultos: 8-10 mg/kg/dia, divididos em três vezes, por 60 dias.	Anorexia, emagrecimento, dor abdominal, náuseas e vômitos.

continuação

Benzonidazol® (nitroimidazólico)		– Crianças ou casos agudos: 10 mg/kg/dia, divididos em duas ou três vezes, por 60 dias. – Adultos: 5 mg/kg/dia, divididos em duas ou três vezes, por 60 dias (dose diária máxima de 300 mg).	Dermatite urticariforme, febre, adenomegalia, polineuropatia, anorexia, leucopenia, agranulocitose.

PROGNÓSTICO

Deve-se calcular o escore de Rassi em todos os pacientes com a forma cardíaca da doença para estimar o prognóstico entre 5 e 10 anos.

Escore de Rassi	
Fator de risco	**Pontos**
NYHA classe III ou IV	5
Cardiomegalia (radiografia de tórax)	5
Anormalidade de motilidade global ou segmentar (ecocardiograma 2D)	3
TV não sustentada (Holter 24h)	3
Baixa voltagem de QRS (ECG)	2
Sexo masculino	2

Total de pontos	**Mortalidade total**		**Risco**
	5 anos	**10 anos**	
0-6	2%	10%	Baixo
7-11	18%	44%	Intermediário
12-20	63%	84%	Alto

LEITURA RECOMENDADA

1. Bochi EA, Marcondes-Braga FG, Ayub-Ferreira SM, et al. III Diretriz Brasileira de Insuficiência Cardíaca Crônica. Arq Bras Cardiol. 2009;93(1 suppl. 1):1-71.
2. Rassi A Jr, Rassi A, Little WC, et al. Development and validation of a risk score for predicting death in Chagas' heart disease. N Engl J Med. 2006;355(8):799-808.
3. Rassi JA, Rassi A, Marin-Neto JA. Chagas disease. Lancet. 2010;375:1388-402.

43

Cardiomiopatia Hipertrófica

Fabrício Sanchez Bergamin
Murillo de Oliveira Antunes
Edmundo Arteaga

INTRODUÇÃO

- A cardiomiopatia hipertrófica (CMH) é uma doença genética transmitida por herança autossômica dominante, caracterizada por um ventrículo esquerdo (VE) espessado, na maioria das vezes de forma assimétrica, porém não dilatado, na ausência de outras condições cardíacas ou sistêmicas capazes de produzir hipertrofia de evidente magnitude.
- É a causa mais comum de morte súbita cardíaca (MSC) em pessoas jovens e atletas competitivos.
- É a doença cardíaca de origem genética mais comum, com prevalência estimada em 0,2% (1:500) da população geral.
- A CMH ocorre devido a mutações em genes codificadores das proteínas do sarcômero cardíaco. Foram identificadas mais de 1.400 mutações entre dezenove genes diferentes relacionados aos componentes dos filamentos finos ou grossos da fibra muscular cardíaca, genes do disco Z e do transporte de cálcio.

Principais genes envolvidos nas mutações que causam CMH (mais de 50% dos casos)
– Gene da cadeia pesada da betamiosina cardíaca. – Gene da troponina T cardíaca. – Gene da proteína C de ligação à miosina.

- Evolução para "estágio final" com dilatação ventricular e disfunção sistólica pode ocorrer em menos de 10% dos casos.
- O diagnóstico diferencial deve ser feito com doença de depósitos como doença de Fabry e amiloidose cardíaca, coração de atleta, síndrome de Leopard, estenose valvar aórtica e hipertensão arterial sistêmica não controlada, entre outros.

FISIOPATOLOGIA

Fisiopatologia da miocardiopatia hipertrófica	
Disfunção diastólica	É a principal responsável pelos sintomas da insuficiência cardíaca. Encontra-se presente na maioria dos pacientes, em diferentes graus.
Obstrução da via de saída do ventrículo esquerdo (VSVE)	Na CMH, o importante é a medida do gradiente de pico da VSVE. Define-se como forma obstrutiva quando há gradiente sistólico de pico maior que 30 mmHg. É encontrada em 30% dos casos e possui implicações prognósticas, aumentando o risco de MSC e progressão para dilatação ventricular, quando comparados com os pacientes não obstrutivos. A principal causa do gradiente na VSVE é a presença do movimento sistólico anterior da cúspide anterior da valva mitral (MAS). Outros 30% dos pacientes desenvolvem obstrução dinâmica na VSVE, após realização de exercício físico, manobra de Valsalva ou provocação farmacológica (forma obstrutiva latente).
Isquemia miocárdica	É responsável pelo sintoma de angina encontrado em 50% dos doentes. A origem está relacionada a vários mecanismos fisiopatológicos que atuam sinergicamente, levando a um desbalanço entre oferta e consumo de oxigênio.

ACHADOS CLÍNICOS

Sintomas

- A maioria é assintomática ou oligoassintomática e tem seu diagnóstico sugerido pela detecção de sopros cardíacos ou anormalidades eletrocardiográficas em exames de rotina ou, ainda, durante a investigação de famílias acometidas.
- Os sintomas mais comuns são dispneia (90% dos pacientes sintomáticos), precordialgia (30%), palpitações, síncope e pré-síncope (20%).
- Correlação entre sintomas e mecanismos fisiopatológicos:
  - ◊ Dispneia: disfunção diastólica, obstrução de VSVE, regurgitação mitral.
  - ◊ Precordialgia: hipertrofia miocárdica, estresse na parede do VE, desarranjo dos miócitos, pontes miocárdicas, redução do lúmen arteriolar, fibrose miocárdica, disfunção microvascular.
  - ◊ Sincope: disautonomia, arritmias, obstrução da VSVE e baixo débito.
  - ◊ Palpitação: arritmias ventriculares e supraventriculares.

Exame físico

Exame físico cardiológico na CMH	
Inspeção	– Pulso jugular com onda "*a*" elevada (contração atrial vigorosa).
Palpação	– Frêmito sistólico na borda esternal baixa. – *Ictus* amplo e desviado para esquerda. – Pulso carotídeo *bisferiens*.
Ausculta	– Presença de B4 (contração atrial). – B2 desdobrada paradoxal. – Sopro sistólico rude na borda esternal esquerda, em "crescendo-decrescendo", que se inicia logo após a B1.

- As manobras realizadas pelo paciente que aumentam ou diminuem o gradiente de pressão entre o VE e a aorta alteram a intensidade do sopro e são úteis no diagnóstico diferencial com outras patologias (principalmente estenose aórtica):
  - ◊ Aumento do gradiente e do sopro: posição ortostática rápida, administração de diuréticos, hipovolemia, manobra de Valsalva, administração de nitrito de amilo, exercício físico.
  - ◊ Redução do gradiente e do sopro: agachamento abrupto, exercícios isométricos (*hand grip*), infusão de fenilefrina, elevação dos membros inferiores, administração de propranolol, anestesia geral.

Diferenças entre o sopro da EAO e da cardiomiopatia hipertrófica		
	Estenose aórtica	Cardiomiopatia hipertrófica
Manobra de Valsalva	Diminui	Aumenta
Ortostase	Diminui	Aumenta
Posição de cócoras	Aumenta	Diminui

Diagnóstico

1. Eletrocardiograma

- Altera-se precocemente, antes mesmo da adolescência, fase em que o ecocardiograma costuma ser normal.
- Alta sensibilidade (90%) e baixa especificidade. Não há padrão característico da doença (SVE e alterações do segmento ST são comuns).
- Pode-se encontrar fibrilação atrial (15% a 25%) e síndrome de Wolff-Parkinson-White (1% a 2%).

- Indicações:
  - ◊ ECG de repouso na avaliação inicial ou piora dos sintomas ou anualmente, independentemente de sintomas [grau de recomendação – nível de evidência (NE) I-C].
  - ◊ Holter 24h na avaliação inicial ou sempre na presença de sintomas (palpitações ou pré-síncope) ou anualmente, independentemente dos sintomas. (NE I-B).

2. Ecocardiograma

- O ecocardiograma constitui o principal método de diagnóstico da CMH.
- Espessura do septo anterior ou parede livre do VE ≥ 15 mm ou ≥ 13 mm em pacientes com história familiar positiva para doença determina o diagnóstico.
- Permite também classificar o paciente de acordo com o grau de obstrução da VSVE.
- Outros achados: insuficiência mitral e movimentação anterior sistólica da válvula mitral; cavidade ventricular normal ou diminuída; aumento de átrio esquerdo; disfunção diastólica com padrão de onda E < A.
- Indicações:
  - ◊ Na avaliação inicial, na piora dos sintomas ou anualmente independentemente de sintomas (NE I-C).
  - ◊ No algoritmo de rastreamento em familiares de primeiro grau de portadores de CMH (NE I-B).
  - ◊ Na detecção e quantificação de gradiente dinâmico de VSVE (NE IIa-B).
  - ◊ Ecocardiograma transesofágico no intraoperatório de cirurgia de miectomia (NE I-B).

3. Teste ergométrico

- Indicações:
  - ◊ Avaliação da capacidade funcional (NE II-C).
  - ◊ Avaliação de resposta pressórica para estratificação para risco de MSC (NE II-B).
  - ◊ Realizado com ECO TT para avaliar gradiente dinâmico de obstrução da VSVE (NE II-B).

4. Ressonância magnética

- A ressonância magnética cardiovascular (RMC) é considerada um exame de maior acurácia na avaliação de pacientes com CMH em comparação ao ecocardiograma.

- Estudos evidenciam as seguintes vantagens e indicações:
  - ◊ Na dúvida diagnóstica de pacientes nos quais a ecocardiografia convencional mostra-se inconclusiva (como nas formas apicais, dificuldade de janela) (NE I-B).
  - ◊ Maior precisão na quantificação da espessura da parede, principalmente da parede livre anterolateral.
  - ◊ Detecção de aneurisma apical, com consequências na decisão terapêutica.
  - ◊ Informação adicional anatomofuncional para definir a técnica de abordagem no preparo da terapêutica invasiva (NE I-B).
  - ◊ Pesquisa de fibrose miocárdica pela técnica de realce tardio, para auxiliar na indicação de implante de CDI, somados a outros fatores de risco, quando há dúvida na estratificação de risco (NE IIb-C).
  - ◊ Diagnóstico diferencial com outras doenças, por exemplo amiloidose, doença de Fabry (NE IIb-C).

5. Diagnóstico genético molecular

- Análise da herança familiar e aconselhamento genético são indicados a todos os pacientes portadores de CMH (NE I-B).
- A análise genética não está recomendada a familiares de pacientes que não tiveram uma mutação específica detectada (NE III-B).
- Deve-se indicar análise genética como exame de rastreamento a todos os parentes de primeiro grau de pacientes portadores de alguma mutação específica (NE I-B). Após análise, proceder de acordo com o resultado da pesquisa genética:
  - ◊ Se negativo: não realizar mais nenhum exame nesse familiar.
  - ◊ Se positivo: proceder com rastreamento de rotina. Se não for diagnosticado CMH na forma fenotípica, deverá ser considerado forma subclínica da doença.
- Genótipo positivo/fenótipo negativo => realizar exame físico/ECG/ECO TT a cada 12 a 18 meses em crianças e adolescentes e a cada 5 anos em adultos (NE I-B).

Rastreamento familiar

Rastreamento de parentes de primeiro grau de pacientes com CMH
O ideal é que seja feita a análise genética dos parentes (caso o paciente-índice tenha tido mutações detectadas). Caso a análise genética não se encontre disponível, fazer o rastreamento por meio de exame físico, eletrocardiograma e ecocardiograma.

continuação

12 a 21 anos	A cada 12 a 18 meses; antes desse período, apenas em pacientes que cursam com sintomas ou que desejam participar de competições esportivas de alta intensidade.
> 21 anos	Reavaliações a cada 5 anos, mas intervalos menores em familiares de pacientes com curso clínico maligno.

HISTÓRIA NATURAL DA CMH

- É uma doença de curso geralmente benigno. A maioria é assintomática. Somente 5% a 10% dos casos têm progressão grave dos sintomas com dilatação e disfunção ventricular e uma minoria evolui para uma apresentação clínica restritiva grave.
- A mortalidade anual é de 0,5% a 1%. Nos pacientes acompanhados em centro de referências, a mortalidade é maior, podendo chegar a 3% a 4% nos adultos e a 6% em crianças.
- O algoritmo abaixo evidencia as principais formas de evolução da doença.

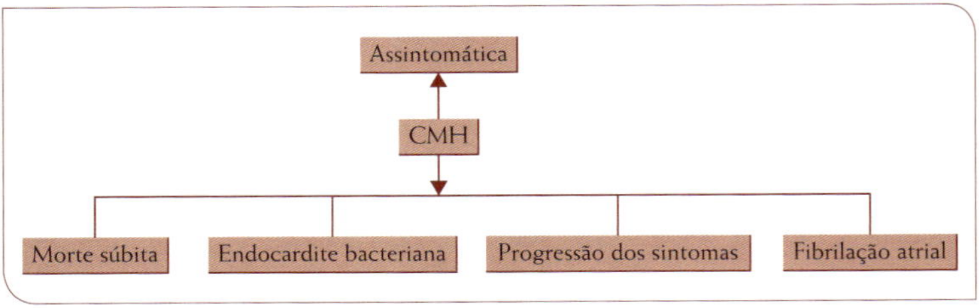

AVALIAÇÃO DO RISCO E PREVENÇÃO DE MORTE SÚBITA CARDÍACA

- A MSC é a principal e mais temida complicação da CMH. É mais frequente em pacientes assintomáticos com menos de 35 anos. A taquicardia e a fibrilação ventricular são as responsáveis pelas mortes súbitas nessa doença.
- Todos os pacientes com CMH devem ser submetidos à estratificação inicial de risco de morte súbita (NE I-B).
- O implante do CDI é reconhecido como o único tratamento eficaz na prevenção da MSC.
- Entretanto, a decisão de implante de CDI é um grande desafio devido à individualidade clínica de cada paciente, à grande variação na literatura de definição dos fatores de risco, à baixa incidência dos pacientes com CMH e MSC e à morbidade adquirida pelo paciente com o implante do CDI.

Prevenção secundária • Fibrilação ventricular. • Taquicardia ventricular sustentada. • Parada cardíaca prévia.	
Prevenção primária • História familiar de morte súbita (< 50 anos). • Síncope inexplicada e de repetição. • Espessura de parede ≥ 30 mm. • Taquicardia ventricular não sustentada (TVNS) documentada (> três batimentos com frequência cardíaca > 120 bpm)*. • Queda da pressão arterial sistólica > ou igual a 20 mmHg no esforço*. *Quando associado a outros fatores de risco.	*Possíveis fatores de risco • Gradiente da via de saída ≥ 30 mmHg. • Mutação genética de alto risco. • Ressonância magnética com presença de fibrose.

Adaptado de ACCF/AHA Guideline for the Diagnosis and Treatment of Hypertrophic Cardiomyopathy.

INDICAÇÃO DE IMPLANTE DE CDI NA CMH

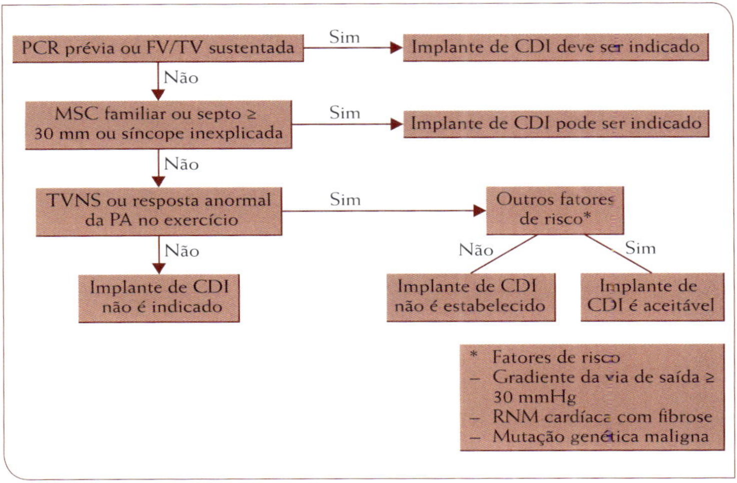

Adaptado de ACCF/AHA Hypertrophic Cardiomyopathy Guideline: Executive Summary. 2011.

TRATAMENTO

Farmacológico

- O tratamento da CMH está reservado a pacientes sintomáticos e pode ser dividido em tratamento farmacológico e intervenções invasivas. A maioria dos pacientes necessita apenas de terapia farmacológica; as intervenções invasivas são necessárias em apenas 5% a 10% dos pacientes.

Os pacientes assintomáticos apresentam evolução clínica benigna e não devem receber nenhum tratamento.

Tratamento farmacológico da miocardiopatia hipertrófica	
Betabloqueadores	– Melhoram os sintomas por meio principalmente da redução da frequência cardíaca e da força de contração do VE, o que leva ao aumento do enchimento ventricular e reduz o consumo de oxigênio miocárdico, além de diminuir o gradiente durante o exercício. – Considerados de primeira escolha (NE I-B), são indicados tanto nas formas obstrutivas como nas não obstrutivas. – A dosagem deve ser aumentada gradualmente até que se consiga alívio dos sintomas ou uma frequência cardíaca em repouso entre 50 e 60 bpm.
Verapamil	– É mais indicado nas formas não obstrutivas ou nas com obstrução leve (NE I-B). – Na prática clínica, é utilizado quando há contraindicação ao uso do betabloqueador. – Nos casos sintomáticos refratários, pode ser associado ao betabloqueador. – Nos pacientes que não toleram ou têm contraindicação ao verapamil, pode-se considerar o uso do diltiazem (NE IIb-C).
Disopiramida	– Preconizada no tratamento das formas obstrutivas, tem efeito inotrópico negativo e não causa diminuição da frequência cardíaca. – Ocasiona diminuições do gradiente de repouso, do movimento sistólico anterior da valva mitral e do volume regurgitante mitral. Reduz a disfunção diastólica nos pacientes com a forma obstrutiva. – Tem sido indicada na prática em associação com betabloqueador ou verapamil, nos pacientes que não respondem à terapêutica isolada (NE IIa-B).

- Na persistência dos sintomas mesmo com o uso de betabloqueador ou verapamil, os diuréticos podem ser utilizados nos pacientes com CMHs obstrutiva (NE IIb-C) e não obstrutiva (NE IIa-C).
- Em pacientes com obstrução da VSVE, independentemente dos sintomas, o uso de vasodilatadores ou diuréticos em altas doses está contraindicado (NE III-C).
- Pacientes não obstrutivos que desenvolvem disfunção sistólica devem receber a terapêutica convencional da insuficiência cardíaca de outras etiologias (NE I-B).

Invasivo

Critérios para indicar tratamento intervencionista na MCH
– Critério clínico + critério hemodinâmico + critério anatômico. – Critério clínico: pacientes com sintomas importantes de insuficiência cardíaca (CF III ou IV da NYHA), refratários à medicação. – Critério hemodinâmico: gradiente VSVE em repouso ou provocado > 50 mmHg. – Critério anatômico: espessura septal anterior suficiente para realização de procedimento seguro na opinião do intervencionista.

Tratamento intervencionista da MCH	
Cardiomiectomia transvalvar aórtica	– Considerada a primeira escolha no tratamento invasivo (NE IIa-B), desde que realizada em centros cirúrgicos que tenham experiência nessa patologia, já que os resultados cirúrgicos em longo prazo são bons e mostram melhora dos sintomas e capacidade funcional em até 90% dos pacientes. – Foi o primeiro tipo de tratamento proposto para essa doença e consiste na retirada de uma porção de músculo do septo ventricular, aliviando a via de saída do ventrículo esquerdo. – A mortalidade é menor que 3% e apresenta como possíveis complicações BAVT, defeito de septo e insuficiência da valva aórtica.
Ablação septal alcoólica percutânea	– Procedimento indicado a pacientes que têm o tratamento cirúrgico contraindicado (NE IIa-B) ou a pacientes que demostram preferência (NE IIb-B). – Consiste na oclusão de um ramo septal principal da artéria descendente anterior e injeção de álcool absoluto por meio da técnica de cateterismo coronariano percutâneo, causando infarto da região septal. – Deve ser evitado em pacientes com septo > 30 mm (NE IIb-C) ou menos de 21 anos (NE III-C). – A mortalidade é menor que 3% e apresenta como possíveis complicações BAVT, defeito de septo e infarto extenso do miocárdio.

continuação

Estimulação cardíaca artificial	– A presença do eletrodo na ponta do ventrículo direito determina uma mudança de ativação contrátil do miocárdio, ocorrendo a movimentação paradoxal do septo interventricular, aumentando a câmara ventricular e reduzindo o gradiente da via de saída do VE. – Indicada apenas a pacientes com sintomas refratários e não candidatos ao tratamento de redução septal (NE IIb-B).

- Para pacientes com insuficiência cardíaca avançada que não apresentam obstrução da VSVE, com FE < 50% ou não (forma restritiva grave), a única opção seria o transplante cardíaco (NE I-B).

Orientações gerais

- Pacientes com CMH não devem participar de atividades físicas competitivas de moderada e alta intensidades (NE III-C), por causa do risco de MSC. As atividades de baixa intensidade (boliche, golfe, bilhar, tiro ao alvo), com consumo máximo de O_2 < 40%, podem ser liberadas (NE IIa-C). Pacientes com genótipo positivo e fenótipo negativo não possuem restrição à prática de atividades físicas.
- A fibrilação atrial está presente em 15% a 25% dos portadores de CMH e sua ocorrência está associada a pior prognóstico, incluindo aumento do risco de evolução para IC cardíaca e de ocorrência de fenômenos embólicos. Então, na CMH, não se deve utilizar a escala de CHADS para definir a anticoagulação do paciente. Está indicada a anticoagulação oral com varfarina INR entre 2 e 3 (NE I-C) em todos os pacientes. Para pacientes com contraindicação, pode-se indicar ablação por radiofrequência da FA (NE IIa-B) ou oclusão do apêndice atrial esquerdo (NE IIa-C).
- A gravidez é considerada de alto risco em pacientes com CMH obstrutiva com gradiente de VSVE > 50 mmHg ou sintomas refratários ao tratamento medicamentoso (NE I-C).
- Em pacientes assintomáticas, geralmente a gestação é bem tolerada, com risco pouco elevado de prematuridade e mortalidade materna, porém o alto potencial de transmissão genética da doença indica aconselhamento genético antes de planejar a gravidez (NE I-C).
- A endocardite infecciosa pode ocorrer em 5% dos pacientes portadores da forma obstrutiva da doença. Apesar de as novas recomendações da *American Heart Association/American College of Cardiology* (AHA/ACC) atualizadas em 2008 não indicarem a profilaxia para esse grupo de doentes, acreditamos que essas orientações não reflitam a realidade do nosso país. Desse modo, no Instituto do Coração (InCor), de forma rotineira, indicamos a prevenção com

antibioticoterapia nos procedimentos cirúrgicos ou odontológicos com sangramento ou manipulação gengival.

LEITURA RECOMENDADA

1. Arteaga E, Ianni BM, Fernandes F, et al. Benign outcome in a long-term follow-up of patients with hypertrophic cardiomyopathy in Brazil. Am Heart J. 2005;1949:1099-105.
2. Gersh BJ, Maron BJ, Bonow RO, et al. 2011 ACCF/AHA guideline for the diagnosis and treatment of hypertrophic cardiomyopathy: executive summary: a report of the American College of Cardiology Foundation/American Heart Association Task Force on Practice Guidelines. Circulation. 2011;124.
3. Maron BJ, McKenna WJ, Danielson G, et al. American College of Cardiology/ European Society of Cardiology clinical expert consensus document on hypertrophic cardiomyopathy. Eur Heart J. 2003;24:1965-90.
4. Nishimura RA, Holmes JDR. Hypertrophic obstructive cardiomyopathy. N Engl M Med. 2004;350:1320-7.

44

Miocardiopatia Periparto

Sílvia Ost
Fábio Mastrocola

INTRODUÇÃO

- Trata-se de uma miocardiopatia dilatada, em que há disfunção ventricular documentada (FEVE < 45%), de início entre o último mês de gestação até 5 meses após o parto, em paciente sem cardiopatia prévia ou outra causa que justifique a disfunção.
- A incidência varia entre 1:100 em países africanos até 1:4000 nascidos vivos nos Estados Unidos.
- A etiopatogenia é desconhecida, mas autoimunidade, processos inflamatórios e vírus podem estar relacionados ao quadro.

Fatores de risco para desenvolvimento da miocardiopatia periparto
– Multiparidade. – Idade materna > 35 anos. – Etnia negra. – Presença de pré-eclâmpsia. – Gestação gemelar. – História familiar de miocardiopatia periparto. – Hipertensão arterial. – Diabetes. – Desnutrição. – Uso prolongado de beta-2 agonistas.

DIAGNÓSTICO

- Setenta e cinco por cento das pacientes iniciam os sintomas no primeiro mês pós-parto, frequentemente nos primeiros dias.
- Os sintomas são típicos de insuficiência cardíaca. Há casos em que a doença manifesta-se com arritmias ventriculares e morte súbita.

- Pelo fato de a gestação ser um estado de hipercoagulabilidade, fenômenos tromboembólicos também ocorrem com frequência, podendo ocorrer tromboses intraventriculares (mais comuns quando FEVE < 30%), sistêmicas e pulmonares.
- Suspeitar sempre de miocardiopatia periparto quando há demora na recuperação da paciente ao estado pré-gestacional – persistência do edema, dispneia aos esforços, ortopneia.
- O ecocardiograma é o exame de escolha para o diagnóstico. Serão observados sinais de disfunção ventricular.
- Considerar Holter no caso de arritmias e biópsia endomiocárdica nos casos em que houver evolução desfavorável.

Critérios para o diagnóstico da miocardiopatia periparto
– Desenvolvimento de insuficiência cardíaca em mulheres no período que compreende desde o último mês da gestação até o quinto mês de pós-parto.
– Ausência de cardiopatia preexistente.
– Disfunção ventricular esquerda comprovada por alterações no ECO (FE < 45%, fração de encurtamento < 30% ou ambos e dimensão diastólica final > 2,7 cm/m² de superfície corporal).
– Ausência de causa identificável da IC.

Adaptado de Tedoldi *et al.*, 2009.

TRATAMENTO

- O tratamento é o mesmo usado em outras causas de insuficiência cardíaca.
- No caso de gestantes, estão contraindicados inibidores da enzima de conversão da angiotensina (IECAs), bloqueadores dos receptores de angiotensina (BRAs) e espironolactona, os quais devem ser substituídos por hidralazina, com ou sem nitratos. São permitidos no puerpério e na amamentação.
- Betabloqueadores, digoxina e diuréticos podem ser usados.
- Considerar o uso de anticoagulantes nos casos em que há trombo no ventrículo esquerdo, presença de embolias e nas pacientes com fração de ejeção < 35%.
- Permanecem as mesmas indicações de drogas vasoativas, dispositivos de assistência ventricular e transplante cardíaco, como em outras causas de IC.
- A bromocriptina mostrou efeito benéfico na melhora da função ventricular num estudo de pequeno porte. Entretanto, necessita de novos estudos randomizados para confirmação do benefício.
- Preferir a via vaginal para o parto em pacientes estáveis hemodinamicamente e quando houver possibilidade de parto assistido por equipe especializada multidisciplinar e com analgesia. A cesariana de urgência pode ser necessária nos casos em que há descompensação da IC.

Tratamento medicamentoso da miocardiopatia periparto
IECA, BRA, espironolactona
– Contraindicados na gestação.
– Permitidos no puerpério e amamentação.
Hidralazina/nitratos
– Hidralazina é o vasodilatador de escolha para tratamento da ICC na gestação.
– Compatível com a amamentação.
– Doses: Hidralazina 25 a 100 mg, três vezes ao dia.
– Dinitrato de isossorbida: 40 mg, três vezes ao dia.
– Mononitrato de issosorbida: 20-40 mg, duas a três vezes ao dia.
Betabloqueadores
– Preferir metoprolol por apresentar menor influência no tônus uterino e menos efeitos adversos para o feto.
– Sugerir amamentação após 4 horas da dose.
– Dose: succinato de metoprolol CR – Inicial: 12,5 mg, uma vez ao dia; alvo: 200 mg, uma vez ao dia.
Diuréticos
– Furosemida é excretada no leite, mas sem efeito adverso para o feto.
– Doses: EV até 120 mg/dia.
– VO: 20-600 mg/dia.
Digoxina
– Volume de distribuição encontra-se aumentado na gestação e os níveis séricos da digoxina podem diminuir em até 50%, devido ao aumento da depuração renal, necessitando de um ajuste de dose. Excretada pelo leite, mas sem efeitos adversos no feto.
– Dose: 0,25 a 0,125 mg, uma vez ao dia.

PROGNÓSTICO

- A normalização da função ventricular ocorre em até 50% das pacientes, geralmente em até 6 meses do início dos sintomas.
- A mortalidade varia de 18% a 56%, sendo 25% nos primeiros 3 meses.
- A recuperação é mais frequente naquelas em que a fração de ejeção era maior que 30% no diagnóstico.
- O período de recuperação da função ventricular pode durar até 3 anos, e é fundamental a sua avaliação por meio do ECO a cada 6 meses, ou sempre que houver mudança dos sintomas.

ACONSELHAMENTO

- A recorrência de disfunção ocorre em até 30% das pacientes que normalizaram a função ventricular após o primeiro episódio.

- A miocardiopatia periparto com disfunção residual faz parte das cinco cardiopatias que contraindicam a gestação. As pacientes devem ser orientadas a não engravidar novamente, sob risco de nova descompensação, partos prematuros e perdas fetais.

Contraindicação absoluta à gravidez devido ao alto risco
1. Coarctação de aorta importante.
2. Estenose aórtica grave com área valvar < 1 cm².
3. Síndrome de Marfan com diâmetro de raiz de aorta > 45 mm ou dilatação de aorta > 50 mm associada à valva aórtica bicúspide.
4. Hipertensão arterial pulmonar por qualquer etiologia.
5. Disfunção ventricular grave [fração de ejeção < 30% ou classe funcional (CF) New York Heart Association (NYHA) III ou IV)].
6. Miocardiopatia periparto prévia associada à disfunção ventricular residual.

Adaptado de Diretriz da Sociedade Brasileira de Cardiologia para Gravidez na Mulher Portadora de Cardiopatia, e ESC Guidelines on the Management of Cardiovascular Diseases during Pregnancy.

EXEMPLO DE PRESCRIÇÃO

Paciente de 35 anos, sem antecedentes cardiovasculares. Gestante com 37 semanas, queixando-se de ortopneia e dispneia aos esforços habituais. Ao exame, presença de turgência jugular e edema importante de ambos os membros inferiores, FC=100, PA=120/70, ritmo cardíaco regular, bulhas normofonéticas, crepitações em ambas a bases. Eletrocardiograma mostrou taquicardia sinusal. Foi solicitado ECO, que mostrou fração de ejeção=40%, hipocontratilidade difusa. Ao descartar outras causas de IC, foi feito o diagnóstico de miocardiopatia periparto e iniciado tratamento domiciliar.

Exemplo de prescrição – Miocardiopatia periparto
1. Hidralazina: 25 mg – 1 comprimido, via oral (VO), 8/8 horas.
2. Mononitrato de isossorbida: 20 mg – 1 comprimido, VO, às 8 e às 16 horas.
3. Succinato de metoprolol: 25 mg – 1 comprimido, VO, às 8 horas.
4. Furosemida: 40 mg – 1 comprimido, VO, às 8 e às 16 horas.

LEITURA RECOMENDADA

1. Bonow RO, Mann DL, Zipes DP, et al. Braunwald's heart disease: a text book of cardiovascular medicine. 9th ed. Philadelphia. Elsevier Saunders, 2012. Chapter 82: Pregnancy and Heart Disease. P 1770-1783.
2. Tedoldi CL, Freire CMV, Bub TF, et al. Sociedade Brasileira de Cardiologia. Diretriz da Sociedade Brasileira de Cardiologia para Gravidez na Mulher Portadora de Cardiopatia. Arq Bras Cardiol. 2009;93(6 suppl. 1):e110-78.
3. Tratado de cardiologia SOCESP, 2.ed. seção 10. In: Cardiomiopatia dilatada, periparto e doença cardíaca do Beriberi. Matsubara BB, Zanati SG, Katashi O. 2009. p. 1139-42.
4. Zagrosek VR, Blomstrom Lundquist C, Borghi C, et al. ESC Guidelines on the management of cardiovascular diseases during pregnancy. The Task Force on the Management of Cardiovascular Diseases during Pregnancy of the European Society of Cardiology (ESC), Endorsed by the European Society of Gynecology (ESG), the Association for European Paediatric Cardiology (AEPC), and the German Society for Gender Medicine (DGesGM). Eur Heart J. 2011. [10.1093/eurheartj/ehr218].

45

Miocárdio Não Compactado

Fábio Mastrocola

INTRODUÇÃO

- É classificado como uma cardiomiopatia primária de origem genética.
- Caracteriza-se por numerosas trabeculações e proeminentes recessos intertrabeculares que penetram profundamente no miocárdio e são preenchidos por sangue diretamente da cavidade ventricular, sem contato com os vasos coronarianos, formando duas camadas: uma de miocárdio não compactado e outra compactada.
- Pode estar associado a cardiopatias congênitas como a atresia pulmonar, anomalias das coronárias e a síndromes genéticas como a de Barth.
- A forma não associada a outras alterações cardíacas foi descrita em 1984 por Engberding e Bender. Em 1990, Chin introduziu o termo miocárdio não compactado isolado do ventrículo esquerdo (VE).
- Sua prevalência variou de 0,014% a 0,26% em pacientes encaminhados para estudo ecocardiográfico.
- Pode manifestar-se tanto na infância quanto na idade adulta. Em um estudo australiano, foi considerado a terceira causa de cardiomiopatia primária na faixa etária pediátrica, atrás da dilatada e da hipertrófica.

FISIOPATOLOGIA

- A camada trabecular das paredes ventriculares se compacta da base para o ápice, do endocárdio para o epicárdio e do septo para a parede lateral.
- A etiologia da não compactação é desconhecida, mas acredita-se que ocorra interrupção da morfogênese endomiocárdica entre a quinta e a oitava semana da vida fetal.
- Pode ocorrer esporadicamente, mas em até 50% há associação familiar. O padrão mais característico de herança é o autossômico dominante. Já foram

identificadas mutações em aproximadamente nove genes, como a E101K do gene da actina cardíaca.

- A ocorrência é mais comum no ventrículo esquerdo, predominante no ápice e raramente envolve o septo interventricular. Pode acometer ambos os ventrículos.

QUADRO CLÍNICO

- Apresenta-se desde sua forma assintomática até graves manifestações clínicas. São três as formas principais de apresentação:

Manifestações clínicas principais
1. O quadro de disfunção sistólica associado a sintomas de insuficiência cardíaca é a apresentação mais comum.
2. Fenômenos tromboembólicos sistêmicos decorrentes de trombos endocárdios.
3. Arritmias cardíacas supraventriculares, ventriculares e morte súbita. Na população pediátrica não é rara a associação com a síndrome de Wolf-Parkinson-White (WPW).

- A dor precordial pode estar presente, mesmo com coronárias sem lesões obstrutivas, provavelmente devido à disfunção microvascular.
- A associação com doenças neuromusculares foi descrita em até 82% dos pacientes em alguns relatos, porém outros estudos sugerem que a prevalência seja bem menor.

DIAGNÓSTICO

- Ecocardiograma é o exame de escolha. A ressonância magnética vem surgindo como um exame promissor, podendo auxiliar no diagnóstico diferencial de diversas patologias. O ecocardiograma transesofágico e o 3D contribuem na melhor identificação das trabéculas em casos duvidosos.
- Os critérios mais utilizados para o diagnóstico são os de Jenni com algumas modificações propostas por Stollberger, que aumentariam a especificidade, especialmente nos pacientes com cardiomiopatia dilatada e nos de etnia negra, que teriam naturalmente maior trabeculação no miocárdio.

Critérios ecocardiográficos do miocárdio não compactado isolado
1. Quatro ou mais proeminentes trabéculas e recessos intertrabeculares.
2. Fluxo sanguíneo demonstrado pelo Doppler entre a cavidade ventricular e os recessos.
3. Parede miocárdica espessada composta de duas camadas, uma subendocárdica não compactada e outra compactada subepicárdica, com relação NC/C no final da sístole > 2. Envolvimento apical nos músculos papilares, predominante no ápice, inferior e lateral do VE.
4. Ausência de outra anomalia cardíaca.

- Seriam necessários os quatro critérios para confirmação diagnóstica, porém não há uma definição consensual.
- Na ressonância cardíaca, a relação NC/C deve ser maior que 2,3 na diástole.
- A quantificação da porcentagem da massa trabeculada do VE pela ressonância é outro dado importante, conforme demonstrou o trabalho de Jacquier e cols. Quando corresponde a mais de 20% da massa total de VE, apresenta boa sensibilidade e especificidade para o diagnóstico de miocárdio não compactado.
- Outros exames como a ventriculografia e a tomografia computadorizada podem sugerir o diagnóstico.
- O eletrocardiograma não apresenta alterações específicas, estando alterado em 85% dos casos, sendo as alterações mais frequentes SVE, BRE e arritmias supraventriculares como a fibrilação atrial.

Diagnósticos diferenciais
– Miocardiopatia hipertrófica apical. – Miocardiopatia dilatada. – Endomiocardiofibrose. – Miocardiopatia infiltrativa. – Trombo intraventricular. – Metástases e tumores cardíacos.

TRATAMENTO

- Não há um tratamento específico e os estudos são escassos em relação ao tratamento medicamentoso, especialmente nos pacientes assintomáticos e sem disfunção sistólica.

Manejo do paciente com miocárdio não compactado isolado
• Tratar a disfunção ventricular tanto assintomática como sintomática com os medicamentos habituais para insuficiência cardíaca. • FE < 40% ou fibrilação atrial ou fenômenos tromboembólicos – manter pacientes anticoagulados, independentemente do CHADS2. • Solicitar avaliação neurológica para avaliar associação com doenças neuromusculares. • Realizar investigação dos parentes de primeiro grau, em virtude da possibilidade de origem familiar. • O Holter deve ser realizado no momento do diagnóstico e anualmente. Tratamento de acordo com o tipo de arritmia encontrada. Ablação da via acessória no caso de síndrome de WPW. • As indicações de CDI e transplante cardíaco seguem as mesmas recomendações vigentes nas diretrizes.

PROGNÓSTICO

- Extremamente variável conforme o estudo e o tipo de apresentação clínica.
- Em pacientes sintomáticos e com disfunção ventricular, o prognóstico é adverso
- No estudo que mostrou sobrevida de 48% em 15 meses, os fatores de pior prognóstico foram classes funcionais III/ IV, NC/C > 3, envolvimento de mais de três segmentos do miocárdio e arritmias ventriculares. Além do diâmetro diastólico aumentado no momento do diagnóstico, BRE e fibrilação atrial.

LEITURA RECOMENDADA

1. Connolly HE, Jost CHA. Isolated ventricular non compaction: Up-to-date. 2011
2. Engberding R, Stollberg C, Ong P, et al. Isolated non compaction cardiomyopathy. Dtsch Arztebl Int. 2010:107(12):206-13.
3. Salemi VMC, Mady C, Buck PC. Miocárdio não compactado; capítulo 7, seção p. 895-8. Cardiologia Livro Texto da Sociedade Brasileira de Cardiologia, 2012.

46

Miocardiopatia Alcoólica

Fábio Mastrocola

INTRODUÇÃO

- O álcool é a droga mais consumida no mundo, segundo dados da Organização Mundial da Saúde (OMS), sendo responsável por 3,2% de todas as mortes. Seu consumo vem crescendo especialmente nos países em desenvolvimento, como no Brasil.
- Estima-se ao redor de 12% a prevalência de dependência e uso nocivo do álcool na população brasileira.
- Há inúmeros estudos mostrando que o consumo leve a moderado diminui o risco de eventos cardiovasculares. Isso corresponde a, no máximo, duas doses diárias para homens e uma para mulheres.
- Cada dose equivale a aproximadamente 14 gramas de álcool, o que corresponderia a uma lata de cerveja, 150 ml de vinho e 80 ml de destilado (dependendo do teor alcoólico).
- O comportamento dos desfechos cardiovasculares apresenta-se no formato de uma curva J, na qual os pacientes abstêmios possuem maior risco que os de consumo leve a moderado e menor risco que os de consumo excessivo.

Consumo de álcool e desfechos cardiovasculares	Leve a moderado	Excessivo
Pressão arterial	-----	↑↑
LDL	-- ou ↑	↑
HDL	↑↑	↑↑↑
Triglicerídeos	↑	↑↑
Inflamação sistêmica	↓	↑
Fibrilação atrial	↓	↑↑
Acidente vascular encefálico	↓	↑↑
Angina e infarto agudo do miocárdio não fatal	↓	↓↓
Insuficiência cardíaca	↓	↑↑
Morte súbita cardíaca	↓↓	↑

Adaptado de Braunwald's nona edição.

- O uso abusivo é mais frequente em homens, entretanto as mulheres são mais suscetíveis aos efeitos nocivos.
- A miocardiopatia alcoólica é definida como a doença do miocárdio secundária ao uso crônico e prolongado de álcool, sem outra causa identificável para a disfunção ventricular.
- Em registros americanos, é importante causa de miocardiopatia dilatada de etiologia não isquêmica, com prevalência variando de 20% a 43%.
- O desenvolvimento da disfunção ventricular é decorrente do consumo prolongado e em grande quantidade associado à suscetibilidade genética, em especial a presença de polimorfismos da enzima conversora da angiotensina, como a presença do genótipo DD.
- A fisiopatologia da disfunção miocárdica não é completamente conhecida, mas resultaria de efeitos tóxicos diretos do álcool e de seus metabólitos.

Possíveis mecanismos de lesão miocárdica pelo álcool
Efeitos tóxicos diretos
– Disfunção mitocondrial e do retículo sarcoplasmático.
– Inibição do fenômeno de excitação-contração.
– Ativação neuro-humoral (sistema renina-angiotensina).
– Alteração das proteínas contráteis.
– Indução de apoptose levando à perda de miócitos.
– Geração de radicais livres.
Efeitos tóxicos dos metabólitos
– Acetaldeído.
– Etilester.
Fatores associados
– Deficiência de tiamina/selênio.
– Aditivos tóxicos como cobalto.

Adaptado de Braunwald's nona edição.

DIAGNÓSTICO

- A fase inicial da cardiomiopatia alcoólica é, em geral, assintomática e caracteriza-se por apresentar disfunção diastólica. Na fase sintomática, os pacientes já apresentam disfunção sistólica significativa.
- Os sinais e sintomas são os clássicos de insuficiência cardíaca, como dispneia aos esforços, DPN, ortopneia, edema de membros inferiores e estase jugular. Sempre procurar sinais de etilismo crônico como aumento das parótidas, telangectasias, eritema palmar e ginecomastia já sugerindo cirrose com insuficiência hepática.
- A história sobre a duração e a quantidade média de álcool ingerida por dia é dado de extrema importância, pois a maioria dos pacientes que desenvolveram

disfunção ventricular apresentou consumo maior de que 80 a 90 g por período superior a 5 anos, em geral por volta de 15 anos.

- O ecocardiograma (ECO) constitui-se no exame inicial e mostra na fase sintomática dilatação das câmaras cardíacas, hipocinesia difusa com disfunção sistólica significativa. Deve-se descartar outras etiologias, como doença de Chagas, miocardite, miocardiopatia isquêmica, entre outras. O diagnóstico diferencial com miocardiopatia hipertensiva torna-se muitas vezes difícil, por causa do aumento dos níveis pressóricos pelo consumo excessivo de álcool.
- A ressonância cardíaca pode auxiliar no diagnóstico diferencial ao mostrar padrões típicos de fibrose no realce tardio, como o comprometimento isolado do mesocárdio na miocardite.

Quando suspeitar de miocardiopatia alcoólica
1. Etilista crônico com consumo diário estimado > 90 g por período superior a 5 anos.
2. Disfunção ventricular esquerda com hipocinesia difusa comprovada por ECO ou ressonância magnética (RM) cardíaca.
3. Ausência de outra causa identificável da miocardiopatia.

TRATAMENTO

Tratamento da miocardiopatia alcoólica
– Abstinência total de álcool (principal medida).
– Tratamento medicamentoso tradicional para a insuficiência cardíaca com fração de ejeção reduzida (inibidores da enzima de conversão da angiotensina [IECAs]), betabloqueadores etc.).
– Os casos que não respondem ao tratamento clínico otimizado associado à abstinência de pelo menos 6 meses e que não possuem outras alternativas como ressincronização cardíaca devem ser avaliados para inclusão em fila de transplante, conforme as recomendações da segunda diretriz de transplante cardíaco.
– Tratar fatores associados como deficiência de tiamina, B12, ácido fólico e distúrbios hidroeletrolíticos como hipomagnesemia, hipocalemia e hipofosfatemia.

PROGNÓSTICO

- Uma parcela significativa dos pacientes que abandonam o etilismo apresenta recuperação da função ventricular, chamada de remodelamento reverso.
- Quanto menor o tempo entre o início dos sintomas, a abstinência e a instituição do tratamento, maior a chance de recuperação.
- Os pacientes que mantêm ingestão de álcool possuem péssimo prognóstico.

LEITURA RECOMENDADA

1. Bonow RO, Mann DL, Zipes DP, et al. Braunwald's heart disease: a text book of cardiovascular medicine. 9th ed. Philadelphia: WB Saunders; 2012. p. 1628-31.
2. Piano MR. Alcoholic cardiomyopathy: incidence, clinical characteristics and pathophysiology. Chest. 2002;121:1638-50.
3. Popjes ED. Alcoholic cardiomyopathy. Emedicine. 2011.
4. Rafie IM, Colucci WS. Alcoholic cardiomyopathy. Up-To-Date. 2011.

47

Cardiomiopatias Restritivas

Fábio Mastrocola

- São caracterizadas pelo aumento da rigidez das paredes ventriculares, sendo a disfunção diastólica sua característica principal.
- Nas fases iniciais, os ventrículos são de tamanhos normais e com função preservada, já os átrios encontram-se muito dilatados.
- Em aproximadamente 50% dos casos possuem etiologia específica.

Classificação das cardiomiopatias restritivas
Miocárdica infiltrativa
– Amiloidose
– Sarcoidose
– Doença de Gaucher
– Doença de Hurler
Miocárdica não infiltrativa
– Idiopática
– Familiar
– Hipertrófica
– Diabética
– Esclerodermia
– Pseudoxantoma elástico
Miocárdica de depósito
– Hemocromatose
– Doença de Fabry
– Doenças de depósito do glicogênio
Endomiocárdica
– Endomiocardiofibrose
– Síndrome carcinoide
– Síndrome hipereosinofílica
– Relacionada ao uso das antraciclinas
– Endocardite fibrosa por drogas (serotonina, ergotamina, bussulfano)
– Câncer metastático

Adaptado de Kushawaha *et al.*, 1997.

Amiloidose cardíaca

Introdução

- A amiloidose decorre do depósito em diversos órgãos, como rins, nervos periféricos e coração, da proteína amiloide, que apresenta características ultraestruturais específicas, podendo levar a comprometimento funcional significativo.
- Há cinco tipos principais de amiloidose que diferem pelas características bioquímicas da proteína precursora, etiologia, manifestações clínicas e tratamento.
- A amiloidose AL, a familiar e a senil são as que acometem com maior frequência o sistema cardiovascular.
- A deposição das fibrilas amiloides pode ocorrer em qualquer estrutura cardíaca, como no miocárdio, valvas, artérias coronárias, especialmente na microvasculatura, sistema de condução e pericárdio. Em geral, as manifestações clínicas devem-se ao acometimento do miocárdio e tecido de condução.

Amiloidose	Etiologia	Laboratório	Acometimento cardíaco	Tratamento
Primária (AL)	Produção monoclonal de imunoglobulinas de cadeia leve	Pico monoclonal na eletroforese sanguínea e/ou urinária	30% a 50%	Quimioterapia TMO em casos selecionados
Secundária (AA)	Doenças inflamatórias e infecciosas crônicas	Aumento da proteína sérica A (SAA)	Raro	Tratar doença de base (hanseníase, AR, Tb)
Senil	Deposição de transtiretina não mutante		50% nos > 90a	Sintomático. Evitar β-bloqueador e BCC
Familiar	Mutação na transtirretina	Identificação de mutações na TTR	Variável dependendo da mutação	Transplante hepático/ cardíaco?
Relacionada à diálise	Deposição de B2 microglobulina	–	Raro	Transplante renal/ mudança da TSR

TMO: transplante de medula óssea; AR: artrite reumatoide; Tb: tuberculose; TSR: terapia de substituição renal.

Diagnóstico

- A amiloidose é a principal etiologia do grupo das cardiomiopatias restritivas, que são doenças pouco frequentes e possuem marcante disfunção diastólica. O comprometimento sistólico pode ocorrer nas fases mais avançadas.
- Outras formas de apresentação são hipotensão ortostática, distúrbios de condução e arritmias cardíacas.
- Deve-se suspeitar do diagnóstico em pacientes com sinais e sintomas de insuficiência cardíaca, como dispneia, edema de membros inferiores, hepatomegalia, estase jugular e que apresentem ventrículos com FE preservada ou leve disfunção e átrios muito dilatados.
- A associação de síndrome nefrótica, hepatopatia e acometimento de nervos periféricos com quadro de insuficiência cardíaca, especialmente em pacientes não diabéticos, deve levantar a suspeita de amiloidose cardíaca.
- O diagnóstico diferencial com pericardite constritiva é extremamente importante, já que os comportamentos clínico e hemodinâmicos são muitos semelhantes, porém com tratamentos muito diferentes.

Exames complementares

Exames complementares na amiloidose cardíaca
Eletrocardiograma (ECG): baixa voltagem; R de pequena amplitude ou ausente em precordiais direitas similar à área inativa (pseudoinfarto). Bloqueios atrioventriculares (BAVs) e arritmias como a fibrilação atrial (10% a 15% dos casos) não são raros. **Radiografia de tórax:** ausência ou discreta cardiomegalia. Derrame pleural pode estar presente. **Ecocardiograma:** aumento biatrial importante, espessamento do septo interatrial, aumento da espessura das paredes ventriculares com cavidades normais e FE preservada (fase inicial), textura granulosa e brilhante. Trombos atriais são frequentes. **Ressonância cardíaca:** na técnica do realce tardio após uso do gadolínio, apresenta acometimento difuso do subendocárdio, com extensão variável ao restante do miocárdio. Vem despontando como exame promissor com sensibilidade ao redor de 80% e especificidade de 94%. **Medicina nuclear:** cintilografia miocárdica com pirofosfato de tecnécio mostra captação proporcional ao depósito de amiloide. Apresenta sensibilidade limitada. **Hemodinâmica:** pressões atriais e diastólicas ventriculares elevadas com descenso rápido, precoce e profundo no início da diástole seguido por um platô, chamado de sinal da raiz quadrada. **Biópsia:** pode ser obtida de aspiração da gordura abdominal (sensibilidade de 70% na forma AL), biópsia retal, renal ou endomiocárdica (sensibilidade próxima a 100%). Após ser corada pelo vermelho do Congo e exposta à luz polarizada, brilha com coloração verde-esmeralda.

Tipos de amiloidose que acometem mais frequentemente o coração	
Amiloidose AL	– É a forma mais comum de amiloidose sistêmica e resulta da formação de fibrilas amiloides por fragmentos de cadeia leve de anticorpos monoclonais. Em menos de 20% dos casos pode estar associada ao mieloma múltiplo. – O acometimento cardíaco é relativamente frequente, próximo de 50%. – Possui péssimo prognóstico, com sobrevida média menor que 1 ano. – O diagnóstico é feito pela pesquisa de pico monoclonal na urina e sangue por meio da eletroforese, imunofixação (que possui maior sensibilidade) e dosagem das cadeias leves, além da confirmação histológica da amiloidose e do tipo de amiloide. – A biópsia de medula óssea deve ser realizada para verificar associação com mieloma múltiplo. – O tratamento é realizado com quimioterápicos como melfalana associada à dexametasona. O transplante de medula óssea autólogo é uma opção para os pacientes sem graves disfunções orgânicas. – O transplante cardíaco em geral não é uma boa opção por causa da curta sobrevida e potencial de recorrência da doença no coração transplantado. Pode ser considerado na forma cardíaca isolada.
Amiloidose familiar	– Origina-se da deposição do amiloide e é decorrente de uma transtirretina mutante, que é uma proteína produzida pelo fígado. – Manifestações clínicas devem-se ao envolvimento cardíaco e dos nervos periféricos. O envolvimento renal é raro. – Apresenta melhor prognóstico e evolução mais lenta que na forma AL. – O diagnóstico deve ser confirmado por biópsia endomiocárdica e pesquisa das mutações da transtirretina. – O tratamento definitivo é o transplante hepático, podendo em casos selecionados associar-se ao transplante cardíaco. Pode haver progressão da doença cardíaca mesmo após o transplante hepático.
Amiloidose senil	– Resulta da deposição de amiloide derivado da transtirretina não mutante. – Acomete basicamente homens, acima dos 70 anos, sendo frequente após os 90. – Apresenta evolução mais lenta e melhor prognóstico do que a forma AL e a familiar. – Os distúrbios de condução são frequentes, muitas vezes requerendo estimulação cardíaca artificial. – Fibrilação atrial é comum em razão da pressão atrial elevada e deposição de amiloide nos átrios. – A biópsia endomiocárdica deve ser realizada para confirmação em pacientes com exames de imagem sugestivos. – O tratamento é de suporte.

TRATAMENTO

- Envolve o tratamento específico de cada forma de amiloidose + tratamento dos sintomas da insuficiência cardíaca.

Tratamento medicamentoso da amiloidose cardíaca
Diuréticos: constituem a base do tratamento medicamentoso.
Digitálicos: possuem alta afinidade pelo amiloide, levando à maior predisposição à intoxicação digitálica. Devem ser usados com extrema cautela.
Inibidores da enzima de conversão da angiotensina (IECA): em razão do acometimento do sistema nervoso autonômico, pode haver hipotensão significativa com o uso dos IECA (especialmente na forma AL), devendo-se evitá-los.
Bloqueadores de canal de cálcio: não utilizar, pois pioram o quadro clínico.
Betabloqueadores: evitar o uso, pois não apresentam benefícios.
Amiodarona: é o antiarrítmico de escolha.
Anticoagulantes: pacientes com FA e amiloidose devem receber anticoagulação por causa do alto risco de fenômenos tromboembólicos.

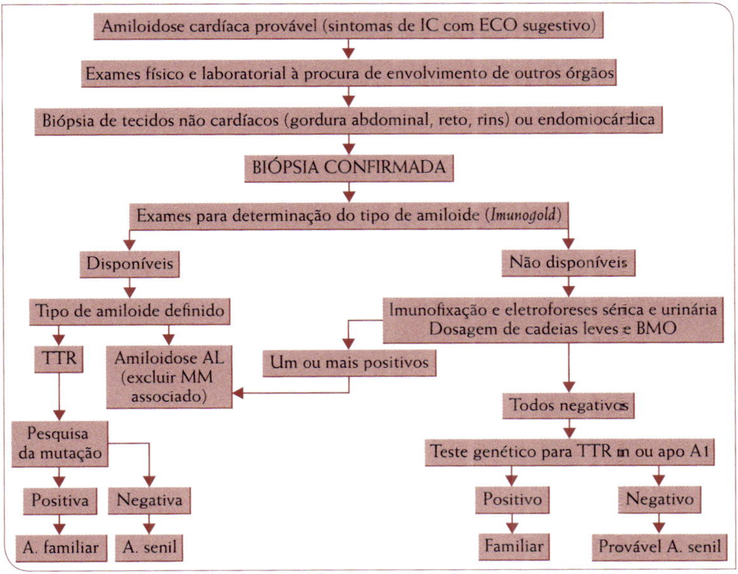

BMO: biópsia de medula óssea; TTR: transtirretina; TTRm: transtirretina mutante; MM: mieloma múltiplo.

Adaptado de Falk, 2005.

HEMOCROMATOSE

Introdução

- Resulta da deposição excessiva de ferro em diversos órgãos, como pâncreas, fígado, glândulas endócrinas e coração.
- A deposição de ferro cardíaca geralmente é acompanhada do acometimento de intensidade variável de outros órgãos, não havendo um paralelo entre os órgãos, ou seja, pode haver grave lesão cardíaca, com hepatopatia discreta.
- É muito mais frequente em homens, pois as mulheres perdem ferro pela menstruação.
- A forma mais comum é a hereditária, de herança autossômica recessiva, ligada principalmente a mutações no gene HFE que regula a absorção intestinal de ferro.
- A mutação em homozigose C282Y é frequente na população caucasiana, sendo responsável por mais de 80% dos casos de hemocromatose hereditária. Entretanto, menos de 10% dos indivíduos portadores dessa mutação apresentarão disfunções orgânicas por sobrecarga de ferro.
- Existem as formas adquiridas secundárias à eritropoiese ineficaz devido a defeitos na síntese de hemoglobina, doenças hepáticas crônicas, reposição oral excessiva de ferro e transfusões sanguíneas de repetição.

Classificação das hemocromatoses
Hemocromatose hereditária
1. Relacionada à mutação no gene HFE
– C282Y/C282Y
– C282Y/H63D
– Outras mutações
2. Não relacionada ao HFE
– Hemocromatose juvenil, mutação do receptor da transferrina, da ferroportina
Sobrecarga de ferro adquirida
1. Anemia causada por eritropoiese ineficaz
– Betatalassemia maior
– Anemia sideroblástica
– Outras anemias hemolíticas crônicas
2. Transfusional e parenteral
– Transfusões sanguíneas de repetição
– Infusão excessiva de compostos contendo ferro
– Associada à hemodiálise de longa data

continuação

3. Sobrecarga dietética de ferro
4. Doenças hepáticas
– Hepatite crônica pelos vírus B e C, hepatopatia alcoólica, esteato-hepatite não alcoólica
– Porfiria cutânea tarda
– Pós-*shunt* porto-cava
Miscelânea
– Aceruloplasmina
– Atransferrinemia congênita
– Sobrecarga de ferro neonatal

Adaptado de Cecil, Textbook of Medicine 23 edição.

Diagnóstico

- O quadro clínico é caracterizado por diabetes, alteração da coloração da pele, hipogonadismo, artrites, cirrose hepática e insuficiência cardíaca. Sintomas inespecíficos como fadiga, fraqueza, perda ponderal e dor abdominal são frequentes.
- A insuficiência cardíaca pode ser a manifestação predominante e apresentar rápida evolução como no caso da hemocromatose juvenil.
- O acometimento cardíaco é a causa de óbito em um terço dos casos, sendo o restante relacionado principalmente a cirrose e hepatocarcinoma.
- No momento do diagnóstico, a maioria dos pacientes já apresenta disfunção sistólica associada à disfunção diastólica restritiva (grau IV).
- A ressonância magnética, utilizando o protocolo de T2* (estrela), constitui-se num excelente exame para confirmação do acometimento cardíaco pela hemocromatose.

Exames complementares

Hemocromatose
Ferritina: é sensível, mas pouco específica, podendo estar aumentada em doenças inflamatórias crônicas. Na hemocromatose está aumentada > 500 mg/ml.
Saturação da transferrina: é maior que 45%. Quando menor que 45% com ferritina normal, o diagnóstico de hemocramotose é improvável.
Ferro sérico: aumentado.
AST/ALT: encontram-se aumentadas em grande parcela dos pacientes.
Mutação do HFE: C282Y/C282Y ou C282Y/H63D na hemocromatose hereditária. O C282Y em heterozigose e o H63D/H63D em geral não levam à hemocromatose.

continuação

ECG: arritmias como a fibrilação atrial e BAV podem estar presentes.
Ecocardiograma: é inespecífico. Apresenta disfunção diastólica restritiva e em fases mais avançadas disfunção sistólica.
Ressonância cardíaca T2*: possui boa acurácia para o diagnóstico da deposição de ferro nos diversos órgãos, especialmente no miocárdio. Quanto maior a sobrecarga de ferro, mais escuro aparece o miocárdio.
Biópsia: mostra depósito abundante de ferro nos hepatócitos e miócitos. A biópsia cardíaca não é necessária e a hepática deve ser realizada em casos de dúvida diagnóstica.
Outros exames: eletroforeses de Hb, curva de fragilidade osmótica, LDH e haptoglobina podem estar alterados nas anemias hemolíticas.

Tratamento

- Na hemocromatose hereditária, devem ser realizadas sangrias terapêuticas semanais até ferritina < 50 ug/l e saturação de transferrina < 50%, mantendo Hb > 11. Após, sangrias de 1-4x ao ano conforme exames laboratoriais.
- Sempre pesquisar as mutações nos parentes de primeiro grau.
- Na hemocromatose secundária como no caso da anemia hemolítica e politransfusões, são usados quelantes orais ou parenterais do ferro.
- O tratamento da insuficiência cardíaca é de suporte, utilizando o arsenal terapêutico convencional. Em casos muito específicos, pode ser aventada a possibilidade de transplante cardíaco.

ENDOMIOCARDIOFIBROSE

Introdução

- É importante causa de insuficiência cardíaca em países subdesenvolvidos, sendo relativamente frequente em países africanos e nas regiões Norte/Nordeste do Brasil.
- Caracteriza-se por deposição de tecido fibroso no endocárdio e em menor extensão no miocárdio do ápice e da via de entrada de um ou ambos os ventrículos. O acometimento biventricular é o predominante em nosso meio.
- É restrita ao coração, não acometendo outros órgãos. A hipótese mais aceita para a etiologia é de pancardite por eosinófilos.
- É cinco vezes mais frequente nas mulheres, acometendo principalmente as jovens.

DIAGNÓSTICO

- O quadro clínico depende da câmara acometida, do grau de fibrose e da presença de insuficiência da valva atrioventricular.

- Quando há acometimento do ventrículo direito (VD) ou biventricular, os sintomas predominantes são de insuficiência cardíaca direita, sendo a ascite a manifestação predominante associada à hepatomegalia e, em menor extensão, ao edema de membros inferiores. Os pacientes usualmente se encontram bem emagrecidos.
- Derrame pericárdico pode estar presente, mas em geral não é significativo.
- O achado de insuficiência mitral na presença de IC direita indica que o acometimento é biventricular.
- No acometimento isolado do VE, predominam dispneia e dor precordial.

Exames complementares
ECG: no envolvimento do VD mostra baixa voltagem no plano frontal e do QR em V1, distúrbio de condução pelo ramo D. No de VE, altas voltagens em precordiais esquerdas, BDAS e áreas inativas. A fibrilação atrial é comum. O acometimento biventricular possui achados mistos.
Radiografia de tórax: pode sugerir a câmara acometida. No VD, cardiomegalia com forma globosa, grande aumento do AD e trama vascular diminuída. No VE, pouco aumento da área cardíaca, formato triangular do coração.
Ecocardiograma: é o método mais utilizado para o diagnóstico. Os achados típicos são trombo fibroso obliterando o ápice de um ou ambos os ventrículos, associado a refluxos das valvas AVs, sinais de restrição diastólica e átrios dilatados que definem o diagnóstico. A função sistólica é normal, exceto em fases tardias.
Ressonância magnética: auxilia no diagnóstico, podendo avaliar com clareza a extensão da fibrose e o tamanho e função de átrios e ventrículos. É importante para diagnóstico diferencial da pericardite constritiva e anomalia de Ebstein, nos casos que envolvem o VD, e das cardiomiopatias dilatadas com trombos apicais sobrepostos a áreas acinéticas, doença reumática, miocárdio não compactado e miocardiopatia hipertrófica apical nos do VE.
Hemodinâmica: descenso Y proeminente no pulso venoso. Aumento da pressão diastólica final do ventrículo acometido. Obliteração apical.
Biópsia: raramente necessária. Fibrose em 50% dos casos na biópsia de VD.

PROGNÓSTICO

- É dependente da classe funcional e do tipo de envolvimento ventricular, sendo as classes III e IV e o maior acometimento do VD, bem como a presença de insuficiência valvar, os fatores de pior prognóstico.
- Em um estudo brasileiro, a sobrevida foi de 50% em 4 anos nos pacientes tratados clinicamente.
- Após o desenvolvimento de uma nova técnica cirúrgica no Instituto do Coração (InCor) do Hospital das Clínicas da Faculdade de Medicina da Universi-

dade de São Paulo (HCFMUSP) em 1988, houve significativa diminuição da morbimortalidade.

Tratamento

- Cirurgia para pacientes em classes III e IV.
- Nas classes I e II o tratamento inicial é clínico, basicamente com diuréticos como a furosemida e a espironolactona conforme congestão, associada ao uso de betabloqueadores ou bloqueadores do canal de cálcio e IECA.
- Nos casos de acometimento isolado e significativo do VD, a cirurgia é indicada mais precocemente.
- Em pacientes com FA, deve ser tentada a reversão para ritmo sinusal e mantida anticoagulação plena.

LEITURA RECOMENDADA

1. Bonow RO, Mann DL, Zipes DP, et al. Braunwald's heart disease: a text book of cardiovascular medicine. 9th ed. Philadelphia: WB Saunders; 2012. p. 1569-74.
2. Falk RH. Diagnosis and management of cardiac amyloidose. Circulation. 2005;112:2047-60.
3. Kushawaha S, Fallon JT, Fuster V. Restrictive cardiomyopathy. NEJM. 1997;336:267.
4. Pietrangelo A. Hereditary hemochromatosis: a new look at an old disease. NEJM. 2004;305:2283-97.
5. Sakashita AM. Protocolo de hemocromatose. HIAE. 2009.
6. Salemi VMC, Fernandes F, Mady C. Endomiocardiofibrose. p. 1222-7. Tratado de Cardiologia da Socesp. São Paulo, 2009. p. 1222-7.
7. Salemi VML. Cardiomiopatias restritivas e infiltrativas. Tratado de Cardiologia da Socesp. São Paulo: Manole, 2009. p. 1208-16.
8. Simons S, Rajkumar SV, Falk RH. Amyloid cardiomyopahty. Up-To-Date. 2011.

48

Miocardite

Dirceu Thiago Pessoa de Melo

INTRODUÇÃO

- A miocardite é definida como um processo inflamatório do miocárdio. Ocorre por exacerbação da resposta imune do hospedeiro, sendo desencadeada por um gatilho externo, em geral, uma infecção viral.
- Os enterovírus foram os principais agentes etiológicos até meados da década de 1990. Após esse período, os adenovírus e os parvovírus B19 têm sido os agentes mais frequentemente identificados.
- Trata-se de doença subdiagnosticada, embora seja importante causa de morte súbita e insuficiência cardíaca em pacientes jovens.
- A incidência estimada na população geral varia de 8 a 10/100.000. Em pacientes jovens com diagnóstico de morte súbita submetidos à necropsia, a incidência pode chegar a 8,6%. Nos casos de miocardiopatia dilatada submetidos à biópsia endomiocárdica, esse número varia de 10% a 40%.
- A incidência da doença tem aumentado recentemente, em razão do maior número de diagnósticos com as novas técnicas de biologia molecular e o uso da RNM cardíaca.

Agentes etiológicos da miocardite	
Vírus: Coxsackie, enterovírus, CMV, parvovírus B19, HCV, influenza, HIV, herpes-vírus, Epstein-Barr vírus.	**Hipersensibilidade:** clozapina, sulfonamidas, cefalosporinas, antidepressivos tricíclicos, penicilinas.
Bactérias: micobactérias, *Streptococo*, *Chlamydia*, *Mycoplasma*.	**Autoimune:** Churg-Strauss, miocardite de células gigantes, Sjögren, LES, Takayasu, granulomatose de Wegener, sarcoidose, doença intestinal inflamatória.
Fungos: *Candida*, *Aspergilus*, *Cryptococos*, *Histoplasma*.	
Protozoários: *Trypanossoma cruzi*.	
Toxinas: antraciclinas, cocaína.	

QUADRO CLÍNICO

- O espectro clínico da miocardite aguda é bastante amplo. Varia de quadros assintomáticos a casos de morte súbita ou insuficiência cardíaca aguda fulminante com choque cardiogênico refratário.
- A distribuição etária costuma ser bimodal. Em geral, crianças e adolescentes costumam apresentar sinais e sintomas de miocardite aguda, com dor torácica e sintomas constitucionais, enquanto adultos jovens têm maior chance de abrir o quadro com sinais e sintomas de miocardiopatia dilatada.
- **Miocardite aguda**: pródromo viral com febre, mialgia, fraqueza e sintomas constitucionais em até 80% dos casos. Dispneia, palpitações, arritmias e dor torácica são comuns. Esta última pode ser difícil de diferenciar da dor de origem isquêmica, já que esses pacientes costumam apresentar alterações de eletrocardiograma (ECG), elevação de marcadores de necrose miocárdica e perda de contratilidade segmentar pelo ECG. Alguns casos se apresentam com insuficiência cardíaca e são sugeridos após exclusão das causas mais frequentes (valvar, isquêmica e hipertensiva).
- **Miocardite fulminante**: em geral associada a quadros de rápida progressão (< 2 semanas) e evolução para choque cardiogênico associado ou não a febre e toxemia. O quadro se deve à produção exacerbada de citocinas inflamatórias pelo hospedeiro em resposta à agressão inicial. Séries de casos têm relatado reversão da disfunção ventricular em até 90% dos pacientes, o que ressalta a importância do adequado suporte hemodinâmico para aumentar as chances de recuperação.

Diagnóstico

- O diagnóstico da miocardite tem sido tradicionalmente baseado nos critérios histológicos de Dallas, que avaliam a presença de processo inflamatório no miocárdio. Entretanto, em razão de sua baixa sensibilidade e abordagem invasiva, com necessidade de biópsia miocárdica, os casos de miocardite têm sido subdiagnosticados.
- Diante dessas limitações, uma nova abordagem diagnóstica tem sido proposta baseada na avaliação de quatro variáveis:
  1. Quadro clínico sugestivo.
  2. Alteração estrutural, funcional ou dano miocárdico na ausência de causa isquêmica.
  3. Achados de RNM cardíaca sugestivos.
  4. Evidência de infiltrado inflamatório (pelos critérios de Dallas) ou genoma viral em biópsia miocárdica.

Suspeita de miocardite: presença de dois critérios
Compatível com miocardite: presença de três critérios
Alta probabilidade de miocardite: presença de quatro critérios

- A tabela a seguir compara as diferentes modalidades diagnósticas para avaliação das miocardites.

	Sensibilidade	Especificidade
ECG	47%	-
Troponina	34%-53%	89%-94%
CK-MB	6%	-
Anticorpos antivírus ou miosina	25%-32%	40%
Cintilografia com índio-111	85%-91%	34%-53%
Ecocardiograma (disf. VE)	69%	-
RNM cardíaca	86%	95%
Biópsia por critérios de Dallas	35%-50%	78%-89%
Biópsia: PCR (reação em cadeia polimerase) para genoma viral	38%-65%	80%-100%

EXAMES COMPLEMENTARES

- **Laboratório**: elevação de PCR e VHS. Os marcadores de necrose miocárdica são úteis, porém não podem ser usados para descartar o diagnóstico por causa de suas limitadas sensibilidade e especificidade. Da mesma forma, dosagens de citocinas inflamatórias, anticorpos anticoração e sorologias virais têm pouca utilidade clínica.
- **Eletrocardiograma**: inversão da onda T, supradesnivelamento do segmento ST, bloqueios de ramo, arritmias supraventriculares e ventriculares.
- **Ecocardiograma**: o achado clássico é a hipocinesia difusa associada ou não a derrame pericárdico. Podem também ocorrer alteração da contratilidade segmentar com predomínio em parede lateral e hipertrofia regional. As formas clássicas de miocardite tendem a se apresentar com dilatação ventricular, enquanto os quadros fulminantes estão mais associados a hipertrofia septal e ventrículos normais ou pouco aumentados.
- **Ressonância cardíaca**: alteração da contratilidade segmentar, hipertrofia regional, dilatação de câmaras cardíacas. Presença de realce tardio após infusão de

gadolínio e acometimento que em geral poupa o endocárdio (Fig. 1), ao contrário do que ocorre na lesão isquêmica (Fig. 2). A ressonância pode ser usada para guiar a biópsia miocárdica, aumentando a acurácia do procedimento.

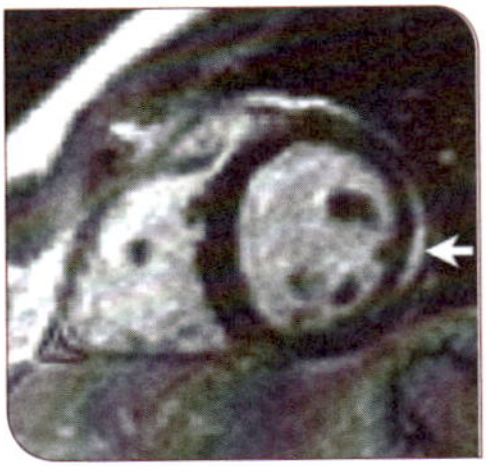

Fig. 1. RNM de paciente com miocardite: realce tardio mesocárdico.

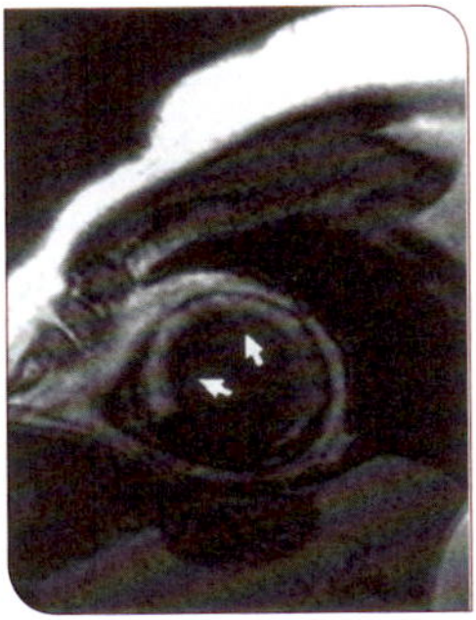

Fig. 2. RNM de paciente com infarto: realce tardio transmural.

- **Biópsia miocárdica**: procedimento realizado por via percutânea, com acesso venoso central e taxa de complicações que varia de 2% a 5% (sangramento, arritmias, perfuração miocárdica e tamponamento). A baixa sensibilidade da biópsia se deve em grande parte à natureza desigual do acometimento miocárdico, que ocorre de maneira regional, por vezes em segmentos de difícil acesso para o biótomo. Além disso, o uso dos critérios de Dallas para avaliação de necrose e inflamação miocárdica apresenta grande variabilidade interobservador. Apesar dessas limitações, a biópsia ainda é considerada o padrão-ouro para o diagnóstico inequívoco de miocardite. O procedimento comumente é realizado às cegas em ventrículo direito, entretanto, se possível, deverá ser guiado pela RNM cardíaca, uma vez que a identificação prévia de áreas suspeitas aumenta consideravelmente o rendimento do procedimento.

Indicações de biópsia miocárdica
– Quadros de insuficiência cardíaca aguda (< 2 semanas), sem etiologia definida, de rápida evolução, com comprometimento hemodinâmico e refratário à terapêutica inicial. – Quadros de insuficiência cardíaca de início recente (< 3 meses), sem etiologia definida, associados com doença progressiva do sistema de condução ou arritmias ventriculares complexas e que não responderam à terapêutica inicial em 1 a 2 semanas. – Em pacientes que possuem doença sistêmica prévia e desenvolvem disfunção ventricular sistólica recente de origem desconhecida.

- **Biologia molecular**: as amostras histológicas podem ser submetidas à análise por técnicas de hibridização *in situ* ou PCR. O objetivo é a detecção de genoma viral. Estudos recentes têm sugerido que essa avaliação tem valor diagnóstico e prognóstico. Em geral, a persistência do genoma viral está relacionada a piora da função ventricular e resposta desfavorável ao tratamento com prednisona e azatioprina.

TRATAMENTO

Suporte geral

Medidas gerais
– Repouso – Por causa do aumento da mortalidade em estudos com animais, a prática de exercícios deve ser desencorajada até completa remissão do quadro e recuperação da função do ventrículo esquerdo, o que pode levar semanas a meses – Ao contrário dos casos de pericardite, o uso de anti-inflamatórios não está indicado. – Em pacientes de baixo risco, estáveis hemodinamicamente, realizar analgesia para alívio da dor torácica e as medidas-padrão para o tratamento da insuficiência cardíaca com inibidores da enzima de conversão da angiotensina (IECA), betabloqueadores e antagonistas da aldosterona. Essas medicações deverão ser mantidas por tempo indefinido somente nos pacientes que não apresentarem completa resolução da função ventricular. – Em pacientes com insuficiência cardíaca, o uso de diuréticos e vasodilatadores (nitroprussiato/nitroglicerina) devem ser considerados. Os casos mais graves, com choque cardiogênico, podem necessitar de inotrópicos, vasopressores, balão intra-aórtico ou dispositivos de assistência ventricular mecânica.

Imunossupressão

- A imunossupressão tem indicação limitada nos casos de miocardite. No estudo *Myocarditis Treatment Trial*, 111 pacientes com diagnóstico histológico de miocardite e FE < 45% foram randomizados para receber tratamento com placebo ou prednisona + ciclosporina/azatioprina por 24 semanas. Ao final de 4,3 anos de seguimento, não houve benefício em relação a FE ou sobrevida.
- Estudos recentes têm sugerido que pode haver algum benefício nos pacientes com falha à terapêutica convencional, com anticorpos anticoração e sem evidência histológica de genoma viral.
- Nos pacientes com miocardite por hipersensibilidade, doença autoimune ou grave comprometimento hemodinâmico, a terapia imunossupressora pode ser considerada.

Imunoglobulina

- A imunoglobulina possui efeito imunomodulador e antiviral. A droga já foi testada em estudos pequenos de pacientes com miocardite, sem evidência de benefício. Acredita-se que os resultados se devam em parte à melhora espontânea dos pacientes do grupo controle, o que impede a demonstração de benefício em pequenas amostras.
- Seu uso está restrito a casos selecionados de miocardite em crianças. Nessa população, estudos não controlados sugerem algum benefício.

EXEMPLO DE PRESCRIÇÃO

- Paciente de 21 anos, 70 kg, previamente hígido. Iniciou há dois dias quadro de dor torácica em pontada, reentrante, de forte intensidade, sem fatores de melhora, associada a dispneia aos esforços. Relatava quadro de infecção de via aérea superior 2 semanas antes. Admitido no pronto-socorro com dor. ECG de entrada revelava supradesnivelamento do segmento ST de 2 mm em derivações precordiais. Realizado CATE de urgência que revelou coronárias normais, disfunção moderada de VE e hipocinesia difusa. Marcadores de necrose miocárdica positivos. RNM cardíaca revelou realce tardio mesoepicárdico em parede lateral de VE. Exame físico: pressão arterial (PA) 100 x 60 mmHg, frequência cardíaca (FC) 80 sem sinais de insuficiência cardíaca descompensada.

Exemplo de prescrição – Miocardite
1. Dieta via oral hipossódica.
2. Dipirona: 500 mg, via oral, (VO), 6/6h.
3. Codeína: 30 mg, VO, 4/4h.
4. Captopril: 12,5 mg, 8/8h.
5. Carvedilol: 3,125 mg, VO, 12/12h.
6. Espironolactona: 25 mg, uma vez ao dia.
7. Não administrar anti-inflamatórios.
8. Monitorização eletrocardiográfica.
9. Repouso relativo.

LEITURA RECOMENDADA

1. Felker GM, Thompson RE, Hare JM, et al. Underlying causes and long-term survival in patients with initially unexplained cardiomyopathy. N Engl J Med. 2000;342:1077.
2. Mahrholdt H, Wagner A, Deluigi CC, et al. Presentation, patterns of myocardial damage, and clinical course of viral myocarditis. Circulation. 2006;114:1581.
3. Schultz JC, Hilliard AA, Cooper LT, et al. Diagnosis and treatment of viral myocarditis. Mayo Clin Proc. 2009;84(11):1001-9.

Miscelânia

49

Avaliação Pré-participação Esportiva e Orientações para Realização de Atividade Física no Indivíduo Saudável

Fábio Figueirêdo Costa

INTRODUÇÃO

- A ocorrência de eventos cardiovasculares graves durante eventos esportivos (como morte súbita), embora de frequência rara na população em geral, tem alto impacto emocional e, por vezes, econômico, representando um grande problema de saúde pública.

Principais causas cardiovasculares de morte súbita em atletas
Cardiomiopatia hipertrófica.
Anomalias coronarianas.
Miocardite.
Displasia arritmogênica do ventrículo direito (VD).
Canalopatias.
Doença valvar mitral.
Doença aterosclerótica coronariana (principal causa em atletas > 35 anos).
Ponte miocárdica da artéria descendente anterior.
Cardiomiopatia dilatada.
Estenose aórtica.
Ruptura aórtica.
Wolff-Parkinson-White.

Adaptado de Maron, 2009.

- Pode-se considerar atleta todo indivíduo que realize treinamento para uma determinada modalidade regularmente, quer seja coletiva ou individual, com objetivo de atingir resultados, podendo ser profissional ou amador.

AVALIAÇÃO PRÉ-PARTICIPAÇÃO – NÃO CARDIOPATAS

- Há grande discussão sobre a melhor estratégia de avaliação pré-participação esportiva competitiva, não existindo ainda consenso internacional quanto à melhor forma de realizá-la.
- O único consenso é que anamnese detalhada e exame físico minucioso devem ser realizados em todos os indivíduos candidatos à prática esportiva.
- A maioria dos países não possui legislação que oriente quanto à obrigatoriedade do início da avaliação. Exceção à regra, na Itália a lei determina que ela seja iniciada a partir dos 12 anos de idade para aqueles que participarão de atividades competitivas.
- A periodicidade também não é determinada; a AHA (*American Heart Association*) recomenda que sejam feitas avaliações a cada 2 anos, do nível escolar até o ingresso no esporte universitário. A partir daí, avaliações anuais ou caso surjam queixas ou alterações do quadro clínico.

Anamnese e exame físico para candidatos à prática esportiva proposta pela AHA
Anamnese
1. Dor ou desconforto retroesternal com esforço? 2. Síncope ou pré-síncope não elucidadas? 3. Dispneia/fadiga excessiva inexplicada, relacionadas ao esforço? 4. Conhecimento de sopro cardíaco prévio? 5. Pressão arterial sistêmica elevada? 6. História familiar de morte súbita decorrente de cardiopatia, em menores de 50 anos, em um ou mais familiares? 7. Familiar < 50 anos com incapacidade por doença cardíaca? 8. Familiar com doença cardíaca conhecida: cardiomiopatia hipertrófica, cardiomiopatia dilatada, síndrome do QT longo ou outras canalopatias, síndrome de Marfan ou arritmia importante?
Exame físico
9. Sopro cardíaco? 10. Avaliar pulsos femorais (excluir coarctação aórtica). 11. Estigmas clínicos de síndrome de Marfan? 12. Medir pressão arterial em ambos os braços na posição sentada.

Adaptado de Maron *et al.*, 2007.

- A Sociedade Europeia de Cardiologia e o Comitê Olímpico Internacional, com base nos dados da experiência italiana, recomendam a realização do eletrocardiograma (ECG). Na Itália, a adoção dessa estratégia de avaliação resultou na redução da incidência de morte súbita de atletas, principalmente por cardiomiopatia hipertrófica.

- Já nos EUA, o ECG não é recomendado como rotina na avaliação pré-participação, devendo ser solicitado em conjunto com outros exames complementares cardiológicos quando necessário, nos casos em que a anamnese e o exame físico sugerirem alguma possibilidade de doença cardiovascular.
- O ECG normal em atletas parece ter um alto valor preditivo negativo.
- Um recente estudo israelense não demonstrou diminuição da incidência de morte súbita em atletas após a adoção de programa de avaliação pré-participação esportiva que incluía realização de ECG e teste ergométrico.
- No Brasil, os centros de cardiologia que realizam avaliação pré-participação esportiva solicitam ECG, porém faltam dados nacionais que justifiquem essa prática.
- O manejo das alterações encontradas no ECG deve seguir protocolo/diretriz estabelecido para a patologia suspeitada. A principal diferenciação que comumente necessita ser feita é entre as alterações eletrocardiográficas decorrentes do "coração de atleta" x cardiomiopatia hipertrófica; principalmente quando o ecocardiograma demonstra espessamento da parede ventricular entre 13 e 15 mm, a chamada "área cinzenta", para a diferenciação do diagnóstico.

Anormalidades eletrocardiográficas em atletas	
Sugestivas de alterações fisiológicas	**Sugestivas de alterações patológicas**
1. Bradicardia sinusal	1. Inversão de onda T
2. Bloqueio atrioventricular (BAV) de primeiro grau	2. Depressão do segmento ST
3. BRD incompletos	3. Ondas Q patológicas
4. Repolarização precoce	4. Aumento do átrio esquerdo
5. Critério de voltagem do QRS para HVE isoladamente	5. Desvio do eixo para esquerda/ hemibloqueio anterior esquerdo
	6. Desvio do eixo para a direita/ hemibloqueio posterior esquerdo
	7. Hipertrofia do VD
	8. BRE ou BRD completo
	9. Intervalo QT longo ou curto
	10. Arritmias ventriculares

- É importante lembrar que as discussões sobre a realização do ECG se aplicam à população geral de atletas. Atletas profissionais, com toda movimentação econômica, responsabilidades trabalhistas e exposição de mídia que os cercam, são submetidos à avaliação bem mais ampla. Os clubes/times/seleções costumam realizar rotineiramente, além do ECG, ecocardiograma, teste ergométrico ou ergoespirométrico, não só para a estratificação de risco, como também para melhor planejamento dos treinamentos, visando ao alto rendimento.

Diferenciação entre CMH x coração de atleta para achado ecocardiográfico de espessamento ventricular na zona cinzenta (entre 13 e 15 mm)		
Achado	**CMH**	**Coração de atleta**
Padrões não usuais de hipertrofia ventricular esquerda	+	-
Diâmetro cavitário (VE)	< 45 mm	> 55 mm
Aumento atrial esquerdo	+	+
Padrões bizarros ao ECG	++	+
Enchimento ventricular alterado	+	-
Sexo feminino	+	-
Diminuição ou desaparecimento do espessamento com o descondicionamento	-	+
VO_2 máx. > 45 ml/kg/min ou > 110% do predito	-	+
Ressonância magnética – realce tardio	+	-

Adaptado de Maron, 2009.

- É **controversa** a realização de avaliação pré-participação em adultos entre 18 e 65 anos de idade, sem comorbidades ou queixas médicas, que não participarão de atividades competitivas (isso inclui aspirantes a academias). Segundo recomendação da diretriz americana de atividade física, homens e mulheres assintomáticos nessa faixa etária que desejem iniciar atividade física de **moderada intensidade** [entre 3 e 6 MET ou 50% a 70% da frequência cardíaca (FC) máxima] não necessitam de consulta médica ou realização de exame complementar (por exemplo: ECG, teste ergométrico).
- A tabela a seguir mostra possíveis indicações (algumas delas bastante discutíveis do ponto de vista de disponibilidade de evidências) para a realização do teste ergométrico (limitadas por sintoma e não pela suposta FC máxima predita para a idade) na avaliação pré-participação esportiva, incluindo não atletas, segundo recomendações brasileiras.

Indicações de teste ergométrico em indivíduos assintomáticos ou atletas
1. Homens > 40 anos e mulher > 50 anos candidatos a programas de exercícios (IIa NE:C).
2. Indivíduos classificados como de alto risco pelo escore de Framingham (I NE: B).
3. Indivíduos com história familiar de DAC precoce ou morte súbita (I NE: B).
4. Avaliação inicial de atletas de competição (IIb NE:B).
5. Avaliação funcional seriada de atletas para ajustes de cargas de exercícios (IIb NE:B).

Adaptado de Meneghelo *et al.*, 2010.

AVALIAÇÃO PRÉ-PARTICIPAÇÃO: IDOSOS > 65 ANOS, CARDIOPATAS, DIABÉTICOS E PORTADORES DE OUTRAS DOENÇAS CRÔNICAS

- Em razão da maior taxa de ocorrência de complicações nessas populações, está indicada avaliação médica inicial pré-participação, mesmo para atividades não competitivas. Exames complementares deverão ser solicitados conforme a cardiopatia/doença de base e/ou sintomas/sinais apresentados durante consulta médica para adequada orientação/prescrição de atividade física.
- Muitos dessa população necessitarão de programas específicos de reabilitação cardiovascular, com monitoração intensiva das atividades, pelo menos no início da prática esportiva.
- Os benefícios da atividade física são indubitáveis, mesmo para essa população de maior risco de realização de práticas esportivas.

ORIENTAÇÕES DE ATIVIDADE FÍSICA

Indivíduos saudáveis entre 18 e 65 anos

- Atividade física pode ser utilizada tanto como estratégia de prevenção como de controle de doenças crônicas, como hipertensão arterial, diabetes, obesidade, dislipidemia, doenças cardiovasculares, osteoporose, ansiedade e depressão.
- Para manutenção e promoção da saúde, segundo diretrizes americanas, devem-se realizar atividades aeróbicas de moderada intensidade, no mínimo, cinco vezes por semana, por período não inferior a 30 minutos cada sessão, ou três vezes por semana de atividade intensa/vigorosa, por um período mínimo de 20 minutos (I NE A).
- Podem-se mesclar dias de atividade moderada com dias de atividade vigorosa para atingir a necessidade mínima de atividade física semanal (IIa NE B) para manutenção da saúde e bem-estar, a despeito de poucos trabalhos específicos com essa estratégia estarem disponíveis.
- A utilização de MET (MET = equivalente metabólico; 1 MET = gasto energético de um indivíduo quando este se encontra sentado, quieto) facilita o entendimento de como atingir o objetivo mínimo de prática semanal de atividades aeróbicas, que deve ser entre 450 e 750 MET/min por semana (ver como atingir esse objetivo com o auxílio da tabela a seguir e o exemplo ao final do capítulo). Para indivíduos previamente sedentários, recomenda-se o início de prática esportiva que atinja o limite inferior da recomendação na fase inicial, com progressão gradual das atividades até o limite superior.

- O tempo gasto em atividades rotineiras de baixa intensidade, como passear no *shopping* ou cozinhar, ou em atividades moderadas que durem menos de 10 minutos, como caminhar do estacionamento ao trabalho, não devem ser contabilizados.
- Os 30 minutos necessários, quase diariamente, podem ser obtidos por três sessões de 10 minutos cada uma, no caso de atividade física moderada (incluindo caminhada acelerada ao trabalho, serviços de jardinagem, serviços de carpintaria).
- Quanto maiores a duração, a frequência e a intensidade da atividade física realizada, maiores serão os benefícios para o controle dos fatores de risco, porém uma relação "dose-resposta" ainda não está completamente estabelecida. Há grande variabilidade individual dos benefícios obtidos por meio dos exercícios.
- O risco de morte súbita ou infarto do miocárdio é muito baixo durante a prática de atividade de moderada intensidade. Entretanto, o risco de complicações cardiovasculares aumenta transitoriamente durante períodos de esforço físico intenso, especialmente naqueles indivíduos que têm doença aterosclerótica coronariana documentada ou latente e são habitualmente sedentários – maior exemplo: o jogador de futebol de final de semana.
- Exercícios de fortalecimento muscular (geralmente com uso de pesos) também devem ser realizados, pelo menos duas vezes por semana (IIa NE A), contendo oito a dez exercícios que envolvam grandes grupos musculares, com oito a doze repetições por exercício, iniciando-se com uma série de cada exercício, podendo-se progredir gradualmente para duas a três séries.
- Os exercícios de fortalecimento muscular contribuem na promoção e manutenção da saúde e da independência física. Exercícios resistidos aumentam a formação óssea em jovens e diminuem a velocidade de perda óssea em indivíduos de meia-idade. Existe relação inversa entre força muscular e mortalidade para todas as causas.

Idosos > 65 anos

- As recomendações para idosos > 65 anos podem ser aplicadas para indivíduos entre 50 e 64 anos que possuam doenças crônicas clinicamente significantes ou limitações funcionais que afetem a habilidade para o movimento ou atividade física.

Quantidade de METs gastos em atividades físicas cotidianas classificadas em leve, moderada ou intensa/vigorosa		
Leve < 3,0 METs	**Moderada = 3,0-6,0 METs**	**Intensa > 6,0 METs**
Andar dentro de casa, loja ou trabalho: 2,0 Sentado usando o computador: 1,5 Fazer a cama, lavar louça, passar ferro em roupa, cozinhar: 2,0-2,5 Jogos de carta: 1,5 Sinuca: 2,5 Jogo de dardos: 2,5 Pescaria sentado: 2,5 Tocar instrumentos musicais: 2,0-2,5 Artesanato e pintura: 1,5	Andar a 3 mph: 3,3 Caminhada acelerada (4 mph): 5,0 Faxina pesada (p. ex.: limpar janelas, carro ou garagem): 3,0 Varrer a casa, esfregar o chão: 3,0-3,5 Carpintaria: 3,6 Basquete (meia quadra ou 21): 4,5 Bicicleta (no plano) a 10-12 mph: 6,0 Dançar: 3,0-4,5 Pescaria em pé: 4,0 *Golf*: 4,3 Velejar, prancha à vela (*windsurf*): 3,0 Natação (lazer): 6,0 Tênis de mesa: 4,0 Tênis – duplas: 5,0 Vôlei – não competitivo: 3,0-4,0	Caminhada bem acelerada (4,5 mph): 6,3 Trilha com mochila entre 4,5 e 19 kg: 7,5-9,0 Correr a 5 mph: 8,0 Correr a 6 mph: 10,0 Correr a 7 mph: 11,5 Basquete: 8,0 Bicicleta (no plano) a 12-14 mph: 8,0; a 14-16 mph:10,0 Futebol (lazer): 7,0 Futebol (competitivo): 10,0 Natação moderada/ intensa: 8,0-11,0 Tênis – simples: 8,0 Vôlei (competitivo) ou vôlei de praia: 8,0
1 mph = aprox. 1,6 km/h		

Adaptado de Ainsworth *et al.* Med Sci Sports Exerc. 2000.

- Capacidade funcional, em MET, entre indivíduos do sexo masculino, dessa população, demonstrou ser um forte preditor de mortalidade; para cada 1 MET de incremento em capacidade funcional, a taxa de mortalidade entre os idosos > 65 anos é 12% menor.
- Também se recomenda a prática de atividade aeróbica de moderada intensidade, cinco vezes por semana, durante 30 minutos cada sessão, ou atividade vigorosa três vezes por semana, durante 20 minutos cada sessão (I NE A). A mescla de atividades moderada e vigorosa também pode ser feita (IIa NE B).

- Atividade aeróbica intensa nessa faixa etária traz maiores riscos de lesões e menor adesão à prática esportiva. A meta realística para essa população costuma ser a prática diária de atividade de moderada intensidade, com duração de 30 a 60 minutos. Atividade intensa deve ser reservada a idosos selecionados, que apresentem um bom nível de condicionamento físico, experiência com a prática de exercícios e motivação para esse tipo de atividade.
- A realização de exercícios de fortalecimento muscular é extremamente importante nessa população, pelo seu impacto positivo na diminuição da perda de massa muscular, óssea e seus efeitos benéficos em limitações funcionais.
- De maneira semelhante aos demais adultos, deve ser realizado pelo menos duas vezes por semana, com oito a dez exercícios que envolvam grandes grupamentos musculares, porém com série de dez a 15 repetições (IIa NE A). Usar escala subjetiva de percepção do esforço (5-6: moderado; 7-8: intenso) também durante a prática desse tipo de exercício.
- A manutenção da flexibilidade nessa população é fundamental para a realização de atividades da vida diária e atividade física, sendo recomendada a realização de exercícios que aumentem a flexibilidade duas vezes por semana ou sempre que se realizar exercício aeróbico/musculação, por pelo menos 10 minutos cada sessão (IIb NE B).
- Os exercícios de equilíbrio também são recomendados para essa faixa etária (IIa NE A), visando à redução de lesões/traumas por quedas, se possível, três vezes por semana. A prática de atividade física, por si só, já reduz a incidência de quedas em idosos em cerca de 35% a 45%.
- Deve-se atentar para o fato de que o risco de lesões e intercorrências nessa faixa etária é maior, sendo a prática de atividade supervisionada recomendada para os que possuem um grau maior de limitação pré-participação.

Exemplo

Durante evento familiar, sua prima de 35 anos, com sobrepeso, sem outras comorbidades, assintomática, solicita sua orientação sobre o que é necessário fazer para iniciar atividade física não competitiva.

Conduta:

◊ Não é necessária a realização de avaliação pré-participação esportiva e, em tese, não há necessidade de preenchimento de atestado/relatório médico de liberação para prática esportiva.

◊ Oriente caminhada a 3,0 mph (cerca de 4,8 km/h), cinco vezes por semana, durante 30 minutos cada sessão, o que corresponderá a cerca de 495 MET·min·semana (3,3 MET da caminhada x 30 minutos x 5 dias na semana), próximo do limiar inferior de atividade física aeróbica necessária semanalmente. Comente que, após início gradual, os benefícios da atividade física serão maiores se ela conseguir aumentar o gasto de MET. Por exemplo: sugira que ela faça caminhada a 3,0 mph, duas vezes por semana, durante 50 minutos cada sessão, e corrida a 5,0 mph (cerca de 8 km/h), duas vezes por semana, durante 20 minutos cada sessão, o que corresponderá a cerca de 650 MET (3,3 MET x 50 minutos x 2 dias na semana = 330 MET + 8,0 MET da corrida x 20 minutos x 2 dias na semana = 320; 330 + 320 = 650). Conforme tolerância e desejo, motive-a a continuar incrementando suas atividades aeróbicas.

◊ A orientação deve sempre conter o tipo de atividade a ser realizada, a frequência, a duração e a intensidade a serem realizadas.

◊ Em paralelo, oriente a realização de exercícios de fortalecimento muscular, por exemplo, musculação, no mínimo, duas vezes por semana, com realização de oito a dez exercícios que envolvam grandes grupos musculares, inicialmente com uma série de oito a 12 repetições por exercício. A quantidade de séries e de repetições pode ser aumentada ou diminuída conforme tolerância ou objetivo de treinamento (aumento de resistência x ganho de massa muscular).

LEITURA RECOMENDADA

1. Haskell WL, Lee IM, Pate RR, et al. Physical activity and public health: updated recommendation for adults from the American College of Sports Medicine and the American Heart Association. Circulation. 2007;116:1081-93.
2. Maron BJ. Distinguishing hypertrophic cardiomyopathy from athlete's heart physiological remodeling: clinical significance, diagnostic strategies and implications for preparticipation screening. Br J Sports Med. 2009;43:649-56.
3. Maron BJ, Thompson PD, Ackerman MJ, et al. Recommendations and considerations related to preparticipation screening for cardiovascular abnormalities in competitive athletes: 2007 update. Circulation. 2007;115:1643-55.
4. Meneghelo RS, Araújo CGS, Stein R, et al. Sociedade Brasileira de Cardiologia. III Diretrizes da Sociedade Brasileira de Cardiologia sobre Teste Ergométrico. Arq Bras Cardiol. 2010;95(5 suppl. 1):1-26.
5. Negrão CE, Barretto ACP. Cardiologia do exercício: do atleta ao cardiopata. 3. ed. Barueri: Manole; 2010.
6. Nelson ME, Rejeski WJ, Blair SN, et al. Physical activity and public health in older adults: recommendation from the American College of Sports Medicine and the American Heart Association. Circulation. 2007;116:1094-105.

7. Piña HL, Apstein CS, Balady GJ, et al. Exercise and heart failure: a statement from the American Heart Association Committee on Exercise, Rehabilitation, and Prevention. Circulation. 2003;107:1210-25.

50

Reabilitação Cardiovascular e Exercício para Cardiopata

Fábio Figueirêdo Costa

- Cardiopatas com perfil de risco mais elevado podem e devem realizar treinamento físico, porém muitos deles necessitarão de treinamento inicial em ambiente supervisionado, com a presença de médico e outros profissionais de saúde durante a realização de atividade física, pelo risco mais elevado de ocorrência de complicações. Esse treinamento inicial, idealmente, deverá ser feito em programas de reabilitação cardiovascular.
- Poucas são as modalidades terapêuticas que apresentam relação custo-efetividade equiparável à da reabilitação cardiovascular. A reabilitação é mais custo-efetiva do que terapias como trombolítico, angioplastia e uso de drogas hipolipemiantes. Apenas programas de cessação do tabagismo são mais custo-efetivos.

Custo e efetividade de intervenções terapêuticas em cardiologia		
Intervenção	**Fator de comparação**	**Custo-efetividade**
Programa antitabagismo	Sem terapia	US$ 220 por vida salva
Reabilitação cardíaca	Cuidado habitual	US$ 4.950 por vida salva
ICP (um vaso – angina grave)	Cuidados médicos	US$ 8.700 por vida salva
ICP (um vaso – angina leve)	Cuidados médicos	US$ 126.500 por vida salva
Sinvastatina na prevenção secundária	Sem terapia	US$ 9.630 por vida salva
Cirurgia de RM	ICP	US$ 26.750 por vida salva
t-PA	Estreptoquinase	US$ 35.275 por vida salva
Captopril (> 50a, pós-infarto agudo do miocárdio [IAM])	Sem captopril	US$ 76.000 por vida salva

- No Brasil, apenas 10% a 30% dos indivíduos candidatos estão participando de um programa formal de reabilitação cardíaca.
- A melhora do condicionamento aeróbico em cardiopatas apresenta relação inversamente proporcional à capacidade física antes do treinamento, sendo os pacientes mais comprometidos os que obtêm as melhorias mais significativas.

Comparação de custos de ICP x reabilitação cardiovascular para o Brasil	
ICP	**Reabilitação**
ICP com implante de um *stent* farmacológico: R$ 16.000	Mensalidade do Programa de Reabilitação Supervisionada por Médico: R$ 300,00.
	Quatro anos de programa de reabilitação supervisionada: R$ 14.400.
	50 pacientes/mês em Programa de Reabilitação Supervisionada: R$ 15.000.

- O treinamento aeróbico pode aumentar em 10% a 30% o VO_2 máx., sendo esse aumento mais evidente nos três primeiros meses de treinamento.
- O treinamento de força (musculação) também pode ser realizado por cardiopatas de forma segura, respeitadas as contraindicações (ver tabela).
- Para a maioria dos cardiopatas, não se deve ultrapassar 50% a 60% da força de contração voluntária máxima, durante o treinamento de força.

Contraindicações absolutas e relativas à prática de exercícios de força/resistidos (musculação) (*American Heart Association* [AHA])
Absolutas
Doença coronariana instável. Insuficiência cardíaca descompensada. Arritmias não controladas. Hipertensão pulmonar grave (PAP média > 55 mmHg). Pericardite, miocardite ou endocardite agudas. Hipertensão não controlada (PA > 180/110 mmHg). Dissecção aórtica. Síndrome de Marfan. Exercícios resistidos de alta intensidade (80% a 100% de uma repetição máxima) em pacientes com retinopatia proliferativa ativa ou retinopatia diabética não proliferativa moderada/grave.
Relativas (devem ser avaliadas por um médico especialista antes de realização)
Fatores de risco maiores para doença coronariana. Diabéticos em qualquer idade. Hipertensão (PA > 160/100 mmHg). Baixa capacidade funcional (< 4 MET). Limitação musculoesquelética. Presença de marca-passo ou desfibrilador implantável.

Adaptado de Willians *et al.* Circulation. 2007.

BENEFÍCIOS DA REABILITAÇÃO CARDIOVASCULAR

- Os bons resultados do tratamento por meio de reabilitação cardiovascular têm sido documentados por estudos consistentes e de boa qualidade.
- Nos pacientes portadores de cardiopatia isquêmica e de insuficiência cardíaca, a reabilitação reduz as mortalidades cardiovascular e total, com NNT (*number needed to treat*) possivelmente menor do que em algumas modalidades terapêuticas farmacológicas.

NNT anual para reduzir mortalidade total por meio de reabilitação cardíaca e de alguns dos principais recursos medicamentosos no pós-IAM
Reabilitação cardíaca: NNT=112 a 187
Betabloqueadores: NNT=84
Antiagregante plaquetário: NNT=306
Sinvastatina: NNT=164
Pravastatina: NNT=197

- Nos pacientes com insuficiência cardíaca, a melhora na classe funcional obtida com o treinamento físico é secundária às adaptações periféricas ao exercício, não existindo correlação entre a fração de ejeção do ventrículo esquerdo (VE) em repouso e a capacidade funcional.
- O exercício parece não alterar os níveis plasmáticos de LDL-colesterol total, mas diminui a quantidade de partículas pequenas e densas. Quanto maior o gasto calórico semanal, maiores os benefícios no perfil lipídico.

Benefícios da reabilitação cardiovascular	
Patologia	**Benefícios**
Isquemia miocárdica	Melhora da angina de repouso e aumento dos limiares isquêmicos relativo e absoluto, melhora da capacidade funcional e controle de fatores de risco.
Insuficiência cardíaca	↑ VO_2 pico, modulação neuro-humoral, melhora da função endotelial, ↑ potência aeróbia, ↑ qualidade de vida e melhora na relação ventilação/perfusão pulmonar.
Dislipidemia	↓ TG, ↑ HDL-c
Hipertensão arterial sistêmica (HAS)	↓ na pressão arterial sistólica (PAS) e pressão arterial diastólica (PAD).
Diabetes mellitus (DM)	↑ sensibilidade à insulina e melhora do controle glicêmico, independentemente de sexo, idade ou mudanças no peso.
Psicossociais	↓ ansiedade, depressão, da instabilidade emocional e dos vários sintomas de estresse.

ESTRATIFICAÇÃO DE RISCO PARA INCLUSÃO EM PROGRAMAS DE REABILITAÇÃO

- Antes de iniciar programa de atividade física para cardiopatas, é preciso determinar se o exercício físico pode representar risco para o paciente. Após anamnese e exame físico, é fundamental a realização de teste de esforço progressivo máximo para identificar o desencadeamento de isquemia, arritmias, distúrbios de conduções atrioventricular e intraventricular e alterações hemodinâmicas.
- O teste cardiopulmonar permite avaliar com mais precisão o VO_2 máx., além de determinar os limiares ventilatórios, que são muito úteis na prescrição do exercício, especialmente em cardiopatas graves (ver seção de exemplos).
- Os pacientes de baixo risco cardiovascular (ver tabela) devem ser reavaliados anualmente; já os de riscos moderado/alto (ver tabela) devem ser reavaliados semestralmente ou sempre que ocorrer alguma modificação clínica.

Estratificação de risco para inclusão de pacientes em programas de reabilitação cardíaca	
Risco	**Características**
Baixo	Capacidade funcional ≥ 7 MET.
	Ausência de sinais de isquemia em repouso e em intensidades < 6 MET.
	FEVE ≥ 50%.
	Ausência de ectopia ventricular complexa.
	Resposta adequada da pressão arterial ao esforço.
	Capacidade de automonitorização da intensidade do esforço.
Moderado	FEVE = 35% a 49%.
	Anormalidades reversíveis, durante o exercício, na cintilografia miocárdica com tálio.
	Ausência de ectopia ventricular complexa e de queda na pressão arterial durante o exercício.
	Isquemia ou TVNS no teste ergométrico em intensidade > 6 MET.

continuação

Alto	Dois ou mais infartos do miocárdio.
	Classe funcional ≥ III da *New York Heart Association* (NYHA).
	FEVE ≤ 35%.
	Diminuição ou incapacidade de aumento da pressão arterial durante o esforço.
	Ectopias ventriculares complexas.
	Depressão do segmento ST > 3,0 mm ou angina durante o exercício.
	Angina recorrente com alterações isquêmicas no segmento ST além das 24h seguintes à internação hospitalar.
	Capacidade funcional < 6 MET.
	Episódio prévio de parada cardiorrespiratória, exceto nas primeiras horas do IAM.
	Incapacidade de autoavaliação de esforço.
	Outras condições clínicas com risco de morte.

Adaptado de Moraes *et al.* Arq Bras Cardiol, 2005; Piegas *et al.* Arq Bras Cardiol, 2009.

- As contraindicações ao exercício físico em cardiopatas estão resumidas na tabela a seguir.

Contraindicações absolutas à prática de exercício físico
Angina instável.
Tromboflebite.
Embolia recente.
Infecção sistêmica aguda.
Bloqueio atrioventricular (BAV) de terceiro grau (sem marca-passo).
Pericardite ou miocardite aguda.
Arritmia não controlada.
Insuficiência ou estenose mitral ou aórtica graves sem tratamento adequado.
Insuficiência cardíaca descompensada.
HAS descontrolada.
Depressão do segmento ST > 2 mm.
Problemas ortopédicos ou neurológicos graves.
Diabetes mellitus descompensado.
Doença sistêmica aguda ou febre de origem desconhecida.
Outros problemas metabólicos descompensados.

Adaptado de Moraes *et al.* Arq Bras Cardiol, 2005.

Fases da reabilitação cardiovascular

- Para o início da reabilitação, o encaminhamento e o consentimento do médico assistente constituem medida primordial. Cabe ao médico do programa de reabilitação a liberação do paciente para início da atividade física, bem como a sua prescrição. A alta de cada fase da reabilitação também deve ser feita pelo médico do programa, em conjunto com o médico assistente do paciente.

Fase I

- Aplica-se ao paciente internado. Inicia-se após compensação clínica da causa de internação do doente, quer seja isquêmica, valvopatia, doença congênita, IC, metabólica, entre outras. Deve predominar a combinação de exercícios de baixa intensidade (banhar-se, deambular na própria unidade de internação, atividades que requeiram menos de 2 MET – ver tabela específica) com técnicas para o controle do estresse, além de programas de educação em relação aos fatores de risco de doença cardiovascular.

Fase II

- Inicia-se imediatamente após a alta hospitalar e, preferencialmente, deve ser realizada em ambiente hospitalar, sob supervisão e monitorização médica. Tem duração prevista de 2 a 6 meses.
- Nesta fase de atividade monitorada, é dada ênfase ao ensino da automonitorização do paciente (frequência cardíaca [FC], percepção do nível de esforço, sintomas).
- O programa de exercícios deve ser individualizado, em termos de intensidade, duração, frequência, modalidade de treinamento e progressão. Deve existir recursos para determinação da FC, pressão arterial, saturação de oxigênio, determinação de glicemia e monitorização eletrocardiográfica.
- Apenas quando o paciente demonstrar capacidade de se automonitorar, estará apto a passar para a fase III.

Fase III

- Pode ser iniciada em qualquer etapa da evolução da doença, não sendo necessariamente uma sequência das fases anteriores.
- Tem duração prevista entre 6 e 24 meses e pode ser realizada em ambiente extra-hospitalar. Já não existe necessidade de monitorização intensiva, porém condições para eventual monitorização cardíaca e determinação da saturação de oxigênio devem estar disponíveis.
- A incidência de complicações é baixa, entretanto os centros devem dispor de desfibrilador cardíaco e de profissionais treinados em BLS, além de contar com

a coordenação geral de um médico, que deve estar sempre presente na unidade durante a realização dos exercícios.

- A supervisão dos exercícios pode ser realizada por profissional especializado em exercícios físicos (professor de educação física ou fisioterapeuta). A equipe pode ser completada, caso haja disponibilidade, por profissional de enfermagem, nutricionista e psicólogo.
- O principal objetivo é o aprimoramento da condição física, além de medidas para promoção do bem-estar e procedimentos que contribuam para a redução dos riscos de complicações clínicas, como a cessação do tabagismo e reeducação alimentar.

Fase IV

- Também conhecida como fase de manutenção, tem duração indefinida.
- As atividades não são necessariamente monitoradas. O paciente já está apto a praticar os exercícios se automonitorando, em ambiente externo, inclusive o domiciliar. A prescrição externa é uma boa alternativa aos cardiopatas que se encontram nesta fase.
- Avaliações médicas semestrais, ou no máximo anuais, devem ser feitas nessa fase para atualizações da prescrição/orientações do treino.
- Os objetivos principais são o aumento e a manutenção da aptidão física. Não há obrigatoriedade de que esta fase seja precedida pela fase 3.

REABILITAÇÃO NÃO SUPERVISIONADA

- Em razão da escassez de centros estruturados de reabilitação no nosso país, para pacientes crônicos estáveis, pode-se considerar a adoção de reabilitação não supervisionada, porém com necessidade de prescrição individualizada dos exercícios.
- Demonstrações práticas dos exercícios em sessões formais (pelo menos duas) devem ser realizadas, sendo contempladas todas as etapas que compõem uma sessão – aquecimento, atividade propriamente dita e desaquecimento/relaxamento.

PRESCRIÇÃO DE EXERCÍCIOS PARA CARDIOPATAS

- Não é qualquer tipo de exercício que traz benefícios ao cardiopata.
- A prescrição deve abordar quatro itens principais: tipo de exercício, frequência, duração da sessão e intensidade da atividade.
- A modalidade aeróbica de exercícios físicos é a que possui evidências mais robustas que comprovam seu impacto na prevenção e melhora de doenças

cardiovasculares. Deve envolver grandes grupos musculares, movimentados de forma cíclica, de baixa a moderada intensidade, com frequência de três a cinco vezes por semana, por período não inferior a 30 minutos.

- Como mencionado previamente, os exercícios de força também podem ser realizados.
- Os testes ergométricos e ergoespirométricos (cardiopulmonares) contribuem para a definição da intensidade do exercício mais adequada para a capacidade física de cada indivíduo. São úteis também para a prescrição da progressão do condicionamento.
- A ergoespirometria, além de possibilitar a medida direta do VO_2 pico e/ou máx., permite a determinação do limiar anaeróbio e do ponto de compensação respiratória, dados de extrema relevância na prescrição de atividade para o cardiopata.
- Já na ergometria, o VO_2 pico é calculado, não é medido; o limiar anaeróbio e o ponto de compensação respiratória não podem ser determinados. A faixa ideal de intensidade de treinamento por esse método costuma ser superestimada, e essa superestimativa costuma ser maior quanto menor for a capacidade funcional dos pacientes. Portanto, a ergoespirometria deve ser realizada sempre que possível, evitando-se que pacientes cardiopatas realizem atividade física além do ponto de capacidade de compensação metabólica.

Intensidade de exercício

- Para cardiopatas estáveis, a intensidade do exercício deve ser prescrita pelos limiares ventilatórios fornecidos pela ergoespirometria: limiar anaeróbio (LA ou primeiro limiar) e ponto de compensação respiratória (PCR ou segundo limiar).
- Para indivíduos com insuficiência cardíaca, o limite superior da faixa de treinamento pode ser reduzido em 10% do valor registrado no ponto de compensação respiratória, para evitar que eles treinem em acidose metabólica descompensada.
- Na falta de avaliação ergoespirométrica, a intensidade pode ser determinada pela FC de reserva (fórmula de Karvonen). Nesses casos, é aconselhável uma intensidade entre 50% e 70% da FC de reserva ou, para cardiopatas mais condicionados, um limite superior de até 85% da FC de reserva (ver seção de exemplos).
- Estudos recentes têm demonstrado segurança e até mesmo superioridade de alguns desfechos, como capacidade física, qualidade de vida e controle dos fatores de risco, com a realização de exercícios intervalados e mais intensos,

quando comparados com a realização de exercícios moderados de forma contínua. Como até o momento são poucos os estudos disponíveis, sugere-se fortemente a orientação de prescrição de atividades moderadas pelos limiares ventilatórios, até que mais dados estejam disponíveis.

- Pacientes que apresentem angina/isquemia (alterações do segmento ST)/ arritmia durante a realização do teste ergométrico ou ergoespirométrico devem ter seu limite superior de treinamento limitado por FC de dez batidas por minuto (bpm) abaixo da FC de ocorrência da alteração (ver seção de exemplos).
- Quando o teste for realizado em esteira e o treinamento for realizado em bicicleta, deve-se reduzir em 10% o valor da FC máxima, antes de aplicar a fórmula para cálculo da FC de treinamento; em treinamentos em ambientes aquáticos, subtrair 10 bpm da FC máxima e aplicar a fórmula.

Tipo de exercício

- As atividades que utilizem grandes grupos musculares e possam ser mantidas por prolongado período de tempo, de forma rítmica, como caminhada, corrida e ciclismo, são recomendadas. Podem ser utilizadas tanto por cardiopatas como por indivíduos portadores de fatores de risco para doença cardiovascular (estratégia de prevenção).
- Exercício resistido dinâmico de baixa a moderada intensidade (até 50% da contração voluntária máxima) é parte complementar. É importante realizar séries de 10 a 15 repetições, com descanso entre as séries. Os profissionais devem estar atentos ao padrão respiratório durante as atividades, para que os doentes não realizem a manobra de Valsalva durante a prática.
- Exercícios de alongamento e aquecimento/desaquecimento devem ser realizados no início e término das sessões e devem ter duração de 5 a 10 minutos.

CARDIOPATIA X ESPORTE COMPETITIVO

- Serão comentadas somente as situações mais comuns. Para maiores detalhes, consultar leitura recomendada ao final do texto.

Hipertensão arterial sistêmica

- Pacientes com HAS estágio 1 e sem lesão em órgão-alvo ou outra comorbidade cardiovascular podem participar de qualquer esporte competitivo. Devem ter sua pressão arterial reavaliada a cada dois a quatro meses para monitorizar o impacto do exercício.

- Atletas com níveis tensionais mais elevados (estágio 2 em diante), mesmo sem a presença de lesões em órgão-alvo ou comorbidades, devem evitar esportes com componente estático elevado, IIIA a IIIC (*vide* a próxima tabela) até que a hipertensão seja controlada com remédios e/ou por modificações no estilo de vida.
- Quando HAS estiver associada a outra comorbidade cardiovascular, geralmente a outra comorbidade será o fator limitante da liberação do tipo de esporte que poderá ser realizado.

Extrassístoles ventriculares

- Está indicada a realização de eletrocardiograma (ECG) e teste ergométrico; caso haja evidência sugestiva de doença estrutural, fazer também Holter e ecocardiograma.
- Arritmias ventriculares complexas são comuns em atletas altamente treinados, sem doença estrutural subjacente, e costumam diminuir em frequência ou até mesmo desaparecer com o descondicionamento.
- Atletas com extrassístoles ventriculares e sem doença cardíaca estrutural podem participar de todos os tipos de esporte. Caso a frequência de extrassístoles aumente durante o exercício ou no teste de esforço, a ponto de causarem sintomas como fadiga, dispneia e/ou alteração do nível de consciência, liberar apenas para esportes IA.

BAV de primeiro grau

- Atletas assintomáticos, sem evidência de doença estrutural subjacente e que não tenham seu bloqueio prolongado durante o esforço, podem participar de todos os esportes de modo competitivo.

Doenças valvares

Prolapso da valva mitral

- Morte súbita por PVM é um evento raro, principalmente em indivíduos jovens.
- Os indivíduos que não tiverem síncope prévia, taquicardia supraventricular sustentada ou episódios recorrentes de TPSV ou taquiarritmias ventriculares complexas no Holter, regurgitação mitral importante, disfunção ventricular esquerda, evento embólico prévio ou história familiar de morte súbita relacionada ao PVM podem participar de todos os esportes competitivos.
- Caso uma das situações anteriores esteja presente, apenas os esportes da classe IA podem ser realizados de forma competitiva.

Estenose mitral

- Atletas com estenose mitral discreta, em ritmo sinusal, com pressão arterial sistólica pulmonar de pico < 50 mmHg durante o esforço podem participar de todas as modalidades competitivas.
- Aqueles com estenose mitral moderada, quer esta esteja em ritmo sinusal ou fibrilação atrial, com pressão arterial sistólica pulmonar de pico < 50 mmHg, podem participar de esportes competitivos das classes IA, IB, IIA e IIB.
- Os que possuem estenose mitral importante ou pressão arterial sistólica pulmonar de pico > 50 mmHg não devem participar de nenhuma modalidade competitiva.
- Pacientes com estenose mitral de qualquer gravidade e com fibrilação atrial ou história de fibrilação atrial com necessidade de anticoagulação não devem participar de esportes competitivos que tenham alto risco de contato/trauma corporal.

Insuficiência mitral

- Atletas com insuficiência mitral discreta ou moderada, em ritmo sinusal, com ventrículo esquerdo de tamanho e funções preservadas e com pressão arterial normal podem participar de todas as modalidades de esporte competitivo.
- Os que possuem insuficiência mitral discreta ou moderada, em ritmo sinusal, com FEVE preservada, porém com aumento discreto da cavidade ventricular esquerda, podem praticar os esportes das classes IA, IB, IC, IIA, IIB e IIC.
- Pacientes com insuficiência mitral importante ou aumento da cavidade ventricular esquerda > 60 mm, hipertensão pulmonar ou disfunção sistólica do VE não devem participar de nenhuma modalidade competitiva.
- Os que estiverem em fibrilação atrial ou história de fibrilação atrial com necessidade de anticoagulação não devem participar de esportes competitivos que tenham alto risco de contato/trauma corporal.

Estenose aórtica

- Atletas com estenose aórtica discreta podem participar de todas as modalidades competitivas e devem ser reavaliados clinicamente, pelo menos anualmente.
- Aqueles com estenose aórtica moderada podem participar de esportes da classe IA. Alguns deles podem realizar também esportes das classes IB e IIA desde que realizem teste de esforço compatível com o grau de esforço exigido pela atividade pretendida, sem apresentar sintomas, depressão do segmento ST, taquiarritmias ventriculares, e apresentem comportamento normal da pressão

arterial. Os que apresentam taquicardia supraventricular ou múltiplas arritmias ventriculares complexas ao repouso ou durante o esforço devem participar, apenas, de esportes da classe IA.

- Estenose aórtica grave ou moderada com sintomas contraindica todas as classes de esporte de forma competitiva.

Insuficiência aórtica

- Atletas com insuficiência aórtica leve/moderada e com diâmetro do VE de até 60 mm (que pode ser resultado do treinamento esportivo), além de FEVE preservada, podem participar de todas as modalidades competitivas. Os que apresentam TVNS ao repouso ou durante o esforço, assintomáticos, podem participar de esportes da classe IA.
- Os que apresentam insuficiência aórtica importante ou diâmetro diastólico do VE > 65 mm e/ou aqueles com insuficiência aórtica discreta/moderada sintomáticos (independentemente dos diâmetros cavitários) não devem realizar nenhuma classe de esporte competitivo.
- Os que tiverem insuficiência aórtica e dilatação da porção proximal da aorta ascendente de até 45 mm (excluindo os doentes com Marfan) podem competir em esportes da classe IA.

Bioprótese ou prótese mecânica mitral

- Atletas que não estejam usando anticoagulante oral e que apresentem função ventricular esquerda preservada e próteses normofuncionantes podem competir em esportes das classes IA, IB, IIA e IIB.

Bioprótese ou prótese mecânica aórtica

- Atletas com próteses normofuncionantes e função ventricular esquerda preservada podem participar de esportes das classes IA, IB e IIA. Os que estiverem competindo acima da classe IA devem realizar teste de esforço compatível com o grau de esforço da atividade pretendida para avaliar a ocorrência de sintomas, tolerância ao exercício e alterações hemodinâmicas.

Classificação dos esportes			
Aumento do componente estático → **III. alto** (> 50% CVM)	Ginástica, artes marciais, vela, levantamento de peso, *windsurf*, provas de arremesso (atletismo)	Musculação, andar de *skate*, luta livre, *snowboard* e esqui alpino	Boxe, canoagem/caiaque, remo, ciclismo, *decathlon*, triatlo, patinação (provas de velocidade)
II. médio (20%-50% CVM)	Arco e flecha, automobilismo, hipismo, motociclismo	Futebol americano e provas de salto (atletismo), patinação (artística), provas de rodeio, surfe, nado sincronizado, corrida (curta distância)	Basquete, corrida (média distância), natação, *handball*
I. Baixo (< 20% CVM)	Bilhar (sinuca), boliche, golfe, tiro ao alvo	*Baseball*, tênis de mesa, voleibol	Corrida de aventura, tênis, futebol, *squash*, *badminton* corrida (longa distância), marcha atlética
	A. Baixo (< 40% de VO_2 máx.)	**B. Moderado** (40% a 70% de VO_2 máx.)	**C. Alto** (> 70% de VO_2 máx.)
AUMENTO DO COMPONENTE **DINÂMICO →**			
CVM: contração voluntária máxima; VO_2 máx.: consumo máximo de oxigênio.			

Adaptado de Mitchell *et al.* JACC, 2005.

- Independentemente de possuírem prótese mecânica ou bioprótese, aórtica ou mitral, os pacientes em vigência de anticoagulação devem evitar esportes com alto risco de contato/trauma corporal.

Doença arterial coronariana (DAC)

- Todos os atletas com DAC devem ter ciência de que o risco de um evento cardíaco com atividades que levam à exaustão é, provavelmente, maior quando da existência de doença arterial coronariana de qualquer gravidade. Provavelmente, qualquer nível de exercício competitivo, mesmo transitoriamente, pode aumentar o risco de evento cardíaco. Os atletas devem, ainda, ser orientados sobre sintomas clássicos de doença coronariana e orientados para suspensão das atividades até nova avaliação médica, quando da ocorrência deles.

- Os indivíduos com diagnóstico de DAC, quer seja por angiografia coronária, prova funcional demonstrando isquemia, evento coronário prévio, procedimentos de revascularização ou que tenham escore de cálcio > 100, devem ter avaliação da função ventricular e ter realizado teste de esforço máximo durante a avaliação pré-participação esportiva.
- De acordo com o resultado dos exames complementares, podem-se classificar esses pacientes como tendo baixo ou alto incremento de risco de complicações cardiovasculares para prática de atividade competitiva (tabelas a seguir).

Critérios de baixo incremento de risco de complicações cardiovasculares durante atividade competitiva para pacientes com DAC
FEVE ≥ 50%.
Teste de esforço normal para a idade; > 10 MET em < 50 anos, > 9 MET entre 50 e 59 anos, > 8 MET entre 60 e 69 anos e > 7 MET em > 70 anos.
Ausência de isquemia induzida pelo esforço e de arritmias ventriculares complexas esforço-induzidas.
Ausência de estenose coronariana significativa (até 50% de redução luminal) por angiografia coronária.
Revascularização miocárdica cirúrgica ou percutânea bem-sucedida, caso um desses métodos de revascularização tenha sido empregado.

Adaptado de Thompson *et al.* JACC, 2005.

Critérios de alto incremento de risco de complicações cardiovasculares durante atividade competitiva para pacientes com DAC
FEVE < 50%.
Isquemia ou arritmia ventricular complexa esforço-induzida.
Estenose coronariana hemodinamicamente significativa.

Adaptado de Thompson *et al.* JACC, 2005.

- Atletas que possuem baixo incremento de risco de complicações cardiovasculares para prática de esportes podem competir nas classes IA e IIA. Porém, devem evitar competição sob situações extremas, como altitudes e temperaturas elevadas.
- Os atletas enquadrados na categoria de baixo risco devem realizar reavaliações clínicas anuais.
- Os que estiverem classificados como tendo alto incremento de risco para participação em esportes competitivos devem participar apenas de atividades IA.
- Os que tiverem sido submetidos à cirurgia de revascularização ou angioplastia devem apresentar pelo menos 12 meses de estabilidade do quadro antes de liberação para participação em atividade competitiva.

EXEMPLOS

Caso 1. Paciente do sexo masculino, previamente sedentário, de 50 anos de idade, hipertenso, dislipidêmico, com glicemia de jejum alterada e índice de massa corporal (IMC) de 29 kg/m², comparece ao consultório sem queixas cardiovasculares e exame físico sem alterações, com teste ergométrico recente negativo para isquemia miocárdica, solicitando liberação para início de atividade física. Estava em uso de losartana, hidroclorotiazida, sinvastatina e metformina.

- Parâmetros do teste ergométrico: atingiu 5,5 mph a 12% de inclinação em esteira, com 8:10 min de teste; FC de repouso: 76 bpm; FC máx.: 176 bpm; PA de repouso: 130 x 80 mmHg; PA máx.: 200 x 90 mmHg. ECG: ritmo sinusal; sem modificações do segmento ST sugestivas de isquemia no esforço ou recuperação. Extrassístoles ventriculares monomórficas isoladas e raras durante o esforço e recuperação.
- Cálculo da FC de treinamento = (FC máx. – FC rep.) x %FC recomendada + FC rep.

  Limite inferior: 100 x 50% + 76 = 126 bpm. Limite superior: 100 x 70% + 76 = 146 bpm.
- Portanto, paciente liberado para prática de atividade física aeróbia – caminhada, pelo menos 3x/semana, com duração de 30 a 60 minutos cada sessão, com FC de treino entre 126 e 146 bpm. Realizar sessões de exercícios resistidos com sobrecarga que não ultrapasse 50% da contração voluntária máxima, de forma complementar aos exercícios aeróbios, 2x/semana, com 8 a 10 exercícios que envolvam grandes grupos musculares, inicialmente com uma série de 12 a 15 repetições. Realizar aquecimento e desaquecimento por pelo menos 5 minutos durante os treinamentos e evitar manobra de Valsalva durante a realização dos exercícios.
- Caso a opção do paciente seja por esporte aquático (natação ou hidroginástica) ou bicicleta, deve-se reduzir a FC máx. em 10%; FC de treino: 117 a 134 bpm.
- Para indivíduos com certo grau de condicionamento prévio, pode-se utilizar uma faixa mais intensa de treinamento inicial, com limiares entre 60% e 80% da FC de reserva.

Caso 2. Paciente do sexo masculino, de 70 anos de idade, com história prévia de duas cirurgias de revascularização miocárdica, quatro angioplastias prévias e diversos cateterismos, vem com queixa de angina aos esforços habituais. Apresenta, ainda, HAS, DLP, DM tipo 2 em insulinoterapia, sobrepeso e fibrilação atrial crônica em anticoagulação oral. É ex-tabagista e seu último ecocardiograma mostrava disfunção sistólica importante do VE (FEVE 34%). Cintilografia miocárdica com dipiridamol evidenciava defeitos **persistentes** da perfusão em paredes anterosseptal, inferolateral e inferoapical. Sua última intervenção ocorreu há 2 anos e seu quadro se manteve estável desde então.

Ao encaminhá-lo a programa de reabilitação cardiovascular, ele leva teste ergoespirométrico com os seguintes parâmetros:

- Atingiu 3,0 mph a 10% de inclinação em esteira, com 7:25 min de teste. FC de repouso: 60 bpm; FC máx.: 127 bpm; PA repouso: 90 x 60 mmHg; PA máx.: 145 x 60 mmHg. ECG: ritmo de FA; apresentou infradesnivelamento do segmento ST do tipo horizontal, de até 1,5 mm, nas derivações DII, DIII, aVF, V4, V5, V6 e CM5, com retorno aos padrões basais no período de recuperação. O início do infradesnivelamento se deu com FC de 112 bpm.
- VO_2 pico: 16 ml/kg/min; ventilação pulmonar máxima atingida: 56 l/min; LA ocorreu com 88 bpm (70% da FC atingida) e 45% do VO_2 pico; PCR de 117 bpm (92% da FC atingida) e 88% do VO_2 pico.
- Logo, a FC de treinamento prescrita no serviço de reabilitação foi: 88 bpm (LA) – 102 bpm (FC de positivação do teste – 10 bpm).

Caso 3. Paciente do sexo masculino de 42 anos de idade, sem comorbidades, em acompanhamento ambulatorial por miocardiopatia dilatada idiopática, em classe funcional III, com história prévia de descompensações, estável nos últimos 2 meses, com marcada limitação para realização das atividades de vida diária. A FEVE pela RNM cardíaca é de 23%, com insuficiência mitral importante associada. Está em uso de enalapril, carvedilol, espironolactona, furosemida e digoxina em doses máximas toleradas. Realizou teste ergoespirométrico para início de reabilitação cardiovascular enquanto aguarda inclusão em fila de transplante cardíaco.

- Atingiu 2,5 mph com 6% de inclinação em esteira, com 5:00 min de teste. FC repouso: 88 bpm; FC máx.: 160 bpm; PA de repouso: 85 x 50 mmHg; PA máx.: 110 x 50 mmHg. ECG: ritmo sinusal; análise do segmento ST prejudicada pela presença de BRE; extrassístoles ventriculares polimórficas, isoladas e frequentes durante todo o exame.

- VO_2 pico: 12,1 ml/kg/min (com RQ de 1,17 nesse momento do teste); ventilação pulmonar máxima: 52 l/min; LA ocorreu com 113 bpm (71% da FC atingida) e 75% de VO_2 pico; PCR: 147 bpm (92% da FC atingida) e 89% de VO_2 pico.
- FC de treinamento prescrita em serviço de reabilitação: 113 (LA) – 132 bpm (-10% do PCR).

LEITURA RECOMENDADA

1. Börjesson M, Assanelli D, Carré F, et al. ESC Study Group of Sports Cardiology: recommendations for participation in leisure-time physical activity and competitive sports for patients with ischaemic heart disease. Eur J Cardiovasc Prev Rehabil. 2006;13:137-49.
2. Cortez AA, Ferraz A, Nóbrega ACL, et al. Diretriz de Reabilitação Cardiopulmonar e Metabólica: aspectos práticos e responsabilidades. Arq Bras Cardiol. 2006;86:74-82
3. Negrão CE, Barretto ACP. Cardiologia do exercício: do atleta ao cardiopata. 3. ed. Barueri: Manole, 2010.
4. Pelliccia A, Zipes DP, Maron BJ. Bethesda #36 and the European Society of Cardiology Consensus Recommendations Revisited. J Am Coll Cardiol. 2008;52:1990-6.
5. Piegas LS, Feitosa G, Mattos LA, et al. Sociedade Brasileira de Cardiologia. IV Diretriz da Sociedade Brasileira de Cardiologia sobre Tratamento do Infarto agudo do Miocárdio com Supradesnível do Segmento ST. Arq Bras Cardiol. 2009;93(6 suppl. 2):e179-264.

51

Cardiopatia na Gestação

Bruna Bernardes Henares
Fernando Ramos de Mattos

INTRODUÇÃO

- A incidência de cardiopatia na gravidez chega a 4,2% no Brasil, o que representa oito vezes a média internacional.
- Causas mais comuns de cardiopatia na gestação no Brasil em ordem de frequência:
  1. Valvopatia reumática (59% dos casos).
  2. Cardiopatias congênitas (15% dos casos).
  3. Doença arterial coronariana e doença de Chagas, ambas representando menos de 10% dos casos.
- Em países desenvolvidos, a causa mais comum passa a ser o conjunto das cardiopatias congênitas.
- Trata-se da maior causa de mortalidade materna indireta no ciclo gravídico-puerperal.

FISIOPATOLOGIA NA GESTAÇÃO

- Citam-se abaixo as principais alterações fisiológicas na gestação.

Período gestacional	Alterações
Primeiro trimestre	Desde o início, nota-se aumento progressivo do volume plasmático e do débito cardíaco.
Primeiro ao terceiro trimestre	Aumento de frequência cardíaca [de até 16 batidas por minuto (bpm) em relação ao basal] e ligeira queda nos valores pressóricos, que tendem a atingir os valores pré-gestação próximo ao termo.
Terceiro trimestre	Redução do retorno venoso pela compressão da cava inferior pelo útero gravídico.

- Os principais momentos de descompensação clínica são:

Período	Causas de descompensação
Entre a 26ª e a 28ª semana	Devido à necessidade de aumento de débito e pressão arterial.
Pré-parto e trabalho de parto	Devido a esforço físico, contração uterina e eventual hipotensão.
Intraparto	Por sangramento e hipovolemia.
Puerpério	Associado ao retorno de fluidos para o intravascular, especialmente nas primeiras 48 horas, recomendando-se alta mais tardia nesses casos.

CARDIOPATIAS QUE CONTRAINDICAM A GESTAÇÃO

- Doenças que cursam com hipertensão pulmonar grave, principalmente quando a pressão sistólica pulmonar se encontrar acima de 60% a 70% da pressão sistêmica.
- Síndrome de Marfan com raiz aórtica acima de 40 mm pelo alto risco de dissecção.
- Disfunção ventricular grave com fração de ejeção de ventrículo esquerdo abaixo de 35% (40% em alguns serviços).
- Em caso de interrupção de gestação, esta deve ser realizada até a 14ª semana em serviço de referência.

Contraindicação ABSOLUTA à gravidez devido ao alto risco
Coarctação de aorta importante.
Estenose aórtica grave com área valvar < 1 cm².
Síndrome de Marfan com diâmetro de raiz de aorta > 45 mm ou dilatação de aorta > 50 mm associado a valva aórtica bicúspide.
Hipertensão arterial pulmonar por qualquer etiologia.
Disfunção ventricular grave [fração de ejeção < 30% ou classe funcional (CF) *New York Heart Association* (NYHA) III ou IV].
Miocardiopatia periparto prévia associada à disfunção ventricular residual.

Adaptado de Diretriz da Sociedade Brasileira de Cardiologia para Gravidez na Mulher Portadora de Cardiopatia, e ESC Guidelines on the Management of Cardiovascular Diseases during Pregnancy.

- A via de parto é de decisão do médico obstetra, no entanto em algumas condições a cesárea deve ser considerada.

Condições a considerar parto cesariano
Uso de anticoagulação oral nos últimos 15 dias.
Síndrome de Marfan e aorta > 45 mm.
Dissecção de aorta (crônica ou aguda).
Disfunção ventricular de difícil tratamento.

- Na seção a seguir serão exploradas algumas condições específicas durante a gestação.

INFARTO AGUDO DO MIOCÁRDIO NA GESTANTE

- A principal etiologia é a doença aterosclerótica (43% dos casos), mas na gestante há participação aumentada de causas trombóticas por causa do estado de hipercoagulabilidade.
- A dissecção espontânea de coronárias ocorre mais nas gestantes do que nas não gestantes, sendo sua maior frequência nos períodos periparto e pós-parto inicial.
- O diagnóstico de infarto pouco difere das pacientes não grávidas, com a peculiaridade de o marcador de escolha ser a troponina I, visto que ocorre a possibilidade de falsa elevação de marcadores inespecíficos em condições como anemia, síndrome HELLP ou parto.

Particularidades do tratamento do infarto agudo do miocárdio (IAM) na gestante:

Intervenção	Comentário
Garantir saturação de oxigênio ≥ 95% e PaO_2 > 60 mmHg	A queda do conteúdo arterial de O_2 relaciona-se à maior morbimortalidade materno-fetal.
Analgesia cautelosa	Morfina pode causar depressões respiratórias materna e fetal.
Nitratos	Podem ser utilizados, no entanto a hipotensão pode causar sofrimento fetal.
Betabloqueadores	Podem ser utilizados na gestante. Tanto o metoprolol quanto o atenolol atravessam a barreira placentária, não são teratogênicos, mas podem relacionar-se com restrição do crescimento intrauterino de acordo com tempo e dose.
Inibidores da enzima de conversão da angiotensina (IECA)/bloqueadores do receptor da angiotensina (BRA)	Contraindicados na gestação e liberados durante o aleitamento.

continuação

Estatinas	Não são recomendadas durante o período gestacional.
Ácido acetilsalicílico (AAS)	Seguro até 150 mg.
Clopidogrel	Pode ser utilizado na gestante, recomendando-se a dose de ataque de 300 mg, seguida da de manutenção de 75 mg/dia.
Heparina	Tanto a não fracionada quanto a de baixo peso molecular não atravessam a barreira placentária, podendo ser utilizadas com segurança. Recorde-se a vantagem de reversão mais rápida da heparina não fracionada especialmente em pacientes próximas ao termo.
Terapia de reperfusão	Em IAM com supra, o método de escolha é a reperfusão percutânea em até 90 minutos, preferencialmente com *stents* não revestidos.
Trombólise sistêmica	Contraindicação relativa. Considerar apenas em situações extremas em que não haja a possibilidade de tratamento percutâneo ou transferência em tempo hábil, devendo, nesses casos, os possíveis benefícios serem maiores que os riscos.

INSUFICIÊNCIA CARDÍACA (IC) DESCOMPENSADA

- É importante conhecer se a IC possui componente sistólico (por exemplo: miocardiopatia isquêmica, chagásica, periparto, dilatada idiopática), diastólico (por exemplo: miocardiopatia hipertensiva, hipertrófica, estenose aórtica) ou ambos.
- Ao diagnóstico, deve-se atentar para algumas peculiaridades do período gravídico-puerperal como:
    - ◊ Redução fisiológica do TSH no primeiro trimestre.
    - ◊ Derrame pleural pequeno e bilateral no pós-parto precoce.
    - ◊ Arritmias supraventriculares raras e isoladas no primeiro trimestre.
    - ◊ O teste de esforço não é contraindicado, mas deve-se realizar protocolo submáximo [70% da frequência cardíaca (FC) máxima] e com monitorização fetal contínua.
    - ◊ O ecodopplercardiograma transesofágico pode ser realizado, mas, quanto ao sedativo, deve-se utilizar midazolam na dose de 1,0 a 4,0 mg, EV.
    - ◊ Existem poucas informações sobre a segurança do ecocardiograma de estresse.
    - ◊ Técnicas de cardiologia nuclear devem ser evitadas na gestação, mas estão liberadas no puerpério com orientações especiais quanto à amamentação.

Particularidades do tratamento da IC descompensada na gestante:

Intervenção	Comentário
Restrição hidrossalina	≤ 4 g/dia de sal em casos moderados e ≤ 2 g de sal/dia e ≤ 1,5 l/dia.
Digitálicos	Podem ser utilizados, mas seu nível sérico pode oscilar durante a gestação, devendo ser monitorado.
Furosemida	Não há restrição ao uso nas doses de 20 a 120 mg/dia.
Espironolactona	Não deve ser utilizada na gestação por causa do efeito antiandrogênico e feminilização dos fetos masculinos, estando liberada na amamentação.
IECA/BRA	Não são permitidos durante a gestação, mas são liberados na lactação.
Hidralazina	O uso é seguro na gestação.
Nitratos	Apresentam apenas poucas séries de casos em utilização em descompensações agudas em gestantes.
Betabloqueadores	Os de uso em IC (carvedilol e metoprolol) devem ser introduzidos em doses mínimas, progredidas em duas a quatro semanas, devendo-se postergar sua dose máxima alvo para o puerpério.

VALVOPATIAS E GESTAÇÃO

- Causa mais frequente de cardiopatia na gravidez, com prevalência de até 50%.
- O aumento em 50% do volume circulante e o da FC possuem papel importante na descompensação clínica dessas pacientes.
- Classes funcionais III e IV no início da gestação se associam a pior prognóstico, bem como a estenoses mitral (EM) e aórtica (EAo).

Estenose mitral

- A primeira manifestação clínica da EM frequentemente ocorre na gestação ou no puerpério precoce, e o aparecimento dos sintomas guarda relação clínica com o aumento de mortalidade.
- A etiologia reumática é a principal.
- A paciente deve ser submetida a avaliação clínica detalhada e ecodopplercardiograma transtorácico, a fim de avaliar área valvar, gradientes e escore ecocardiográfico.
- Devem-se sempre comparar os exames gestacionais com os prévios, lembrando que na gestação comumente há aumento dos gradientes diastólicos em razão das alterações fisiológicas (taquicardia, hipervolemia), priorizando-se a avaliação de área valvar nesses casos.

- Áreas valvares menores que 1,5 cm^2 se associam à limitação do enchimento diastólico de ventrículo esquerdo (VE) e a débito fixo.
- O tratamento deve objetivar: restrição de atividade física, controle de frequência cardíaca e de volume.
- Pacientes com sinais de congestão pulmonar idealmente devem ser hospitalizadas e receber terapia otimizada, a princípio: furosemida 60 mg/dia, propranolol 60 a 80 mg/dia e digoxina 0,25 mg/dia.
- Na falha do tratamento clínico, ou em classes funcionais muito avançadas, deve ser avaliado o tratamento invasivo.
- Em vigência de escore ecocardiográfico ≤ 8, pode-se realizar valvoplastia percutânea, no entanto nos casos de escore acima desse valor o tratamento deve ser cirúrgico.
- A valvoplastia percutânea deve ser evitada no primeiro trimestre e deve-se realizar proteção abdominal com colete de chumbo.

Estenose aórtica (EAo)

- Etiologia reumática é a principal, mas pode haver a presença de valva bicúspide.
- História natural geralmente mais longa em comparação com a patologia mitral.
- A paciente deve ser submetida a avaliação clínica detalhada e ecodopplercardiograma transtorácico, devendo-se ater ao fato de que na gestante se deve valorizar mais a área valvar que o gradiente em razão da vigência de sobrecarga de volume nessas pacientes.
- As EAo leves com fração de ejeção normal tendem a ter boa evolução, podendo apenas ser seguidas clinicamente.
- As lesões moderadas devem ser acompanhadas de modo próximo, mas geralmente evoluem bem apenas com restrições às atividades físicas (repouso).
- Em casos refratários, o tratamento cirúrgico deve ser avaliado.
- Pacientes com EAo grave e sinais de baixo fluxo coronariano ou cerebral devem ser submetidas a tratamento cirúrgico valvar, independentemente da idade gestacional.
- A valvoplastia por balão deve ser considerada apenas como medida de exceção e extrema, visto sua alta incidência de morbidade.

Insuficiências aórtica (IA) e mitral (IM)

- Patologias geralmente de bom prognóstico na gestação, visto que costumam ser bem toleradas por causa da vasodilatação fisiológica da gravidez, ao contrário das estenóticas, que, por sua vez, são mal toleradas por causa das condições de hipervolemia e taquicardia da gestação.

- Necessitam de tratamento específico apenas em vigência da IC.
- Tratamento cirúrgico é raro em gestantes e apenas em evoluções graves e refratárias.
- O tratamento constitui-se essencialmente em restrição hidrossalina, digoxina 0,25 a 0,50 mg/dia, furosemida 20 a 60 mg/dia, hidralazina em dose média de 75 mg/dia com possibilidade de associação aos nitratos.
- Indica-se profilaxia para a endocardite bacteriana antes de cesariana em pacientes portadoras de valvulopatias congênitas ou adquiridas e miocardiopatia hipertrófica.

ANTICOAGULAÇÃO EM GESTANTES

- Os anticoagulantes orais devem ser evitados no primeiro trimestre da gestação por risco de embriopatia varfarínica.
- Recomenda-se programar a anticoagulação conforme esquema a seguir:

Anticoagulação no ciclo gravídico-puerperal	
Primeiro trimestre	Heparina de baixo peso molecular (HBPM) (1 mg/kg/dose de 12/12h) e controle da atividade anti-Xa entre 0,5 e 1,2 Ui/mL.
Da 12ª a 34ª/36ª semana	Anticoagulação oral com varfarina e controle de tempo de protrombina monitorando INR-alvo de acordo com a indicação de anticoagulação.
Duas semanas antes do parto	Reiniciar HBPM ou heparina não fracionada (HNF), EV, contínua com controle de TTPA entre 1,7 e 2,0. Suspender HBPM 12 horas antes do parto e HNF 4-6 horas antes. Reiniciar 6 horas após se hemostasia permitir.
Após 48 a 72 horas do parto	Na ausência de complicações hemorrágicas, iniciar transição para anticoagulação oral (sem contraindicação na amamentação).

SEGURANÇA FARMACOLÓGICA NA GESTAÇÃO

- O maior risco de danos associados a fármacos ocorre durante a gestação, principalmente a teratogênese, mas durante a lactação pode ocorrer a eliminação pelo leite materno e causar efeitos deletérios para o neonato.
- As drogas são classificadas quanto ao seu risco na gestação da seguinte forma pela *Food and Drug Administration* (FDA):
  - ◊ Classe A: estudos controlados em mulheres não demonstram risco para o feto no primeiro trimestre, não havendo evidência de risco nos demais períodos.

◊ Classe B: estudos em animais não demonstraram risco fetal, porém não existem estudos controlados em mulheres no primeiro trimestre, não havendo evidência de risco nos demais períodos.

◊ Classe C: estudos em animais não revelaram risco fetal, mas não há estudo controlado em mulheres nem em animais. A droga pode ser administrada quando o risco potencial justificar o benefício.

◊ Classe D: há evidência de risco fetal em humanos, mas os benefícios podem ser aceitáveis, apesar dos riscos.

◊ Classe X: estudos em animais e humanos demonstraram anormalidades fetais, sendo a droga contraindicada a mulheres que estão ou querem se tornar gestantes.

- A seguir há um resumo dos principais fármacos em cardiologia e considerações quanto ao risco:

Anti-hipertensivos		
Fármaco	**Classe (FDA)**	**Comentários**
Atenolol	D	Associado à maior taxa de restrição de crescimento fetal. É secretado no leite em quantidade maior do que no plasma, devendo o neonato ser monitorado.
Bloqueadores do receptor da angiotensina	X	Contraindicados independentemente da idade gestacional. Liberados na amamentação.
Clonidina	C	Experiência limitada no primeiro trimestre. Excretada no leite, mas sem relatos de hipotensão no neonato.
Hidralazina	C	Compatível com a amamentação.
Inibidores da ECA	X	Contraindicados independentemente da idade gestacional. Liberados na amamentação.
Metildopa	C	Anti-hipertensivo de escolha na gravidez. Compatível com o aleitamento.
Nifedipina	C	Associada à teratogenicidade que não foi comprovada em estudos em animais e humanos. Compatível com aleitamento.
Nitroprussiato	C	Utilizar pelo menor tempo possível: pode acumular cianeto no feto. Não há dados sobre amamentação.
Pindolol	B	Não provoca restrição de crescimento fetal. Segunda linha de tratamento da hipertensão. É secretado no leite, devendo o neonato ser monitorado.
Verapamil	C	Não é teratogênico. Compatível com o aleitamento.

Diuréticos		
Fármaco	**Classe (FDA)**	**Comentários**
Clortalidona	B	Atravessa a placenta, mas não altera o volume amniótico. Pode levar à trombocitopenia neonatal. Compatível com amamentação, apesar de reduzir a lactação.
Espironolactona	C	Pode produzir alterações no aparelho reprodutor dos fetos. Evitado na gestação e liberado na amamentação
Furosemida	C	É excretado no leite, mas sem efeito adverso no lactente
Hidroclorotiazida	C	Atravessa a placenta, mas não altera o volume amniótico. Pode levar à trombocitopenia neonatal. Compatível com amamentação, apesar de reduzir a lactação.

Antiarrítmicos		
Fármaco	**Classe (FDA)**	**Comentários**
Adenosina	C	Meia-vida curta (7 segundos), com apenas efeitos colaterais breves. Não se espera a passagem para o leite.
Amiodarona	D	Atravessa a placenta e pode causar hipo/hipertireoidismo neonatal, bócio, prematuridade e peso pequeno para a idade gestacional. Não é recomendada na lactação.
Lidocaína	C	Atravessa a placenta, devendo-se evitar em situações de acidose fetal (trabalho de parto prolongado, sofrimento fetal). Pequena quantidade excretada no leite, sendo compatível com a amamentação.
Procainamida	C	Sem evidência de efeitos fetais adversos, devendo-se utilizar por curtos períodos. Compatível com amamentação.
Propafenona	C	Mais usada em arritmias supraventriculares no segundo e terceiro trimestres. Poucos relatos na gestação e sem informações na lactação.
Quinidina	C	Segura por curtos períodos para arritmias maternas ou fetais. Compatível com amamentação.
Sotalol	B	Não é teratogênico em animais, atravessa a barreira placentária, devendo-se observar FC do neonato por 24 a 48 horas. Concentração no leite maior que no plasma, mas é compatível com amamentação.

Hipolipemiantes		
Fármaco	**Classe (FDA)**	**Comentários**
Colestiramina	B	Não é absorvida. Pode ser utilizada na gestação e amamentação.
Estatinas	X	Alta incidência de malformações. Iniciar após término da amamentação.
Ezetimiba	C	Teratogênica em ratos, mas não em coelhos. Sem relatos em humanos. Preferível em relação à estatina se a terapia for mandatória. Sem dados na amamentação.
Fibratos	C	Não devem ser administrados durante a gestação e amamentação.
Niacina	C	Não deve ser administrada durante a gestação e amamentação.

Anticoagulantes e antitrombóticos		
Fármaco	**Classe (FDA)**	**Comentários**
AAS	C	Seguro até 150 mg ao dia. Altas doses podem fechar o ducto arterioso. Uso com cautela na amamentação.
Clopidogrel	B	Não é teratogênico em animais. Atentar para a suspensão 7 a 10 dias antes do parto.
Cumarínicos	D	Podem causar embriopatia varfarínica no primeiro trimestre. Compatível com amamentação.
Heparina de baixo peso molecular	B	Meia-vida reduzida na gestação. Segura na gestação e lactação.
Heparina não fracionada	B	Não atravessa a placenta nem é excretada no leite.
Ticlopidina	B	Fetotóxica, mas não teratogênica em animais.

Trombolíticos		
Fármaco	**Classe (FDA)**	**Comentários**
Alteplase	C	Pode causar hemorragia materna. Sem evidência de teratogenicidade. É possível a utilização na lactação, mas não se conhece sua passagem para o leite.
Estreptoquinase	C	Pode causar hemorragia materna. Sem evidência de teratogenicidade. É possível a utilização na lactação, mas não se conhece sua passagem para o leite.

Adaptado de Tedoldi *et al.*

LEITURA RECOMENDADA

1. Bortolotto MRFL. Cardiopatias. In: Zugaib M. Protocolos assistenciais – Clínica Obstétrica FMUSP. 3. ed. São Paulo: Atheneu; 2007. p. 211-23.
2. Diretriz da Sociedade Brasileira de Cardiologia para Gravidez na Mulher Portadora de Cardiopatia. Arq Bras Cardiol. 2009;93(6 suppl. 1):e110-78.
3. ESC Guidelines on the management of cardiovascular diseases during pregnancy. Eur Heart J. 2011;32(24):3147-97.
4. Tedoldi CL, Freire CMV, Bub TF, et al. Sociedade Brasileira de Cardiologia. Diretriz da Sociedade Brasileira de Cardiologia para Gravidez na Mulher Portadora de Cardiopatia.

Pericardiopatias

52

Pericardite Aguda

Dirceu Thiago Pessoa de Melo

INTRODUÇÃO

- A pericardite aguda é uma doença comum causada pela inflamação do pericárdio e representa 5% de todas as causas de dor torácica na sala de emergência. Sua principal causa são as infecções virais, que representam 85% a 90% dos casos, embora também possa ser secundária a afecções sistêmicas e infecções bacterianas.
- **Quadro clínico**: na maioria dos pacientes é composto de pródromo viral com febre, mialgia e sintomas de vias aéreas superiores ou trato gastrointestinal. A seguir, surge quadro de dor torácica com característica pleurítica, início súbito, de forte intensidade, que piora com a inspiração profunda e irradia para o pescoço e membros superiores. A irradiação para o músculo trapézio é bastante sugestiva do diagnóstico e se deve à íntima relação do nervo frênico – que inerva o músculo trapézio – com o pericárdio. Frequentemente, a dor tem caráter postural, com piora em decúbito dorsal e melhora ao sentar.
- **Exame físico**: pode revelar paciente febril, com toxemia, taquicardia e propedêutica pulmonar sugestiva de derrame pleural. O atrito pericárdico está presente em 85% dos casos e caracteriza-se por som rude, irregular, melhor audível na borda esternal esquerda. Pode possuir caráter intermitente, por isso é importante a realização de exame físico seriado.
- **Diagnóstico**: é realizado por meio dos critérios diagnósticos a seguir.

Critérios diagnósticos de pericardite aguda
1. Dor torácica sugestiva. 2. Atrito pericárdico. 3. Alterações eletrocardiográficas sugestivas. 4. Derrame pericárdico novo ou aumento do preexistente.
Diagnóstico muito sugestivo se dois ou mais critérios estiverem presentes.
Principais etiologias das doenças pericárdicas
Pericardite infecciosa: – Viral: Coxsackie, Echo, EBV, CMV, HIV, parvovírus B19. – Bacteriana: meningo, pneumo, gonococo, tuberculose, clamídia, borreliose. – Fúngica: candida, histoplasma. – Parasitária: toxoplasma, *Entamoeba histolytica*, *Echinococus*.
Doença pericárdica neoplásica: – Tumores primários: – Metástases de tumores secundários • Pulmão; • Mama; • Linfoma; • TGI; • Sarcomas/melanoma; • Outros.
Doenças autoimunes: – Lúpus. – Artrite reumatoide. – Espondilite anquilosante. – Esclerose sistêmica, Dermatomiosite, poliarterite nodosa, febre familiar do Mediterrâneo, síndrome de Reiter.
Processos autoimunes: – Febre reumática. – Síndrome pós-pericardiotomia. – Pós-infarto agudo do miocárdio (IAM) (Dressler). – Pericardite crônica autorreativa. – Toxicidade por drogas.
Pericardite associada a doenças de órgãos adjacentes: – IAM (pericardite epistenocárdica). – Miocardite. – Dissecção de aorta. – Infarto pulmonar. – Insuficiência cardíaca (hidropericárdio). – Pneumonia.

continuação

Desordens metabólicas: – Insuficiência renal. – Hipotireoidismo/mixedema. – Doença de Addison. – Cetoacidose diabética. – Pericardite por colesterol.
Trauma: – Trauma penetrante. – Ruptura esofágica. – Pós-procedimentos invasivos: passagem de marca-passo, estudo eletrofisiológico, biópsia endomiocárdica, intervenções valvares e coronárias percutâneas.
Gravidez
Idiopática

EXAMES COMPLEMENTARES

- **Eletrocardiograma (ECG)**: as alterações típicas incluem supradesnivelamento do segmento ST com concavidade para cima e infradesnivelamento de PR (Fig. 2). Tipicamente, há envolvimento mais frequente das derivações DI, DII, aVF e V3-V6. Na evolução natural, quatro estágios são descritos:

Estágios eletrocardiográficos da pericardite aguda	
Estágio I	Supra de ST anterior e inferior com concavidade para cima. Desvio de segmento PR com polaridade oposta à da onda P.
Estágio II	Precoce: reversão das alterações do segmento ST, segmento PR desviado. Tardio: progressivo achatamento e inversão de onda T.
Estágio III	Inversão de T generalizada.
Estágio IV	Eletrocardiograma retorna ao traçado basal/persistência da T invertida.

- **Laboratório**: leucocitose e elevação de PCR e VHS são comuns. A alteração dos marcadores de necrose miocárdica (CK-MB e troponina) pode ocorrer por comprometimento miocárdico e deve sugerir o diagnóstico de miopericardite. A realização de sorologias virais e cultura para vírus tem baixo rendimento diagnóstico e não altera a conduta. As provas de atividade reumatológica, como FAN e FR, não devem ser realizadas rotineiramente, mas apenas guiadas pela suspeita clínica de doença autoimune.
- **Radiografia de tórax**: normal na maioria dos pacientes, entretanto aumento da área cardíaca pode ocorrer na presença de derrame pericárdico > 200 ml ou nos casos de miopericardite com insuficiência cardíaca aguda.

- **Ecocardiograma**: importante para detectar a presença de derrame pericárdico, sinais de tamponamento ou alterações de contratilidade segmentar. Está indicado em todos os casos em que há dúvida diagnóstica ou sinais de comprometimento hemodinâmico.
- **Tomografia computadorizada e ressonância magnética (RNM) cardíacas**: devem ser indicadas nos casos duvidosos por causa do alto custo e da baixa disponibilidade em nosso meio. Têm boa sensibilidade para detecção de derrame pericárdico, avaliação da espessura do pericárdio e comprometimento do miocárdico. O método mais sensível para detecção de pericardite aguda é a pesquisa de realce tardio pela RNM.

TRATAMENTO

- A maioria dos casos de pericardite aguda viral ou idiopática apresenta bom prognóstico, com curso autolimitado. Entretanto, é importante que o médico esteja atento aos sinais de alto risco de complicações e às evidências clínicas de etiologia não viral, que apresentam evolução e tratamento específicos.

Sinais de alto risco de complicações
• Pulso paradoxal. • Sinal de Kussmaul. • Derrame pericárdico moderado a importante. • Imunossupressão. • Uso de anticoagulante oral. • Trauma torácico recente. • Pericardite recorrente. • Falha terapêutica após 7 dias de tratamento.

Sinais sugestivos de etiologia não viral
• Anemia. • Emagrecimento. • Sudorese noturna. • Pneumonia bacteriana em tratamento. • Imunossupressão. • IAM recente. • Neoplasia prévia. • Tuberculose prévia. • Doenças autoimunes. • Cirurgia cardíaca. • Radioterapia.

Medidas gerais
– Anamnese e exame físico detalhados. – ECG, radiografia de tórax. – HMG, PCR, VHS, CK-MB, troponina. – Ecocardiograma nos casos duvidosos, com alteração de marcadores de necrose ou com suspeita de instabilidade hemodinâmica.

Anti-inflamatórios não hormonais
– Têm como objetivo o alívio dos sintomas, já que não alteram a história natural da doença. – Ibuprofeno na dose de 300 a 800 mg, duas a três vezes ao dia, por 7 a 10 dias, com redução gradual da dose ao longo das semanas seguintes e de acordo com a melhora dos sintomas e redução de PCR e VHS. Tem bom perfil de segurança com poucos efeitos colaterais e efeito favorável no fluxo coronariano. – Em pacientes com DAC, o ácido acetilsalicílico (AAS) é o agente de escolha. – A todos os pacientes, está indicada a proteção gástrica com inibidores de bomba de prótons.

Colchicina
– Testada no estudo COPE Trial (*Colchicine for Acute Pericarditis*). Trata-se de estudo prospectivo, aberto, que selecionou 120 pacientes com primeiro episódio de pericardite aguda, divididos em dois grupos de tratamento: 1) AAS e colchicina; 2) AAS sem colchicina. No grupo com colchicina, foram observadas redução dos sintomas nas primeiras 72 horas e menor taxa de recidiva em 18 meses. – Colchicina 0,5 mg. Iniciar com 1 a 2 mg no primeiro dia, seguido de 0,5 mg, duas vezes ao dia, por 3 meses. – Diarreia é frequente. Cautela em pacientes com insuficiências renal e hepática, discrasias sanguíneas, distúrbios da motilidade gastrointestinal e em uso de drogas metabolizadas pelo citocromo P450.

Corticoide
– Associado à melhora rápida dos sintomas à custa de aumento das taxas de recidiva, portanto seu uso precoce deve ser evitado. – No COPE Trial, a prednisona aumentou em quatro vezes a chance de recidiva em relação ao grupo sem corticoide. – Indicado nos casos de pericardite secundária a tuberculose, doenças autoimunes, uremia ou processos autoimunes (pós-IAM, pericardite autorreativa). Pode também ser considerado nos casos de pericardite viral ou idiopática com falha terapêutica ao uso de anti-inflamatórios não hormonais (AINH). – Iniciar com 1 mg/kg por 7 dias, com redução gradual ao longo de 4 a 6 semanas.

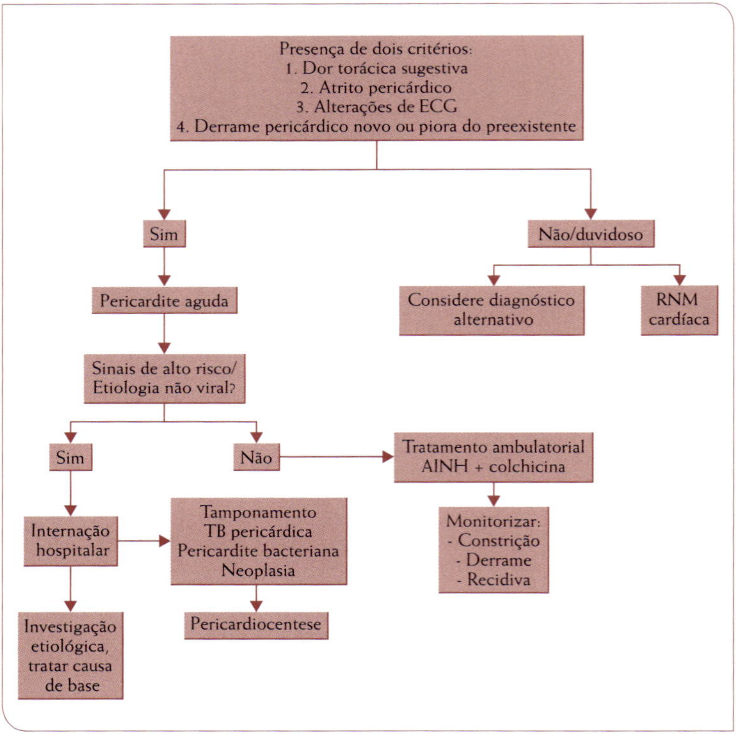

Fig. 1. Algoritmo para diagnóstico e tratamento da pericardite aguda. TB: tuberculose; RNM: ressonância nuclear magnética; AINH: anti-inflamatórios não hormonais. Adaptado de Khandaker *et al.* Mayo Clin Proc, 2010.

LEITURA RECOMENDADA

1. Khandaker MH, Espinosa RE, Nishimura RA, et al. Pericardial disease: diagnosis and management. Mayo Clin Proc. 2010;85(6):572-93.
2. Maisch B, Seferović Pm, Ristić AD, et al. Guidelines on the diagnosis and management of pericardial diseases: The Task force on the diagnosis and management of pericardial diseases of the European Society of Cardiology. Eur Heart J. 2004;25(7):587-610.

53

Derrame Pericárdico e Tamponamento Cardíaco

Dirceu Thiago Pessoa de Melo

DERRAME PERICÁRDICO

- Em pacientes com derrame pericárdico sem sinais de instabilidade, a abordagem deve se basear na avaliação etiológica e monitoramento do tamanho do derrame.
- O contexto clínico em que o derrame ocorre pode fornecer pistas: presença de neoplasias, colagenoses, tuberculose, infarto do miocárdio, pericardite aguda, hipotireoidismo ou insuficiência renal.

Principais etiologias do derrame pericárdico

- Pericardite infecciosa: viral, tuberculose.
- Doença pericárdica neoplásica: mama, pulmão, linfoma, tumores do TGI.
- Doenças autoimunes: LES, AR.
- Pericardite associada a doenças de órgãos adjacentes: IAM (pericardite epistenocárdica), miocardite, dissecção de aorta, infarto pulmonar, insuficiência cardíaca (hidropericárdio), pneumonia.
- Desordens metabólicas: insuficiência renal, hipotireoidismo/mixedema, doença de Addison, cetoacidose diabética, pericardite por colesterol.
- Trauma: trauma penetrante, ruptura esofágica.
- Pós-procedimentos invasivos: passagem de marca-passo, estudo eletrofisiológico, biópsia endomiocárdica, intervenções valvares e coronárias percutâneas.
- Gravidez.
- Idiopática.

- Em pacientes com derrame pericárdico pequeno, sem repercussão hemodinâmica, sinais inflamatórios ou suspeita de doenças sistêmicas potencialmente tratáveis, a investigação etiológica usualmente não é necessária.
- Em pacientes com derrame pericárdico idiopático volumoso (≥ 20 mm durante a diástole) ou relacionado a colapso de câmaras cardíacas, a maioria dos especialistas indica drenagem (percutânea ou cirúrgica), por causa do risco de

tamponamento que ocorre subitamente em até um terço dos casos. Nos casos sem comprometimento hemodinâmico, a drenagem com biópsia pericárdica pode ser indicada quando considerada fundamental para definição da etiologia e terapêutica específica (quimioterapia, imunossupressão etc.).

- Em pacientes com neoplasia, HIV, doenças autoimunes ou em uso de terapia imunossupressora, o derrame pericárdico deve ser avaliado com cautela, levando em conta o *status* funcional do paciente, estado nutricional e prognóstico. Nesses casos, o derrame pericárdico pode ser causado tanto pela doença de base como por infecções oportunistas. Muitas vezes a distinção entre essas duas entidades mediante avaliação clínica e não invasiva é difícil e, mais uma vez, a pericardiocentese com biópsia pode ser necessária em casos selecionados para definir o tratamento.

Indicações para puncionar derrame pericárdico significativo
– Sinais/sintomas de tamponamento cardíaco. – Tuberculose. – Neoplasia. – Pericardite bacteriana (derrame purulento). – Paciente HIV-positivo. – Na suspeita de etiologia com tratamento específico.

- Em derrames pericárdicos bacterianos, traumáticos, loculados ou de localização posterior à pericardiocentese percutânea é tecnicamente mais difícil, sendo mais adequada a abordagem cirúrgica.
- A avaliação com exames complementares é discutida no tópico a seguir.

Análise de líquido e biópsia pericárdica
– Líquido pericárdico: a avaliação bioquímica é semelhante à dos derrames pleurais, sugerindo exsudato: proteínas no líquido > 3,0 g/dl e proteínas líquido > 0,50; LDH líquido > 200 mg/dl e LDH líquido/soro > 0,60. Deve-se também analisar a celularidade, glicose, ADA (adenosina deaminase), marcadores tumorais (CEA, AFP, CA19-9, CA-125), cultura para fungos, bactérias e micobactérias, além de reação em cadeia polimerase (PCR) para vírus cardiotrópicos e o bacilo da tuberculose. – Biópsia pericárdica: a biópsia pericárdica usualmente tem baixo rendimento, sendo inespecífica na maioria dos casos. O uso da videotoracoscopia com biópsia guiada por visualização direta aumenta a acurácia do método e deve ser considerada nos pacientes estáveis.

Tamponamento cardíaco

- O tamponamento cardíaco se caracteriza pela restrição ao enchimento das câmaras cardíacas causado pelo acúmulo de líquido e aumento da pressão no espaço intrapericárdico. O aumento da pressão intrapericárdica determina redução da pressão miocárdica transmural e da complacência das câmaras cardíacas. O resultado é redução do enchimento diastólico e queda do débito cardíaco e da pressão arterial.

- **Quadro clínico**: depende da etiologia e da velocidade de acúmulo de líquido no espaço pericárdico. Nas patologias que ocasionam hemorragia (dissecção, trauma, iatrogênicas, rotura miocárdica), a pressão intrapericárdica aumenta rapidamente em questão de minutos a horas, com quadro clínico de choque cardiogênico e até parada cardiorrespiratória em AESP ou assistolia. Em processos inflamatórios de baixa intensidade, a compressão cardíaca ocorre em questão de dias a semanas, e os sinais e sintomas de pericardite podem preceder o quadro de instabilidade hemodinâmica. Em alguns casos pode ocorrer derrame pericárdico com baixa pressão. Nessa condição, um derrame que, em condições normais, não causaria tamponamento o faz em decorrência da redução das pressões intracardíacas ou da volemia (por exemplo, hemodiálise, perdas sanguíneas, uso excessivo de diuréticos em pacientes com derrame). Como não há estase jugular ou sinais de pressão de enchimento elevada, o diagnóstico clínico é bem mais difícil.
- **Exame físico**: taquipneia com pulmões limpos, taquicardia, hipotensão arterial, abafamento de bulhas, estase jugular e pulso paradoxal. Em alguns casos, o sinal de Kussmaul, caracterizado pela distensão venosa jugular durante a inspiração, pode estar presente, embora seja mais frequente em pacientes com pericardite constritiva.

Considerações sobre o pulso paradoxal

A fisiopatologia do pulso paradoxal envolve vários mecanismos e os principais são:

1. Durante a inspiração, ocorre aumento do retorno venoso para o lado direito do coração. Na presença de restrição à expansão da parede livre do ventrículo direito (VD) pelo derrame pericárdico, ocorrem desvio do septo em direção ao ventrículo esquerdo (VE) e redução do volume diastólico final e do volume sistólico desse último.
2. Durante a inspiração, ocorrem redução da pré-carga do VE, pela expansão dos pulmões, e aumento da pressão intrapleural. Esse fato reduz ainda mais o volume sistólico do VE.
3. Durante a inspiração, a pressão intratorácica torna-se negativa em aproximadamente 4 a 6 mmHg. Esse fenômeno aumenta o estresse transmural da parede do VE por causa do desequilíbrio entre as forças intracavitárias e intratorácicas. Esse componente é mais importante nas condições em que há pressão intratorácica negativa exagerada pelo esforço respiratório (-20 a -30 mmHg), como doença pulmonar obstrutiva crônica (DPOC), asma e obesidade.

Exames complementares

- **Eletrocardiograma**: taquicardia sinusal, complexos QRS de baixa voltagem, com amplitude máxima de 5 mm em derivações do plano frontal e 10 mm no plano horizontal. Alternância elétrica (Fig. 1), definida como alteração da amplitude do QRS a cada batimento em decorrência da mobilidade do coração no fluido pericárdico (*swinging heart syndrome*). Achados compatíveis com pericardite podem estar presentes.

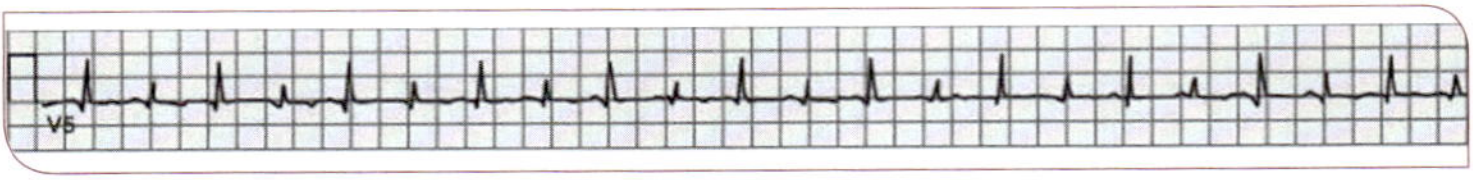

Fig. 1. Alternância elétrica.

- **Radiografia de tórax**: normal na maioria dos pacientes. Usualmente, 200 ml de líquido são necessários para determinar aumento da área cardíaca. Em pacientes com derrames de lenta instalação, pode haver grande aumento de área cardíaca com morfologia globosa. O exemplo clássico é o derrame secundário a hipotireoidismo.
- **Ecocardiograma**: é o exame mais importante para pacientes com suspeita de tamponamento cardíaco. Seus achados podem preceder o surgimento de hipotensão arterial e pulso paradoxal, permitindo diagnóstico e tratamento precoce. Em casos duvidosos, o uso do ecocardiograma transesofágico poderá ser considerado.

Achados ecocardiográficos que sugerem tamponamento cardíaco em um paciente com derrame pericárdico
1. Colapso de átrio direito.
2. Colapso diastólico de ventrículo direito.
3. Variação respiratória dos fluxos transvalvares mitral (> 25%), aórtico e tricuspídeo (> 40%).

- **Tomografia e ressonância cardíaca**: são exames pouco utilizados em pacientes com suspeita de tamponamento em razão da necessidade de transporte do paciente e uso de contraste endovenoso. Em pacientes com janela ecocardiográfica desfavorável, podem ser úteis para detectar derrames loculados, espessamento e calcificação pericárdica, colapso de câmaras cardíacas e dilatação da veia cava inferior.
- **Cateterismo cardíaco direito**: não é indicado de rotina para o diagnóstico de tamponamento, entretanto é útil quando o cateter de artéria pulmonar foi utilizado por outros motivos. O padrão clássico é composto de pulso paradoxal,

queda do débito cardíaco, perda do descendente Y e equalização das pressões de enchimento nas quatro câmaras cardíacas.

Tratamento

Medidas gerais

- Repouso no leito, monitor cardíaco, oxigênio, acesso venoso.
- Infusão de SF a 0,9%, IV. O aumento da pré-carga pode aumentar as pressões de enchimento e evitar o colapso precoce das câmaras cardíacas.
- Evitar ventilação mecânica não invasiva (VNI), por reduzir a pré-carga e as pressões de enchimento, precipitando o colapso das cavidades.
- Pela mesma razão, não se devem usar diuréticos.
- Os pacientes betabloqueados podem apresentar deterioração hemodinâmica mais precoce pela perda da taquicardia compensatória que mantém o débito cardíaco nas fases iniciais.
- O uso de drogas vasoativas/inotrópicos tem pouco benefício.

Importante

Em pacientes com forte suspeita clínica, ou seja, alta probabilidade pré-teste, o ecocardiograma não deve ser usado para descartar o diagnóstico de tamponamento, que é, em última análise, eminentemente clínico. Nesses casos, o tratamento com drenagem do líquido (percutânea ou cirúrgica) não deve ser retardado, e a melhor forma de comprovar o tamponamento é mediante a melhora hemodinâmica que ocorre após a intervenção.

Pericardiocentese percutânea

Deve ser realizada com uso de agulha e fio-guia, através do acesso subxifoide. A agulha deve ser direcionada para o ombro esquerdo, mantendo ângulo de 30° com a pele. Esse posicionamento é extrapleural e evita lesões de coronárias, do epicárdio e das artérias mamárias. Após posicionamento da agulha, introduz-se um fio-guia através do qual um cateter de pigtail será posicionado para drenagem. Em derrames volumosos recomenda-se a drenagem lenta para evitar a síndrome de descompressão aguda do ventrículo direito. O procedimento pode ser guiado pelo ecocardiograma à beira do leito ou por radioscopia no laboratório de hemodinâmica. As complicações graves têm prevalência de 1,3% a 1,6% e incluem perfuração do miocárdio e das artérias coronárias, embolia de ar, pneumotórax e perfuração de vísceras abdominais e cavidade peritoneal.

Contraindicações: pós-operatório de cirurgia cardíaca, ruptura de parede livre ventricular, dissecção de aorta, derrame loculado e de difícil acesso (posterior). Nesses casos, a formação de coágulos torna impossível a remoção de material com uso de agulhas e a drenagem cirúrgica deve ser indicada.

LEITURA RECOMENDADA

1. Khandaker MH, Espinosa RE, Nishimura RA, et al. Pericardial disease: diagnosis and management. Mayo Clin Proc. 2010;85(6):572-93.
2. Maisch B. Guidelines on the diagnosis and management of pericardial diseases: the task force on the diagnosis and management of pericardial diseases of the European Society of Cardiology. Eur Heart J. 2004;25(7):587-610.

54

Pericardite Constritiva

Dirceu Thiago Pessoa de Melo

INTRODUÇÃO

- A pericardite constritiva é consequência da inflamação crônica do pericárdio, que se torna espessado e calcificado, levando à restrição do enchimento diastólico dos ventrículos, queda do volume sistólico e baixo débito cardíaco.
- Marcos fisiopatológicos da doença: interdependência ventricular e variação respiratória das pressões de enchimento.

Causas mais frequentes de pericardite constritiva
– Idiopática. – Tuberculose. – Colagenoses. – Neoplasias. – Síndrome pós-pericardiotomia.

- **Quadro clínico**: fadiga, anorexia, náuseas e perda de peso. Insuficiência cardíaca direita com anasarca, ascite, distensão abdominal e edema de membros inferiores, que podem ser agravados por enteropatia perdedora de proteínas.
- **Exame físico**: caquexia cardíaca, estase jugular e sinal de Kussmaul, que consiste no aumento da distensão venosa jugular durante a inspiração profunda. O *knock* pericárdico é muito sugestivo; trata-se de som rude, protodiastólico, que ocorre devido à vibração da parede ventricular na fase de enchimento rápido. Por causa da fisiopatologia semelhante, por vezes é difícil diferenciá-lo da terceira bulha cardíaca (B3).

EXAMES COMPLEMENTARES

- **Eletrocardiograma**: alterações inespecíficas do segmento ST e onda T, ondas Q patológicas, complexos QRS de baixa voltagem, bloqueio atrioventricular, fibrilação atrial, sinais de sobrecarga atrial ou distúrbios da condução intraventricular.

- **Radiografia de tórax**: calcificações pericárdicas, derrame pleural.
- **Ecocardiograma**: o ecocardiograma tipicamente identifica pacientes com função ventricular preservada e pericárdio espessado, embora a ausência desse achado não descarte o diagnóstico. Os principais achados incluem: espessamento pericárdico, movimentação anormal do septo interventricular, dilatação e ausência de colapso inspiratório da veia cava inferior, variação respiratória dos fluxos mitral e tricúspide, ondas E' com velocidade normal ou aumentada.
- **Tomografia e ressonância magnética cardíacas**: espessamento e calcificação pericárdica, movimentação atípica do septo interventricular e dilatação da veia cava inferior. Aproximadamente 20% dos pacientes que são submetidos a tratamento cirúrgico têm espessura pericárdica normal na tomografia, portanto um exame normal não descarta o diagnóstico. A ressonância pode ser útil na identificação de miocardiopatias restritivas, importante diagnóstico diferencial.
- **Estudo hemodinâmico invasivo**: Na pericardite constritiva o pericárdio espessado limita a expansão dos ventrículos durante a diástole. Desse modo, no momento em que se abrem as valvas atrioventriculares ocorrem rápido enchimento dos ventrículos e aumento abrupto da pressão diastólica. Como resultado, observa-se que a maior parte do enchimento ventricular ocorre no terço inicial da diástole, e a partir do momento em que o pericárdio determina a máxima expansão da cavidade, cessa o aumento de volume e de pressão em seu interior. Essas alterações determinam no cateterismo direito o padrão chamado de *dip* (descenso *Y* rápido) e *plateau* ou "sinal da raiz quadrada" na curva de pressão venosa devido à queda inicial da pressão, aumento abrupto e estabilização. Além disso, pode-se observar aumento das pressões de átrio direito, ventrículo direito e pressão capilar pulmonar, culminando com a equalização das pressões de enchimento nas quatro câmaras cardíacas.

DIAGNÓSTICO DIFERENCIAL

- O principal diagnóstico diferencial da pericardite constritiva são as miocardiopatias restritivas, como amiloidose, sarcoidose, endomiocardiofibrose, síndrome hipereosinofílica e desordens secundárias a quimioterapia ou radiação.

Diagnóstico diferencial entre pericardite constritiva e miocardiopatias restritivas		
	Constrição	Restrição
Pulso paradoxal	1/3 dos casos	Ausente
Knock pericárdico	Presente	Ausente

continuação

B3, B4, sopro regurgitativo	Raro	Comum
Eletrocardiograma: baixa voltagem	Comum	Raro
Radiografia de tórax	Calcificação	–
BNP	Normal/Pouco aumentado	Aumentado
Variação respiratória das pressões/fluxos esquerda-direita	Aumentada	Normal
Desvio do septo interventricular	Presente	Ausente
Espessura da parede do ventrículo	Normal	Aumentado
Doppler tecidual – velocidade da onda E'	Aumentada	Reduzida
Hipertensão pulmonar	Ausente	Presente
Equalização das pressões de enchimento esquerda-direita	Presente	Esquerda > direita mais que 5 mmHg
Pressões de enchimento> 25 mmHg	Raro	Comum
Sinal da raiz quadrada	Presente	Variável

TRATAMENTO

- O tratamento da pericardite constritiva consiste em ressecção cirúrgica do pericárdio espessado de frênico a frênico. Antes do procedimento, o uso de diuréticos pode aliviar os sintomas de insuficiência cardíaca direita.

Pericardiectomia

Na constrição pericárdica, a indicação cirúrgica clássica ocorre nos casos em que há insuficiência cardíaca clínica. Nessa condição, a intervenção não deve ser adiada, pois pacientes em classe funcional avançada (III-IV da *New York Heart Association* – NYHA) apresentam maior mortalidade (30% a 40% x 6% a 19%) e o benefício cirúrgico é menor. Existem dois tipos de abordagem cirúrgica para ressecção do pericárdio: 1) toracotomia anterolateral; 2) esternotomia mediana. O sucesso do procedimento depende diretamente do grau de atrofia e fibrose miocárdica, assim como do grau de calcificação e adesão entre epicárdio e pericárdio, que dificultam o desbridamento cirúrgico. A mortalidade relacionada ao procedimento varia de 6% a 12%, e as principais complicações incluem disfunção ventricular esquerda aguda, sangramento e ruptura de parede ventricular. Em pacientes com indicação precoce do procedimento é frequente a remissão completa dos sintomas, e a sobrevida em longo prazo é igual à da população geral. Entretanto, nos pacientes com intervenção tardia, pode não haver remissão completa. Segundo dados da literatura, apenas 40% dos pacientes apresentam normalização da hemodinâmica cardíaca no pós-operatório em 3 meses, podendo chegar a 60% em 2 anos.

LEITURA RECOMENDADA

1. Khandaker MH, Espinosa RE, Nishimura RA, et al. Pericardial disease: diagnosis and management. Mayo Clin Proc. 2010;85(6):572-93.
2. Maisch B, Seferović PM, Ristić AD, et al. Guidelines on the diagnosis and management of pericardial diseases: the task force on the diagnosis and management of pericardial diseases of the European Society of Cardiology. Eur Heart J. 2004;25(7):587-610.

Perioperatório

55

Avaliação Perioperatória em Cirurgia Cardíaca

Ruth Carolina Lima

INTRODUÇÃO

- Para a adequada avaliação do risco cirúrgico, as primeiras variáveis a serem consideradas são risco da cirurgia – alto risco de complicações cardiovasculares (maior que ou igual a 5%), risco intermediário (entre 1% e 5%) e baixo risco (< 1%) – e risco cardiovascular do paciente. Toda cirurgia cardíaca é considerada de alto risco cirúrgico.
- A morbimortalidade em cirurgia cardíaca é de 1% em pacientes de baixo risco e varia de 2% a 7% em pacientes de alto risco, sendo essa uma estatística variável, uma vez que os resultados dependem da experiência do cirurgião, do volume cirúrgico do centro em que ocorre a cirurgia e dos cuidados perioperatórios instituídos.
- Os escores de risco têm importante papel na tentativa de predizer eventos. No entanto, mesmo validados em diversas populações, possuem vieses e são capazes de predizer melhor a mortalidade que a morbidade, sendo essa última, com os avanços da técnica cirúrgica e cuidados perioperatórios, a maior complicação, levando ao aumento do tempo de internação hospitalar e dos custos em saúde pública e suplementar.
- A utilização de exames complementares na avaliação perioperatória deve ser individualizada e ter objetivos definidos
- Uma vez conhecidos os riscos do paciente, cabe à equipe assistente utilizar-se das estratégias atualmente conhecidas, a fim de minimizar complicações no pós-operatório, estratégias essas que serão citadas neste capítulo.

ESCORES DE RISCO

- Existem mais de dez escores de risco para avaliação pré-operatória. Os mais utilizados para avaliação em cirurgia cardíaca em nosso meio são o *European System for Cardiac Operative Risk Evaluation* (EuroSCORE) e o STS (*Society of Thoracic Surgeons Score*).

EuroSCORE

- Recentemente atualizado para EuroSCORE II, foi idealizado em 1995, sem atualizações até março de 2011, quando foi divulgada a sua segunda versão.
- O EuroSCORE original possui duas formas de cálculo: a aditiva – na qual se somam pontos, cujo resultado estratificará o risco do paciente em baixo, médio e alto riscos – e a logarítmica (disponível em: www.euroscore.org). Esse escore, em sua primeira versão, é simples de ser aplicado, porém não discrimina risco por tipo de cirurgia e tende a subestimar o paciente de muito alto risco, o que pode ser corrigido aplicando a forma logarítmica.
- Foi validado em diversas populações além da original, no entanto possui como desvantagem não estratificar adequadamente morbidade pós-operatória. A sua segunda versão, ainda sem validação publicada, acrescenta a variável "baixa morbilidade", discrimina risco por tipo de cirurgia e não classifica o paciente em faixas de risco, porém dá o resultado em percentual de risco. Segue abaixo exemplo da tabela de cálculo *on-line*.

STS *score*

- O STS foi desenhado em 1989 para a população norte-americana, com o objetivo de avaliar a evolução dos pacientes no pós-operatório de cirurgia cardíaca, bem como de tornar-se base de dados.
- É validado em outras populações, é amplamente utilizado e possui estudos mostrando superioridade em relação a outros escores, principalmente por levar em considerações o tipo de cirurgia a ser realizado. O cálculo encontra-se disponível em: www.riskcalc.sts.org.

SYNTAX *score*

- O escore SYNTAX é um complexo método de avaliação de gravidade da lesão coronariana, a partir do qual se pode decidir a intervenção a ser realizada.
- Esse escore classifica as lesões coronarianas em baixo Syntax-*score* (0-22 pontos), intermediário (23-32 pontos) e alto (≥ 33), tendo sido utilizada como *end point* para as avaliações a ocorrência de evento maior cardiovascular após cada intervenção coronariana.
- Pacientes cujas lesões possuem Syntax-*score* baixo são os ideais para intervenção coronariana percutânea, enquanto lesões de Syntax-*score* intermediário ou alto são elegíveis preferencialmente para a cirurgia, com base nos eventos pós-intervenção.
- Esse escore tem sido cada vez mais utilizado e possui quatro anos de seguimento após publicação.

- Como já citado, todos os escores possuem vieses e são estimativas de risco. Cabe à equipe, em especial ao cardiologista assistente e ao cirurgião, identificar o risco individual e traçar estratégias que minimizem os danos teoricamente previstos.

QUANDO SOLICITAR EXAMES COMPLEMENTARES DE IMAGEM NA AVALIAÇÃO PERIOPERATÓRIA

- Pacientes que serão submetidos a cirurgias com necessidade de circulação extracorpórea, pela manipulação da aorta ascendente, podem evoluir com acidente vascular encefálico (AVE) ou ataques isquêmicos transitórios (AIT). Além disso, pacientes com doença grave carotídea possuem risco elevado de eventos cerebrovasculares.
- Recomenda-se solicitar ultrassonografia com Doppler de carótidas em pacientes maiores que 65 anos, com doença arterial periférica, sopro carotídeo audível, lesão de tronco de coronária esquerda ou AVE/AIT prévios. Mesmo que não haja intervenção carotídea planejada, há indicação dessa "busca ativa" para planejamento intraoperatório, pois ações como evitar períodos prolongados de hipotensão e manter a pressão arterial média elevada durante o ato cirúrgico (90 mmHg) e no pós-operatório imediato, provendo adequada pressão de perfusão cerebral, podem reduzir risco de AVE nessa fase.
- Pacientes com mais de 40 anos que serão submetidos a cirurgia de reparação/troca valvar ou aorta deverão ser submetidos à cineangiocoronariografia, rotineiramente, em cirurgias eletivas. A doença arterial coronariana e a doença valvar possuem diversos sinais e sintomas comuns, o que torna os métodos de avaliação não invasivos pouco específicos.

CUIDADOS E MANEJO NO PERIOPERATÓRIO

- Kirov *et al.* propuseram a seguinte adequação entre avaliação do risco cirúrgico x risco do paciente x manejo perioperatório:

Manejo perioperatório de acordo com níveis de complexidade – Kirov *et al.*		
Baixo	**Médio**	**Alto**
Nível 1	Monitorização não invasiva	ECG, PANI, $SatO_2$, capnógrafo
Nível 2	Monitorização invasiva convencional	Pressão arterial invasiva e medidas de pressão venosa central
Nível 3	Monitorização minimamente invasiva	Análise de contorno de pulso não calibrado, Doppler esofágico
Nível 4	Monitorização invasiva	Cateter de diluição transpulmonar, contorno de pulso calibrado, saturação venosa central ($ScvO_2$) contínua
Nível 5	Monitorização invasiva estendida	Cateter de artéria pulmonar, saturação venosa mista contínua (SvO_2)

	Manejo perioperatório – Monitorização hemodinâmica – Risco cirúrgico x risco do paciente – Kirov *et al.*		
RISCO CIRÚRGICO →	Baixo	Moderado	Alto
RISCO DO PACIENTE ↓			
BAIXO	Monitorização convencional não invasiva	Monitorização não invasiva + invasiva + $ScvO_2$	Monitorização minimamente invasiva + menos invasiva + $ScvO_2$ contínua
INTERMEDIÁRIO	Monitorização convencional não invasiva + invasiva + saturação venosa central	Monitorização minimamente invasiva + $ScvO_2$	Menos invasiva + $ScvO_2$ contínua
ALTO	Monitorização minimamente invasiva + monitorização menos invasiva + saturação venosa central	Monitorização menos invasiva + SVO_2 contínua	Menos invasiva ou invasiva estendida + cateter de artéria pulmonar + $ScvO_2$ contínua + SvO_2 contínua

- Ações que reduzem morbimortalidade no perioperatório:

Medidas gerais
– Utilização de antibiótico como profilaxia.
– Evitar hipervolemia – leva a aumento do tempo de ventilação mecânica e de dano intracelular e à disfunção orgânica. Utilizar monitorização hemodinâmica invasiva (variação de pressão de pulso, Vigileo®, cateter de artéria pulmonar) e medidas não invasivas como *rasing legs* para avaliar responsividade à fluidoterapia e evitar o excesso. – Realizar hemotransfusão judiciosa. A estratégia liberal de hemotransfusão no perioperatório demonstrou maior morbimortalidade, tanto em grupos de maior como de menor gravidade (Apache II *score* > 20 e < 20, respectivamente). Não transfundir apenas com base em valores isolados, utilizar critérios hemodinâmicos e avaliar oferta x consumo/demanda de O_2. Em geral, transfundir quando Hb < 6,0, especialmente no caso de anemia aguda, entre 6,0 e 10 mg/dl – avaliar se há hipoperfusão ou instabilidade hemodinâmica, Hb > 10 mg/dl, não transfundir. – Identificação precoce de disfunção do sistema cardiovascular: identificar a causa do choque e iniciar terapêutica adequada prontamente, evitando perpetuação da hipoperfusão tecidual e evolução para disfunção de múltiplos órgãos e sistemas.

continuação

- Profilaxia de tromboembolismo venoso: iniciar precocemente medidas mecânicas (caneleiras pneumáticas, meias elásticas e deambulação precoce) e, após redução da fase de risco de sangramento e retirada de drenos, adicionar medidas medicamentosas.
- Evitar hipotermia no pós-operatório.
- Evitar hiperglicemia (manter glicemia entre 110 e 150 mg/dl) e, mais importante, evitar variações acentuadas dos níveis séricos de glicose – aumento de mortalidade em unidade de terapia intensiva.
- Utilizar a estratégia de ventilação protetora, além de utilizar pressão positiva no intra e no pós-operatório. Utilizar a estratégia de extubação precoce no pós-operatório (na sala de cirurgia ou até 6 horas do pós-operatório).
- Recomenda-se manter o uso de ácido acetilsalicílico (AAS) e estatinas para cirurgia de revascularização miocárdica. O uso de betabloqueador no pré-operatório é controverso, uma vez que o seu efeito inotrópico negativo pode dificultar a transição/saída da circulação extracorpórea, e em cirurgias não cardíacas, no estudo POISE.

Eventos adversos no pós-operatório

- Infarto agudo do miocárdio – aumento de marcadores de necrose miocárdica em mais de cinco vezes o valor prévio à cirurgia ou ao valor da normalidade. É necessário reforçar que o valor de troponina I possui relação com morbimortalidade intra-hospitalar.
- Arritmias – As mais comum sao as taquicardias supraventriculares. Não há diretriz para o tratamento, por exemplo, da fibrilação atrial; alguns serviços utilizam antiarrítmico (amiodarona), outros apenas controlam a frequência cardíaca e prescrevem anticoagulante oral para reavaliação posterior quanto ao ritmo cardíaco e retirada da medicação, acreditando que a ocorrência da arritmia é relacionada apenas ao pós-operatório precoce. Pode ser usado glicocorticoide associado quando há evidência de síndrome pós-pericardiotomia.
- Declínio cognitivo – Devem-se utilizar medidas que reduzem a ocorrência de *delirium*; respeitar, quando possível, ciclo sono-vigília, manter claridade, relógios, próteses e órteses utilizados pelos pacientes. O tratamento consiste no uso de neurolépticos e das medidas não farmacológicas citadas. O CAM-ICU é um bom método de avaliação e triagem. Há descrição da ocorrência de demência no pós-operatório de cirurgia cardíaca, sendo resultante de depósito beta-amiloide. Pode, ainda, ocorrer acidente vascular encefálico isquêmico ou hemorrágico, e o tratamento deve ser individualizado.

- Conforme citado, os escores de risco pré-operatórios são ferramentas para estratificar o paciente no contexto da cirurgia à qual será submetido. Uma vez identificado o risco, há a necessidade de adequar o monitoramento e a terapêutica a ser realizada de forma individualizada. Deve-se atentar para as medidas que reduzem a morbimortalidade em curto e longo prazos. Deve-se fazer "busca ativa" de complicações, e os eventos adversos devem ser prontamente tratados. Embora muito já tenha sido elucidado e evoluído quanto aos cuidados no perioperatório, esse ainda é um caminho árido a ser percorrido.

LEITURA RECOMENDADA

1. D'Agostino RS, Svensson LG, Neumann DJ, et al. Screening carotid ultrasonography and risk factors for stroke in coronary artery surgery patients. Ann Thorac Surg. 1996;62:1714.
2. Geissler HJ, Hölzl P, Marohl S, et al. Risk stratification in heart surgery: comparison of six score systems. Eur J Cardiothorac Surg. 2000;17:400-6.
3. Moraes F, Duarte C, Cardoso E. et al. Avaliação do EuroSCORE como preditor de mortalidade em cirurgia cardíaca de revascularização miocárdica no Instituto do Coração de Pernambuco. Braz J Cardiovasc Surg, 2006;21(1):29-34.
4. Nashef SA, Roques F, Hammill BG, et al. Validation of European System for Cardiac Operative Risk Evaluation (EuroSCORE) in North American cardiac surgery. Eur J Cardiothoracic Surg. 2002;22:101-5.
5. Ribeiro AL, Gagliardi SP, Nogueira JL, et al. Mortality related to cardiac surgery in Brazil, 2000-2003. J Thorac Cardiovasc Surg. 2006;131(4):907.

56

Perioperatório de Cirurgia Não Cardíaca

Eduardo Cavalcanti Lapa Santos
Fernando Côrtes Remisio Figuinha

INTRODUÇÃO

- Os eventos cardiovasculares como infarto agudo do miocárdio (IAM) são a principal causa de morte no período perioperatório.
- Termos como "paciente liberado para a cirurgia" devem ser evitados pelo cardiologista. O mais apropriado é dizer se o risco cardiológico do paciente é baixo, intermediário ou alto e quais as possíveis medidas que podem ser tomadas para minimizar tal risco.

EXAMES COMPLEMENTARES

- Ao iniciar uma consulta de pré-operatório, devem-se solicitar os exames gerais de forma racional, pedindo somente aqueles que poderão definir melhor os riscos do paciente. A solicitação de exames em excesso e que são, em geral, desnecessários não irá alterar as condutas orientadas e também não protegerá o médico do ponto de vista legal.

Creatinina
– Pacientes > 40 anos. – Portadores de nefropatia, *diabetes mellitus*, hipertensão arterial sistêmica, insuficiência hepática ou insuficiência cardíaca caso não haja resultado desse exame nos últimos 12 meses. – Pacientes que vão ser submetidos a intervenções de médio e grande portes.

Glicemia de jejum
– Pacientes > 40 anos. – Diabéticos.

Hemograma
- Indivíduos que apresentem suspeita clínica de anemia no exame físico ou de presença de doença crônica relacionada à anemia. - Pacientes que vão ser submetidos a intervenções de médio a grande portes.

Coagulograma
- Pacientes anticoagulados. - Pacientes com insuficiência hepática. - Portadores de distúrbios da coagulação. - Em intervenções de médio ou grande porte.

Eletrocardiograma (ECG)
- Pacientes > 40 anos. - Diabéticos. - Pacientes com história de dor torácica provável ou definitivamente anginosa recorrente. - Exame físico sugestivo de doença cardiovascular.

Radiografia de tórax
- Pacientes > 40 anos. - Pacientes que apresentem anormalidades relacionadas ao tórax na história ou exame físico. - Intervenções de médio a grande portes, principalmente as cirurgias intratorácicas e intra-abdominais.

Ecocardiograma
- Indivíduos com sopro sistólico sugestivo de estenose aórtica que não foram investigados previamente. - Pacientes com insuficiência cardíaca (IC), com piora do quadro clínico desde que não tenham ecocardiograma nos últimos 12 meses. - Pacientes com dispneia sem causa definida. - Pré-operatório de transplante hepático (avaliar presença de hipertensão pulmonar).

Adaptado de Gualandro *et al.*, 2011.

RISCO INTRÍNSECO DA CIRURGIA

- Os procedimentos cirúrgicos não cardíacos podem ser classificados como de risco alto, intermediário ou baixo, de acordo com a probabilidade de desenvolver eventos cardíacos (morte ou infarto agudo do miocárdio não fatal) no período perioperatório.

Risco intrínseco da cirurgia
Baixo risco (< 1% de eventos cardíacos)
• Procedimentos endoscópicos • Procedimentos odontológicos • Cirurgia de catarata • Cirurgia de mama • Cirurgia ambulatorial
Risco intermediário (1% a 5% de eventos cardíacos)
• Todos os procedimentos que não se enquadram nem em baixo nem em alto risco (por exemplo: cirurgias abdominais, torácicas, ortopédicas etc.)
Alto risco (> 5% de eventos cardíacos)
• Cirurgias vasculares arteriais com exceção de endarterectomia de carótida • Cirurgias de urgência ou emergência

ESTRATIFICAÇÃO DE RISCO

- Existem várias formas de estimar o risco cardiológico perioperatório de um paciente. Os dois algoritmos mais usados na prática clínica são o de Lee e o do *American College of Physicians* (ACP).

Algoritmo baseado no trabalho de Lee
Fatores de risco: 1. Cirurgia intraperitoneal, intratorácica ou vascular suprainguinal. 2. Doença arterial coronária (ondas Q no ECG, e/ou sintomas de isquemia, e/ou teste não invasivo para isquemia alterado, e/ou uso de nitrato). 3. Insuficiência cardíaca congestiva (quadro clínico sugestivo e/ou radiografia de tórax com congestão pulmonar). 4. Doença cerebrovascular. 5. *Diabetes mellitus* em uso de insulinoterapia. 6. Creatinina pré-operatória > 2 mg/dl.
Estratificação de risco cardiovascular perioperatório: Até um fator de risco presente – baixo risco. Dois ou mais fatores de risco sem angina ou ICC limitante – risco intermediário. Dois ou mais fatores de risco, mas com angina ou ICC classe funcional 3 ou 4 – risco alto.

Algoritmo do *American College of Physicians*
Avaliar a pontuação abaixo: Infarto agudo do miocárdio há < 6 meses (10 pontos). Infarto agudo do miocárdio há > 6 meses (5 pontos). Angina classe III (10 pontos). Angina classe IV (20 pontos). Edema agudo de pulmão na última semana (10 pontos). Edema agudo de pulmão há mais de 1 semana (5 pontos). Estenose aórtica importante (20 pontos). ECG com ritmo não sinusal ou com extrassístoles supraventriculares (5 pontos). ECG com > cinco extrassístoles ventriculares (5 pontos). $PaO_2 < 60$, $PaCO_2 > 50$, $K < 3$, $U > 50$, $Cr > 3$ ou restrito ao leito (5 pontos). Idade > 70 anos (5 pontos). Cirurgia de emergência (10 pontos).
Estratificação de risco cardiovascular perioperatório: Se > 20 pontos – alto risco. Se < 20 pontos – avaliar as seguintes variáveis: Idade > 70 anos. História de angina. *Diabetes mellitus*. Ondas Q no ECG. História de ICC. História de infarto. Alterações isquêmicas de ST no ECG. Hipertensão arterial com hipertrofia ventricular esquerda importante.
Se até uma variável presente – risco cardiovascular perioperatório baixo. Se duas ou mais variáveis presentes – risco cardiovascular perioperatório intermediário.

- Após estratificar o risco do paciente, define-se a conduta perioperatória cardiovascular:

Conduta preconizada para o risco do paciente
Pacientes de baixo risco Podem ser submetidos à intervenção cirúrgica não cardiológica sem necessidade de procedimentos diagnósticos ou terapêuticos adicionais.
Pacientes de risco intermediário No caso de cirurgia vascular arterial, realizar prova não invasiva de isquemia caso isso altere a conduta (recomendação 2 A). No caso de cirurgias de médio risco, o nível de evidência para realização de prova não invasiva de isquemia é menor (recomendação 2 B).

continuação

Pacientes de alto risco
Sempre que possível, adiar a operação até estabilizar a condição cardíaca. Se a natureza do risco for isquêmica, fazer cateterismo.

- Pacientes de risco moderado ou alto devem idealmente ter o pós-operatório realizado em unidade de terapia intensiva (UTI) ou semi-UTI com a realização de ECG e troponina diários nos três primeiros dias. Isso se deve ao fato de a maioria dos IAM perioperatórios ocorrer nos três primeiros dias de pós-operatório, sendo na maior parte dos casos assintomático por diversos motivos (uso de analgesia, por exemplo).
- O modelo proposto anteriormente se aplica a pacientes com programação de cirurgia eletiva. No caso de cirurgia de emergência, a operação deverá ser realizada independentemente da estratificação de risco cardiovascular do paciente.
- Com exceção de cirurgias de emergência, pacientes com condições cardíacas agudas (tabela abaixo) não devem ser submetidos a procedimentos cirúrgicos, os quais devem ser postergados até compensação da cardiopatia.

Condições cardíacas ativas
– Angina instável. – Infarto agudo do miocárdio há menos de 1 mês. – Insuficiência cardíaca descompensada. – Valvopatia importante sintomática. – Bradiarritmia ou taquiarritmia grave.

- Pacientes que foram submetidos a alguma forma de avaliação funcional nos últimos 2 anos (por exemplo: teste ergométrico, cintilografia com dipiridamol etc.) e que não tiveram alteração da sintomatologia desde então podem ir para cirurgia sem necessidade de repetição do exame. Isso também se aplica a pacientes que tiveram revascularização cirúrgica completa realizada há mais de 6 meses e menos de 5 anos e que estão estáveis clinicamente.

ESTRATÉGIAS PARA REDUÇÃO DO RISCO CARDIOVASCULAR PERIOPERATÓRIO

Estratégias para reduzir risco cardiovascular perioperatório
– Uso de betabloqueadores. – Uso de ácido acetilsalicílico (AAS). – Uso de estatinas. – Manutenção da normotermia durante o ato cirúrgico. – Revascularização percutânea/cirúrgica pré-operatória. – Manter Hb > 9 casos o paciente seja coronariano.

- As indicações de betabloqueador no perioperatório de acordo com a segunda Diretriz de Avaliação Perioperatória da Sociedade Brasileira de Cardiologia são:

Indicações de betabloqueador no perioperatório de cirurgia não cardíaca
1. Pacientes que já usam a medicação por qualquer motivo (a suspensão antes da cirurgia pode causar taquicardia e aumento da pressão arterial [PA]) – grau de recomendação I.
2. Pacientes com isquemia miocárdica (detectada por testes não invasivos ou por sintoma de angina) que vão se submeter a procedimentos cirúrgicos – grau de recomendação I.
3. Pacientes candidatos a operações vasculares arteriais que possuem risco cardíaco moderado – grau de recomendação IIa.

- No final de 2011, foram relatadas falhas metodológicas importantes em alguns dos trabalhos que serviram como justificativa para o uso de betabloqueadores no perioperatorio de cirurgias nao cardíacas. Desta forma, é possível que as recomendações colocadas anteriormente sejam modificadas em um futuro próximo, ao menos em relação ao grau de recomendação.
- As drogas estudadas com esse fim são o atenolol, o bisoprolol e o metoprolol. O estudo POISE mostrou que se deve evitar o início desse grupo de drogas horas antes da cirurgia, uma vez que isso aumenta bastante o risco de hipotensão e acidente vascular cerebral perioperatório. Assim, recomenda-se que a medicação seja iniciada pelo menos uma semana antes da cirurgia, almejando-se uma frequência cardíaca (FC) entre 55 e 65 batimentos por minuto (bpm). Evitar hipotensão (pressão arterial sistólica – PAS < 100 mmHg). A droga deve ser mantida por pelo menos um mês após o procedimento. Para pacientes que tenham contraindicações ao uso de betabloqueadores (por exemplo: broncospasmo ativo), pode-se utilizar a clonidina.
- Pacientes coronariopatas que já usam AAS em doses iguais ou menores a 100 mg por dia devem ter a medicação continuada no período perioperatório sempre que possível. Os procedimentos em que é totalmente necessário suspender a medicação são citados na tabela a seguir:

Procedimentos antes dos quais se deve suspender o uso de aspirina
– Neurocirurgias.
– Ressecção transuretral de próstata.

- Nesses casos, deve-se interromper a medicação pelo menos 1 semana antes da cirurgia.
- As indicações de estatinas no perioperatório são:

Indicações de estatinas no perioperatório de cirurgia não cardíaca
– Pacientes que já usam a medicação (não suspender).
– Pacientes que vão ser submetidos a cirurgias vasculares arteriais.
– Pacientes sabidamente coronariopatas.

No segundo caso, recomenda-se a introdução de atorvastatina 20 mg pelo menos 15 dias antes do procedimento.

- Já há estudos mostrando que a manutenção da temperatura corporal abaixo de 35 graus durante a cirurgia aumenta o risco de IAM. Assim, preconiza-se a normotermia durante o ato cirúrgico.
- As indicações de revascularização no período perioperatório são as mesmas do paciente em geral (angina estável e lesão de tronco de coronária esquerda, doença trivascular com FE < 50%). *Vide* capítulo 12.
- Após procedimentos de revascularização (cirúrgica ou percutânea), deve-se atentar para os intervalos mínimo e ideal que se deve aguardar para a realização de cirurgias não cardíacas:

Tipo de revascularização	Intervalo mínimo	Intervalo ideal
Cirúrgica	Variável de acordo com o paciente	30 dias
Angioplastia sem *stent*	7 dias	14 dias
Stent convencional	14 dias	> 6 semanas
Stent farmacológico	1 ano	Indefinido

Adaptado de Gualandro *et al.*, 2011.

- Pacientes que estão em uso de tienopiridínicos ou de ticagrelor devem ter a medicação idealmente suspensa de acordo com os intervalos mostrados na tabela a seguir.

Medicação	Tempo de suspensão antes de procedimentos cirúrgicos
Clopidogrel	5 dias
Prasugrel	7 dias
Ticagrelor	5 dias

- Caso o paciente tenha *stent* farmacológico implantado há menos de 1 ano ou *stent* convencional colocado há menos de 1 mês, deve-se avaliar a situação caso a caso. Se o risco de sangramento do procedimento for baixo, pode-se discutir com o cirurgião a manutenção da dupla antiagregação no período perioperatório. Caso o risco de sangramento seja moderado ou alto, deve-se manter o AAS em todo o período perioperatório e suspender o segundo antiplaquetário de acordo com a tabela anterior. A reintrodução da medicação deve ser realizada o mais precocemente possível, idealmente antes que o paciente complete 10 dias da suspensão.

- Níveis de PAS < 180 mmHg e de pressão arterial diastólica (PAD) < 110 mmHg não contraindicam procedimentos eletivos. Caso a PA esteja em níveis maiores do que esses, recomenda-se um melhor controle antes da cirurgia. Deve-se continuar com todos os anti-hipertensivos do paciente mesmo no dia da cirurgia. A ingestão de comprimidos com pequeno volume de água não atrapalha o jejum necessário antes do procedimento.
- Estenoses valvares são mal toleradas no período perioperatório e, se forem sintomáticas, devem ser corrigidas antes de procedimentos eletivos. Já regurgitações valvares não costumam trazer grandes malefícios, desde que bem controladas clinicamente (diuréticos etc.).
- Pacientes que colocaram marca-passo definitivo nos últimos 60 dias devem ter procedimentos eletivos postergados, uma vez que há risco de episódio de bacteremia com consequente infecção do sítio de implantação do marca-passo.

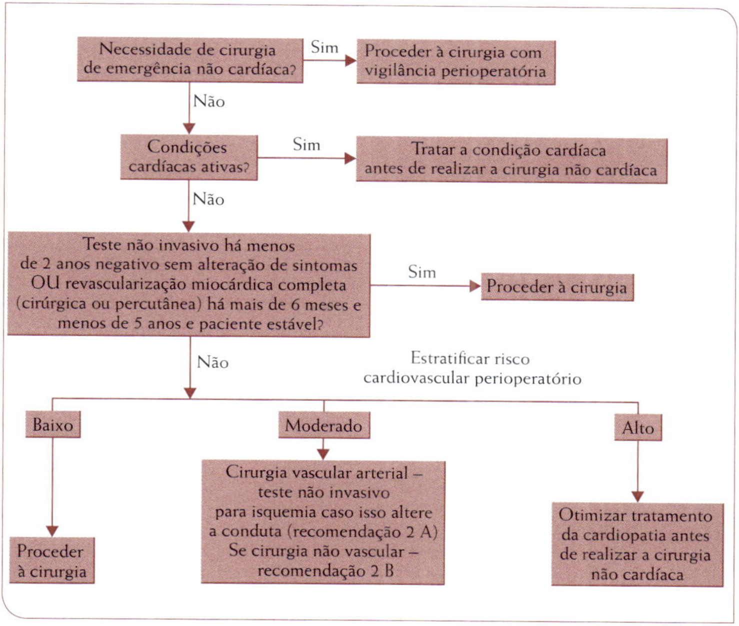

Adaptado de Gualandro *et al.*, 2011.

LEITURA RECOMENDADA

1. Fleischer LA, Beckman JA, Brown KA, et al. ACC/AHA 2007 guidelines on perioperative cardiovascular evaluation and care for noncardiac surgery: a report of the American College of Cardiology/American Heart Association Task Force on Practice Guidelines (Writing Committee to Revise the 2002 Guidelines on Perioperative Cardiovascular Evaluation for Noncardiac Surgery) developed in collaboration with the American Society of Echocardiography, American Society of Nuclear Cardiology, Heart Rhythm Society, Society of Cardiovascular Anesthesiologists, Society for Cardiovascular Angiography and Interventions, Society for Vascular Medicine and Biology, and Society for Vascular Surgery. J Am Coll Cardiol. 2007;50:e159.
2. Gualandro DM, Yu PC, Marques AC, et al. II Diretriz de Avaliação Perioperatória da Sociedade Brasileira de Cardiologia. Arq Bras Cardiol. 2011;96(3 suppl. 1):1-68.

Prevenção

57

Check-up

Eduardo Cavalcanti Lapa Santos
Bruna Bernardes Henares
Philipe Rachas Saccab

- Trata-se de uma avaliação médica periódica (história clínica e exame físico) associada a exames complementares indicados de acordo com sexo e idade dos pacientes.
- Engloba a prevenção primária (rastreamento de tabagismo, drogas, álcool, indicação de vacinas) e a secundária (mamografia, rastreamento de câncer de intestino e citologia oncótica, entre outras).
- Importante para realizar o do diagnóstico de doenças e para proporcionar ao indivíduo a adoção de hábitos de vida mais saudáveis.
- Recomenda-se que o *check-up* seja feito a cada 2 anos em pacientes abaixo de 50 anos e anualmente nos pacientes acima de 50 anos.
- O exame físico deve fazer parte da rotina na primeira consulta e nos atendimentos seguintes. Recomenda-se que seja feito a aferição da pressão arterial, a medida do peso e da altura com o posterior cálculo do índice de massa corporal (IMC), a medida da circunferência abdominal e, em pacientes > 65 anos, o teste com a tabela de Snellen (avaliação de acuidade visual).
- A *American Diabetes Association* (ADA) recomenda que seja feito *screening* para diabetes nos seguintes grupos de pacientes:

Indicações de *screening* para *diabetes mellitus* (ADA – 2013)
1. Pacientes maiores do que 45 anos.
2. Pacientes com o IMC ≥ 25 e que têm um ou mais dos seguintes fatores de risco: hipertensão arterial sistêmica, sedentarismo, dislipidemia (HDL ≤ 35 mg/dL ou TG ≥ 250 mg/dL), história familiar de diabetes em parentes de primeiro grau, história de ter tido filho com mais de 4,1 kg, história pessoal de diabetes gestacional, paciente que já teve glicemia de jejum alterada ou intolerância à glicose previamente, mulheres com a síndrome dos ovários policísticos, outras situações associadas a resistência insulínica (ex.: obesidade importante), história de doença vascular arterial.

- O exame solicitado nesses casos deve ser a glicemia de jejum. Caso esta seja inferior a 100 mg/d, deve-se repetir o exame a cada 3 anos. Caso fique entre 100 mg/dL e 125 mg/dL, é recomendada a realização do teste oral de tolerância à glicose. Duas medidas iguais ou superiores a 126 mg/dL confirmam o diagnóstico de diabetes.
- A diretriz de prevenção primária da *American Heart Association* (AHA) publicada no final de 2010 defende a realização de ultrassom de carótidas para calcular a espessura íntima-média ou a realização de escore de cálcio das artérias coronárias em indivíduos de risco intermediário (10% a 20% de risco de eventos cardiovasculares nos próximos 10 anos, calculado, por exemplo, pelo *Framingham Risk Score*). Como citado no capítulo 58 – Dislipidemia, a presença de espessura íntima-média da carótida maior do que 1 mm ou a presença de escore cálcio >100 ou > percentil 75 para o sexo e a idade eleva o risco cardiovascular do paciente.
- O uso de aspirina no cenário de prevenção primária tem sido muito debatido nos últimos anos. A recomendação mais atual sobre o assunto vem do *United States Preventive Services Task Force* (USPSTF). Esse documento deixa claro que a aspirina na prevenção primária serve basicamente para prevenir infartos nos homens e acidentes vasculares cerebrais isquêmicos nas mulheres. Por outro lado, a medicação eleva o risco de sangramento gastrointestinal do indivíduo. Assim, o ideal é usar a medicação quando o risco ultrapassar o benefício. Para isso, é necessário calcular o risco de eventos coronarianos nos homens (por exemplo, pelo escore de risco do Framingham disponível no capítulo 58 – Dislipidemia) e o risco de acidentes vascular cerebral (AVC) nas mulheres (disponível *online* – www.westernstroke.org/PersonalStrokeRisk1.xls). Caso esse risco seja maior que ou igual aos números citados na tabela abaixo, o benefício da medicação será maior do que o risco de sangramento.

Homem		**Mulher**	
Idade	**Risco de evento coronariano em 10 anos**	**Idade**	**Risco de AVC em 10 anos**
45-49 anos	≥ 4%	55-59 anos	≥ 3%
60 a 69 anos	≥ 9%	60-69 anos	≥ 8%
70 a 79 anos	≥ 12%	70-79 anos	≥ 11%

Adaptado de US Preventive Services Task Force. Aspirin for the prevention of cardiovascular disease: U.S. Preventive Services Task Force recommendation statement. Ann Intern Med. 2009;150:396.

É importante mencionar que esse cálculo não incluiu pacientes com risco individual de sangramento elevado como os usuários crônicos de anti-inflamatórios não hormonais, pacientes com úlcera péptica ativa, histórico de sangramento gastrointestinal etc.

- O USPSTF considera que não há evidência suficiente para recomendar o uso de aspirina profilática em pacientes com mais de 80 anos e não recomenda o uso da medicação com essa finalidade em homens com menos de 45 anos e mulheres com menos de 55 anos.
- O Programa Nacional de Educação em Colesterol (NCEP) dos EUA recomenda que o perfil lipídico em jejum deve ser dosado pelo menos a cada 5 anos em indivíduos > 20 anos. A IV diretriz brasileira sobre dislipidemias sugere um jejum de 12 a 14 horas antes da coleta do perfil lipídico.
- O USPSTF recomenda que todo adulto seja rastreado para depressão desde que se possa dar suporte e seguimento adequado para o paciente. Há vários métodos simples para fazer esse rastreamento, por exemplo:

***Screening* para depressão**
1. Nas últimas 2 semanas, você tem se sentido deprimido, triste, sem esperança?
2. Nas últimas 2 semanas, você tem sentido menos interesse em suas atividades?

Uma resposta afirmativa a qualquer um dos dois itens anteriores deve levar à aplicação de critérios diagnósticos para avaliar se o paciente tem ou não critério para depressão.

- O USPSTF, em suas *guidelines* de 2009, recomenda que o *screening* para câncer de mama seja realizado por meio de mamografia a cada 2 anos em mulheres dos 50 aos 74 anos. Mulheres com < 50 anos não devem ser rastreadas de rotina. Em mulheres com idade maior que ou igual a 75 anos, não há evidência de que indique benefício do rastreamento com a mamografia. O autoexame da mama vem cada vez menos sendo indicado como parte do *screening* para câncer de mama.
- Todo paciente deve ser questionado sobre o consumo regular de cigarros (tabagismo). Em caso afirmativo, recomenda-se a abordagem mínima por meio do mnemônico PAAPA (*vide* capítulo 60 – Tabagismo).
- Todo indivíduo deve ser estimulado a praticar atividade física. Atentar para as indicações de se realizar teste ergométrico antes de liberar o paciente para a prática de exercícios.

Indicações do teste ergométrico em indivíduos assintomáticos ou atletas
1. Homens > 40 anos e mulher > 50 anos candidato a programas de exercícios (IIa NE:C).
2. Indivíduos classificados como de alto risco pelo escore de Framingham (I NE: B).
3. Indivíduos com história familiar de DAC precoce ou morte súbita (I NE: B).
4. Avaliação inicial de atletas de competição (IIb NE: B).
5. Avaliação funcional seriada de atletas para ajustes de cargas de exercícios (IIb NE: B).

Adaptado de Meneghelo *et al*. Arq Bras Cardiol, 2010.

- Todo indivíduo adulto deve ser questionado sobre a situação de seu calendário vacinal. As indicações da vacina antipneumocócica e contra influenza são bem similares: > 60 anos, pneumopatia, cardiopatia, insuficiência renal crônica, síndrome nefrótica, *diabetes mellitus*, hemoglobinopatias, asplenia, imunodeficiência congênita ou adquirida. Profissionais de saúde e gestantes também devem receber vacina contra influenza. A vacina pneumocóccica é aplicada em dose única. Caso o paciente tenha recebido a mesma antes dos 65 anos, recomenda-se uma dose de reforço cinco anos após a aplicação inicial. A vacina contra influenza deve ser administrada anualmente. Lembrar-se de realizar reforço de vacina contra tétano a cada 10 anos. No caso de viagem para regiões de risco de febre amarela, realizar vacinação contra esta. Avaliar vacinação para hepatites B e A. Além disso, mulheres menores de 40 anos devem ser vacinadas contra rubéola.
- Evitar sempre a prescrição de medicamentos contraindicados na gestação a mulheres em idade reprodutiva que não estejam em uso de alguma forma de método contraceptivo. Várias medicações prescritas com frequência pelo cardiologista têm contraindicação absoluta (por exemplo: inibidores da enzima de conversão da angiotensina – IECA) ou relativa (por exemplo: diuréticos, betabloqueadores) durante a gestação, enquanto algumas não devem ser usadas por não se ter experiência do uso da substância durante o período gestacional (por exemplo: estatinas).
- As *guidelines* do USPSTF de 2008 recomendam que pacientes entre 50 e 75 anos sejam rastreados para câncer colorretal. O *screening* de rotina não é indicado para pacientes acima de 75 anos. São recomendadas três estratégias de investigação.

Estratégias para investigação de câncer colorretal
1. Pesquisa altamente sensível de sangue oculto nas fezes anualmente.
2. Retossigmoidoscopia flexível a cada 5 anos combinada com pesquisa altamente sensível de sangue oculto nas fezes a cada 3 anos.
3. Colonoscopia a cada 10 anos.

Adaptado de US Preventive Services Task Force, 2008.

A eficácia dessas três abordagens quando se avaliam anos de vida salvos com o rastreamento é similar. O uso de colonoscopia tomográfica virtual e de pesquisa de DNA fecal não é recomendado por falta de evidência científica.

- O câncer de colo uterino deve ser rastreado a partir do início da atividade sexual ou a partir dos 21 anos, o que vier primeiro. Recomenda-se que seja realizada a colpocitologia oncótica pelo menos a cada 3 anos (recomendação do USPSTF). Pacientes com > 65 anos que têm exames prévios negativos e que não estão entre o grupo de risco (mais de um parceiro sexual nos últimos 5 anos ou imunodeprimidas) não precisam mais continuar a realizar o *screening*. O mesmo se aplica à pacientes que foram submetidas à pan-histerectomia devida à doença benigna.
- Homens entre 65 e 75 anos que já fumaram ou que fumam atualmente devem ser submetidos a ultrassom de abdome para rastreamento de aneurisma de aorta abdominal (recomendação do USPSTF).
- O *screening* para osteoporose deve ser feito por meio de densitometria óssea. Segundo a Sociedade Brasileira de Densitometria Óssea, deve-se pedir o exame nos seguintes grupos:

Quando solicitar densitometria óssea (Sociedade Brasileira de Densitometria Óssea)
1. Mulheres com idade ≥ 65 anos.
2. Mulheres em transição menopausal (entre 40 e 50 anos) ou abaixo de 65 anos com algum fator de risco para fraturas (por exemplo: baixo peso, história familiar de fratura após os 50 anos de idade em parentes de primeiro grau, tabagismo atual).
3. Homens com idade ≥ 70 anos.
4. Homens > 50 anos com fator de risco para fraturas.
5. Qualquer adulto com história de fratura por fragilidade, doença ou condição ou medicamentos associados à baixa massa óssea (por exemplo, uso crônico de corticoide).
6. Pessoas para as quais são consideradas intervenções farmacológicas para osteoporose ou para monitorar a eficácia do tratamento.

- O exame deve ser repetido a cada um a dois anos.

Mnemônico para a rotina de *check-up*
Dia da prevenção
Diabetes. Íntima-média/escore de cálcio. Aspirina. Dislipidemia. Alteração do humor/anedonia. Peito (câncer de mama). Redução do tabagismo. Exercício físico. Vacinação. Exame físico. Não prescrever medicações teratogênicas para mulheres em idade reprodutiva sem método contraceptivo. Colo de útero e cólon. Aneurisma de aorta abdominal. Osteoporose.

LEITURA RECOMENDADA

1. Greenland P, Alpert JS, Beller GA, et al. 2010 ACCF/AHA guideline for assessment of cardiovascular risk in asymptomatic adults: a report of the American College of Cardiology Foundation/American Heart Association Task Force on Practice Guidelines. J Am Coll Cardiol. 2010. doi: 10.1016/j.jacc.2010.09.001.
2. Harris R. Overview of preventive medicine in adults. 2009 Up-To-Date: http://www.uptodate.com. Software 17.3; 2009.
3. Homepage do USPSTF – http://www.ahrq.gov/clinic/uspstfix.htm.
4. Mosca L, Benjamin EJ, Berra K, et al. Effectiveness-based guidelines for the prevention of cardiovascular disease in women – 2011 update: a guideline from the American Heart Association. Circulation. 2011;123.
5. US Preventive Services Task Force. Aspirin for the prevention of cardiovascular disease: U.S. Preventive Services Task Force recommendation statement. Ann Intern Med. 2009;150:396.

58

Dislipidemia

Fernando Côrtes Remisio Figuinha
Carlos Alberto Franchin Neto

INTRODUÇÃO

- Espera-se um aumento da prevalência da dislipidemia e doença coronariana para as próximas décadas, especialmente nos países em desenvolvimento.
- Estima-se que no Brasil em torno de 38% dos homens e 42% das mulheres tenham colesterol total > 200 mg/dl.
- Existe clara relação entre os níveis plasmáticos de colesterol total e LDL com a doença coronariana e mortalidade cardiovascular.
- A redução do LDL está relacionada com redução de eventos cardiovasculares.
- Nesse contexto, tem importância o desenvolvimento de escores de risco adequados, para se estabelecerem metas de tratamento individualizadas.

Classificação bioquímica das dislipidemias	
Hipercolesterolemia isolada	Elevação isolada de LDL-c (≥ 160 mg/dl).
Hipertrigliceridemia isolada	Elevação isolada dos TG (≥150 mg/dl).
Hiperlipidemia mista	Valores aumentados de LDL-c (≥ 160 mg/dl) e TG (≥150 mg/dl)*.
HDL-c baixo	HDL < 40 em homens ou < 50 em mulheres.

* Nos casos com TG ≥ 400 mg/dl, quando o cálculo do LDL-c pela fórmula de Friedewald é inadequado, considerar-se-á hiperlipidemia mista se o CT for ≥ 200 mg/dl.

- Com relação à hipertrigliceridemia, foi divulgada recentemente uma nova classificação dos níveis de triglicérides (diretriz americana):

Nova classificação dos níveis de triglicérides	
< 100	Ideal
< 150	Normal
150-199	*Borderline*
200-499	Aumentado
> 500	Muito aumentado

ESTRATIFICAÇÃO DE RISCO

- Um evento coronariano agudo pode ser a primeira manifestação da doença aterosclerótica assintomática.
- A identificação desses indivíduos predispostos é crucial para sua prevenção.
- A atribuição intuitiva do risco frequentemente resulta em erros diagnósticos.
- Conforme a IV Diretriz Brasileira de Dislipidemia da Sociedade Brasileira de Cardiologia (SBC), recomenda-se a estratificação do risco da seguinte forma:

Fase 1 – Presença de doença aterosclerótica significativa ou de seus equivalentes

- O primeiro passo é a identificação da presença de doença aterosclerótica ou de seus equivalentes

Critérios para identificação de pacientes de alto risco
– Antecedente pessoal de doença arterial coronária.
– Antecedente pessoal de doença cerebrovascular.
– Aneurisma de aorta abdominal ou de seus ramos.
– Doença arterial periférica.
– Estenose carotídea ≥ 50%.
– *Diabetes mellitus* tipo 1 ou 2.

Adaptado de IV Diretriz Brasileira sobre Dislipidemias e Prevenção da Aterosclerose da Sociedade Brasileira de Cardiologia, 2007.

- Indivíduos com qualquer um desses critérios são classificados como de alto risco para novos eventos cardiovasculares (> 20% em 10 anos).
- Pacientes com aneurisma de aorta ascendente não são considerados de alto risco, uma vez que a fisiopatologia dele não envolve aterosclerose, mas outros mecanismos, como necrose da camada média (vide capítulo específico).

Fase 2 – Escore de risco

- Os indivíduos sem doença aterosclerótica significativa devem, então, ser classificados pelo escore de risco de Framingham – ERF (ver tabela ao final do capítulo).

- Naqueles identificados como de risco intermediário (probabilidade entre 10% e 20% de eventos cardiovasculares em 10 anos), deverão ser analisados os fatores agravantes (fase 3).

Fase 3 – Fatores agravantes

- O ERF é menos preciso em pacientes classificados como de risco intermediário, jovens, mulheres e avaliação em curto prazo.
- Na presença de fatores agravantes, os indivíduos de baixo e intermediário riscos devem ser reclassificados em uma categoria de risco acima daquela estimada pelo ERF.

Fatores agravantes de risco
– Antecedente familiar de doença coronariana precoce (parente de primeiro grau masculino < 55 anos ou feminino < 65 anos). – Síndrome metabólica. – Pesquisa de microalbuminúria 24h com > 30 mg/24h. – Hipertrofia ventricular esquerda. – Doença renal crônica (creatinina ≥ 1,5 mg/dl ou *clearance* de creatinina < 60 ml/min). – Proteína C reativa de alta sensibilidade > 3 mg/l (sem outra etiologia). – Exame complementar com evidência de doença aterosclerótica subclínica: • Escore de cálcio coronário > 100 ou > percentil 75 para idade ou sexo; • Espessamento de carótida (IMT) máximo > 1 mm; • Índice tornozelo-braquial (ITB) < 0,9.

Adaptado de: IV Diretriz Brasileira sobre Dislipidemias e Prevenção da Aterosclerose da Sociedade Brasileira de Cardiologia, 2007.

METAS TERAPÊUTICAS

- Todos os pacientes dislipidêmicos devem ser orientados quanto à mudança do estilo de vida (MEV).
- Deve-se iniciar tratamento farmacológico para os indivíduos de baixo e intermediário riscos que não responderam após 6 e 3 meses de MEV, respectivamente.
- O tratamento farmacológico deve ser instituído em todos os pacientes de alto risco.
- Em indivíduos com hipertrigliceridemia, o uso do não HDL-c estima melhor o volume total de lipoproteínas aterogênicas. Assim, utiliza-se o não HDL-c como meta quando TG > 400 mg/dl.

Metas para terapêutica preventiva com hipolipemiantes		
Risco em 10 anos	**Meta terapêutica (mg/dl)**	
	LDL-c	Não HDL-c
Baixo risco (Framingham < 10%)	< 160	< 190
Risco intermediário (Framingham 10% a 20%)	< 130	< 160
Alto risco (Framingham > 20%) ou diabéticos	< 100 (opcional < 70)	< 130 (opcional < 100)
Aterosclerose manifesta	< 70	< 100
	HDL-c	**TG**
Homens	≥ 40	< 150
Mulheres	≥ 50	< 150
Diabéticos	≥ 50	< 150

Adaptado de: IV Diretriz Brasileira sobre Dislipidemias e Prevenção da Aterosclerose da Sociedade Brasileira de Cardiologia, 2007.

ESTRATIFICAÇÃO DE RISCO CARDIOVASCULAR EM MULHERES

- Segundo a diretriz americana sobre prevenção cardiovascular em mulheres, aquelas com risco > 10% pelo escore de Framingham deveriam ser consideradas de alto risco, com uma meta de LDL abaixo de 100. Isso se baseia no fato de o escore de Framingham subestimar o risco cardiovascular em mulheres.
- Neste trabalho, sugere-se o uso do Framingham de Risco Cardiovascular Global (2008). Define-se risco > 10% como alto risco para mulheres.
- Essa nova classificação divide em três extratos de risco: alto risco, sob risco e aquelas com todos os fatores otimizados.

Classificação de risco cardiovascular em mulheres	
Alto risco (≥ 1 estado de alto risco)	Doença: – Arterial coronária manifesta. – Arterial cerebrovascular. – Aneurismática ou estenótica da aorta abdominal. – Arterial periférica. – Arterial carotídea. – *Diabetes mellitus* tipo 1 ou 2. – Escore de risco em 10 anos > 10%.

continuação

Sob risco (≥ 1 fator de risco maior)	– Tabagismo – PAS ≥ 120, PAD ≥ 80 ou em tratamento – Colesterol total ≥ 200, HDL < 50 ou em tratamento para dislipidemia – Obesidade – Sedentarismo – Síndrome metabólica – História familiar precoce em parentes de primeiro grau homem < 55 anos e mulheres < 65 anos – Doença autoimune sistêmica (lúpus ou artrite reumatoide) – História de pré-eclâmpsia, diabetes gestacional ou doença hipertensiva da gravidez
Com todos os fatores otimizados	– Colesterol total < 200 – Glicemia de jejum < 100 – Pressão arterial sistólica (PAS) < 120 e pressão arterial diastólica (PAD) < 80 – Índice de massa corporal (IMC) < 25 – Atividade física (mínimo 150 minutos aeróbica semanal) – Dieta saudável (DASH)

Adaptado de Mosca *et al.*, 2011.

TRATAMENTO NÃO MEDICAMENTOSO

Recomendações dietéticas
• Recomenda-se dieta com baixo teor de colesterol (alimentos de origem animal, leite e seus derivados, embutidos, frios, frutos do mar) e gorduras saturadas (carnes gordurosas, leite de coco, óleos de dendê). • Deve-se substituir a gordura saturada pela insaturada (poli-insaturada – ômega 3 e 6 – e monoinsaturada – ômega 9). • Os ácidos graxos ômega 6 são encontrados nos óleos vegetais de soja, milho e girassol. Encontra-se ômega 3 em vegetais e peixes de água fria. • Os ácidos graxos poli-insaturados têm o inconveniente de reduzir também o HDL-c, o que não ocorre com os monoinsaturados (ômega 9) encontrados nos óleos de oliva e canola, abacate, além de castanhas, nozes, amendoins e amêndoas. • Os ácidos graxos trans, encontrados na gordura hidrogenada (sorvetes, chocolates, bolos, margarinas, biscoitos crocantes), aumentam o LDL-c e o TG e reduzem o HDL-c, devendo seu consumo ser fortemente desencorajado. • As fibras aceleram o trânsito intestinal e diminuem a absorção de colesterol. • Os fitoesteróis (óleos vegetais) e as proteínas de soja auxiliam principalmente por reduzirem o LDL-c. • Os antioxidantes (flavonoides), encontrados nas verduras, frutas e bebidas derivadas da uva, reduzem a aterogenicidade do LDL-c.

Recomendações dietéticas no tratamento das dislipidemias	
Nutrientes	**Recomendações**
• Gordura total	• 25% a 35% das calorias totais
• Ácidos graxos saturados	• ≤ 7% das calorias totais
• Ácidos graxos poli-insaturados	• ≤ 10% das calorias totais
• Ácidos graxos monoinsaturados	• ≤ 20% das calorias totais
• Carboidratos	• 50% a 60% das calorias totais
• Proteínas	• 15% das calorias totais
• Colesterol	• < 200 mg/dia
• Fibras	• 20 a 30 g/dia
• Calorias	• Ajustado ao peso desejável

Atividade física

- A prática de exercícios físicos aeróbios promove redução dos níveis plasmáticos de TG e aumento dos níveis de HDL-c, porém sem alterações significativas sobre as concentrações de LDL-c.
- Recomendam-se para indivíduos com cardiopatia os serviços de reabilitação supervisionados.
- Os exercícios devem ser realizados de três a seis vezes por semana, em sessões com duração de 30 a 60 minutos. Recomenda-se como intensidade a zona-alvo situada entre 60% e 80% da frequência cardíaca máxima, estimada em teste ergométrico.

Cessação do tabagismo

Medida fundamental no combate à aterosclerose.
Recomenda-se acompanhamento médico para o tratamento, que consiste em terapias comportamental e medicamentosa.
Faz parte do arsenal terapêutico a reposição de nicotina, antidepressivos (bupropiona) e vareniclina, com taxas de sucesso variáveis.

TRATAMENTO MEDICAMENTOSO

Estatinas

- A primeira estatina lançada foi a lovastatina em 1987.
- As estatinas são inibidores da HMG-Coa redutase e reduzem a morbimortalidade cardiovascular.
- Reduzem o LDL-c de 15% a 55% e o TG de 7% a 28% e elevam o HDL-c de 2% a 10%.
- A duplicação das doses acrescenta, em média, 6% na redução de LDL-c.
- Dose única, diária, preferencialmente à noite (para as estatinas de meia-vida curta).
- Efeitos adversos (raros): hepatite, miosite e rabdomiólise.
- Dosar CPK e transaminases basais, primeira reavaliação e a cada aumento da dose.
- Suspender se houver aumento do CPK > 10x da normalidade ou persistência dos sintomas. Após a normalização do exame, introduzir metade da dose ou outra estatina.
- Suspender em caso de hepatoxicidade: icterícia, hepatomegalia, aumento de bilirrubina direta e do tempo de protrombina (≥ dois desses).
- Elevação isolada de transaminases não justifica suspensão do medicamento. Em casos de elevações > 3x a normalidade, recomenda-se repetir o exame e investigar outras etiologias, reduzindo a dose ou suspendendo a critério médico.
- É contraindicada em hepatopatias agudas, sendo seu uso liberado nos hepatopatas crônicos.
- Em 2011, a FDA (*US Food and Drug Administration*) lançou uma recomendação para que não fossem utilizadas doses elevadas de sinvastatina (80 mg) por causa do risco aumentado de dano muscular. Somente em pacientes que já faziam uso por mais de um ano sem evidências de miopatia essa dose poderia ser mantida.

Doses e efeitos das estatinas

Sinvastatina	Atorvastatina	Rosuvastatina	Sinvastatina + ezetimiba	% ↓ LDL-c
10 mg	-	–	–	30%
20 mg	10 mg	–	–	38%
40 mg	20 mg	5 mg	10/10 mg	41%
80 mg	40 mg	10 mg	10/20 mg	47%
–	80 mg	20 mg	10/40 mg	55%
–	-	40 mg	10/80 mg	63%

Ezetimiba

- Inibidor da absorção de colesterol intestinal.
- Isoladamente, reduz cerca de 20% o LDL-c, sendo seu efeito potencializado com a associação com as estatinas.
- Tem sua principal recomendação na associação nos pacientes refratários a doses otimizadas da estatina.
- É empregada em dose única de 10 mg ao dia, com raros efeitos colaterais, não devendo ser usada em casos de hepatopatias agudas.

Resinas de troca

- Reduzem a absorção de sais biliares e, consequentemente, do colesterol.
- Reduzem, em média, 20% do LDL-c.
- A colestiramina tem seu efeito potencializado em associação com a estatina.
- Pode ser usada em crianças e é o único hipolipemiante liberado para mulheres no período reprodutivo.
- A posologia é de 4 a 24 g ao dia, sendo doses acima de 16 g pouco toleradas.
- Principais efeitos colaterais estão relacionados à intolerância gastrointestinal e à diminuição da absorção de vitaminas lipossolúveis e ácido fólico.
- Pode provocar aumento de triglicérides, devendo ser evitadas em hipertrigliceridemias graves.

Fibratos

- Aumentam a produção e ação da lipase lipoproteica.
- Reduzem triglicérides de 30% a 60% e aumentam o HDL-c de 7% a 11%.
- Não há evidências de que o tratamento farmacológico da hipertrigliceridemia diminua o risco de eventos cardiovasculares. Medica-se, portanto, para reduzir risco de pancreatite, em geral quando triglicérides estão acima de 500 mg/dl.
- Dos fibratos, apenas o genfibrozila mostrou redução de eventos cardiovasculares.
- São recomendados como medida farmacológica inicial quando TG > 500 mg/dl, podendo também ser usados na dislipidemia mista com predomínio de hipertrigliceridemia.
- Efeitos colaterais são raros, destacando-se distúrbio gastrointestinal, mialgia, perda da libido e litíase biliar. Casos de rabdomiólise foram descritos na associação de estatinas com genfibrozila.

Doses e efeitos dos fibratos

Fibratos	Dose	Redução de TG
Bezafibrato	400-600 mg	-15% a 55%
Ciprofibrato	100 mg	-15% a 45%
Etofibrato	500 mg	-10% a 30%
Fenofibrato	250 mg	-10% a 30%
Genfibrozil	600-1.200 mg	-20% a 60%

Adaptado de: IV Diretriz Brasileira sobre Dislipidemias e Prevenção da Aterosclerose da Sociedade Brasileira de Cardiologia, 2007.

Ácido nicotínico
• Reduz a lipase tecidual. • Reduz LDL-c em 5% a 25% e TG em 20% a 50% e aumenta HDL-c em 15% a 35%. • Em razão dos efeitos colaterais (rubor, prurido), prefere-se a forma de liberação intermediária por melhor tolerabilidade. • Recomenda-se iniciar com 500 mg ao dia com aumento progressivo até 1 a 2 g ao dia. • Em 2011, o *trial* AIM-HIGH foi terminado antes do prazo esperado por não conseguir demonstrar benefícios com o uso de ácido nicotínico em pacientes com doença cardiovascular manifesta, em uso de estatina (com LDL médio de 71) e que mantinham HDL baixo e triglicérides alto. Não houve diferença em comparação com placebo quanto à redução de desfechos [infarto agudo do miocárdio fatal ou não fatal, acidente vascular cerebral, internação por síndrome coronariana aguda (SCA), revascularizações]. É importante lembrar que na mesma época foi lançada a Diretriz Americana de Hipertrigliceridemia, que reforçou a escassez de evidências em diminuição de risco cardiovascular com o tratamento da hipertrigliceridemia. * Em 2013 foi publicado o trabalho HPS-2 THRIVE, um estudo de prevenção secundária com mais de 25.000 pacientes, que mostrou que a adição do medicamento niacina + laropipranto (medicação para diminuir a ocorrência de *flush*) à estatina não apresentou benefício na redução de risco de eventos cardiovasculares maiores, como IAM ou AVC, quando comparado com o uso de estatina isolada. Além disso, houve uma frequência maior de eventos adversos não fatais no grupo niacina, tais como sangramento (intracraniano e gastrointestinal), miopatias, infecções ou novo diagnóstico de IAM. Após esse estudo, essa medicação (niacina + laropipranto) foi suspensa do mercado.

Ácidos graxos ômega 3
• Derivados de óleos de peixes de água fria. • Em altas doses (4 a 6 g/dia), reduzem o TG e elevam discretamente o HDL-c. • Em portadores de doença coronariana, a dose de 1 g/dia reduziu eventos cardiovasculares.

Inibidores da proteína colesteril éster transferase
• São drogas que estão em fase de estudo e que demonstraram aumentar significativamente o HDL. • O estudo DEFINE avaliou o anacetrapib. Não tinha n suficiente para mostrar impacto em desfechos comparados com placebo. Nesse estudo, foram avaliados 1.623 pacientes em prevenção secundária, todos já em uso de estatina. A associação do anacetrapib reduziu em 36% o LDL e aumentou o HDL em 138% (não houve desfechos clínicos nesse estudo). Ele mostrou que essa nova droga é segura. Não houve elevação de aldosterona nem de pressão arterial. • Estudo prévio com torcetrapibe foi interrompido por demonstrar aumento de eventos cardiovasculares, possivelmente decorrentes de elevação da pressão arterial nesses pacientes.

DISLIPIDEMIA EM GRUPOS ESPECIAIS

Dislipidemia em grupos especiais	
Diabetes	– No perfil dos diabéticos predominam redução do HDL-c e hipertrigliceridemia. – A redução do LDL-c em diabéticos acarreta benefício similar ao dos coronariopatas.
Doença renal crônica	– Cerca de 90% dos renais crônicos têm hipercolesterolemia. – Preferir estatinas com menor excreção renal como a atorvastatina e a fluvastatina. – Em casos de dislipidemia por síndrome nefrótica, o tratamento da doença de base muitas vezes é suficiente.
Hepatopatias crônicas	– Doenças colestáticas podem cursar com hipercolesterolemia. – A doença hepática crônica não contraindica o tratamento com estatinas. – Em casos de sinais de hepatotoxicidade aguda, a estatina deverá ser suspensa.
Síndrome da imunodeficiência adquirida	– Há aumento dos eventos cardiovasculares nesse grupo de doentes pelo próprio efeito do vírus e da terapia antirretroviral e pelo aumento da sobrevida da doença com os avanços no tratamento. – Os inibidores da protease aumentam lipodistrofia, resistência à insulina e dislipidemia mista. – Deve-se dar preferência ao uso de estatinas com metabolização distinta dos antirretrovirais, como a pravastatina e a fluvastatina.

continuação

Mulheres em idade fértil	– Evitar estatinas. – Fibratos podem ser considerados em casos de hipertrigliceridemia grave (TG > 1.000 mg/dl), embora seja mais seguro nessa situação a plasmaférese.
Perioperatório	– Recomenda-se introduzir estatina em pacientes submetidos a cirurgias vasculares e coronariopatas e mantê-la em usuários crônicos.

ESCORE DE RISCO DE FRAMINGHAM

- Escores de Risco de Framingham para cálculo do risco absoluto de infarto e morte em 10 anos para homens (fase 2)

Homens					
Idade	**Pontos**		**HDL-c**	**Pontos**	**HDL-c**
20-34	-9		≥ 60	-1	
35-39	-4		50-59	0	
40-44	0		40-49	1	
45-49	3		< 40	2	
50-54	6				
55-59	8		**PAS**	**Não tratada**	**Tratada**
60-64	10		< 120	0	0
65-69	11		120-129	0	1
70-74	12		130-139	1	2
75-79	13		140-159	1	2
			≥ 160	2	3
Fumo	**Idade**	**Idade**	**Idade**	**Idade**	**Idade**
	20-39	40-49	50-59	60-69	70-79
Não	0	0	0	0	0
Sim	8	5	3	1	1
Colesterol	**Idade**	**Idade**	**Idade**	**Idade**	**Idade**
Total	20-39	40-49	50-59	60-69	70-79
<160	0	0	0	0	0
160-199	4	3	2	1	0
200-239	7	5	3	1	0
240-279	9	6	4	2	1
≥ 280	11	8	5	3	1

- Escores de Framingham – Total de pontos e risco absoluto de infarto em 10 anos

Homens			
Pontos	**Risco**	**Pontos**	**Risco**
< 0	< 1%	9	5%
1	1%	10	6%
2	1%	11	8%
3	1%	12	10%
4	1%	13	12%
5	2%	14	16%
6	2%	15	20%
7	3%	16	25%
8	4%	≥ 17	≥ 30%

- Escores de Risco de Framingham para cálculo do risco absoluto de infarto e morte em 10 anos para mulheres (fase 2)

Mulheres					
Idade	**Pontos**		**HDL-c**	**Pontos**	
20-34	-7		≥ 60	-1	
35-39	-3		50-59	0	
40-44	0		40-49	1	
45-49	3		< 40	2	
50-54	6				
55-59	8		PAS	Não tratada	Tratada
60-64	10		< 120	0	0
65-69	12		120-129	1	3
70-74	14		130-139	2	4
75-79	16		140-159	3	5
			≥ 160	4	6
Fumo	Idade	Idade	Idade	Idade	Idade
	20-39	40-49	50-59	60-69	70-79
Não	0	0	0	0	0
Sim	9	7	4	2	1
Colesterol	Idade	Idade	Idade	Idade	Idade
Total	20-39	40-49	50-59	60-69	70-79
<160	0	0	0	0	0
160-199	4	3	2	1	1
200-239	8	6	4	2	1
240-279	11	8	5	3	2
≥ 280	13	10	7	4	2

- Escores de Framingham – Total de pontos e risco absoluto de infarto em 10 anos

Mulheres			
Pontos	**Risco**	**Pontos**	**Risco**
< 9	< 1%	17	5%
9	1%	18	6%
10	1%	19	8%
11	1%	20	11%
12	1%	21	14%
13	2%	22	17%
14	2%	23	22%
15	3%	24	27%
16	4%	≥ 25	≥ 30%

LEITURA RECOMENDADA

1. IV Diretriz Brasileira sobre Dislipidemias e Prevenção da Aterosclerose da Sociedade Brasileira de Cardiologia. Arq Bras Cardiol. 2007;88(suppl. I).
2. Miller M, Stone NJ, Ballantyne C, et al. Triglycerides and cardiovascular disease: a Scientific Statement from the American Heart Association Circulation. 2011;123:2292-333.
3. Mosca L, Benjamin EJ, Berra K, et al. Effectiveness-based guidelines for the prevention of cardiovascular disease in women – 2011 Update. Circulation. 2011;123:1243-62.

59

Hipercolesterolemia Familiar

Fábio Mastrocola

INTRODUÇÃO

- É uma doença autossômica dominante caracterizada pelo aumento dos níveis plasmáticos do LDL-colesterol (LDL-c) e pelo desenvolvimento de doença aterosclerótica precoce, principalmente doença coronariana.
- Acomete 1 em cada 500 indivíduos na sua forma heterozigógica e 1 em 1 milhão na forma homozigótica.
- A forma clássica da doença é associada às mutações no gene do receptor de LDL. Recentemente, foi incluído no grupo da hipercolesterolemia familiar o defeito familiar da apoliproteína B e da proproteína convertase subtilisina/kexina tipo 9 (PCSK9).
- Já foram descritas mais de 1.600 mutações no receptor do LDL.
- As concentrações plasmáticas do LDL-colesterol são inversamente proporcionais à atividade do receptor.
- Os níveis de colesterol total situam-se, em geral, em torno de 350 a 550 mg/dl nos heterozigotos e 650 a 1.000 mg/dl nos homozigotos.
- O risco de doença coronariana precoce é elevado em 20 vezes nos pacientes com hipercolesterolemia familiar (HF) heterozigótica não tratados.
- Oitenta e cinco por cento dos homens e 50% das mulheres não tratados sofrerão um evento coronariano antes dos 65 anos.
- O diagnóstico precoce é essencial, pois pode mudar completamente a história natural da doença, já que existem tratamentos eficazes.

QUADRO CLÍNICO

- A forma mais grave da doença, a homozigótica, caracteriza-se por níveis extremamente elevados de LDL-colesterol com desenvolvimento de xantomas planares e doença coronariana precoce na infância ou no início da adolescência. A aterosclerose desenvolve-se preferencialmente no início da aorta, acometendo a valva aórtica e o óstio das coronárias, podendo acarretar estenose aórtica importante.

- Parcela significativa dos pacientes com a forma heterozigótica encontra-se assintomática, mas já apresenta aterosclerose subclínica.
- Muitas vezes, o diagnóstico só é realizado após manifestações clínicas como angina aos esforços, claudicação intermitente ou infarto agudo do miocárdio.
- O exame físico minucioso, feito pela inspeção e palpação, pode demonstrar a presença de depósitos de colesterol nos tendões, que são chamados de xantomas e costumam ser encontrados no tríceps, patelar e especialmente nos extensores dos dedos e no tendão de Aquiles. Eles são altamente específicos para o diagnóstico da HF, apesar de pouco sensíveis (presentes em aproximadamente 30% dos casos). Já os xantelasmas são depósitos de colesterol nas pálpebras e os xantomas tuberosos não são específicos, mas devem levantar a suspeita caso sejam encontrados em pacientes jovens (abaixo de 25 anos).
- O arco corneano, que é uma anel de coloração azul-acinzentado circundando a córnea, corrobora o diagnóstico, caso seja encontrado antes dos 45 anos.

DIAGNÓSTICO

- A hipercolesterolemia familiar ainda é uma doença subdiagnosticada e subtratada. Estima-se que apenas 20% dos portadores são diagnosticados e que uma pequena parcela deles possui tratamento adequado.
- Existem três critérios de diagnóstico clínico laboratorial que são o do MED PED americano (*Make Early Diagnosis to Prevent Early Death*), o holandês (*Dutch Lipid Network*) e o britânico (*UK Simon Broome Register Criteria*). Serão comentados os dois primeiros, que são os mais utilizados.
- Outra maneira de realizar o diagnóstico é por meio da demonstração da mutação. Entretanto, devido a presença de inúmeras mutações, alto custo e baixa disponibilidade, sua realização de rotina torna-se pouco viável, devendo ser reservada para casos de mutação conhecida na família ou dúvida diagnóstica.
- No Brasil, o InCor-HCFMUSP está realizando um programa gratuito de rastreamento genético para hipercolesterolemia familiar, o HipercolBrasil.
- Se a pesquisa da mutação for negativa, não é possível excluir o diagnóstico de HF, já que nem todas as mutações são conhecidas.
- A vantagem na utilização do MEDPED americano deve-se à sua praticidade, pois utiliza apenas o valor de LDL-c e a história familiar de hipercolesterolemia. Apresenta sensibilidade de 91% e especificidade de 98%.
- Antes de aplicar os critérios, é importante excluir as causas secundárias de dislipidemias como hipotireoidismo, síndrome nefrótica, uso de medicamentos, entre outras.

Critérios do MEDPED para diagnóstico de hipercolesterolemia familiar:					
Idade (anos)	**Parente de 1º grau com HF**	**Parente de 2º grau com HF**	**Parente de 3º grau com HF**	**População geral**	**"100%" de probabilidade (LDL-c)**
< 20	220 (155)	230 (165)	240 (170)	270 (200)	240
20-29	240 (170)	250 (180)	260 (185)	290 (220)	260
30-39	270 (190)	280 (200)	290 (210)	340 (240)	280
> 39	290 (205)	300 (215)	310 (225)	360 (260)	300

Pontos de corte do colesterol total e LDL-c (em parênteses) em mg/dl.

HF: hipercolesterolemia familiar.

Adaptado de: Williams R, Hunt SC, Schumacher C, *et al.* Am J Cardiol 1993; 72:171

Critérios do Dutch Lipid Network	
História familiar	**Pontos**
1. Parente em primeiro grau com doença coronária ou vascular precoce	1
2. Parente em primeiro grau com LDL-c acima do percentil 95	1
3. Parente em primeiro grau com xantoma tendíneo ou arco corneano	2
4. Menor de 18 anos com LDL-c acima do percentil 95	2
Antecedentes pessoais	
1. Doença coronária precoce	2
2. Doença arterial periférica ou cerebrovascular precose	1
Exame físico	
1. Xantoma tendíneo	6
2. Arco corneano em menores de 45 anos	4
LDL-c em mg/dl	
1. > 330 mg/dl	8
2. 250-329	5
3. 190-249	3
4. 155-189	1
Análise de DNA	
1. Identificação de mutação no gene do LDLR, APOB ou PCSK 9	8

Maior que ou igual a 8 pontos: diagnóstico de HF confirmado; 6-7: provável; 3-5: possível

Doença cardiovascular precoce, considerada: homens < 55 e mulheres < 60 anos

- **Observação**: pacientes com HF possuem geralmente triglicérides (TG) normais ou pouco elevados. O aumento significativo dos TG associado ao do

LDL-c deve levantar a possibilidade de outros diagnósticos, como a hiperlipidemia familiar combinada. Entretanto, TG elevados não descartam a doença.

ESTRATIFICAÇÃO DE RISCO

- Os escores de risco clássicos como o Framingham, o Reynolds e o SCORE não devem ser utilizados, pois subestimam o risco cardiovascular dos portadores de hipercolesterolemia familiar.

Fatores de risco maiores nos portadores de HF heterozigótica
1. Idade: homens ≥ 30 e mulheres ≥ 45.
2. Tabagismo.
3. História de doença coronária precoce em parentes de primeiro grau (homens < 55 e mulheres < 65).
4. LDL-c > 330 mg/dl.
5. HDL < 40 mg/dl.
6. Pressão arterial > 140 x 90.
7. *Diabetes mellitus* (DM).
8. Lp(a) > 60 mg/dl.

Fonte: Civieria, 2004.

- Já na nova diretriz americana, consideram-se fatores de risco maior: doença coronária ou aterosclerótica manifesta, diabetes, história familiar de DAC precoce (nestes pacientes, consideram-se homens < 45 e mulheres < 55 a), DM, tabagismo, dois ou mais fatores de risco cardiovasculares , Lp(a) ≥ 50 mg/dl.

RASTREAMENTO

- Para o diagnóstico precoce, é necessária a busca ativa.
- Pensar em HF: < 20 anos com LDL-c ≥ 160 ou não HDL-colesterol ≥ 190 mg/dl e em ≥ 20 anos com LDL-c ≥ 190 ou não HDL-colesterol ≥ 220. Nesses casos é importante realizar pesquisa da história familiar de dislipidemia e DAC precoce.
- Conforme a nova diretriz americana de 2011, deve-se considerar a dosagem do perfil lipídico a partir dos 2 anos se houver história familiar de dislipidemia ou DAC precoce em parentes de primeiro grau.
- Se não houver história familiar, realizar pelo menos um perfil lipídico até 20 anos, idealmente entre 9 e 11 anos.
- Convocar todos os parentes em primeiro grau dos portadores de HF para realização do perfil lipídico e consulta médica.

TRATAMENTO

- O tratamento efetivo diminui consideravelmente a incidência de eventos cardiovasculares.
- As recomendações sobre dieta saudável, controle do peso, atividade física regular e cessação do tabagismo são essenciais e devem ser enfatizadas para todos.
- Deve-se reduzir em pelo menos 50% o valor do LDL-c. Em pacientes com fatores de risco adicionais, a redução deve ser mais agressiva.
- As estatinas constituem o pilar do tratamento, devendo-se dar preferência a estatinas mais potentes como a atorvastatina e a rosuvastatina.
- Utilizar aspirina como profilaxia primária apenas nos que possuem maior risco cardiovascular.

Tratamento
Forma homozigótica – Início precoce da terapia com estatinas já na infância. Há estudos que demonstram a segurança do uso das estatinas a partir dos 8 anos. Entretanto, a análise do risco e benefício deve ser realizada em cada caso e de preferência por especialistas em lípides. – LDL aférese – consiste na retirada seletiva do LDL, mediante sessões semanais de plasmaférese, que duram ao redor de 3 a 4 horas. Dependendo da resposta ao tratamento, as sessões podem ser realizadas a intervalos maiores, como a cada 15 dias. – É considerado o método de escolha, associado a doses máximas de estatinas e ezetimiba. Promove redução adicional entre 40% e 60% do LDL, além de reduzir a Lp(a). – Outras opções seriam o transplante hepático, pois a maioria dos receptores defeituosos encontra-se no fígado, e futuramente a terapia gênica.
Forma heterozigótica *Estatinas* – Utilizar estatinas potentes como rosuvastatina 40 mg e atorvastatina 80 mg. – Se houver intolerância a determinada estatina, há a opção de trocar por outra estatina ou utilizá-la em dias alternados. – São contraindicadas na gestação e amamentação.

continuação

Outras classes de medicamentos

1. Inibidores da absorção intestinal de colesterol: ezetimibe 10 mg, um comprimido, uma vez ao dia. Utilizar após dose máxima de estatina, caso não se atinja o alvo desejado ou haja intolerância à estatina.

2. Sequestradores de ácidos biliares ou resinas de troca:

- Os medicamentos mais antigos como a colestiramina e o colestipol apresentam baixa tolerância por causa do gosto desagradável e da incidência considerável de efeitos colaterais, principalmente gastrointestinais.
- O que apresenta melhor tolerabilidade é o colesevelam. A apresentação é de 625 mg o comprimido. Tomar três comprimidos no almoço e no jantar. Entretanto, não está disponível no Brasil.
- No Brasil, está disponível a colestiramina com nome comercial de Questran Ligth®: dose inicial de 4 g diluídos em 60 a 90 ml de líquido pela manhã e à noite. Após duas semanas, aumentar para 8 g em 120 a 180 m, duas vezes ao dia. Dose máxima de 24 g/dia.

3. Niacina ou ácido nicotínico: promove redução ao redor de 10% a 20% do LDL-colesterol, além de aumentar o HDL. Podem ser associados a estatinas e ao ezetimiba, porém faltam evidências científicas que comprovem seu benefício em reduzir eventos cardiovasculares.

4. Fibratos: possuem pouca eficácia na redução do LDL-colesterol.

5. Perspectivas futuras (medicamentos em estudo).

– Inibidor da PCSK9, inibidor da MTP, inibidor da esqualeno sintase, análogos de hormônio tireoidiano e oligonucleotídeos antissenso.

LDL aférese

- Constitui-se numa opção em pacientes que estão em doses máximas toleradas de hipolipemiantes (geralmente em associação), em dieta adequada e atividade física regular e que após 6 meses de tratamento apresentem:

1. LDL colesterol > 300 ou colesterol não HDL > 330, com 0 a 1 fator de risco adicional.
2. LDL > 200 ou não HDL-C > 230, com dois ou mais fatores de risco, ou LP(a) ≥ 50 mg/dl.
3. LDL > 160 ou não HDL-C > 190 e doença aterosclerótica manifesta ou diabetes.

continuação

Situações especiais

Crianças: as estatinas mostraram-se seguras, a curto e médio prazo (ainda são escassas as informações sobre sua segurança no uso prolongado), em crianças a partir dos 8 anos.

Tratar quando LDL-C > 190 após dieta e atividade física, por 3 a 6 meses, ou maior que 160 em pacientes com fatores de risco adicionais.

O alvo é reduzir pelo menos 50% do LDL-c ou LDL < 130 mg/dl.

Mulheres em idade fértil: o uso das estatinas e da ezetimiba deve ser feito com cautela e associado ao planejamento familiar com métodos contraceptivos efetivos, por causa do potencial teratogênico das estatinas. A gravidez deve ser planejada, com interrupção dos medicamentos 4 semanas antes da suspensão dos métodos contraceptivos.

Gravidez e lactação: estatinas, ezetimiba e niacina não devem ser utilizados.

Opção de tratamento com sequestradores de ácidos biliares. A preferência é pelo colesevelam.

Considerar uso da LDL aférese no caso de doença aterosclerótica manifesta ou na forma homozigótica.

Recomendações dietéticas:

As gorduras devem constituir de 25% a 35% das calorias totais consumidas, sendo as saturadas < 7%.

Colesterol < 200 mg/dia.

Consumir de 10 a 20 g de fibras solúveis e 2 g de ésteres de esterol e estanóis vegetais (fitoesteróis e fitostanóis), presentes em óleos vegetais, frutas e verduras.

LEITURA RECOMENDADA

1. Goldberg AC, Hopkins PN, Toth PP, et al. Familial hypercholesterolemia: screening, diagnosis and management of pediatric and adult patients: clinical guidance from the National Lipid Association Expert Panel on Familial Hypercholesterolemia. J Clin Lipidol. 2011;5(3 suppl.):S1-8.
2. Civiera F; International Panel on Management of Familial Hypercholesterolemia. Guidelines for the diagnosis and management of heterozygous familial hypercholesterolemia. Atherosclerosis. 2004;173(1):55-68.

60

Tabagismo

Sílvia Ost
Alexandre de Matos Soeiro

INTRODUÇÃO

- O cigarro é constituído por mais de 4.500 substâncias, entre elas a nicotina.
- O tabagismo se relaciona a doença pulmonar obstrutiva crônica (DPOC), mortes de origem cardiovascular e diversos tipos de câncer (pulmão, laringe, faringe, boca e bexiga).
- A abordagem do paciente fumante começa com a avaliação da dependência – escala de Fagesrtröm.Quanto maior a dependência da nicotina, maiores serão os sintomas de abstinência e mais difícil será cessar o tabagismo sem o auxílio de medicação específica. A maior intensidade desses sintomas ocorre até a quarta semana. Orientar o paciente a beber líquidos, chupar gelo, mascar algo, manter as mãos ocupadas, por exemplo, escrever, digitar, costurar, pintar, são estratégias bastante úteis na redução da fissura e dos sintomas de abstinência.
- Principais sintomas de abstinência da nicotina: irritabilidade, frustração, raiva, humor deprimido ou eufórico, insônia, inquietude, impaciência, ansiedade, dificuldade de concentração, ganho de apetite e peso (em média 2,5 kg no primeiro ano, podendo ganhar ate 8 kg).

ABORDAGENS TERAPÊUTICAS

- Abordagem cognitivo-comportamental – O paciente pode se encontrar em uma das seguintes fases com relação à intenção de parar de fumar:

Fases em relação à vontade de parar de fumar		
Fase	**Características**	**Conduta**
Pré-contemplação	Não considera a possibilidade de parar de fumar nem se preocupa com a questão.	– Motivar a pensar em parar de fumar. – Informar sobre os riscos e benefícios de parar de fumar.
Contemplação	Admite que o tabagismo é um problema e pretende parar nos próximos 6 meses.	– Encorajar a marcar uma data dentro de 30 dias para parar. – Ajudar a identificar os motivos que levam o paciente a fumar e oferecer alternativas para contorná-los. – O médico deve tocar no assunto durante as próximas consultas até que o paciente esteja decidido a parar de fumar.
Ação	Pretende efetivamente parar de fumar e nesse período já são tomadas medidas para livrar-se do fumo, inclusive na mudança de condições ambientais.	– Estimular a definição imediata da data de parada. A partir da data escolhida, o fumante deve se afastar de tudo que lembre o cigarro (não portar cigarros, cinzeiros ou isqueiros, não consumir café e álcool, por exemplo).
Manutenção	É uma fase que objetiva diminuir a chance de recaída.	Devem estar envolvidas mudanças de comportamento da pessoa, para que ela se mantenha sem fumar (como deixar de tomar café e iniciar exercício físico, por exemplo). – Monitorar os progressos e dificuldades enfrentados, por meio de consultas e/ou contatos telefônicos, para prevenção da recaída, a qual é comum e não deve desmotivar o paciente a seguir em tratamento.

- O modelo de intervenção PAAPA é um dos modelos propostos na abordagem do paciente tabagista.

Modelo de intervenção PAAPA	
Perguntar	Você fuma?
Avaliar	Há quanto tempo? Quantos cigarros por dia? Já parou de fumar? Teve abstinência? Recaída? Por qual motivo? Quer parar nos próximos 30 dias?
Aconselhar	Benefícios sobre parar de fumar.
Preparar	Marcar uma data próxima.
Acompanhar	Seguimento semanal no primeiro mês, quinzenal, mensal e trimestral até completar 1 ano.

- As terapias farmacológicas podem aumentar a chance de abstinência em longo prazo. Em média, 5% a 10% dos pacientes conseguem manter-se sem fumar após 6 meses de interrupção do tabagismo, sem auxílio de medicação. Com tratamento farmacológico, esses números chegam até 30%. Isso é particularmente verdadeiro em casos de pacientes com alto risco de desenvolver abstinência após a cessação do tabagismo. Esse risco pode ser mensurado por meio de escores, como o proposto por Fagerström.

Escala de Fagerström	
Quanto tempo depois de acordar você fuma seu primeiro cigarro?	Dentro de 5 minutos – 3 pontos Entre 6 e 30 minutos – 2 pontos Entre 31 e 60 minutos – 1 ponto Após 60 minutos – 0 ponto
Você acha difícil não fumar em locais proibidos?	Sim – 1 ponto Não – 0 ponto
Qual cigarro do dia lhe traz maior satisfação?	O primeiro da manhã – 1 ponto Qualquer outro – 0 ponto
Quantos cigarros você fuma por dia?	10 ou menos – 0 ponto Entre 11 e 20 – 1 ponto Entre 20 e 30 – 2 pontos Mais do que 30 – 3 pontos
Você fuma mais frequentemente na manhã do que no restante do dia?	Sim – 1 ponto Não – 0 ponto
Você fuma mesmo quando está doente e precisa ficar acamado a maior parte do tempo?	Sim – 1 ponto Não – 0 ponto

continuação

Classificação do grau de dependência de nicotina:
Muito baixa – 0 a 2 pontos
Baixa – 3 a 4 pontos
Média – 5 pontos
Elevada – 6 a 7 pontos
Muito elevada – 8 a 10 pontos

- As principais indicações para se usar terapia farmacológica na cessação do tabagismo são citadas abaixo:

Indicações do uso de terapia farmacológica na cessação do tabagismo
– Uso de > 20 cigarros/dia. – Fumantes que usam o primeiro cigarro em até 30 minutos após acordar. – Escore de Fagerström ≥ 5. – Tentativas anteriores sem sucesso.

TRATAMENTO MEDICAMENTOSO

Terapia de reposição de nicotina
– Adesivos (21, 14 e 7 mg): repor de forma semelhante a quantidade de nicotina utilizada pelo paciente (1 cigarro = 1 mg). Redução da dose progressiva a cada 4 a 6 semanas (utilizados por 12 semanas). Aplicar os adesivos nas partes superiores do corpo (tórax superior, peito, costas, braços), sem pelos, rodiziando os sítios de aplicação a cada 24 horas. Contraindicados a pacientes com lesões de pele ativas, período de 15 dias após episódio de infarto agudo do miocárdio, gestação e amamentação. Pode causar prurido e vermelhidão no local de aplicação. – Goma de mascar (2 mg): deve ser utilizada nos momentos de fissura e em combinação com os adesivos ou com a bupropiona. Pode ser usada em monoterapia nos pacientes que fumam menos de dez cigarros por dia. Mastigar e deixar descansar entre a bochecha e a gengiva até que o gosto de nicotina desapareça e mastigar novamente. Contraindicada a pacientes com gastrite, úlceras ativas e infarto agudo do miocárdio há menos de 15 dias. – Ao se iniciar o tratamento de reposição nicotínica, deve-se suspender imediatamente o consumo de cigarros, sob o risco de crise hipertensiva por excesso de nicotina.

Bupropiona

- Antidepressivo que diminui os sintomas de abstinência e o desejo de fumar.
- Dose recomendada: 150 mg/dia por 3 dias, seguida de 150 mg, duas vezes ao dia, até o final do tratamento (geralmente 12 semanas).
- Cessar completamente o tabagismo do 8º ao 10º dia de tratamento.
- Efeitos colaterais: boca seca, insônia, constipação, tremores, taquicardia, redução do limiar de convulsão quando associado ao uso de bebidas alcoólicas.
- Contraindicações: antecedentes de convulsão/epilepsia, alcoolismo, uso de inibidores da monoaminoxidase (IMAO), doença cerebrovascular, tumor de sistema nervoso central e traumatismo craniano, gestação, amamentação.

Vareniclina

- Agonista parcial de receptor nicotínico.
- O tratamento dura 12 semanas. Dose de 0,5 mg/dia por 3 dias e, a seguir, de 0,5 mg, duas vezes ao dia, até o sétimo dia. No oitavo dia, iniciar 1 mg, duas vezes ao dia, até o final do tratamento.
- Efeitos colaterais: náuseas, sonhos vívidos.
- Contraindicações: gestação, amamentação, ajustar dose na insuficiência renal.
- Têm surgido notificações quanto ao aumento do risco de sintomas depressivos e suicídio entre os usuários de vareniclina. Em recente estudo que incluiu mais de 13 mil pacientes que tiveram algum efeito colateral com uso de medicação antitabagismo, a presença de sintomas depressivos ou de autoagressão foi relacionada à vareniclina em mais de 90% dos casos (presentes em 7% dos que usaram bupropiona e 3% dos que usavam TRN).

Alternativas de segunda linha

1. Clonidina:
- Efeitos colaterais: sonolência, boca seca, fadiga, constipação e tontura. Se suspensa, pode provocar hipertensão rebote.

2. Nortriptilina:
- Efeitos colaterais: sonolência, boca seca, retenção urinária, sensibilidade à luz. Sintomas de abstinência se retirada abruptamente.

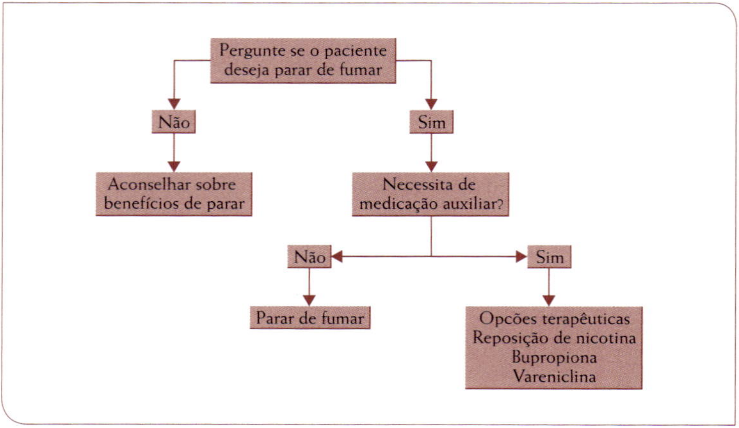

LEITURA RECOMENDADA

1. Issa JS, Perez GH, Diament J, et al. Efetividade da bupropiona no tratamento de pacientes tabagistas com doença cardiovascular. Arq Bras Cardiol. 2007;88(4):434-40.
2. Laurenti R, Nubila HBV. Epidemiologia das doenças cardiovasculares no Brasil. Doenças cardiovasculares e tabagismo: inter-relação dos dados. In: Issa JS (Org.). Tabagismo e doença cardiovascular. São Paulo: Planmark; 2007. v. único, p. 20-8.
3. Reichert J, Araújo AJ, Gonçalves CMC, et al. Diretrizes para cessação do tabagismo. J Bras Pneumol. 2008;34(10):845-80.

Terapia Intensiva

61

Pós-operatório de Cirurgia Cardíaca

Fábio Figueirêdo Costa
Dirceu Thiago Pessoa de Melo
Eduardo Osawa

INTRODUÇÃO

- Os resultados da cirurgia cardíaca estão relacionados aos fatores de risco pré--operatórios e ao adequado manejo da homeostase durante e após o procedimento cirúrgico.

Principais fatores de risco para complicações no pós-operatório (PO) de cirurgia cardíaca
– Fração de ejeção < 30%. – *Diabetes mellitus.* – Lesão de tronco de coronária esquerda. – Insuficiência renal. – Obesidade. – Doença pulmonar. – Idade avançada.

- O uso de circulação extracorpórea (CEC), associada à parada cardiorrespiratória, torna a cirurgia cardíaca um procedimento peculiar, já que esses pacientes costumam apresentar resposta inflamatória sistêmica exacerbada, determinando múltiplas disfunções orgânicas.

ALTERAÇÕES FISIOLÓGICAS NO PÓS-OPERATÓRIO

- A tabela a seguir resume as principais alterações fisiológicas no pós-operatório.

Alterações fisiológicas no pós-operatório	
Sistema cardiovascular	Redução da complacência e contratilidade miocárdica. Taquicardia sinusal – frequência cardíaca (FC) 100-120. Atrito pericárdico. Pneumopericárdio. Hipotensão ortostática. Eletrocardiograma (ECG): hemibloqueios transitórios.
Sistema respiratório	Atelectasia. Derrame pleural. Rx de tórax com sinais de congestão, a despeito de pressões .de enchimento normais ou baixas, devido a alterações de permeabilidade vascular.
Sistema nervoso	Lesão de nervos ulnar e mediano devida a: • Fratura do 1º arco costal após esternotomia; • Lesão de plexo braquial; • Trauma por punção de veia jugular interna; • Posicionamento inadequado do membro superior. Neuropatia do nervo radial, após retirada da artéria radial, em geral de curso benigno. Distúrbios visuais transitórios: perda de acuidade visual, ofuscamento e escotomas. Disfunção cognitiva, em geral transitória.
Tratos gastrointestinal e geniturinário	Constipação e retenção urinária. Inapetência. Disgeusia (alteração do paladar). Íleo paralítico.
Alterações laboratoriais	Anemia devida a perdas e hemodiluição. Plaquetopenia < 100.000, redução da meia-vida das plaquetas induzida pela CEC. Leucocitose. Hiperglicemia. Hipercortisolismo. Acidose metabólica. Hipo/hipercalemia. Hipocalcemia. Hipofosfatemia. Redução do nível sérico de folato e homocisteína.

ADMISSÃO NA UNIDADE DE TERAPIA INTENSIVA (UTI)

- Na chegada do paciente à unidade de terapia intensiva, deve-se proceder a uma abordagem sistemática, com objetivo de identificar e tratar prontamente o surgimento de disfunções orgânicas.
- Avaliar o histórico pré-operatório do paciente (comorbidades, doença que levou à cirurgia cardíaca, função ventricular pré-operatória etc.).
- Anotar os principais dados referentes ao ato cirúrgico.

Admissão na UTI – Dados do intraoperatório		
Anestesia	**Cirurgia**	**CEC**
Tipo	Procedimento	Duração
Monitorização	Duração	Proteção
Intercorrências	Intercorrências	Hipotermia
Balanço hídrico	Drenos	Tempo de anóxia
Diurese	Esterno aberto	Antifibrinolíticos
Drogas vasoativas	Assistência	Hemoderivados

- Após a chegada do paciente à UTI e a coleta de dados e minucioso exame físico, procede-se à realização de eletrocardiograma, radiografia de tórax e exames laboratoriais.

Admissão na UTI – Peculiaridades do exame físico	
Inspeção geral	Checar débito de sondas e drenos, posicionamento correto do cateter central, marca-passo (MP) epicárdico, tubo orotraqueal e pressão arterial invasiva.
Neurológico	Avaliar nível de sedação e curarização, pupilas e déficits neurológicos focais.
Cardiovascular	Avaliar coloração da pele e temperatura, perfusão periférica, pressão arterial, frequência cardíaca e ritmo. Ausculta cardíaca à procura de sopros, abafamento de bulhas e atrito pericárdico. Checar dose de drogas vasoativas.
Respiratório	Ausculta pulmonar, avaliar oxigenação, sincronia paciente-ventilador, parâmetros ventilatórios, presença de dreno pleural.
Trato digestivo	Avaliar jejum, débito de sonda nasogástrica, sinais de distensão abdominal e redução de ruídos hidroaéreos.
Trato geniturinário	Avaliar volume urinário, presença de hematúria e sinais de bexigoma.
Hematológico	Monitorar sinais de sangramento em ferida operatória e débito dos drenos.

Rotina de exames laboratoriais no pós-operatório de cirurgia cardíaca			
Exames	**POi**	**1 PO**	**2 PO**
Na/K	6/6 h	12/12 h	1 x dia
Hb/Ht	6/6 h	2 x ao dia	1 x dia
Dextro	2/2 h	2/2 h	2/2 h
Cálcio iônico	2 x ao dia	1 x ao dia	1 x ao dia
Mg	1 x ao dia	ACM	ACM
Ur/Cr	1 x ao dia	1 x ao dia	1 x ao dia
Gasometria arterial	6/6 h	12/12 h	ACM
Gasometria venosa	6/6 h	12/12 h	1 x ao dia
Lactato	6/6h	1 x ao dia	ACM
Contagem de plaquetas	1 x ao dia	uma vez ao dia	ACM
Coagulograma	1 x ao dia	ACM	ACM
Radiografia de tórax	1 x ao dia	1 x ao dia	1 x ao dia
Eletrocardiograma	2 x ao dia	2 x ao dia	1 x ao dia

Esquema utilizado na UTI cirúrgica do Instituto do Coração (InCor) do Hospital das Clínicas da Faculdade de Medicina da Universidade de São Paulo (HCFMUSP).

- A tabela abaixo mostra um exemplo de prescrição para pacientes no pós-operatório imediato de cirurgia cardíaca.

Prescrição médica – POI de cirurgia cardíaca	
Dieta	Jejum. Aporte contínuo de glicose endovenosa (por exemplo: glicose a 50% 10 ml/h por acesso central).
Profilaxia para úlceras de estresses	Omeprazol 40 mg, IV, uma vez dia.
Analgesia após a extubação	Tramadol 50 mg, IV, 6/6h + dipirona 1 g, IV, 6/6h.
Protocoloco de controle glicêmico	Insulina regular 100 UI + SF a 0,9% 100 ml, IV, conforme dextro de 1/1h, se duas glicemias capilares consecutivas > 200 mg/dl.
Antibiótico profilático	Cefuroxima 1,5 g, IV, na indução anestésica e 750 mg, IV, 6/6h, por 24 a 48 horas.
Profilaxia para trombose venosa profunda	Em geral, não é utilizada nas primeiras 48 horas. No terceiro pós-operatório poderá se considerar o uso de heparina de baixo peso molecular (enoxaparina 40 mg, SC, uma vez/dia) caso o risco de sangramento seja baixo e na ausência de discrasias sanguíneas. Caso haja contraindicação ao uso de heparina, considerar o uso de meia elástica ou compressor pneumático.

continuação

Anticoagulação	Em geral, não é utilizada nas primeiras 48 horas. Nos pacientes sem sangramento ativo, com baixo débito dos drenos e indicação de anticoagulação plena, como os portadores de válvulas metálicas, dever-se-á administrar heparina não fracionada em bomba de infusão contínua no primeiro PO. Ajustar dose conforme tempo de tromboplastina parcial ativado (TTPa) de 6/6h. O alvo terapêutico deverá ser individualizado de acordo com a posição da prótese. Recomenda-se R 2,0-3,0 para prótese aórtica e 2,5-3,5 para prótese mitral.

MONITORIZAÇÃO

- A monitorização do paciente deve incluir termômetro, cardioscópio, oximetria de pulso, cateter venoso central, pressão arterial invasiva e cateter de artéria pulmonar em casos selecionados.
- Parâmetros de macro e micro-hemodinâmica são importantes para a adequada reposição volêmica, manejo de drogas vasoativas e diagnóstico precoce de complicações.

Parâmetros a serem monitorizados no pós-operatório de cirurgia cardíaca	
Parâmetros de macro-hemodinâmica	• Pressão arterial média. • Perfusão periférica/tempo de enchimento capilar. • Diurese. • Pressão venosa central. • Débito cardíaco. • Pressão de oclusão de artéria pulmonar.
Parâmetros de micro-hemodinâmica	• Saturação venosa central. • Lactato arterial. • Excesso de bases. • Diferença venoarterial de CO_2.

- O cateter de artéria pulmonar é frequentemente utilizado no pós-operatório para avaliação do débito cardíaco, pressão de artéria pulmonar e pré-carga ventricular. Tipicamente, é inserido no pré-operatório em pacientes com maior risco de complicações, em especial portadores de disfunção ventricular, insuficiência renal, cirurgia combinada de valva e *bypass* coronariano, reoperação, hipertensão pulmonar e portadores de comorbidades graves. Nos pacientes com evolução desfavorável e que não possuam o dispositivo, a inserção poderá ser realizada.
- O ecocardiograma é uma ferramenta útil para o diagnóstico de complicações no pós-operatório, como disfunção ventricular, alterações segmentares sugestivas de isquemia, tamponamento cardíaco e disfunções valvares. Não deve, entretanto, ser indicado de rotina, mas apenas de acordo com suspeita clínica.

Reposição volêmica

- A reposição volêmica no pós-operatório tem por objetivo manter adequadas a oferta de oxigênio e a perfusão tecidual. Na realização da reposição volêmica, é importante reconhecer o compartimento depletado para que as perdas possam ser repostas com o fluido apropriado.

Causas de depleção de fluidos e água no pós-operatório de cirurgia cardíaca
– Jejum pré-operatório. – Transferência de líquidos do intravascular para o interstício pela resposta inflamatória sistêmica e consequente aumento da permeabilidade vascular. – Vômitos. – Vasodilatação. – Sepse. – Uso de circulação extracorpórea.

- Os cristaloides devem ser os fluidos de primeira escolha para reposição volêmica.
- Os coloides também podem ser utilizados, especialmente em pacientes anasarcados, hipoalbuminêmicos, com lesão pulmonar aguda ou que receberam mais de 3 litros de solução cristaloide.
- Deve-se ter cuidado com a administração de coloides à base de amido nos pacientes com insuficiência renal, coagulopatia e hipernatremia. Nunca utilizar plasma com o objetivo de reposição volêmica.
- Devem-se utilizar os parâmetros de macro e micro-hemodinâmica citados previamente, como guias para a adequada reposição volêmica. Além desses, alguns parâmetros clínicos são de grande relevância para o correto manejo da reposição volêmica, como a melhora do nível de consciência e da sede, a manutenção de valores de pressão arterial média > 65 mmHg, frequência cardíaca < 100 bpm e diurese > 0,5 ml/kg/h.
- A reposição volêmica deve ser criteriosa para evitar complicações, como edema pulmonar, anasarca, hipernatremia e coagulopatia dilucional.

Sedação e analgesia

- A sedação deve ser realizada visando ao bom acoplamento paciente/ventilador e à redução da ansiedade. Escalas de monitorização da sedação devem ser aplicadas diariamente, para evitar a sedação excessiva dos pacientes e seus consequentes malefícios, como a ventilação mecânica prolongada. O despertar diário deve, também, ser realizado em todos que não tenham contraindicação.

- Quando houver necessidade de sedação por período prolongado, deve-se dar preferência à utilização do midazolam.
- Evitar a utilização do propofol em pacientes hemodinamicamente instáveis.
- O etomidato pode ser uma boa alternativa de sedação para pacientes hemodinamicamente instáveis que necessitam realizar procedimentos, como cardioversão ou intubação orotraqueal.
- Utilização de dexmedetomidina já provou ser segura em pacientes em pós-operatório de cirurgia cardíaca. Deve-se, porém, estar atento à possibilidade de ocorrência de hipotensão e bradicardia.
- O uso de opioides apresenta como vantagem o efeito combinado de analgesia e sedação. Entretanto, por causarem vasodilatação periférica e suas consequências, devem ser usados com atenção no pós-operatório de cirurgia cardíaca.
- Após a retirada do tubo endotraqueal, dar preferência à realização de analgesia em intervalos regulares, sendo necessária reavaliação frequente para a titulação das doses a serem utilizadas.

Sugestão de analgesia no pós-operatório de cirurgia cardíaca

- Dipirona, IV, 30 mg/kg de 6/6h, associada à tramadol 50-100 mg, IV, de 6/6h.
- Casos de dor moderada: morfina, IV, em doses fracionadas para evitar depressão respiratória e instabilidade hemodinâmica.
- Em casos de dor intensa, não controlada com bólus de morfina, deve-se utilizar infusão contínua em doses programadas.
- Na dor persistente, associada ou não à presença de drenos no tórax, recomenda-se a realização de bloqueio intercostal ou peridural com cateter para infusão de analgésicos, precedida por avaliação da coagulação.

- Em casos de alergias ou instabilidade hemodinâmica que contraindiquem a utilização desses fármacos, pode-se utilizar o paracetamol 750 mg/dose, 6/6h. Os anti-inflamatórios não hormonais possuem indicação restrita no pós-operatório de cirurgia cardíaca.

DIAGNÓSTICO E TRATAMENTO DAS DISFUNÇÕES ORGÂNICAS NO PÓS-OPERATÓRIO DE CIRURGIA CARDÍACA

Disfunções cardiovasculares

Baixo débito

- A manutenção do débito cardíaco adequado é a principal meta do manejo cardiovascular no pós-operatório de cirurgia cardíaca. Não existe número adequado de débito cardíaco; o débito cardíaco adequado é aquele suficiente para atender às demandas metabólicas.

Metas para os parâmetros hemodinâmicos no pós-operatório imediato de cirurgia cardíaca
• IC > 2,5 l/min/m². • FC > 80 bpm. • Pressão capilar pulmonar < 20 mmHg. • Extremidades aquecidas, bem perfundidas e adequado volume urinário.

Manifestações clínicas comuns de baixo débito no PO de cirurgia cardíaca
• Hipotensão arterial (pressão sistólica < 90 mmHg ou queda de 30 mmHg ou mais com relação ao basal). Em algumas ocasiões, pode haver baixo débito sem hipotensão pelo aumento importante da resistência vascular sistêmica. • Taquipneia e taquicardia. • Alterações do nível de consciência. • Diminuição da temperatura dos membros e palidez. • Lentificação do enchimento capilar. • Cianose . • *Livedo reticularis.* • Oligúria (diurese < 20 ml/h). • Aumento da diferença arteriovenosa de oxigênio (CAV): > 5,5 ml/dl. • IC < 2,2 l/min/m². • Diminuição da saturação venosa central. • Aumento do nível sérico de lactato. • Acidose metabólica.

Causas de baixo débito cardíaco no pós-operatório de cirurgia cardíaca	
Causas que reduzem a pré-carga ventricular esquerda	Hipovolemia. Vasodilatação. Tamponamento cardíaco. Ventilação mecânica com pressão positiva. Disfunção do ventrículo direito por infarto ou hipertensão pulmonar Pneumotórax.
Redução da contratilidade miocárdica	Baixa fração de ejeção prévia à cirurgia. Isquemia ou infarto do miocárdio. Revascularização miocárdica incompleta. Hipóxia. Hipercarbia. Acidose.
Aumento da resistência vascular sistêmica	Hipovolemia. Disfunção diastólica após utilização de parada circulatória total. Vasoconstrição.
Arritmias	Bradiarritmias. Taquiarrtimias.

- O tratamento deve ser instituído o mais precocemente possível e guiado pela etiologia e perfil hemodinâmico do baixo débito.

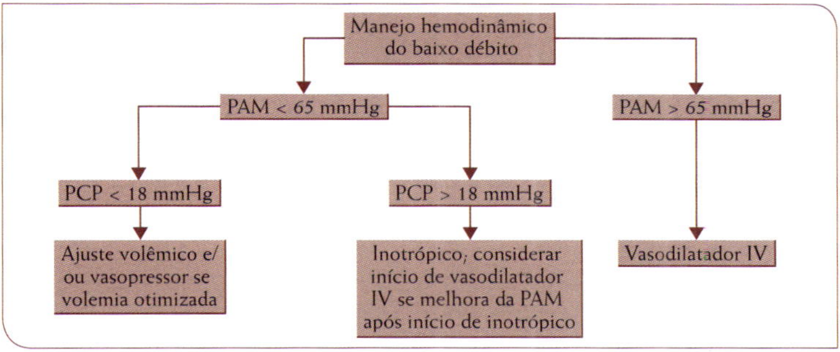

Fig. 1. Manejo do baixo débito cardíaco.

Medidas gerais no tratamento do baixo débito cardíaco no pós-operatório de cirurgia cardíaca

- Oxigenação e ventilação adequadas.
- Adequação da volemia.
- Suporte inotrópico e agentes vasodilatadores.
- Manutenção de níveis adequados de hemoglobina (Hb): Hb entre 7,0 e 9,0 costuma ser bem tolerada no cardiopata estável e níveis em torno de 10,0 devem ser almejados para os pacientes com síndromes coronarianas agudas ou com insuficiência cardíaca descompensada.
- Suporte mecânico nos casos refratários:

– Balão intra-aórtico (BIA): utilizado em pacientes com resposta clínica inadequada à otimização volêmica e terapia inotrópica/vasodilatadora. Além do contexto do baixo débito cardíaco pós-operatório, pode ser utilizado no perioperatório de pacientes com disfunção acentuada do VE, na presença de isquemia miocárdica, em arritmias ventriculares recorrentes, na presença de insuficiência mitral isquêmica e na comunicação ventricular pós-infarto.

– Dispositivos de assistência ventricular: seu uso pode ser considerado nos casos de baixo débito refratário ao tratamento farmacológico e uso de BIA. A assistência ventricular pode ser de ventrículo direito, esquerdo ou biventricular. Pode ser utilizado como ponte para transplante nos refratários.

– Oxigenação por membrana extracorpórea (ECMO): seu uso é reservado a condições de baixo débito cardíaco refratário associado à função pulmonar inadequada. É mais eficaz em situações complicadas por hipertensão pulmonar, como nas cirurgias das cardiopatias congênitas.

- Fármacos que melhoram a contratilidade miocárdica e que otimizam as resistências vasculares têm papel fundamental no manejo do baixo débito, em conjunto com a reposição volêmica. Por não serem medicações isentas de efeitos adversos, devem ter suas doses adequadamente tituladas.

Hipertensão arterial

- Definida como pressão arterial média (PAM) acima de 105 mmHg, ou um aumento acima de 20 mmHg acima do basal, ou pressão arterial sistólica acima de 140 mmHg.
- É especialmente comum e grave em cirurgias valvares, principalmente após correção de estenose aórtica.
- Costuma aparecer precocemente no PO (entre 1 e 2 horas) e ocorre mais comumente em pacientes com história prévia de hipertensão arterial sistêmica (HAS), uso pré-operatório de betabloqueador e função ventricular normal antes da cirurgia. Confere maiores morbidade e mortalidade ao paciente.

Possíveis complicações causadas por níveis de pressões elevadas no pós-operatório de cirurgia cardíaca
• Ruptura de anastomoses arteriais. • Sangramento mediastinal. • Isquemia miocárdica pela pós-carga excessiva. • Acidente vascular cerebral (AVC). • Perda da integridade dos enxertos de veia safena e da artéria torácica interna (mamária). • Aumento do risco de sangramento. • Dissecção de aorta. • Maior tempo de ventilação mecânica e de permanência em UTI.

- Para o tratamento, são utilizados vasodilatadores IV, preferencialmente o nitroprussiato.
- Deve-se atentar para a possibilidade de redução excessiva da PA diastólica, o que pode acarretar diminuição da pressão de perfusão coronariana com consequente isquemia miocárdica. Por esse motivo, nitroglicerina IV deve ser o agente de escolha para o PO de revascularização miocárdica.
- Hipertensão pós-operatória também pode ser encontrada em estados cardiovasculares hiperdinâmicos, com taquicardia sinusal, débito cardíaco normal ou elevado e resistência vascular sistêmica normal ou elevada. Nesses casos, pode-se utilizar betabloqueadores IV como o metoprolol.

- Deve-se evitar o início de anti-hipertensivos orais nas primeiras 24h do PO de cirurgia cardíaca, objetivando a titulação de doses mais adequadas das medicações IV.

Isquemia miocárdica

- Lesão isquêmica miocárdica perioperatória é uma complicaçãc da cirurgia cardíaca que pode ocorrer entre 3% e 30% dos casos. Os eventos agudos são causados primariamente por limitações à proteção miocárdica durante o procedimento cirúrgico.
- A ocorrência desse evento está relacionada ao aumento da mortalidade, e suas principais causas incluem revascularização incompleta, hipotensão e hipertensão arterial e taquicardia, além de espasmo coronariano, trombose distal ou do próprio enxerto, anemia e problemas técnicos. Isquemia miocárdica que ocorre no período de dias a semanas após o procedimento geralmente se deve à oclusão do enxerto.
- Como no pós-operatório, a maioria dos pacientes encontra-se sob efeitos de anestésicos, analgésicos e sedativos, por isso a presença de dor torácica não deve servir de base para suspeição de isquemia miocárdica.
- A busca dessa complicação deve sempre fazer parte do diagnóstico diferencial de pacientes que evoluem com instabilidade hemodinâmica no PO.

Exames complementares na avaliação de isquemia miocárdica perioperatória	
Eletrocardiograma	– Obter ECG imediatamente após a chegada do paciente à UTI. – O surgimento de alterações no segmento ST-T é comum e não necessariamente diagnóstico de isquemia miocárdica – O surgimento de novas ondas Q patológicas tem alto valor na suspeição de isquemia miocárdica. – Aparecimento de bloqueios de ramo direito ou esquerdo novos também deve suscitar essa possibilidade diagnóstica.
Marcadores de necrose miocárdica	– Para o diagnóstico de infarto pós-operatório, a elevação de marcadores de necrose, isoladamente, não é suficiente. A presença de valores dez vezes acima do percentil 99 do limite superior de referência do marcador deve estar associada a pelo menos um dos seguintes, nas primeiras 72h, para o diagnóstico de infarto (tipo 5): surgimento de novas ondas Q patológicas e/ou novo BRE e/ou perda de miocárdio viável (contratilidade segmentar) em exame de imagem e/ou documentação angiográfica de oclusão arterial nativa ou do enxerto.
Ecocardiograma	– A presença de novas alterações de contratilidade segmentar do miocárdio é um dos critérios para o diagnóstico de isquemia perioperatória.

Tratamento da isquemia miocárdica perioperatória
• Garantir oxigenação adequada; saturação arterial de oxigênio > 95% e níveis de hemoglobina > 9-10. • Adequar a volemia do paciente. • Iniciar nitroglicerina IV imediatamente e titular dose conforme parâmetros hemodinâmicos. • Manter PAM entre 70 e 90 mmHg – pode ser necessária a associação de nitroprussiato para atingir essa meta. O nitroprussiato pode, também, ser necessário em condições de baixo débito associado à resistência vascular sistêmica elevada. • Betabloqueadores podem ser utilizados cautelosamente em pacientes que não estejam dependentes de aminas vasoativas, em baixo débito e nem hipovolêmicos. Utilizar naqueles que se encontram hipertensos e taquicárdicos. • Após início de infusão de nitroglicerina, deve-se sempre obter um novo ECG. Caso o ECG tenha normalizado, manter a nitroglicerina por mais 24h; caso a alteração eletrocardiográfica persista e o paciente se encontre hemodinamicamente instável, discutir com equipe cirúrgica a indicação de coronariografia de emergência para diagnóstico e provável intervenção terapêutica, mantendo-se a utilização das drogas inotrópicas, vasodilatadoras e balão intra-aórtico, se necessário. Em casos de estabilidade hemodinâmica, considerar o início de inibidores da enzima conversora de angiotensina (IECA) e estatinas, além de discutir com a equipe cirúrgica a indicação de coronariografia.

Vasoplegia

- Caracteriza-se pela ocorrência de resposta inflamatória sistêmica secundária ao procedimento cirúrgico, geralmente aparente nas primeiras 12h do PO.
- A gênese dessa complicação é multifatorial, envolvendo a ação de citocinas inflamatórias, a ativação do sistema complemento, a ativação leucocitária e o óxido nítrico.
- Deve-se atentar para o fato de que 30% dos casos de vasoplegia no PO devem-se à infecção, o que torna a instituição de tratamento precoce medida fundamental para evitar complicação do quadro.
- Achados clínicos – hipotensão, vasodilatação periférica, taquicardia, taquipneia, queda da resistência vascular sistêmica, oligúria, débito cardíaco normal ou elevado, febre e leucocitose.
- O tratamento deve ser guiado por monitorização hemodinâmica invasiva, com utilização de cateter de artéria pulmonar e pressão arterial invasiva. Reposição volêmica, com cristaloides ou coloides (na presença de edema pulmonar ou periférico), é a primeira medida a ser tomada na vasoplegia, visando à PAM

≥ 65 mmHg; se após reposição volêmica adequada não for atingido o nível de PAM desejado, instituir terapia vasopressora com noradrenalina.

- Após 12h de CEC, persistindo a vasoplegia ou evidência indubitável de infecção, colher dois pares de hemocultura com intervalo de 30 minutos entre as amostras, urina I e urocultura.
- A introdução de antibióticos deve ser criteriosa e fundamentada em sinais clínicos e laboratoriais de infecção; nesse contexto, a presença de elevação dos níveis de procalcitonina pode ser indicativa de infecção.
- Deve-se aguardar 24h após a suspensão de vasopressor e resolução aparente do quadro para introdução de vasodilatadores, se houver indicação.

Tamponamento cardíaco

- É caracterizado por elevação das pressões intracardíacas, limitação do enchimento diastólico, redução do volume sistólico e débito cardíaco.
- O achado clássico do tamponamento no PO é o aumento e equalização das pressões de enchimento, vistas nas medidas do cateter de artéria pulmonar (pressão atrial direita ≈ capilar pulmonar ≈ pressão atrial esquerda ≈ pressão diastólica ventricular).

Quando suspeitar de tamponamento cardíaco no pós-operatório de cirurgia cardíaca?
• Hipotensão. • Estase de jugulares. • Abafamento de bulhas. • Baixo débito. • Pulso paradoxal. • Cessação ou redução abrupta da drenagem pericárdica. • Parada cardiorrespiratória em ritmo de atividade elétrica sem pulso (AESP). • Alargamento mediastinal na radiografia de tórax. • Redução da voltagem no ECG. • Achado de líquido pericárdico que causa restrição ao enchimento das câmaras no ecocardiograma.

- Na suspeição clínica dessa complicação, o tratamento deve ser rapidamente instituído, pois o sucesso dele depende da precocidade do diagnóstico.
- A realização do ecocardiograma não deve retardar a instituição do tratamento em casos de alta suspeição clínica.
- A pericardiotomia cirúrgica com lavagem da cavidade, retirada de coágulos e drenagem constitui o tratamento de escolha.

- A pericardiocentese (punção de Marfan) deve ser realizada em situações emergenciais, como em caso de parada cardiorrespiratória, nas quais não é possível a abordagem cirúrgica.

Fibrilação atrial

- A fibrilação atrial pós-operatória (FAPO) é a complicação mais comum em pacientes submetidos à cirurgia cardíaca, com incidência que varia entre 30% e 50%.
- A incidência dessa complicação vem aumentando continuamente nas últimas décadas, principalmente pela maior prevalência de pessoas mais idosas que vem se submetendo à cirurgia cardíaca nos últimos anos.
- Está associada a aumento importante das taxas de mortalidade e morbidade, predispõe os pacientes a maior risco de AVC e aumenta de forma importante os custos do tratamento hospitalar.
- A FAPO costuma ocorrer entre o segundo e o quarto dia PO, com pico de incidência no segundo PO.
- Geralmente, é uma complicação bem tolerada na maioria dos indivíduos e costuma ser um problema temporário relacionado à cirurgia. Entretanto, em pacientes idosos e/ou com disfunção ventricular esquerda (VE), pode ser uma complicação ameaçadora à vida.
- O principal fator de risco relacionado à FAPO é a idade avançada.
- Os betabloqueadores orais são a classe de droga mais estudada, até o momento, para utilização na prevenção dessa arritmia pós-operatória. Entretanto, o impacto das medidas de prevenção sobre a diminuição da ocorrência de complicações da FAPO, incluindo AVC e custos econômicos, ainda permanece controverso.
- O tratamento visa ao controle da frequência cardíaca, à reversão e à manutenção do ritmo sinusal e à prevenção de embolias.
- Hipóxia e distúrbios hidroeletrolíticos (especialmente do magnésio e do potássio) e acidobásicos devem ser sempre corrigidos.
- A cardioversão elétrica deve sempre ser realizada nos pacientes que evoluem com instabilidade secundária à arritmia e eletivamente utilizada para reversão ao ritmo sinusal quando uma tentativa de reversão farmacológica não obtiver sucesso. Os aparelhos bifásicos são associados à utilização de doses de energia mais baixas, maiores taxas de cardioversão e menor incidência de lesões de pele. A posição anteroposterior das pás e sedativos de curta duração devem ser preferencialmente utilizados.

- Quando se optar inicialmente pela cardioversão farmacológica e ocorrer falha da reversão do ritmo após mais de 48h de tentativa, deve-se suspender o fármaco que visa modificar o ritmo e introduzir droga controladora da FC. Iniciar anticoagulação plena e realizar nova tentativa de cardioversão somente após 24h de anticoagulação, ou após realização de ecocardiograma transesofágico.
- Pericardite é manifestação comumente associada à ocorrência de FAPO, devendo ser utilizada, nesses casos, hidrocortisona 200 mg, IV, de 8/8h, por 3 dias.
- A eficácia e a segurança da terapia de anticoagulação para FAPO, complicação que geralmente se resolve espontaneamente em 4 a 6 semanas, ainda não são completamente estabelecidas.
- Como regra geral, desde que não haja contraindicação, costuma-se anticoagular os pacientes com FAPO prolongada (> 48h) e/ou com episódios frequentes de FAPO, além dos pacientes com história prévia de acidente vascular cerebral/acidente isquêmico transitório.
- Nesses pacientes, recomenda-se que a anticoagulação seja mantida por até 30 dias após a reversão ao ritmo sinusal.

Arritmias ventriculares

- Extrassístoles ventriculares e taquicardia ventricular não sustentada (TVNS) que requerem um curto curso de tratamento são relatadas em até 50% dos pacientes submetidos à cirurgia cardíaca, com pico de incidência ocorrendo entre o terceiro e o quinto PO.
- A presença de níveis elevados de catecolaminas, necrose miocárdica e alterações eletrolíticas é uma explicação possível para a ocorrência dessas arritmias.
- A terapêutica utilizada deve ser individualizada e baseada na suspeição da presença de fatores de risco, tais como disfunção ventricular esquerda. Hipoxemia e distúrbios eletrolíticos e acidobásicos devem ser corrigidos em todos os pacientes.
- A utilização de marca-passo atrial pode ser uma estratégia para a supressão das extrassístoles; outra alternativa para a presença de extrassístoles frequentes, aos pares ou em salvas, seria a utilização de lidocaína por 24h. Reposição de magnésio e utilização de amiodarona são alternativas para TVNS. Para taquicardia ventricular sustentada, dependendo da presença ou não de instabilidade clínica, pode-se utilizar cardioversão elétrica, amiodarona IV ou *overdrive pacing*.

Distúrbios de condução

- Bloqueios atrioventriculares (BAV) podem ser causados por *clearance* incompleta da solução de cardioplegia, drogas antiarrítmicas ou secundários ao procedimento cirúrgico.
- A cirurgia que mais cursa com BAV é a troca de válvula aórtica e, nesse contexto, tendem a ser temporários. Quando causados por trauma ou manipulação cirúrgica na área do nó atrioventricular (AV) ou feixe de His, podem ser temporários, mas costumam durar vários dias.
- A transecção completa do nó AV, durante a cirurgia de troca de válvula aórtica, é uma complicação bem estabelecida e leva a BAV permanente.

Principais fatores de risco para BAV permanente e potencial necessidade de implante de MP permanente
• Nó AV ou anel valvar aórtico com calcificação extensa. • Aparecimento do BAV horas ou dias após a cirurgia. • Defeito de condução significativo presente no pré-operatório.

- Devem-se suspender as medicações que atuem negativamente na condução AV.
- A necessidade da utilização de marca-passo vai depender do mecanismo de escape e da adequação da FC.
- Na ausência de calcificação excessiva, deve-se esperar pela recuperação dos BAV por até 10 a 14 dias antes do implante do MP definitivo.

Disfunções pulmonares

- A maioria dos pacientes é extubada entre 4 e 6 horas após o ato cirúrgico.
- Após a chegada à UTI, é fundamental a avaliação da posição do tubo orotraqueal, radiografia de tórax, gasometria arterial e cuidadoso exame físico pulmonar.

Critérios para extubação do paciente no pós-operatório de cirurgia cardíaca
• Estabilidade hemodinâmica. • Ausência de sangramentos. • Ausência de complicações neurológicas e adequado nível de consciência. • Adequada troca gasosa.

- As principais complicações pulmonares são SARA/edema pulmonar (4,9%) e pneumonia (0,8%), excluídos os casos de atelectasia. A presença dessas complicações está associada a maior tempo de ventilação mecânica e maiores taxas de mortalidade. O principal fator de risco é a disfunção ventricular pré-operatória, sendo mais importante do que a disfunção pulmonar. Estudos observacionais sugerem que a cirurgia com circulação extracorpórea está associada a maiores taxas de complicações (SARA/edema pulmonar) quando comparada à cirurgia sem CEC. A explicação para esse fato é multifatorial e inclui lesão endotelial pulmonar traumática, hipotermia, lesão de reperfusão na saída de CEC, cessação da ventilação durante a CEC e reações imunológicas secundárias ao uso da protamina e hemoderivados.

- O manejo das disfunções pulmonares baseia-se em suporte ventilatório adequado, analgesia e fisioterapia respiratória. Não existem evidências de superioridade entre ventilação mecânica controlada a volume ou pressão, optando-se por este último nos casos associados a pressões elevadas e complacência pulmonar reduzida.

Preditores de ventilação mecânica prolongada (> 48 h)
• Baixo débito cardíaco. • Hipoalbuminemia. • Sangramentos. • Complicações neurológicas. • Infecção de corrente sanguínea. • Fibrilação atrial com instabilidade hemodinâmica. • Complicações intra-abdominais. • Obesidade. • Tempo de CEC prolongado.

Disfunção renal

- A insuficiência renal é um fator de risco independente para morbidade e mortalidade em curto e longo prazos no pós-operatório de cirurgia cardíaca. A incidência varia entre 2,9% e 7,7%, com um aumento do risco de morte que pode variar de 8 a 27 vezes quando comparado ao dos pacientes que não desenvolvem insuficiência renal.

Principais fatores de risco para disfunção renal no pós-operatório de cirurgia cardíaca
• Idade > 75 anos. • Insuficiência renal pré-operatória. • Diabetes. • Disfunção ventricular. • Cirurgia de urgência. • Tempo de CEC > 88 minutos. • Sopro carotídeo. • Obesidade. • Baixo débito cardíaco/hipotensão. • Reoperação. • Sepse. • Cirurgia combinada de revascularização e troca valvar.

- Embora a circulação extracorpórea seja considerada um importante fator de lesão renal, a cirurgia sem CEC não provou ser superior em relação à diminuição da mortalidade, possivelmente pela maior taxa de revascularização incompleta com esse procedimento.
- A maioria dos pacientes não apresenta sinais e sintomas ao diagnóstico, que é baseado quase sempre nos exames laboratoriais.

Manejo da insuficiência renal aguda no pós-operatório de cirurgia cardíaca
• Dieta: restrição proteica < 0,6 g/kg/dia nos pacientes que não estejam em diálise. Caso contrário, não é necessária restrição. • Balanço hídrico: monitorar peso diário, diurese e aporte hídrico. • Estabilização hemodinâmica: manter PAM > 70 mmHg, IC > 2,2 l/min/m² e correção de hipovolemia com SF a 0,9%. Evitar uso de coloides. • Correção de hipervolemia: o uso de diuréticos de alça IV (ex: furosemida) está indicado para o tratamento da hipervolemia. • Drogas nefrotóxicas: ajustar dose de antibióticos pela função renal. Evitar o uso de IECA e anti-inflamatórios não hormonais. • Hemodiálise: a hemodiálise está indicada nos casos de acidose metabólica, hipercalemia, uremia e hipervolemia refratários. É importante ressaltar que não está isenta de efeitos adversos. Pode causar instabilidade hemodinâmica, hipoxemia, isquemia visceral e arritmias ventriculares. Além disso, altera a resposta imunológica, aumentando o risco de infecções. Portanto, sua indicação deve ser criteriosa.

Sangramento no pós-operatório

- Sangramento e coagulopatia são eventos comuns no pós-operatório de cirurgia cardíaca, especialmente em procedimentos com uso de CEC.

Fatores de risco para sangramento no pós-operatório de cirurgia cardíaca	
Pré-operatórios	Cirurgia de urgência. Uso de antiagregantes e anticoagulantes. Uso crônico de corticoides. Discrasias sanguíneas. Hepatopatia. Cirurgia prévia. Idade avançada. Insuficiência renal. Infecção.

continuação

Intraoperatórios	Redução dos fatores de coagulação. Fibrinólise. Reversão inadequada da heparinização. Uso excessivo da protamina. Trombocitopenia. Má técnica cirúrgica.

- A melhor forma de monitorização do sangramento é a rigorosa observação do débito e aspecto dos drenos mediastinais e pleurais nas primeiras horas após o ato cirúrgico, bem como o controle de hemoglobina, plaquetas e coagulograma seriados. Na chegada do paciente à UTI, devem-se obter informações sobre a hemostasia na sala de cirurgia, dose de heparina, protamina, antifibrinolíticos e hemoderivados. Não há consenso em relação à definição de débito excessivo dos drenos. Normalmente, não excede 500 ml nas primeiras 24 horas. Caso o débito exceda 150 ml/h, sugere-se seguir as orientações da tabela abaixo.

Manejo de sangramento no pós-operatório de cirurgia cardíaca
• Medidas gerais: manutenção da normotermia e equilíbrio metabólico. • Tratamento inicial do sangramento: protamina 25 a 50 mg, IV, diluídos em 100 ml de soro fisiológico em 20 minutos (apenas para sangramento no máximo após 4 horas da última dose de heparina). • Para sangramentos maiores que 150 ml/h, deve-se proceder da seguinte maneira: – coleta de coagulograma e plaquetas; – avisar a equipe cirúrgica do paciente; – desmopressina: opção terapêutica para sangramentos associados à uremia ou à disfunção plaquetária – dose de 0,3 μg/kg diluído em 50 ml de salina infundido em 15 minutos; – coagulograma demonstrando TTPa ou TP prolongados: plasma fresco 2 a 4 unidades; – plaquetas < 100.000: transfusão de plaquetas 1 U/10 kg de peso. • Sangramento persistente após infusão de plasma: transfundir plaquetas 1 U/10 kg independentemente da contagem pela disfunção plaquetária. • Se o sangramento persiste após infusão de plasma e plaquetas: deve ser novamente avisada a equipe cirúrgica e realizados novo coagulograma, dosagem de fibrinogênio, produtos de degradação da fibrina, tempo de sangramento: se fibrinogênio < 100 mg/dl ou se TTPa persiste anormal apesar do plasma ou pacientes portadores de estenose aórtica: crioprecipitado 1 U/10 kg. • Suspeita de fibrinólise: fibrinogênio baixo associado a aumento dos níveis dos produtos de degradação da fibrina especialmente em reoperações: ácido *épsilon* aminocaproico 25 mg/kg, IV, em 1 hora, seguido por uma dose de 1 g/h por 4 a 5 horas. • Ordenha dos drenos: deve ser realizada de hora em hora e na suspeita de obstrução por coágulos.

- Observar se há indicação de reabordagem cirúrgica.

Indicação de reabordagem cirúrgica no tratamento de sangramento no pós-operatório de cirurgia cardíaca
– Taxas de sangramento maior que 200 ml/h de 4 a 6 horas.
– Taxas de sangramento maior que 1.500 ml em 12h.
– Súbito aumento no débito dos drenos (300 a 500 ml).
– Suspeita clínica de tamponamento.

- O estudo brasileiro TRACS demonstrou que estratégia restritiva de hemotransfusão (transfusão com níveis de hematócrito < 24%) provou ter desfechos clínicos não inferiores aos da estratégia liberal (transfusão com níveis de hematócrito < 30%).

Infecções

- O aparecimento de complicações infecciosas no PO de cirurgia cardíaca está associado a altas taxas de morbidade e mortalidade.
- Infecção profunda da ferida operatória é uma complicação séria e dispendiosa, com taxas de mortalidade que variam de 15% a 20%, a despeito de terapêutica apropriada.
- A obesidade é o principal fator de risco para o surgimento de deiscência esternal, com ou sem infecção, e após qualquer tipo de cirurgia cardíaca.
- Diabetes, utilização das duas artérias torácicas internas e a presença de insuficiência renal são outros fatores de risco comuns para o surgimento de infecção.
- Tipos comuns de infecções no PO de cirurgia cardíaca: infecção da ferida operatória de retirada da veia safena, arterite relacionada à cateterização arterial. infecção da ferida esternal, mediastinite.
- Achados clínicos/laboratoriais: febre ou hipotermia, hiperemia e/ou calor e/ou rubor na ferida, drenagem de secreção pela ferida, deiscência, taquicardia/taquipneia, instabilidade esternal, leucocitose/leucopenia, presença de coleções em exames de imagem
- A suspeita de presença de complicações infecciosas deve levar à rápida instituição de terapêutica apropriada. Culturas, tanto de material da ferida quanto sanguíneas, devem sempre ser colhidas. Guiar antibioticoterapia conforme resultado de culturas sempre que possível, ou de acordo com o perfil de organismos patogênicos da instituição, quando não for possível o isolamento do agente causador. Frequentemente, será necessária associação de terapêutica cirúrgica (drenagem, desbridamento, ressecção esternal e/ou outros).

Disfunções gastrointestinais

- Morbidade abdominal ocorre em cerca de 0,2% a 5,5% dos pacientes em PO de cirurgia cardíaca, com taxa de mortalidade média de cerca de 33%, sendo responsável, no total, por aproximadamente 15% do total de óbitos dos pacientes de cirurgia cardíaca.

Tipos de complicações gastrointestinais no pós-operatório de cirurgia cardíaca
• Sangramento gastrointestinal – complicação mais comum. • Isquemia mesentérica. • Pancreatite. • Colecistite. • Íleo paralítico. • Úlcera péptica perfurada. • Insuficiência hepática. • Isquemia intestinal. • Infarto intestinal – complicação invariavelmente fatal em PO de cirurgia cardíaca.

- Causas de agressão aos órgãos abdominais durante cirurgia cardíaca: ateroembolismo, hipoperfusão causada por vasoconstrição durante circulação extracorpórea, instabilidade hemodinâmica no perioperatório, levando a baixo fluxo sanguíneo e à isquemia da mucosa e à liberação de mediadores inflamatórios durante a CEC.

Fatores de risco para ocorrência de complicações gastrointestinais no pós-operatório de cirurgia cardíaca
• Ventilação mecânica prolongada. • Idade avançada. • Fração de ejeção reduzida. • Suporte inotrópico ou mecânico no perioperatório. • Arritmias. • Transfusões. • Insuficiência renal. • Reoperação. • Cirurgia de emergência.

- O diagnóstico precoce das complicações abdominais pode ser difícil, especialmente da isquemia intestinal. Sugere esta última níveis bastante elevados de lactato, acidose metabólica persistente, leucocitose e íleo.
- Na suspeita clínica, devem-se utilizar precocemente os recursos complementares disponíveis para o diagnóstico e tratamento dessa afecção como a colonoscopia, o lavado peritoneal, o estudo angiográfico intervencionista com dilatação ou infusão de papaverina e/ou intervenção cirúrgica.

Complicações neurológicas

- Acidente vascular cerebral é a mais grave e temida complicação neurológica no pós-operatório de cirurgia cardíaca.
- O desenvolvimento de AVC no pós-operatório da cirurgia de revascularização do miocárdio varia de 0,8% a 5% nos diferentes estudos.
- A maioria dos eventos ocorre nos primeiros 2 dias após a cirurgia. É importante ressaltar que muitos dos eventos têm apresentação silenciosa, em decorrência de microembolização, contribuindo para a disfunção cognitiva em longo prazo

Fatores de risco para ocorrência de complicações neurológicas no pós-operatório de cirurgia cardíaca
• História de doença cerebrovascular. • Doença arterial periférica. • Diabetes. • Hipertensão. • Reoperação. • Cirurgia de urgência. • CEC prolongada. • Politransfusão. • Idade > 70 anos. • Doença ateromatosa em aorta ascendente. • Manipulação da aorta ascendente. • Fibrilação atrial pós-operatória. • Valvas metálicas.

Disfunções endocrinológicas

Glicemia

- A hiperglicemia é um fator de risco bem estabelecido para morbidade e mortalidade em pacientes no PO de cirurgia cardíaca. Ela provoca, direta ou indiretamente, disfunção endotelial, aumento da trombogênese, prejuízo na cicatrização, distúrbios hidroeletrolíticos, depressão do sistema imune, além de interferência negativa em outros sistemas como o pulmonar, o neurológico e o renal.
- O controle glicêmico estrito pode, além de diminuir as taxas de mortalidade, diminuir as taxas pós-operatórias de infecção, principalmente mediastinite. Esse efeito benéfico pode ser visto tanto em pacientes diabéticos como em não diabéticos que apresentem níveis glicêmicos alterados no PO. Esse controle está associado, também, à presença de melhor função contrátil do miocárdio,

com menor necessidade de uso de drogas inotrópicas no PO, e a menores níveis de lactato.

- Entretanto, a ocorrência de episódios de hipoglicemia, comuns aos diversos protocolos de controle glicêmico disponíveis, além dos efeitos colaterais do uso de altas doses de insulina, pode contrabalancear os efeitos positivos dessa terapêutica, devendo ser prevenida. O nível ótimo de glicemia a ser atingido ainda não é consenso. Sugerimos manter glicemia capilar < 150 mg/dL.

Insuficiência adrenal

- Complicação presente em até 0,1% dos pacientes submetidos à cirurgia cardíaca e que pode ser exacerbada pela circulação extracorpórea.
- Pacientes usuários crônicos de corticoterapia devem receber reposição de dose de estresse para evitar crise adrenal; como a cirurgia cardíaca é considerada um estresse grave, deve-se repor hidrocortisona 50 mg, IV, de 6/6h.
- Em caso de suspeita clínica, a coleta de exames laboratoriais (teste do ACTH e coleta do cortisol) não deve retardar o início do tratamento, que deve ser imediato.

Disfunção tireoidiana

- Os níveis séricos de T_3 livre no PO de cirurgia cardíaca estão frequentemente reduzidos. A despeito de seus efeitos benéficos sobre o débito cardíaco e sobre a resistência vascular sistêmica, não há na literatura, até o presente momento, dados convincentes de que a reposição desse hormônio traga benefícios. Parece que a reposição de T_3 no PO de pacientes com função tireoidiana normal no pré-operatório deve ser reservada aos casos de baixo débito refratário.
- Para pacientes que recebiam hormônio tireoidiano no pré-operatório, deve-se reiniciar a reposição dele o mais precocemente possível no PO.

CONCLUSÕES

- A cirurgia cardíaca, a despeito de todo avanço científico incorporado pela medicina nas últimas décadas, continua a ser uma modalidade terapêutica com grandes repercussões na homeostase dos diversos sistemas do corpo humano. Sem dúvida, os cuidados médicos apropriados no pós-operatório sobre os mais diversos sistemas constituem parte fundamental para a boa evolução clínica dos doentes.
- É importante lembrar que, mesmo com todo o arsenal diagnóstico complementar disponível atualmente, a anamnese e o exame físico permanecem as princi-

pais ferramentas para o precoce e correto diagnóstico das principais complicações. Não se deve atrasar o tratamento de uma possível complicação suspeitada clinicamente para aguardar a realização de um exame complementar.

- A participação da equipe multidisciplinar de saúde, com enfermeiros, técnicos, fisioterapeutas, psicólogos e nutricionistas, é indissociável dos cuidados médicos, tendo, inclusive, relevância estatística para redução de morbimortalidade.

LEITURA RECOMENDADA

1. André ACS, DelRossi A. Hemodynamic management of patients in the first 24 hours after cardiac surgery. Crit Care Med. 2005;33:2082-93.
2. Borger MA, Rao V, Weisel RD, et al. Deep sternal wound infection: risk factors and outcomes. Ann Thorac Surg. 1998;65:1050.
3. Dunning J, Versteegh M, Fabbri A, et al. Guideline on antiplatelet and anticoagulation management in cardiac surgery. Eur J Cardiothorac Surg. 2008;34:73-92.
4. Hajjar LA, Vincent JL, Galas FR, et al. Transfusion requirements after cardiac surgery: the TRACS randomized controlled trial. JAMA. 2010;304:1559.
5. Roach GW, Kanchuger M, Mangano CM, et al. Adverse cerebral outcomes after coronary bypass surgery. Multicenter Study of Perioperative Ischemia Research Group and the Ischemia Research and Education Foundation Investigators. N Engl J Med. 1996;335:1857.

62

Balão Intra-aórtico

Cristiano Guedes Bezerra

INTRODUÇÃO

- A mortalidade no grupo de pacientes com infarto agudo do miocárdio (IAM) e choque cardiogênico ainda é alta, sendo cerca de 55% no estudo GUSTO-1 (1997), 54,6% no APEX – AMI (2011) e 61,2% no Registro InCor (2011).
- Com a correta seleção dos pacientes e uma atitude proativa para início precoce da terapia com balão intra-aórtico (BIA), um benefício significativo a muitos pacientes com disfunção ventricular esquerda, sobretudo isquêmica, é atingido.
- O funcionamento do BIA é baseado no princípio da contrapulsação, em que o sangue é impulsionado também durante a diástole.
- A despeito da subutilização dos dispositivos de assistência circulatória, o BIA é o dispositivo de assistência circulatória mecânica mais usado.

MECANISMO DE AÇÃO

- A inflação do BIA durante a diástole aumenta a perfusão coronariana e a oferta de oxigênio, ao passo que sua deflação imediatamente antes da próxima sístole ventricular diminui subitamente a pós-carga, facilitando o trabalho cardíaco, aumentando a ejeção ventricular e diminuindo a tensão nas paredes do ventrículo esquerdo (VE).
- Portanto, a terapia de contrapulsação exerce efeitos benéficos tanto na sístole quanto na diástole

Inflação na diástole	Deflação na sístole
Aumento da pressão diastólica na raiz da aorta.	Redução da pós-carga por efeito de "vácuo".
Aumento da perfusão coronária.	Redução do trabalho cardíaco e do consumo miocárdico de O_2.
Aumento da oferta de O_2 ao miocárdico.	Aumento do débito cardíaco.

INDICAÇÕES E CONTRAINDICAÇÕES

Indicações (Dados do Benchmark – 2005)
Suporte durante procedimento na sala de hemodinâmica (21%).
Choque cardiogênico (20%).
Pré-operatório de cirurgia de revascularização miocárdica de alto risco (16%).
Desmame de circulação extracorpórea (15%).
Angina refratária (12%).
Insuficiência cardíaca refratária a tratamento clínico (6%).
Complicações mecânicas do IAM (6%).
Outras indicações (4%).

Contraindicações
Insuficiência aórtica (IAo) importante.
Dissecção/aneurisma de aorta abdominal e torácica.
Calcificação aortoilíaca importante ou doença arterial periférica grave.
Diátese hemorrágica.
Trombocitopenia grave.

TÉCNICA DE INSERÇÃO

- Precauções de barreira máxima: campos estéreis amplos – cobrir todo o corpo do paciente, máscara, gorro, avental, lavar as mãos com degermante.
- Após anestesia local, puncionar com uma agulha 18 gauge, em um ângulo de 45°, a artéria femoral comum, 2 a 3 cm abaixo do ligamento inguinal (espinha ilíaca anterossuperior e tubérculo púbico), lembrando as possíveis complicações relacionadas à técnica da punção (a punção alta pode ocasionar hematoma retroperitoneal, ao passo que a punção baixa pode estar associada a pseudoaneurisma).
- Após punção, deve-se avançar o fio-guia pela agulha até nível aproximado da aorta torácica proximal, remover a agulha (deixando apenas fio-guia) e fazer pequena incisão local com o bisturi.

Técnica de inserção do BIA com introdutor

- Avançar o introdutor acoplado no dilatador pelo fio-guia.
- Avançar o BIA através do fio-guia por dentro do introdutor apenas após visualizar o fio-guia na extremidade distal do BIA. Deve-se ter certeza de que toda a membrana do BIA está livre da borda proximal do introdutor.
- Após localização correta do BIA (por meio de radiografia de tórax ou medições feitas previamente ao procedimento), suturar o introdutor e o "Y" na pele e avançar a capa de segurança até o introdutor.

- A ponta do BIA deve ser posicionada 1 a 2 cm distalmente à artéria subclávia esquerda.
- Em caso de passagem à beira do leito, deve-se medir a distância entre o ângulo de Louis, cicatriz umbilical e obliquamente em direção à artéria femoral.
- Na radiografia de tórax, visualiza-se a ponta do BIA entre o segundo e o terceiro espaços intercostais (aproximadamente na altura da carina da traqueia).

CICLAGEM

- O sistema precisa de um sinal (*trigger*) para identificar o início do ciclo cardíaco e coordenar a contrapulsação. O modo de ciclagem preferido é pelo eletrocardiograma (ECG) (o sistema usa a onda R como *trigger*).
- A inflação do BIA ocorre no início da diástole e a deflação, um pouco antes da sístole ventricular. A inflação máxima do BIA com 40 cc alcança 15 mm de diâmetro e preenche 70% a 80% da luz da aorta, "deslocando" o sangue proximalmente e aumentando as perfusões cerebral e coronariana e a pressão diastólica.
- A deflação imediatamente antes da sístole cardíaca resulta em diminuição de consumo de oxigênio e aumento de débito cardíaco por diminuição de pós-carga.

AJUSTES E FUNCIONAMENTO DO BIA

- A inflação e a deflação devem ser bem sincronizadas com o ciclo cardíaco, que é monitorado continuamente pelas curvas de ECG e de pressão arterial (PA).
- A inflação do BIA ocorre no início da diástole (nó dicrótico da curva de pressão arterial). Um "V" profundo deve ser observado no nó dicrótico da curva de pressão arterial quando o balão infla.
- Com a inflação do balão, a pressão diastólica aórtica aumenta e um segundo pico de pressão é observado (o chamado aumento diastólico, que é idealmente maior que a pressão sistólica).
- Para avaliar o funcionamento do BIA e otimizar o sincronismo preciso, é necessário observar o traçado da curva de pressão arterial e conhecer seus efeitos hemodinâmicos.
- O BIA normofuncionante resultará em redução da pressão sistólica assistida redução da pressão diastólica final assistida e o pico do aumento diastólico será maior que a pressão sistólica não assistida, como se pode observar no gráfico a seguir.

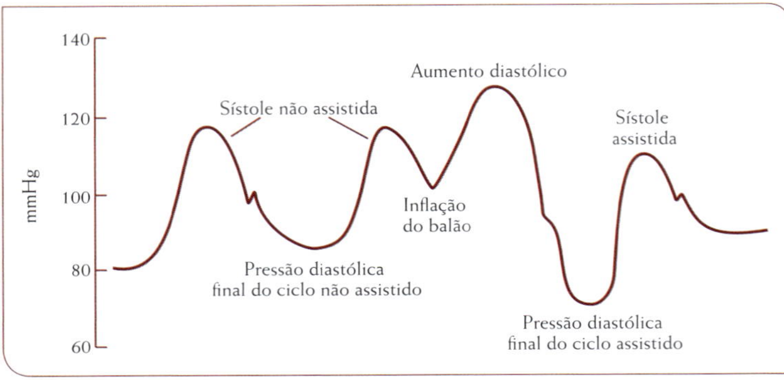

Efeitos indesejáveis do BIA – Ajuste inadequado de ciclagem		
Ajuste inadequado	**Curva pressórica**	**Efeitos**
Insuflação precoce	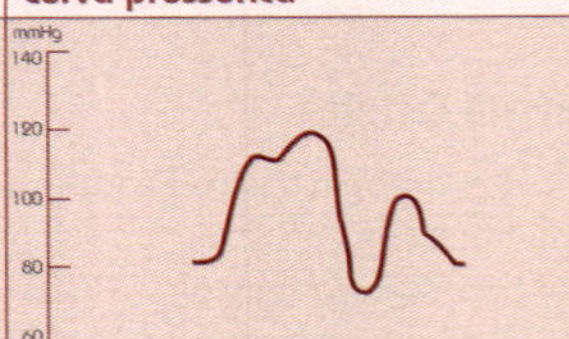	– Sístole cardíaca contra o balão insuflado. – Aumento da pós-carga. – Aumento do consumo miocárdico de O_2. – Redução do débito cardíaco.
Deflação precoce	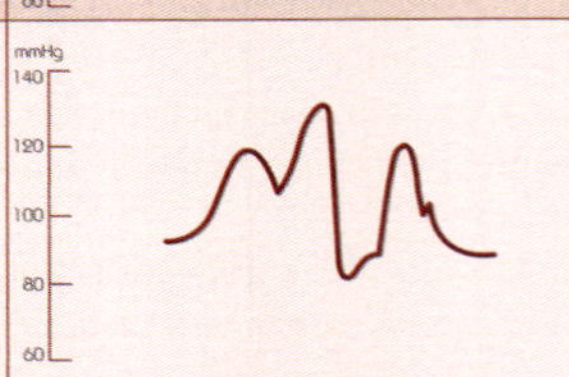	– Redução do tempo de aumento diastólico. – Queda na PA diastólica com reversão de fluxo nas carótidas e coronárias. – Isquemias cerebral e miocárdica.
Insuflação tardia	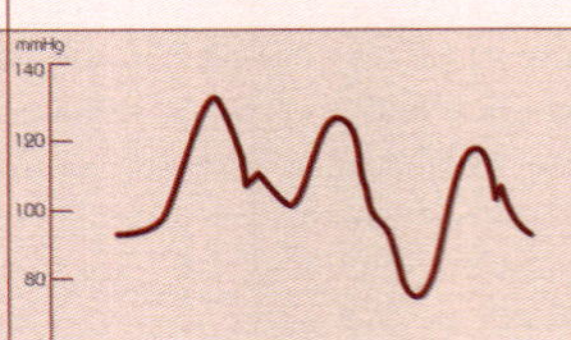	– Redução do aumento diastólico. – Redução da perfusão coronária. – Redução da efetividade da assistência circulatória.

continuação

Deflação tardia	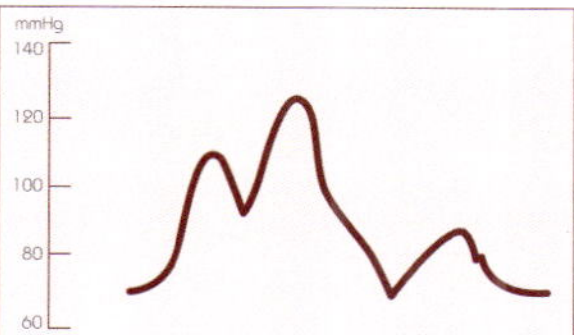	– Sístole cardíaca contra o balão insuflado. – Aumento da pós-carga. – Aumento do consumo miocárdico de O_2. – Redução do débito cardíaco.

Adaptado de Trost JC, *et al.*, 2006.

Fatores que interferem no aumento diastólico
Relacionados à ciclagem.
Diminuição do volume sistólico (taquicardia ou baixa fração de ejeção).
Aumento da resistência vascular periférica.
Drogas vasoativas.
Temperatura corporal.
BIA dentro do introdutor.
Posição inadequada.
Dobra no cateter.
Vazamento de gás pela membrana do BIA.
Baixo suprimento de hélio.

COMPLICAÇÕES

- As variáveis preditoras foram idade acima de 75 anos, doença vascular periférica, *diabetes mellitus*, sexo feminino, superfície corporal diminuída (< 1,65 m^2).

Complicações
Sangramento local.
Embolização sistêmica.
Isquemia de membro inferior e amputação.
Dissecção ou ruptura de aorta.
Infecção (na ausência de outro foco provável para um quadro febril, considerar remover o BIA e trocar o sítio de inserção).
Ruptura do balão.
Insuflação inadequada.
Aumento diastólico subótimo ou ausente.

RETIRADA E DESMAME

- Após melhora dos parâmetros de macro-hemodinâmica (diurese, pressão arterial, frequência cardíaca, perfusão tecidual) e micro-hemodinâmica (saturação venosa central, lactato, *base excess*, CO_2 *gap*, bicarbonato), pode-se começar a diminuir o suporte mecânico.

- Inicialmente, é recomendado que seja diminuída a dose de inotrópico pela metade para possível *backup* após desligado o suporte circulatório mecânico.
- O suporte com BIA pode ser diminuído de duas formas, sendo a primeira a mais usada rotineiramente: diminuir a frequência da assistência (1:2, 1:4, 1:8) ou diminuir a intensidade da assistência (grau de insuflação do BIA).
- Com o paciente em uso de doses no máximo moderadas de inotrópicos (por exemplo, dobutamina 10 mcg/kg/min), passa-se o BIA para 1:2 e, após 3 a 6 horas, reavaliam-se os parâmetros de macro e micro-hemodinâmica e, se houver boa tolerância, prossegue-se o desmame, deixando o BIA em 1:3 por mais 3 a 6 horas. Caso ocorra evolução favorável após diminuição do suporte (BIA 1:3, dobutamina em doses moderadas), o BIA poderá ser retirado.
- Alguns serviços utilizam heparina não fracionada (HNF) em dose plena por causa do possível efeito pró-trombótico que o BIA pode apresentar. Se esse for o caso, o ideal é manter a HNF ligada enquanto o BIA estiver em 1:2 e 1:3, já que o risco de trombose é maior nesse momento.
- Uma vez decidido retirar o balão, volta-se ele para 1:1, desliga-se a HNF e, após 6 horas, retira-se o dispositivo.
- Depois de avaliadas as provas de coagulação, deve-se tracionar o cateter até travar no introdutor, retirando o conjunto cateter-introdutor, pressionando a artéria femoral.
- Permitir um jato de sangue para drenagem de possíveis coágulos e comprimir por cerca de 30 minutos proximalmente à punção. É importante ressaltar que nunca se deve tentar retirar o BIA através do introdutor, uma vez que ele entra pelo introdutor, porém não consegue sair através dele. O paciente deve ficar em repouso por 6 horas após a retirada.

LEITURA RECOMENDADA

1. Anderson RA, Ohman EM, Holmes DR Jr , et al. Use of intra-aortic balloon counterpulsation in patients presenting with cardiogenic shock: observations from the GUSTO-I Study. Global utilization of streptokinase and TPA for occluded coronary arteries. J Am Coll Cardiol. 1997;30:708-15.
2. Briguori C, Sarais C, Pagnotta P, et al. Elective versus provisional intra-aortic balloon pumping in high-risk percutaneous transluminal coronary angioplasty. Am Heart J. 2003;145:700-7.

3. Chen EW, Canto JG, Parsons LS, et al. Relation between hospital intra-aortic balloon counterpulsation volume and mortality in acute myocardinal infarction complicated by cardiogenic shock. Circulation. 2003;108:951-7.
4. Donelli A, Jansen JRC, Hoeksel B, et al. Performance of a real-time dicrotic notch detection and prediction algorithm in arrhythmic human aortic pressure signals. J Clin Monit. 2002;17:181-5.
5. Ferguson JJ, Cohen M, Freedman RJ Jr, et al. The current practice of intra-aortic balloon counterpulsation: results from Benchmark Registry. J Am Coll Cardiol. 2001;38:1456-62.
6. French JK, Armstrong PW, Cohen E, et al. Cardiogenic shock and heart failure post-percutaneous coronary intervention in ST-elevation myocardial infarction: observations from "Assessment of Pexelizumab in Acute Myocardial Infarction". Am Heart J. 2011;162:89-97.
7. Kahn JK. Intra-aortic balloon pumping. Theory and clinical applications in the 21ST century. A monograph for the clinician. US Cardiology. 2004;1(1):1-6.
8. Sanborn TA, Sleeper LA, Bates ER, et al. Impact of thrombolysis, intra-aortic balloon pump counterpulsation, and their combination in cardiogenic shock complicating acute myocardial infarction: a report from the SHOCK Trial Registry. Should we emergently revascularize occluded coronaries for cardiogenic shock? J Am Coll Cardiol. 2000;36:1123-9.
9. Stone GW, Ohman EM, Miller MF, et al. Contemporary utilization and outcomes of intra-aortic balloon counterpulsation in acute myocardial infarction. The Benchmark Registry. J Am Coll Cardiol. 2003;41:1940-5.
10. Trost JC, Hillis LD. Intra-aortic balloon counterpulsation. Am J Cardiol. 2006;97:1391-8.

63

Marca-passo Provisório

Marco Túlio Hercos Juliano

INTRODUÇÃO

- As modalidades de estimulação cardíaca temporária existentes são a esofágica, a miocárdica percutânea, a transcutânea, a endocárdica e a epimiocárdica.
- As indicações de estimulação cardíaca temporária não são tão consensuais quanto as de estimulação definitiva.

ABORDAGEM INICIAL DAS BRADICARDIAS NA EMERGÊNCIA OU TERAPIA INTENSIVA

- A abordagem inicial das bradicardias envolve cuidados básicos sugeridos pelo Suporte Avançado de Vida em Cardiologia (ACLS – Figura 1) e a pesquisa por causas e doenças subjacentes.
- Bradicardias sintomáticas em geral devem ser tratadas com atropina. Não havendo resposta, deve-se promover infusão endovenosa de dopamina ou adrenalina ou acoplar o paciente ao marca-passo transcutâneo (MPTC).
- Se a causa da bradicardia for transitória, com expectativa de rápida resolução, o MPTC pode ser considerado a melhor estratégia. Se a bradicardia for permanente ou sem expectativa de resolução em curto prazo, recomenda-se o implante do marca-passo temporário endocárdico transvenoso (MPTV), visto que a estimulação pelo MPTC pode provocar dor e desconforto, necessitando frequentemente de sedação e analgesia.
- Deve-se lembrar que a atropina costuma ter efeito em bradicardias sinusais ou bloqueios atrioventriculares (BAV) nodais, devendo ser evitada nos bloqueios infranodais por causa do risco de exacerbar a dissociação AV.

INDICAÇÕES

1. Distúrbios do ritmo na fase aguda do infarto agudo do miocárdio (IAM) (Quadro 1)

- Infartos inferiores com frequência cursam com bradicardia ou BAV, visto que o nó sinusal e o nó AV são geralmente irrigados pela coronária direita ou circunflexa. Não obstante, a isquemia da parede inferior induz aumento do tônus vagal e inibição do tônus simpático (reflexo de Bezold-Jarisch). Esses distúrbios do ritmo costumam ser transitórios, revertendo com a recanalização da artéria culpada. Os BAV associados a infartos anteriores, porém, guardam pior prognóstico. Denotam grande massa ventricular em risco e maior chance de o distúrbio ser persistente e necessitar de marca-passo definitivo.

Quadro 1 – Condutas perante distúrbios do ritmo na fase aguda do IAM e seus graus de recomendação

Atropina	
Classe I	Bradicardia sinusal sintomática. BAV nodal sintomático (segundo grau tipo I ou terceiro grau com QRS estreito).
Marca-passo transcutâneo	
Classe I	Bradicardia sinusal com hipotensão sem resposta às medicações. BAV de segundo grau tipo II ou de terceiro grau. Bloqueio de ramo bilateral [alternância de BRD e BRE ou BRD + alternância de bloqueios fasciculares (BDAS e BDPI)]. Presença ou surgimento de BRD, BRE + BDAS, BRD + BDPI. BRD ou BRE associados a BAV de primeiro grau.
Classe IIa	Bradicardia estável [pressão arterial (PA) sistólica > 90 mmHg, sem instabilidade hemodinâmica ou com reversão após medicação]. BRD de início recente ou indeterminado.
Marca-passo endocárdico transvenoso	
Classe I	Bradicardia sintomática (bradicardia sinusal e BAV de segundo grau tipo I refratários à atropina). Bloqueio de ramo bilateral (*vide* definição acima). Bloqueio bifascicular de início recente ou indeterminado (BRD + BDAS ou BDPI, ou BRE) associado a BAV de primeiro grau. BAV de segundo grau tipo II ou de terceiro grau.
Classe IIa	BRD + BDAS ou BDPI (de início recente ou indeterminado). BRD + BAV de primeiro grau. BRE de início recente ou indeterminado. Taquicardia ventricular incessante, para *overdrive* atrial ou ventricular. Pausa sinusal recorrente (> 3 segundos) sem resposta à atropina.

Adaptado de Piegas *et al.*, 2009.

2. Bradicardias não associadas ao infarto agudo do miocárdio

a. Bradicardias sintomáticas refratárias às medicações (doença do nó sinusal, BAV do segundo e terceiro graus).
b. BAV do terceiro grau com QRS largo (a origem do escape tem mais importância do que o valor isolado da frequência cardíaca [FC]).
c. Disfunções de marca-passos definitivos em pacientes dependentes da estimulação.

3. Considerar o uso profilático em situações especiais

a. Durante cateterização cardíaca direita (Swan-Ganz ou biópsia endocárdica) em pacientes com bloqueio de ramo esquerdo preexistente [a manipulação do ventrículo direito (VD) pode causar BRD e, assim, BAV de terceiro grau].
b. Cardioversão elétrica em pacientes com disfunção ou doença do nó sinusal.
c. BAV ou bloqueio de ramo novo na vigência de endocardite aguda, principalmente de válvula aórtica aórtica (preferencialmente marca-passo epicárdico).
d. Suporte terapêutico para tratamentos farmacológicos que podem piorar a bradicardia vigente.
e. Antes de cirurgias de grande porte em pacientes com BAV de segundo grau tipo II ou bloqueio bifascicular e histórico de síncope inexplicada.
f. No intraoperatório de cirurgias cardíacas com risco de lesão direta ou indireta do sistema de condução.

4. No tratamento de taquiarritmias

a. Para reversão de taquiarritmias ventriculares ou supraventriculares recorrentes, utilizando-se geralmente *overdrive* (estimulação em frequência acima da taquicardia com início e término abruptos).
b. Supressão de taquicardias ventriculares bradicardia-dependentes.

APLICANDO A ESTIMULAÇÃO TEMPORÁRIA

- As modalidades de estimulação cardíaca temporária que mais interessam no ambiente de terapia intensiva ou emergência são a estimulação transcutânea e a endocárdica.

- Marca-passo transcutâneo

<table>
<tr><th colspan="2">Marca-passo transcutâneo – Como usar?</th></tr>
<tr><td>– Monitorizar o paciente. Separar material de reanimação cardiorrespiratória, o MPTC e pás autoadesivas apropriadas.</td><td>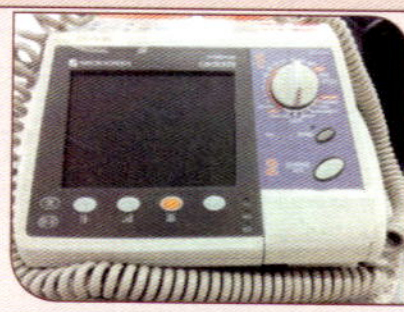</td></tr>
<tr><td>– A posição das pás mais usada é a anterolateral. A pá com polaridade negativa deve ser colocada junto ao ictus.</td><td>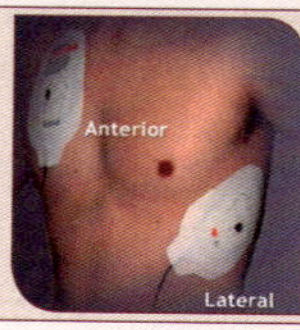
</td></tr>
<tr><td>– Os MPTC funcionam com frequência de 30 a 180 bpm e energias de 0 a 200 miliamperes (mA), com largura de pulso (duração do estímulo) fixa.</td><td>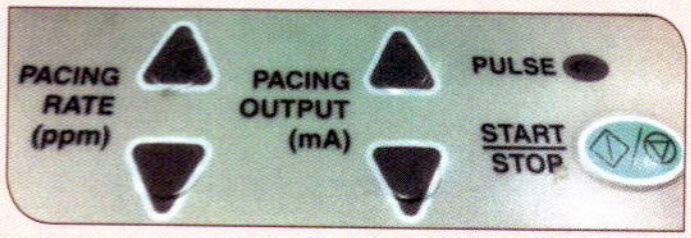
</td></tr>
<tr><td>– Operam em modo assíncrono (fixo) ou em demanda, estimulando apenas quando a frequência do paciente ficar abaixo de um valor de segurança selecionado pelo médico.</td><td>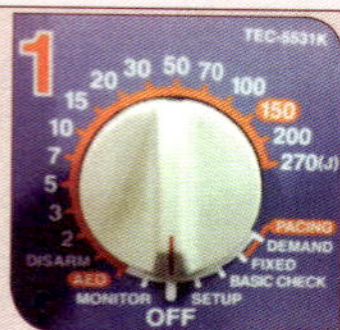
</td></tr>
<tr><td colspan="2">– Em emergências bradicárdicas, seleciona-se a energia máxima para garantir captura ventricular, confirmada por meio do eletrocardiograma (ECG) e da palpação de pulsos (femoral). Diminui-se a energia até que não haja captura. O menor valor de energia capaz de produzir captura é o limiar de estimulação ou captura. Programa-se uma energia ao redor de 10 a 20% acima do limiar e a FC apropriada para a condição clínica. No paciente estável, seleciona-se uma FC cerca de 10 batimentos acima do ritmo próprio e energias progressivamente maiores até que ocorra captura. Programa-se energia 10% a 20% acima do limiar e a FC apropriada à situação. Se a bradicardia for intermitente ou iminente, seleciona-se uma FC mínima para que o marca-passo opere em demanda.</td></tr>
</table>

Os principais problemas encontrados durante a estimulação transcutânea são o desconforto produzido por ela e a falha de captura (Quadro 2).

Quadro 2 – Causas e soluções para problemas durante a estimulação transcutânea	
Não há aparente captura	
Causas	**Soluções**
Má posição das pás.	Reposicionar as pás evitando escápula, esterno e coluna.
Eletrodo negativo posicionado posteriormente.	Posicionar o eletrodo negativo anteriormente junto ao *ictus* em V3.
Mau contato entre a pele e o eletrodo.	Limpar a pele, retirar debris, fazer tricotomia.
Mau contato entre as peças envolvidas.	Checar conexões.
Bateria descarregada.	Trocar a bateria ou o gerador todo.
Aumento de ar intratorácico.	Reduzir a pressão positiva da ventilação, drenar pneumotórax.
Derrame pericárdico.	Drenagem pericárdica.
Isquemia miocárdica, distúrbio metabólico.	Suporte básico e avançado de vida, correção dos distúrbios metabólicos e eletrolíticos, corrigir hipóxia, isquemia.
Limiar alto.	Tricotomia, aplicar pressão às e gel fresco às pás.
Estimulação é dolorosa	
Causas	**Soluções**
Corpo estranho com capacidade de condução entre os eletrodos.	Retirar corpo estranho.
Eletrodo sobre lesões, abrasões na pele.	Reposicionar os eletrodos, cuidado durante a tricotomia entre os eletrodos.
Ansiedade ou baixa tolerância à dor.	Sedativos, analgésicos (benzodiazepínicos , opioides).
Suor ou depósitos na pele.	Limpar a pele, remover debris.
Limiar alto.	Aplicar pressão às pás e gel fresco às pás.

Peters RW, *et al.*, 2008.

- Marca-passo endocárdico transvenoso

  Pode ser passado à beira do leito com auxílio do ECG endocavitário ou ecocardiograma ou, ainda, sob visão direta, utilizando-se a fluoroscopia.

  Monitorizar e preparar o paciente com atenção ao local escolhido para a obtenção do acesso venoso central. Separar o marca-passo externo, o cabo-eletrodo bipolar de marca-passo provisório e material para punção venosa central.

  O MPTV é um gerador de pulsos que permite ajuste de frequência (em geral de 30 a 180 bpm), energia de estimulação (0,1 a 20 mA com largura de pulso fixa de 1 ou 2 ms) e sensibilidade (0,1 mV até modo assíncrono). Os geradores de dupla câmara têm seu uso praticamente restrito à estimulação temporária em pós-operatório de cirurgia cardíaca, em que a exposição do coração facilita o implante de eletrodos no átrio e ventrículo.

  Para passagem do marca-passo à beira do leito, faz-se necessário um cabo intermediário que liga o cabo-eletrodo ao ECG. Para procedimento feito sob fluoroscopia, torna-se necessário um cabo bipolar intermediário estéril para testes durante o implante.

  As veias jugular interna, subclávia, femoral e braquial podem ser usadas. A via de acesso mais recomendada é a jugular interna direita, seguida pela subclávia esquerda. A escolha deve levar em consideração fatores ligados ao paciente, à experiência do médico e à rotina do serviço em que se trabalha.

As veias femorais são seguras em pacientes com coagulopatia, mas se prestam a pouco tempo de uso, pois infectam e trombosam com mais facilidade.

Marca-passo transvenoso – Como implantar utilizando o eletrocardiograma endocavitário?

- Conecta-se o polo distal (negativo) do cabo-eletrodo de marca-passo a uma derivação precordial (V) do ECG usando o cabo intermediário acima citado para que a ponta do cabo-eletrodo explore a atividade elétrica intracardíaca (Figura 1).
- Uma vez no VD, alguns padrões definem regiões específicas. Os complexos rS caracterizam a região subtricuspídea; os complexos RS, a ponta do VD; os complexos RSR'S' ou complexo em W, a via de saída do VD; e os complexos rsr's' alargados, o seio coronário.
- Quando o eletrodo tocar a parede do ventrículo, haverá inscrição de um supradesnivelamento do segmento ST, devendo-se proceder aos testes de captura e sensibilidade. Há possibilidade de perfuração quando a corrente de lesão for muito grande ou ocorrer infradesnivelamento do segmento ST.

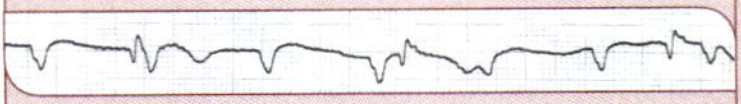	1. Veia cava superior Onda P negativa, menor que no átrio e QRS pequeno.
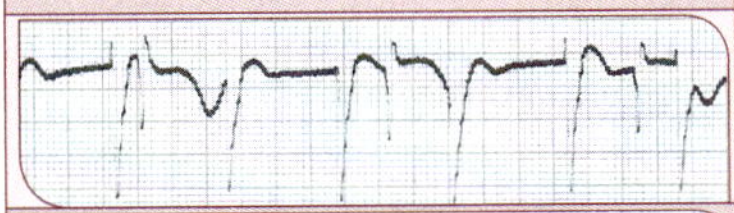	2. Átrio alto Onda P grande, negativa e QRS pequeno em relação à onda P.
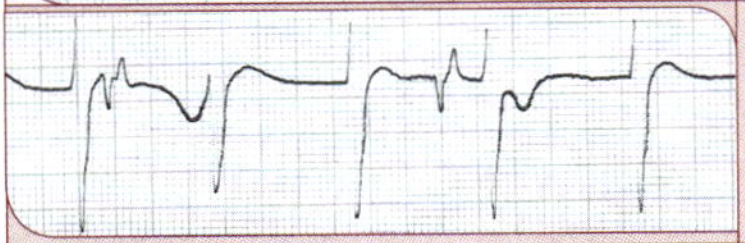	3. Átrio médio Onda P torna-se bifásica, mantém sua dimensão e o QRS permanece pequeno.
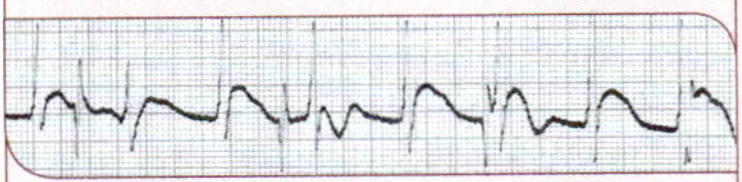	4. Átrio baixo Onda P torna-se positiva, ainda grande em relação ao QRS. Note a corrente de lesão atrial no final do traçado.
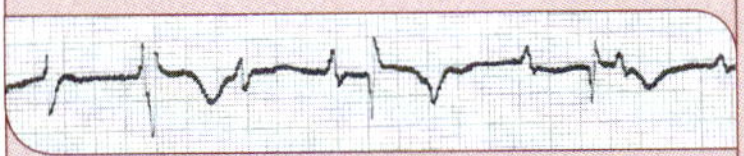	5. Veia cava inferior Note que a onda P torna-se menor, positiva e o QRS não aumenta como esperaríamos se o cabo entrasse no VD.
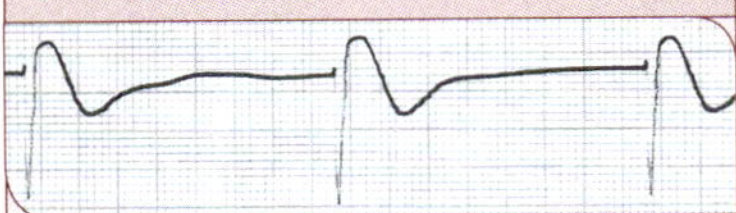	6. Ventrículo direito QRS de grandes proporções com pequena corrente de lesão. Ritmo atrial nesse caso é de fibrilação atrial.
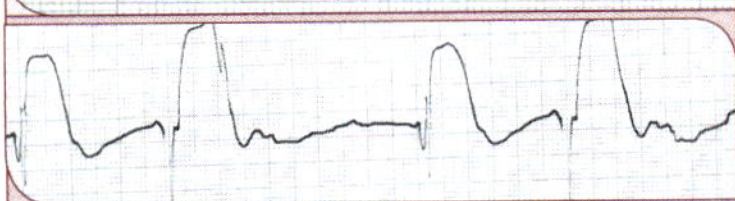	7. Ventrículo direito (má impactação) QRS grande, corrente de lesão visível, porém muito variável. O supradesnível do ST muda de um QRS para outro.
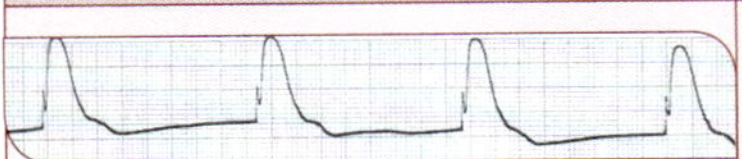	8. Ventrículo direito (boa impactação) QRS grande, corrente de lesão visível e homogênea entre os vários QRS. É o mesmo paciente do item 6.
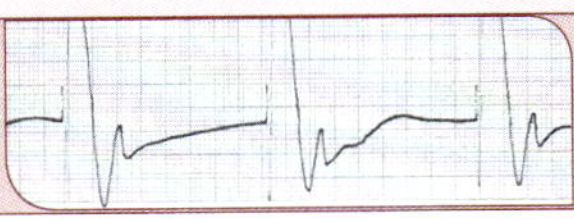	9. Via de saída do ventrículo direito (introdução excessiva) Além do supradesnível do ST excessivo, notar os complexos em W.

Fig. 1. Eletrocardiograma endocavitário.

Marca-passo transvenoso – Como implantar utilizando o fluoroscópio?

É o modo mais seguro e eficaz de implantar o MPTV. É possível visualizar a progressão do eletrodo e deixá-lo em posição estável e segura (Figura 2). Não provoca dor no paciente. Alguma familiaridade com o fluoroscópio é necessária. Após posicionamento do eletrodo, devem-se fazer os cálculos de limiares.

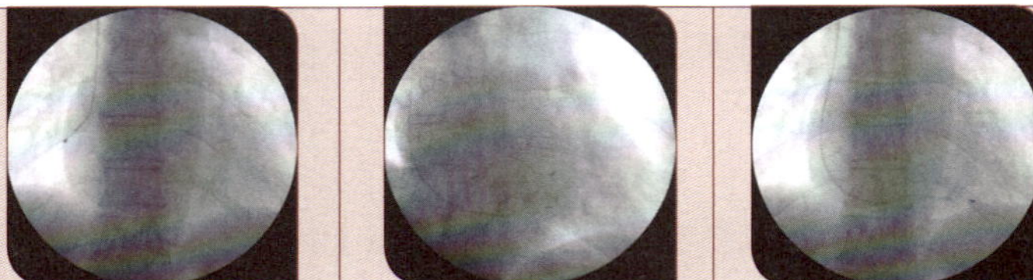

Átrio médio com curvatura do eletrodo voltada para a parede lateral. Uma rotação anti-horária nesse momento fará a ponta do eletrodo voltar-se para a entrada do VD.	Após entrar no VD, a tendência do eletrodo é voltar-se cranialmente. Novamente uma rotação anti-horária direcionará o eletrodo à ponta do VD. Ao entrar no VD, o eletrodo poderá impactar diretamente na região subtricuspídea.	Uma vez na ponta do VD, é hora de deixar um pouco de redundância de eletrodo como medida de segurança. Nesse exemplo, a posição do cabo-eletrodo é estável e a redundância dele é satisfatória.

Imagens obtidas no centro cirúrgico do InCor (Unidade Cirúrgica de Estimulação Cardíaca Artificial).

Fig. 2. Posicionamento do cabo-eletrodo com auxílio da fluoroscopia com punção de veia jugular interna direita.

Após posicionamento do eletrodo, devem-se fazer os cálculos de limiares.

Marca-passo provisório – Como calcular os limiares?	
Limiar de sensibilidade	– Para calcular o limiar de sensibilidade, é necessário que o paciente apresente escape acima do valor mínimo de frequência do marca-passo, em geral 30 bpm. Assim, recomenda-se fazer o teste de sensibilidade antes do de captura. A estimulação em frequência acima do escape pode inibi-lo definitivamente. – Programa-se, então, a FC do marca-passo abaixo da frequência de escape. A sensibilidade do aparelho é ajustada ao máximo (o menor valor numérico). Diminui-se progressivamente a sensibilidade (aumentando o valor numérico) até o marca-passo deixar de sentir o ritmo próprio e emitir espículas. O último valor de sensibilidade com a qual o marca-passo apropriadamente se inibiu diante do ritmo próprio é o limiar de sensibilidade. Recomenda-se programá-la em 50% a 25% do valor encontrado.
Limiar de captura	– Para cálculo do limiar de captura, ajusta-se a frequência do marca-passo para um valor cerca de 10 bpm acima do escape. Verifica-se a presença de captura com a energia inicialmente selecionada e diminui-se progressivamente até que se notem espículas não seguidas de despolarização ventricular (perda de captura). O menor valor de energia capaz de produzir a captura é o limiar. Recomenda-se programar a energia de estimulação cerca de três até cinco vezes o limiar encontrado, visto que este deverá se elevar nos dias seguintes pelo edema e inflamação na interface eletrodo-coração.

Visto que a presença de introdutores junto à inserção do eletrodo aumenta as chances de infecção e trombose venosa, recomenda-se retirá-lo antes da fixação do eletrodo à pele, salvo em pacientes instáveis.

Após o procedimento, fazer exame físico dirigido, ECG de 12 derivações e radiografia de tórax (PA e perfil). Se o cabo-eletrodo estiver adequadamente posicionado no VD, a estimulação artificial produzirá QRS com morfologia de BRE. Caso o QRS produzido tenha morfologia de BRD, considerar as seguintes etiologias:

Causas de QRS com morfologia de BRD após colocação de marca-passo provisório
Perfuração do septo interventricular com estimulação do ventrículo esquerdo (VE).
Cateterização inadvertida do seio coronário.
Ativação septal preferencialmente esquerda (não patológica).

Com a radiografia do tórax, avalia-se a posição do eletrodo e observa-se a ocorrência de lesões relacionadas à punção e manipulação do cateter. Se o eletrodo estiver no seio coronário ou no VE, seu trajeto será posterior na radiografia de tórax em perfil. Complementar investigação com ecocardiograma se necessário.

A estimulação cardíaca temporária também pode produzir complicações, induzindo infecção ou trombose, ou relacionadas ao seu funcionamento. Serão citados os problemas mais comuns relacionados ao funcionamento do sistema de estimulação e a sugestão de solução.

Quadro 3 – Problemas relacionados ao funcionamento da estimulação cardíaca endocárdica temporária. Causas e soluções

Problemas	Causas	Soluções
Não há espícula	1. Fios soltos, danificados. 2. Esgotamento da bateria. 3. *Oversensing* (sensibilidade excessiva). 4. Curto-circuito entre os fios.	1. Conectar, consertar ou trocar os fios. 2. Trocar a bateria. 3. Ajustar a sensibilidade (diminuí-la). 4. Isolar os fios.
Falha de captura (espícula sem comando)	1. Deslocamento do cabo-eletrodo ou perfuração do VD. 2. Baixa energia programada. 3. Desgaste de bateria. 4. Cabo-eletrodo danificado. 5. Aumento do limiar de captura.	1. Reposicionar o cabo-eletrodo. 2. Aumentar a energia de estimulação. 3. Trocar a bateria. 4. Trocar o cabo-eletrodo. 5. Aumentar a energia de estimulação, testar inversão de polaridade, reposicionar eletrodo, procurar distúrbios metabólicos e eletrolíticos ou drogas que possam alterar o limiar de estimulação.
Perda de sensibilidade	1. Má posição do cabo--eletrodo. 2. Sensibilidade muito baixa. 3. Desgaste de bateria. 4. Marca-passo externo defeituoso. 5. Interferência elétrica, causando reversão para modo assíncrono.	1. Reposicionar o cabo-eletrodo. 2. Aumentar a sensibilidade. 3. Trocar a bateria. 4. Trocar o marca-passo externo. 5. Corrigir a causa da interferência, aterrar monitor e eletrocardiógrafo.

continuação

Estimulação diafragmática ou do nervo frênico	1. Energia de estimulação muito alta. 2. Cabo-eletrodo em posição inadequada. 3. Perfuração ventricular.	1. Reduzir energia de estimulação. 2. Checar Rx e reposicionar cabo-eletrodo. 3. Avaliar sinais de tamponamento e reposicionar o cabo-eletrodo.

Adaptado de Andrade JCS, *et al.*, 2007.

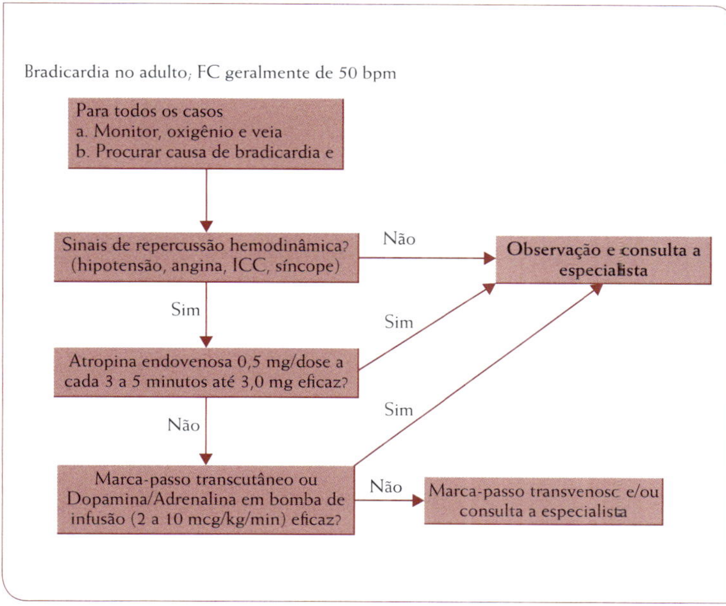

Fig. 3. Bradicardia no adulto.
Adaptado de Neumar RW, *et al.*, 2010.

LEITURA RECOMENDADA

1. Andrade JCS, Benedetti H, Andrade VS. Marca-passo provisório e estimulação cardíaca temporária. In: Melo CS, Pachón MJC, Greco OT, et al. (Org.). Temas de marca-passo. 3. ed. São Paulo: Casa Editorial Lemos; 2007. v. 1, p. 211-22.
2. Andrade JCS, Cal RGR, Cirenza C, et al. Marca-passo cardíaco. In: Elias Knobel (Org.). Condutas no paciente grave. 3. ed. São Paulo: Atheneu; 2006. v. 2, p. 2307-18.
3. Neumar RW, Otto CW, Link MS, et al. Part 8: Adult Advanced Cardiovascular Life Support: 2010 American Heart Association Guidelines for Cardiopulmonary Resuscitation and Emergency Cardiovascular Care. Circulation. 2010;122(suppl. 3);S729-67.
4. Olshansky B, Ganz LI, Downey BC. Temporary cardiac pacing. Disponível em: <http://www.uptodate.com>.
5. Peters RW, Vijayaraman P, Ellenbogen KA. Indications for permanent and temporary cardiac pacing. In: Ellenbogen KA, Wood MA. Cardiac pacing and ICDs. 5. ed. Oxford: Blackwell Publishing; 2008. v. 1, p. 1-45.
6. Piegas LS, Feitosa G, Mattos LA, et al. Sociedade Brasileira de Cardiologia. Diretriz da Sociedade Brasileira de Cardiologia sobre Tratamento do Infarto Agudo do Miocárdio com Supradesnivelamento do Segmento ST. Arq Bras Cardiol. 2009: 93(6 suppl. 2):e179-264.

Válvula

64

Estenose Aórtica

Fernando Côrtes Remisio Figuinha
Tarso Augusto Duenhas Accorsi

ETIOLOGIA

- As possíveis etiologias da estenose aórtica (EAo) são febre reumática, congênita e degeneração senil.
- Fisiopatologia: por causa da obstrução na via de saída de ventrículo esquerdo (VE), há aumento da pressão sistólica deste (levando à hipertrofia concêntrica) e diminuição da pressão na raiz da aorta (redução da pressão de perfusão coronária).

Etiologia da estenose aórtica	
Febre reumática	– EAo em geral não ocorre isolada. Geralmente há algum acometimento de valva mitral. Além disso, já que o mecanismo da estenose é por fusão das comissuras, é comum encontrar algum grau de insuficiência aórtica associada.
Congênito	– Valva bicúspide – alteração congênita mais comum, em 2% da população. Com 50 anos de idade, metade desenvolve EAo – EAo congênito – a hipertrofia na EAo congênita é mais exuberante; aparece com menos sintomas. Em 15%, pode ocorrer morte súbita sem sintomas premonitórios.
Degeneração senil	– Mesmos desencadeantes de aterosclerose – hipercolesterolemia, *diabetes mellitus* (DM). Forma mais comum nos países desenvolvidos.

QUADRO CLÍNICO

- Início por volta dos 5 anos de idade se congênita; sétima década se senil.
- Tríade clássica: ***angina pectoris*** + **dispneia** [insuficiência cardíaca (IC)] + **síncope aos esforços**. A sobrevida média em anos é de 5 anos para aqueles que se apresentam com angina, 3 anos com síncope e 2 anos com sintomas de IC.

- Trinta e cinco por cento se apresentam com angina (por aumento da demanda de O_2, decorrente da hipertrofia, e por redução da oferta de O_2, por redução da pressão de perfusão coronariana); apesar disso, sempre é necessário avaliar insuficiência coronariana, principalmente se EAo degenerativa (cerca de 37% dos pacientes com EAo degenerativa apresentam também doença coronariana).
- Quinze por cento com síncope aos esforços, por redução de perfusão cerebral, com vasodilatação periférica sem aumento do débito cardíaco. Pode ocorrer síncope também ao repouso; nesses casos, deve-se descartar a presença de arritmias, como fibrilação atrial ou taquicardia ventricular.
- Cinquenta por cento com IC. O início dos sintomas aumenta dramaticamente a taxa de mortalidade para quem não realiza troca valvar.
- Pode haver sangramentos gastrointestinais associados à EAo grave por diminuição de fator de Von Willebrand e pela presença de angiodisplasia intestinal (síndrome de Heyde). A cirurgia de troca valvar em geral resolve esse distúrbio de coagulação.

EXAME FÍSICO

- Ausculta cardíaca: sopro sistólico rude, ejetivo, com irradiação para fúrcula e carótidas. Se auscultado no ápice, fenômeno de Gallavardin (diferenciar de insuficiência mitral).
- Sinais de gravidade: sopro com pico tardio, desdobramento paradoxal da segunda bulha (B2) ou B2 inaudível, pulso *parvus et tardus* (atraso no pico de fluxo carotídeo e com amplitude reduzida), presença de B4.

Diferenças entre o sopro da EAo e da cardiomiopatia hipertrófica		
	Estenose aórtica	**Cardiomiopatia hipertrófica**
Manobra de Valsalva	Diminui	Aumenta
Ortostase	Diminui	Aumenta
Posição de cócoras	Aumenta	Diminui

EXAMES COMPLEMENTARES

Eletrocardiograma (ECG)
– Sobrecarga ventricular esquerda (85% se EAo grave). Pode haver bloqueio de ramo ou bloqueio atrioventricular. Alterações de repolarização ventricular. Inespecífico.

Radiografia de tórax
– Área cardíaca normal ou pouco aumentada. Alargamento da sombra aórtica (dilatação pós-estenótica). Calcificação da aorta.

Teste ergométrico
– Pode ser realizado em pacientes assintomáticos ou com sintomas duvidosos, em ambiente hospitalar. Nesses pacientes, o teste ergométrico pode ser muito importante para auxiliar na decisão quanto à conduta cirúrgica. – Contraindicado se sintomático, uma vez que há indicação de cirurgia e o risco de complicações é maior. Não deve ser usado para excluir coronariopatias nesses pacientes.

Ecocardiograma
– Folhetos valvares aórticos espessados, mobilidade reduzida. Medida dos gradientes de pressão, área valvar e velocidade máxima de fluxo. Hipertrofia ventricular. – Deve ser solicitado a cada 6 meses para reavaliação de pacientes assintomáticos com EAo grave, a cada 1 ano se EAo moderada e a cada 2 a 3 anos se EAo leve. Solicitar também após intervenções percutâneas ou cirúrgicas.

Classificação de gravidade – EAo			
	Leve	**Moderada**	**Grave**
Gradiente médio (mmHg)	< 25	25 a 40	> 40
Velocidade do jato (m/s)	< 3,0	3,0 a 4,0	> 4,0
Área valvar (cm²)	> 1,5	0,8 a 1,5	< 0,8
Índice de área valvar (cm²/m²)			< 0,6

Ecocardiograma com dobutamina
– Em pacientes com disfunção ventricular esquerda (FEVE < 40%), a avaliação da estenose aórtica importante deve ser mais criteriosa, pois pode haver duas situações: 1. Estenose aórtica verdadeiramente importante: a valvopatia aórtica leva a repercussões hemodinâmicas a tal ponto que a disfunção ventricular se deve principalmente pela resistência valvar ao fluxo. As cúspides são rígidas e o baixo fluxo pela valva estenótica gera baixos gradientes. Trocando a valva, provavelmente melhorará a função ventricular. 2. Pseudoestenose aórtica importante: nessa situação, há um comprometimento intrínseco do miocárdio, que produz baixo fluxo transvalvar e consequentemente reduz a amplitude de abertura das valvas, podendo simular estenose valvar (área < 1 cm² e baixos gradientes). A troca valvar nessa situação não melhorará a função ventricular e pode até aumentar a mortalidade. – O estudo ecocardiográfico com dobutamina baseia-se no aumento do débito cardíaco, podendo discriminar a estenose aórtica verdadeiramente importante da pseudoestenose aórtica importante.

continuação

- Indicações: FEVE < 40%, área valvar < 1 cm², gradiente médio VE-Ao < 40 mmHg.
- Se EAo verdadeiramente importante, não haverá alterações significativas da dimensão valvar. Se pseudo-EAo importante, haverá um aumento do orifício efetivo valvar (> 1 cm²).
- Se velocidade de jato da estenose > 4 m/s ou gradiente VE-Ao médio > 40 mmHg, não há necessidade de realização do ecocardiograma com dobutamina. A troca valvar pode ser benéfica nesses casos.
- Limitação do exame: alguns pacientes mesmo com dobutamina não aumentam o débito cardíaco, por apresentarem baixa reserva contrátil (< 20%). O volume ejetado depende de duas variáveis – o diâmetro da via de saída do VE (que não altera com a dobutamina) e a velocidade do sangue na via de saída do VE. Caso ela aumente mais do que 20%, o volume ejetado também aumenta > 20% – isso define reserva contrátil.

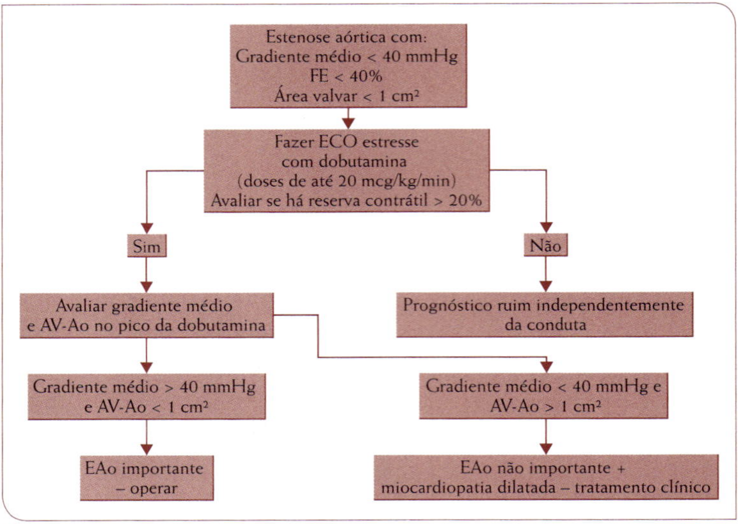

Fig. 1. Estenose aórtica com disfunção ventricular e gradiente VE-Ao baixo.

Cateterização cardíaca
– Utilizada para angiografia coronária, principalmente. Indicada se houver angina ou troca valvar programada. – Pode ser utilizada se houver discrepância entre quadro clínico e achados ecocardiográficos, ou na presença de EAo associado a disfunção ventricular esquerda e baixo débito, se existir dúvida quanto à gravidade da valvopatia (pode-se utilizar também ecocardiograma com dobutamina). – O gradiente avaliado pelo cateterismo, realizado pico a pico, é menor que o visto no ecocardiograma.

TRATAMENTO CLÍNICO

- O tratamento medicamentoso é pouco efetivo. É voltado para pacientes não candidatos a tratamento cirúrgico ou como ponte para o tratamento cirúrgico.
- Podem-se utilizar diuréticos, como a furosemida, para alívio de sintomas, com cuidado quanto a hipovolemia e hipotensão.
- Cuidado com o uso de vasodilatador [inibidores da enzima de conversão da angiotensina (IECA)]. Os vasodilatadores reduzem a resistência vascular periférica, o que normalmente aumentaria o débito cardíaco (DC). Em pacientes com EAo grave, como há obstrução importante na via de saída do VE, não ocorre aumento do DC, e isso pode levar à piora da hipotensão. Pode ser usado com cautela se houver hipertensão arterial ou presença de disfunção ventricular esquerda.
- Alguns estudos indicam que o uso de estatinas poderia diminuir a progressão da calcificação da EAo, mas o assunto é ainda controverso. O estudo SEAS avaliou cerca de 1.800 pacientes em uso de sinvastatina e ezetimiba ou placebo. Não houve melhora nos desfechos relacionados à valvopatia.
- Na descompensação clínica grave, é discutível o uso de vasodilatador endovenoso, como o nitroprussiato.
- Deve-se lembrar sempre de realizar profilaxia para endocardite infecciosa e profilaxia secundária de febre reumática se indicada. Ver capítulo 68 – Endocardite infecciosa. Anticoagular se associado à fibrilação atrial.

TRATAMENTO CIRÚRGICO

- A troca valvar é o único tratamento realmente efetivo para alívio da obstrução mecânica da valva estenótica.

Indicações cirúrgicas – Estenose aórtica	
Classe I	– Se paciente for sintomático com EAo grave. Geralmente EAo importante; se não, pensar em outras causas. – Se EAo for grave e tiver indicação de cirurgia de revascularização miocárdica, de aorta ou de outra troca valvar. – Se EAo for grave com disfunção sistólica (FE < 50%).
Classe IIa	– Se EAo for moderada e tiver indicação de cirurgia de revascularização miocárdica, de aorta ou de outra troca valvar. – Se EAo for grave em indivíduos assintomáticos, mas com resposta anormal ao exercício (desenvolvimento de sintomas ou hipotensão assintomática). – Se EAo for grave, assintomática, com indicadores de mau prognóstico (área valvar < 0,7 cm², gradiente médio > 60 mmHg, velocidade de jato transvalvar aórtico > 5 m/s), se paciente de baixo risco cirúrgico.
Classe IIb	– Se EAo for grave, assintomática, mas com alta probabilidade de progressão rápida (idade, calcificação) ou se houver possibilidade de atraso na cirurgia uma vez que se iniciem os sintomas. – Se EAo for grave com arritmias ventriculares complexas nos esforços ou HVE > 15 mm.
Classe III	– Não é indicada para prevenção de morte súbita em pacientes assintomáticos que não preencham nenhum dos critérios acima.

Adaptado de: Tarasoutchi F, Montera MW, Grinberg M, Barbosa MR, Piñeiro DJ, Sánchez CRM, et al. Diretriz Brasileira de Valvopatias - SBC 2011 / I Diretriz Interamericana de Valvopatias - SIAC 2011. Arq Bras Cardiol 2011; 97(5 supl. 3): 1-67."

- Valvoplastia percutânea com balão: pode ser indicada a pacientes de alto risco ou sem condições cirúrgicas por causa da presença de comorbidades, como tratamento paliativo (classe IIb), ou como ponte para cirurgia em pacientes com EAo e instabilidade hemodinâmica, de alto risco para troca valvar (classe IIa).

Implante percutâneo de prótese aórtica
– Considerado indicação classe I para portadores de EAo importante com indicação de cirurgia de troca valvar, mas com contraindicação à realização do procedimento convencional. Indicação classe IIa como alternativa à cirurgia convencional para pacientes de alto risco cirúrgico. – O preparo para o implante consiste na administração de aspirina 100 mg e clopidogrel 300 mg seguida de 75 mg por dia, com início na véspera do procedimento e manutenção por 3 a 6 meses, idealmente. – Complicações: acidente vascular cerebral, oclusão de óstios coronarianos, distúrbios de condução atrioventricular, lesões de valva mitral, lesões de parede ventricular esquerda e escapes periprotéticos. – No estudo PARTNER – coorte A (pacientes de alto risco), apresentou mais eventos isquêmicos cerebrais e complicações vasculares e menos sangramentos e fibrilação atrial que o grupo cirúrgico; não houve diferença quanto à mortalidade. Os critérios para indicação do implante percutâneo foram mortalidade cirúrgica predita ≥ 15% e/ou escore de STS ≥ 10%, estenose aórtica degenerativa com gradiente médio > 40 mmHg ou velocidade de jato > 4,0 m/s ou área valvar < 0,8 cm², sintomático.

Próteses valvares	
Biológica	– Indicada àqueles que não podem ou não aceitam tratamento com dicumarínico. Ou, então, a pacientes com ≥ 65 anos que precisam de troca valvar aórtica ou ≥ 70 anos que necessitam de troca valvar mitral, sem fatores de risco para tromboembolismo (como FA, disfunção grave de VE, tromboembolismo anterior ou hipercoagulação).
Metálica	– Indicado a pacientes com longa expectativa de vida, com insuficiência renal, em hemodiálise ou com hipercalcemia, e a pacientes que necessitam de dicumarínico por causa de outros fatores de risco para tromboembolismo. – A indicação desse tipo de prótese para a população de baixa renda não é uma boa opção, pela dificuldade de acesso à saúde e pela dificuldade para conseguir um adequado controle da anticoagulação.

Cirurgia não cardíaca em portadores de estenose aórtica

- No caso de estenose aórtica importante sintomática, há alto risco de complicações cardíacas perioperatórias quando os portadores são submetidos à cirurgia não cardíaca. Eles devem, portanto, prioritariamente tratar a valvopatia para posteriormente serem submetidos à cirurgia não cardíaca.
- Se houver estenose aórtica importante assintomática, inicialmente se deve avaliar se de fato não há indicação de tratamento cirúrgico valvar de acordo com as recomendações vigentes. É aceitável a realização de cirurgia valvar prioritária quando o risco da cirurgia é baixo e o paciente necessita de cirurgia não cardíaca de grande porte com grande benefício previsto.
- Pacientes portadores de valvopatia anatomicamente leve a moderada apresentam baixo risco de complicações perioperatórias, tendo em vista pouca ou nenhuma repercussão hemodinâmica.
- Pacientes com estenose aórtica submetidos à cirurgia não cardíaca devem tomar os seguintes cuidados:
  1. Manutenção do ritmo sinusal.
  2. Evitar variações de volemia (hipo e hipervolemia).
  3. Evitar raquianestesia pela vasodilatação consequente.
- Sempre avaliar necessidade de profilaxia para endocardite infecciosa.

Adaptado de Tarasoutchi *et al.*, 2011.

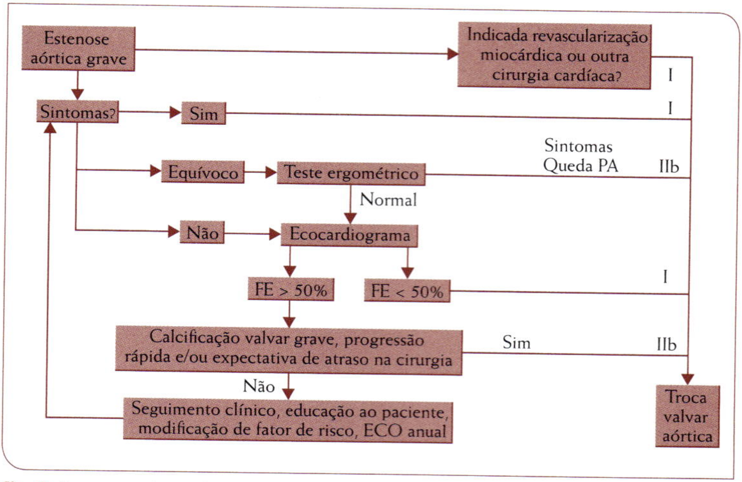

Fig. 2. Estenose aórtica. Adaptado de Bonow *et al.*, 2008.

LEITURA RECOMENDADA

1. Bonow RO, Carabello BA, Chatterjee K, et al. 2008 Focused Update Incorporated Into the ACC/AHA 2006 Guidelines for the management of patients with valvular heart disease. Circulation. 2008;118: e 523-661.
2. Holmes DR Jr, Mack MJ, Kaul S, et al. 2012 ACCF/AATS/SCAI/STS expert consensus document on transcatheter aortic valve replacement. J Am Coll Cardiol. 2012;59:1200.
3. Leon MB, Smith CR, Mack M, et al. Transcatheter aortic-valve implantation for aortic stenosis in patients who cannot undergo surgery. N Engl J Med. 2010;363:1597.
4. Smith CR, Leon MB, Mack MJ, et al. Transcatheter versus surgical aortic-valve replacement in high-risk patients. N Engl J Med. 2011;364:2187.
5. Tarasoutchi F, Montera MW, Grinberg M, et al. Diretriz Brasileira de Valvopatias – SBC 2011/I Diretriz Interamericana de Valvopatias – SIAC 2011. Arq Bras Cardiol. 2011;97(5 suppl. 3):1-67.

65

Insuficiência Aórtica

Fernando Côrtes Remisio Figuinha
Tarso Augusto Duenhas Accorsi

ETIOLOGIA

- A insuficiência aórtica (IAo) leva à sobrecarga de volume e pressão do ventrículo esquerdo e pode levar à redução da perfusão coronariana.

Etiologia da insuficiência aórtica	
Doenças de raiz de aorta	– Dissecção aórtica. – Síndrome de Marfan. – Sífilis. – Osteogênese imperfeita.
Doença valvar	– Febre reumática (80% dos casos). – Pós-endocardite infecciosa. – Trauma. – Valvar congênita. – Degeneração mixomatosa das valvas. no lúpus eritematoso sistêmico, artrite reumatoide, doença de Whipple, Crohn, síndrome de Ehler-Danlos, síndrome de Marfan.

QUADRO CLÍNICO

- A insuficiência aórtica pode causar sintomas de insuficiência cardíaca, como dispneia aos esforços; sintomas de baixo débito, como lipotimia e síncope; angina (por diminuição de fluxo coronariano e aumento de consumo de oxigênio pela hipertrofia ventricular) e palpitações.
- Insuficiência aórtica aguda pode se apresentar com insuficiência cardíaca rapidamente progressiva, com quadro de fraqueza, dispneia e hipotensão.

EXAME FÍSICO

- À ausculta cardíaca, observa-se sopro diastólico, aspirativo, de alta frequência, decrescente.
- Gravidade da valvopatia: quanto maior for a duração do sopro, mais grave a valvopatia. Em casos muito graves, o sopro pode praticamente desaparecer, cursando com elevação da pressão diastólica final do ventrículo esquerdo (VE). A presença do sopro de Austin-Flint também indica gravidade.
- Pulsos arteriais amplos e visíveis. Pode haver alargamento da pressão de pulso (aumento da pressão sistólica e redução da diastólica). *Ictus* desviado para esquerda e para baixo, hiperdinâmico.
- Sopro de Austin-Flint: se associado à ausculta de sopro mesodiastólico em foco mitral, com primeira bulha (B1) normofonética e na ausência de estalido de abertura (diferente da estenose mitral orgânica). Estenose mitral funcional, e não orgânica, devida ao grande volume de sangue que retorna pela valva aórtica durante a diástole.

Sinais clássicos da insuficiência aórtica	
Corrigan	Pulso em martelo-d'água.
Musset	Oscilações da cabeça para baixo e para frente.
Quincke	Oscilação (pulso) vista no leito ungueal.
Minervini	Pulsação da base da língua.
Duroziez	Duplo sopro à compressão da artéria femoral.
Pistol Shot	Sensação de choque à ausculta de certas artérias.

EXAMES COMPLEMENTARES

Eletrocardiograma (ECG)
– Sobrecarga de câmaras esquerdas (sobrecarga de átrio somente em casos avançados).

Radiografia de tórax
– Aumento da área cardíaca. Avaliar presença de dilatação de aorta – pode sugerir insuficiência aórtica por aortopatia.

Ecocardiograma
– Permite avaliar o grau de insuficiência valvar, função ventricular e diâmetros, além de avaliar também a raiz da aorta. – O fato de haver muitos parâmetros para avaliar a gravidade indica que nenhum deles é absoluto na classificação. Assim, deve-se considerar o cenário global para poder graduar a IAo no ecocardiograma.

Classificação de gravidade da insuficiência aórtica			
	Leve	**Moderada**	**Grave**
Qualitativo			
Grau angiográfico	1+	2+	3+ a 4+
Diâmetro do jato regurgitante em relação ao diâmetro da via de saída do VE	Pequeno, central (< 25%)	Maior que leve, sem critério para grave	Jato central, > 65% da LVOT
Vena contracta (cm)	< 0,30	0,30-0,60	> 0,60
Quantitativo			
Volume regurgitante (ml/bat)	< 30	30-59	≥ 60
Fração regurgitante (%)	< 30	30-49	≥ 50
Área do orifício regurgitante (cm^2)	< 0,10	0,10-0,29	≥ 0,30
Critérios adicionais			
Tamanho do VE			Aumentado

Cateterização cardíaca
Indicada para: 1. Descartar coronariopatia associada em pacientes com sintomas sugestivos de insuficiência coronariana. 2. Descartar coronariopatia em pacientes homens acima de 40 anos; em mulheres pré-menopausa acima de 40 anos com fatores de risco para doença coronariana; ou em mulheres pós-menopausa. 3. Avaliação da gravidade da valvopatia caso haja discrepância clínico-radiológica.

TRATAMENTO CLÍNICO

- Vasodilatadores arteriais [por exemplo: inibidores da enzima conversora da angiotensina (IECA)] se houver sintomas e/ou disfunção ventricular esquerda. Indicação classe I se estiver contraindicada cirurgia ou se utilizados como terapêutica pré-operatória para melhorar perfil hemodinâmico até intervenção cirúrgica. Não devem ser usados como teste terapêutico ou para adiar a cirurgia.
- Vasodilatadores podem ser usados também em casos de IAo acentuada, em indivíduos assintomáticos e com função ventricular normal, mas com dilatação de VE, com objetivo de tentar retardar a evolução da doença (classe IIb). Estudos com o uso de IECA, antagonista de cálcio ou hidralazina em pacientes com esse perfil apresentam resultados conflitantes quanto ao benefício do desenvolvimento de sintomatologia, disfunção ventricular ou necessidade de cirurgia.

- Sempre se acreditou que o uso de betabloqueadores deveria ser evitado em pacientes com IAo, já que eles poderiam aumentar o tempo de diástole e, assim, piorar a regurgitação valvar. Estudo recente publicado no *Journal of the American College of Cardiology* em 2009 sugere que o uso de betabloqueador em pacientes com IAo grave pode levar a benefícios em sobrevida. Apesar disso, esse foi um estudo observacional retrospectivo. Assim, esses resultados não permitem alterar a prática clínica, mas fazem questionar quanto à contraindicação de betabloqueadores nesses pacientes.
- Diuréticos como a furosemida no caso de congestão. Restrição de sal se necessário.
- Profilaxia secundária para febre reumática, se indicada.
- Profilaxia para endocardite infecciosa em procedimentos cirúrgicos ou odontológicos.

TRATAMENTO CIRÚRGICO

- O procedimento cirúrgico consiste em troca valvar. Em alguns casos selecionados, pode-se realizar plástica valvar.
- A disfunção ventricular geralmente melhora após procedimento cirúrgico, podendo até normalizar.
- Na hipótese de IAo secundária à doença de raiz de aorta, deve-se indicar cirurgia se houver dilatação ≥ 55 mm e/ou expansão progressiva da raiz da aorta (aumento ≥ 5 mm/ano), com qualquer grau de regurgitação. Na síndrome de Marfan, operar se ≥ 50 mm.
- Técnica de Bentall De Bono: indicada para correção de problemas na raiz da aorta, como dilatação de aorta ascendente com insuficiência aórtica, síndrome de Marfan ou dissecção de aorta ascendente com disfunção valvar. Consiste na substituição da raiz da aorta por um enxerto composto, formado por uma prótese aórtica (tubo de Dacron), acoplado a uma prótese valvar mecânica, reimplantando os óstios das artérias coronárias.

Indicações cirúrgicas – Insuficiência aórtica	
Classe I	– Se presença de sintomas e com IAo grave. – Se IAo for grave e tiver indicação de outra cirurgia cardíaca (revascularização miocárdica, de aorta ou valvar). – Se o paciente for assintomático, mas com disfunção ventricular (FE ≤ 50%). – SE IAo grave aguda levando à insuficiência cardíaca.
Classe IIa	– Se assintomático, etiologia não reumática, com FE ≥ 50%, mas dilatação de VE grave (DDVE > 75 mm ou DSVE > 55 mm).
Classe IIb	– Se assintomático, etiologia reumática, com FE ≥ 50%, mas dilatação de VE grave (DDVE > 75 mm ou DSVE > 55 mm). – Se IAo moderada e programação de revascularização miocárdica ou de aorta ascendente. – Se assintomático, com FE ≥ 50%, mas dilatação de VE com DDVE 70-75 mm ou DSVE 50-55 mm, com evidência de alteração progressiva, redução da tolerância à atividade física ou resposta hemodinâmica alterada ao esforço.
Classe III	– Assintomático, com FE > 50%, DDVE < 70 mm, DSVE < 50 mm.

Adaptado de Tarasoutchi *et al.*, 2011.

Insuficiência aórtica aguda
– Possíveis causas: dissecção de aorta ascendente, endocardite infecciosa, trauma. – Tratamento: vasodilatadores arteriais e venosos, como nitroprussiato de sódio. Inotrópico se necessário. Diurético para diminuir a pré-carga. Cirurgia de urgência. – Lembrar que o uso de balão intra-aórtico é contraindicado nessa situação.

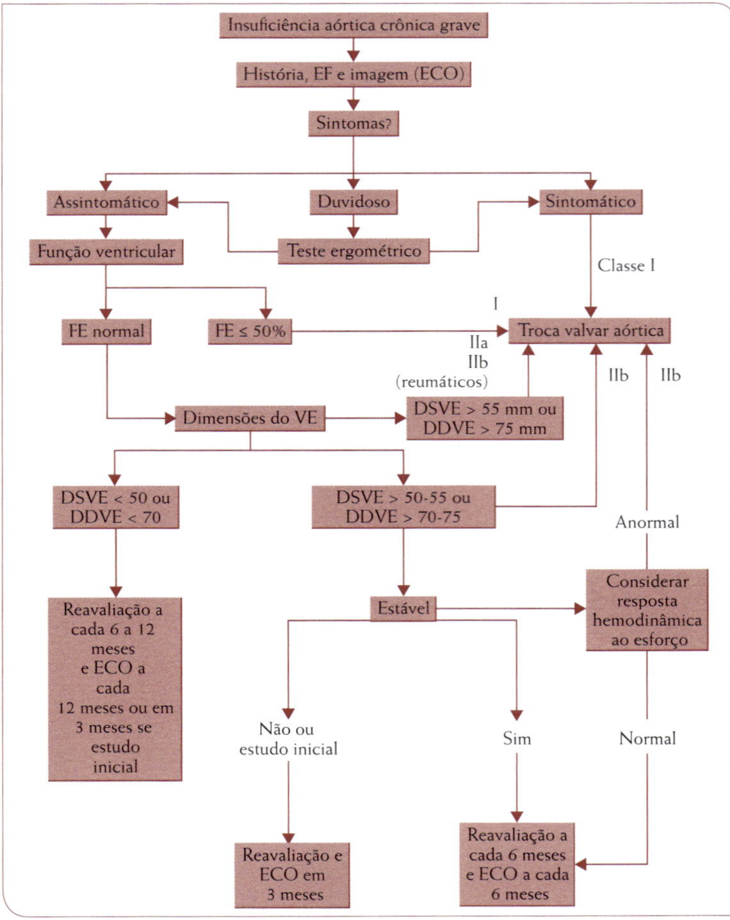

Adaptado de Bonow *et al.*, 2008.

LEITURA RECOMENDADA

1. Bonow RO, Carabello BA, Chatterjee K, et al. 2008 Focused Update Incorporated Into the ACC/AHA 2006 Guidelines for the management of patients with valvular heart disease. Circulation. 2008;118;e523-661.
2. Tarasoutchi F, Montera MW, Grinberg M, et al. Diretriz Brasileira de Valvopatias – SBC 2011/I Diretriz Interamericana de Valvopatias – SIAC 2011. Arq Bras Cardiol. 2011;97(5 suppl. 3):1-67.

66

Estenose Mitral

Fernando Côrtes Remisio Figuinha
Tarso Augusto Duenhas Accorsi

ETIOLOGIA

Etiologia da estenose mitral	
Febre reumática (95% dos casos)	– Espessamento dos folhetos valvares e fusão das comissuras devidos à reação inflamatória autoimune, que ocorre após infecção pelo estreptococo beta-hemolítico do grupo A de Lancefield. É a lesão mais característica da febre reumática. Mais comum nos países em desenvolvimento.
Congênita	– Hipoplasia mitral típica com músculos papilares simétricos (52% dos casos de etiologia congênita), anel supravalvar (20%), duplo orifício (11%), hipoplasia mitral com assimetria de músculos papilares (8%), valva mitral em paraquedas (8%).
Valvulites	– Lúpus eritematoso sistêmico; amiloidose; mucopolissacaridoses: síndrome de Hurler; carcinoide maligno.
Massas	– Mixoma; abscesso miocárdico.
Idosos ou renais crônicos dialíticos	– Pode haver calcificação do anel valvar mitral em pacientes idosos ou renais crônicos dialíticos, mas dificilmente leva à estenose mitral, uma vez que a abertura valvar em geral fica preservada.

QUADRO CLÍNICO

- Os pacientes podem apresentar dispneia e edema pulmonar. O aumento da pressão em átrio esquerdo (AE) é transmitida ao sistema vascular pulmonar, levando à hipertensão pulmonar secundária. Podem ocorrer hemoptise, dor torácica [por aumento da pressão no ventrículo direito (VD)] e fadiga.
- Pode ocorrer embolia sistêmica – 50% para sistema nervoso central (SNC).

ıtomas podem ser precipitados pelo início de fibrilação atrial (FA), de gesta-ıo, infecções, estresse emocional. FA está presente em 50% a 80% dos casos. ɔ aumento da frequência cardíaca (FC) diminui o tempo diastólico e aumenta o gradiente mitral, podendo precipitar edema pulmonar.

ⅩAME FÍSICO

- Ausculta cardíaca: 1ª bulha hiperfonética, estalido de abertura; sopro diastólico em ruflar, com reforço pré-sistólico (contração atrial). Manobras que aumentam o retorno venoso e exercícios breves, como sentar-se, podem acentuar o sopro. Pode haver a segunda bulha B2 hiperfonética devido à hipertensão pulmonar.
- Gravidade da lesão: quanto menor o tempo entre a B2 e o estalido de abertura, mais grave a lesão. Se a 1ª bulha for hipofonética, sinal de gravidade (calcificação importante). A presença de B2 hiperfonética costuma sugerir gravidade, já que pode indicar hipertensão pulmonar. A intensidade do sopro não tem relação com a gravidade da valvopatia.
- Pulso venoso jugular: onda "a" proeminente (por hipertensão pulmonar e sobrecarga de VD).
- Bochechas com coloração rósea: fácies mitral – se estenose mitral grave (com quadro de baixo débito).

EXAMES COMPLEMENTARES

Eletrocardiograma (ECG)
– Sobrecarga de átrio esquerdo – "*p mitralis*"; se hipertensão pulmonar, desvio do eixo para direita e sobrecarga de VD. Pode haver FA.

Radiografia de tórax
– Área cardíaca normal, com coração "em bota". – Sinais de aumento do AE, como o duplo contorno, e "sinal da bailarina".

Ecocardiograma
– Confirma diagnóstico e quantifica lesão. – Escore de Wilkins: pontuação de 1 a 4 para quatro critérios: espessura, mobilidade e calcificação do folheto mitral e espessamento subvalvar (ver tabela a seguir). Se escore até 8, boa resposta à valvoplastia por balão; entre 9 e 10, não é possível predizer a resposta; acima de 11, resposta ruim.

continuação

- Um laudo completo de ecocardiograma para pacientes com EMi deve conter: área valvar (e método utilizado), gradientes diastólicos, pressão sistólica da artéria pulmonar, função de ventrículo direito, descrição detalhada da valva e subvalvar, presença de IMi associada ou não, presença de insuficiência tricúspide ou não (de preferência com tamanho do anel tricúspide para avaliar possibilidade de realização de plastia tricúspide associada à possível intervenção cirúrgica).
- O ecocardiograma transesofágico é importante para descartar a presença de trombos antes da valvoplastia. Pode ser utilizado também para avaliação do grau de insuficiência mitral associada em pacientes candidatos à valvuloplastia percutânea com suspeita de trombo atrial.
- Sempre tentar realizar o ecocardiograma com a frequência cardíaca controlada. Taquicardia (por exemplo: febre, taquiarritmia) pode superestimar os gradientes diastólicos.

Escore de Wilkins

Grau	Mobilidade dos folhetos	Espessura valvar	Aparelho subvalvar	Calcificação valvar
1	Grande mobilidade dos folhetos; limitação apenas nos bordos livres.	Folhetos com espessura próxima ao normal (4-5 mm).	Espessamento mínimo das cordas, apenas logo abaixo das cúspides.	Área única de aumento de brilho ecocardiográfico.
2	Redução da mobilidade na porção média e base dos folhetos.	Porção média dos folhetos normal Espessamento significativo das margens (5-8 mm).	Espessamento estendendo-se até 1/3 do comprimento das cordas.	Dispersas áreas com aumento do brilho, confinadas nas margens dos folhetos.
3	Folhetos com movimento anterior na diástole, principalmente na base.	Espessamento significativo de todo o folheto (5-8 mm).	Espessamento estendendo-se até terço distal das cordas.	Brilho estendendo-se até a porção média dos folhetos.
4	Ausência ou mínimo movimento anterior dos folhetos na diástole.	Espessamento acentuado de todo o folheto (> 8-10 mm).	Espessamento acentuado e encurtamento do aparelho subvalvar, até os músculos papilares.	Aumento do brilho envolvendo a maior parte dos folhetos.

Classificação de gravidade – Estenose mitral			
	Leve	**Moderado**	**Grave**
Gradiente médio (mmHg)	< 5	5 a 10	> 10
Pressão sistólica de artéria pulmonar (mmHg)	< 30	30 a 50	> 50
Área valvar (cm^2)	> 1,5	1,5 a 1,0	< 1,0

Teste ergométrico

- Pode ser indicado a pacientes assintomáticos ou com sintomas duvidosos, que podem ter limitado suas atividades físicas habituais de forma significativa.

Cateterismo cardíaco

- Para avaliar doença coronariana associada, geralmente após decisão de intervenção cirúrgica, para homens com mais de 40 anos, mulheres pós-menopausa ou que tenham mais de um fator de risco coronariano. Auxilia na avaliação do grau de regurgitação.
- Indicado quando exames não invasivos são inconclusivos ou quando há discrepância entres exames e achados clínicos de gravidade da EMi.
- Cálculo do gradiente: a forma mais exata é a medida da pressão de átrio esquerdo (por técnica transeptal) com medida simultânea da pressão ventricular esquerda e com planimetria da área limitada pelas pressões ventricular esquerda e atrial esquerda em diástole.
- Fórmula de Gorlin para cálculo da área valvar mitral:

$$\text{Área valvar mitral} = \frac{DC/(PED \times FC)}{43,3 \times C\sqrt{\Delta P}}$$

- DC: débito cardíaco (cm^3/min); PED: pressão de enchimento diastólico; FC: frequência cardíaca; C: constante (para AV mitral, geralmente 0,85); ΔP: gradiente de pressão (mmHg).

TRATAMENTO CLÍNICO

- O tratamento medicamentoso pode ajudar a melhorar os sintomas. Não tem efeitos diretos sobre a obstrução fixa.
- Restrições hídrica e salina.
- Diuréticos: para controle de sintomas de congestão e de insuficiência cardíaca. Exemplos: furosemida 40 a 160 mg/dia, hidroclorotiazida 25 a 50 mg/dia, clortalidona 25 a 50 mg/dia. Usar de preferência diuréticos de alça.
- Betabloqueadores para controle de frequência cardíaca, aumentando o tempo de diástole e enchimento ventricular. Diminuem o gradiente transmitral e a pressão capilar pulmonar. Podem melhorar tolerância aos esforços. Exem-

plos: atenolol 25 a 100 mg/dia, propranolol 20 a 160 mg/dia e metoprolol 25 a 100 mg/dia.

- Digitais: para controle de frequência cardíaca em pacientes com FA ou insuficiência cardíaca (IC). Exemplo: digoxina 0,125 a 0,5 mg/dia.
- Profilaxia para febre reumática – ver capítulo 69 – Febre reumática..
- Profilaxia para endocardite infecciosa.
- Anticoagulação: quando há presença de FA, evento embólico prévio ou trombo ao ecocardiograma. A associação de aspirina em baixas doses (50-100 mg) à anticoagulação pode ser considerada após ocorrência de evento embólico ou trombo atrial esquerdo em pacientes adequadamente anticoagulados.
- Métodos contraceptivos: pacientes com estenose mitral sem hipertensão pulmonar são consideradas cardiopatas de risco intermediário à gestação. Nessas pacientes, podem-se utilizar contraceptivos reversíveis. Preferir medicamentos com menor risco de eventos tromboembólicos, como aqueles com progesterona isolada. Evitar uso de dispositivos intrauterinos (DIU) pelo risco de endocardite infecciosa.
- Marcadores de mau prognóstico: desenvolvimento de sintomas presença de FA e evolução para hipertensão pulmonar (HP) (se pressão sistólica de artéria pulmonar > 80 mmHg; sobrevida média de 2,4 anos).

TRATAMENTO CIRÚRGICO

Indicações cirúrgicas – Estenose mitral	
Classe I	– Cirurgia (ou valvoplastia) no caso de pacientes sintomáticos [classes funcionais (CF) III-IV], com EMi moderada a grave, quando valvoplastia mitral percutânea por balão não for possível por falta de disponibilidade ou por anatomia desfavorável, ou se for contraindicada por presença de trombo em AE, apesar de anticoagulação, ou pela presença de IMi moderada a grave associada. – Sintomáticos com EMi moderada a grave e com IMi moderada a grave associados devem ser submetidos à troca valvar.
Classe IIa	– Na hipótese de EMi grave e hipertensão pulmonar grave (PSAP > 80 mmHg) com CF I-II, se não forem candidatos à valvoplastia percutânea. – EMi moderada a importante associada a eventos embólicos recorrentes, apesar de anticoagulação adequada.
Classe IIb	– Se assintomáticos, com EMi moderada a grave e eventos embólicos recorrentes, apesar de anticoagulação adequada, a valvoplastia cirúrgica pode ser uma opção, se a morfologia for favorável.

continuação

Classe III	– Não indicar procedimento em caso de EMi leve. – Comissurotomia fechada não deve ser realizada em pacientes candidatos a reparo valvar mitral. Preferir comissurotomia aberta.

Adaptado de Tarasoutchi *et al.*, 2011.

- Se não houver contraindicações, deve-se preferir valvoplastia por catete-balão. Se tratamento cirúrgico for necessário, pode-se optar por comissurotomia aberta (mortalidade de 1% a 3%) e anuloplastia ou, como última opção, troca valvar mitral.
- Valvoplastia por balão (VPB): indicada se o paciente for sintomático [*New York Heart Association* (NYHA II-IV)] ou assintomático com hipertensão pulmonar (PSAP > 50 mmHg ao repouso e > 60 ao exercício), em pacientes com EMi moderada a severa e morfologia favorável (classe I).Avaliar presença de contraindicações, como trombo em AE (solicitar ecocardiograma transesofágico) ou presença de insuficiência mitral moderada a grave. No caso de EMi moderada a grave, CF III-IV, e sem condições ou em alto risco para cirurgia (classe IIa). Taxa de sucesso de 80% a 95% (considerado sucesso se houver redução de 50% a 60% no gradiente transmitral, área valvar mitral final acima de 1,5 cm^2 e decréscimo da pressão capilar pulmonar para níveis abaixo de 18 mmHg). Complicações: acidente vascular cerebral, tamponamento cardíaco, insuficiência mitral importante. Mortalidade < 0,5%.

Exemplo de prescrição-padrão

Paciente do sexo feminino, de 28 anos, 64 kg, procura serviço médico com história de dispneia aos esforços habituais há 2 meses. Ao exame físico, pressão arterial de 130 x 80 mmHg, frequência cardíaca de 88 batidas por minuto (bpm) e presença de sopro diastólico em ruflar em foco mitral, com B1 hiperfonética. Ecocardiograma mostrou estenose mitral importante, com gradiente médio de 14 mmHg. A conduta inicial a ser tomada enquanto aguarda decisão quanto à intervenção cirúrgica é:

Exemplo de prescrição-padrão – Surto agudo de febre reumática
1. Dieta geral hipossódica com restrição hídrica.
2. Atenolol 25 mg, VO, uma vez ao dia.
3. Hidroclorotiazida 25 mg, VO, uma vez ao dia.
4. Penicilina G benzatina 1.200.000 UI, IM, profundo uma vez agora e a cada 21 dias.
5. Amoxicilina 500 mg – 4 comprimidos, VO, 1 hora antes de procedimentos dentários.
6. Sugerir contraceptivos somente com progesterona.

LEITURA RECOMENDADA

1. Bonow RO, Carabello BA, Chatterjee K, et al. 2008 Focused Update Incorporated Into the ACC/AHA 2006 Guidelines for the management of patients with valvular heart disease. Circulation. 2008;118;e523-661.
2. Tarasoutchi F, Montera MW, Grinberg M, et al. Diretriz Brasileira de ValvopatiasSBC 2011/I Diretriz Interamericana de Valvopatias – SIAC 2011. Arq Bras Cardiol. 2011;97(5 suppl. 3):1-67.
3. Wilkins GT, Weyman AE, Abascal VM, et al. Percutaneous balloon dilatation of the mitral valve: an analysis of echocardiographic variables related to outcome and the mechanism of dilatation. Br Heart J. 1988;60:299.

67

Insuficiência Mitral

Fernando Côrtes Remisio Figuinha
Tarso Augusto Duenhas Accorsi

ETIOLOGIA

- Os componentes da valva mitral são músculos papilares e miocárdio abaixo deles, cordoalha, folhetos e anel valvar. Qualquer alteração em um desses componentes pode levar à regurgitação valvar. A regurgitação mitral leva a um aumento da pré-carga e diminui a pós-carga. Isso leva a um incremento do ventrículo esquerdo (VE) e aumento inicial da fração de ejeção (FE); em longo prazo, devido à disfunção ventricular, leva a queda da FE e aumento do volume sistólico final de VE.

Etiologia da insuficiência mitral (IMi)	
Febre reumática	– Lesão mais comum na febre reumática aguda.
Prolapso da valva mitral	– Segunda causa mais comum de insuficiência mitral no Brasil.
Endocardite infecciosa	
Cardiomiopatia dilatada	– Dilatação do anel, disfunção dos músculos papilares – regurgitação mitral secundária.
Rotura de cordoalha tendínea	– Geralmente idiopática; pode ocorrer por degeneração mixomatosa da cordoalha em prolapso de valva mitral.
Doenças isquêmicas	– Pode causar disfunção de músculo papilar. Mais comum disfunção de papilar posterior, por infarto inferior.

QUADRO CLÍNICO

- Pode permanecer longo período assintomático; pode levar à insuficiência cardíaca (IC) esquerda.

- No caso de insuficiência mitral (IMi) aguda, há aumento abrupto de pressão no átrio esquerdo (AE), podendo levar a edema pulmonar.
- Sintomas: pode se apresentar com dispneia aos esforços, fraqueza (baixo débito) progressiva.
- Pode haver fibrilação atrial (FA), mas o risco de embolização é menor do que de outras condições que causam FA.
- Pode haver quadro de dor torácica atípica e palpitações.
- Sintomas de IC direita, com edema de membros inferiores e ascite, sugerem estágios avançados, em associação com hipertensão pulmonar.

EXAME FÍSICO

- Ausculta cardíaca: sopro holossistólico regurgitativo, que irradia para axila, mais audível em decúbito lateral esquerdo; primeira bulha (B1) hipofonética [normofonética se prolapso de válvula mitral (PVM) ou dupla lesão]. A intensidade não necessariamente tem relação com gravidade.
- Pode haver presença de terceira bulha (B3) se houver grande volume regurgitante.
- Ápice cardíaco desviado para esquerda, amplo e hiperdinâmico, associado a frêmito ou regurgitação palpável (*ictus valvar*).
- Sopro piante pode sugerir rotura de cordoalha – se houver irradiação anterior, deve-se pensar em rotura de cordoalha posterior.

EXAMES COMPLEMENTARES

Eletrocardiograma (ECG)
– Sobrecarga de VE: sobrecarga de AE (*P. mitralis*); pode haver fibrilação atrial. Sobrecarga de câmaras direitas se hipertensão pulmonar.

Radiografia de tórax
– Aumento da área cardíaca. Aumento de AE (duplo contorno). Calcificação de valva mitral. Sinais de congestão pulmonar.

Ecocardiograma
– Auxilia na avaliação da gravidade e na identificação da etiologia da doença valvar.

Classificação de gravidade da insuficiência mitral			
	Leve	**Moderado**	**Grave**
Qualitativo			
Grau angiográfico	1+	2+	3+ a 4+
Área de jato ao *Doppler*	Pequeno, central (< 4 cm² e < 20% da área AE)	Sinais de IMi maiores que leve, sem critério para grave	*Vena contracta* > 0,7 cm com grande jato central (> 8 cm² e > 40% da área AE)
Doppler *vena contracta* (cm)	< 0,30	0,30-0,69	≥ 0,70
Quantitativo			
Volume regurgitante (ml/bat)	< 30	30-59	≥ 60
Fração regurgitante (%)	< 30	30-49	≥ 50
Área do orifício regurgitante (cm²)	< 0,20	0,20-0,39	≥ 0,40
Critérios adicionais			
Tamanho do AE			Aumentado
Tamanho do VE			Aumentado

Cateterização cardíaca
– Indicado para: 1. Descartar coronariopatia associada em pacientes com sintomas sugestivos de insuficiência coronariana. 2. Descartar coronariopatia em pacientes homens acima de 40 anos; em mulheres pré-menopausa acima de 40 anos com fatores de risco para doença coronariana; ou em mulheres pós-menopausa. 3. Avaliação da gravidade da regurgitação valvar e suas implicações hemodinâmicas, caso haja discrepância clínico-radiológica.

TRATAMENTO CLÍNICO

- O tratamento medicamentoso não apresenta benefícios em morbimortalidade. Indicado como ponte para cirurgia, se paciente sintomático. Visa reduzir a pós-carga. Podem-se utilizar vasodilatadores [por exemplo, inibidores da enzima de conversão da angiotensina (IECA)] e diuréticos, associados à restrição hidrossalina. Se FA associada, pode-se utilizar digoxina.
  Profilaxia para endocardite infecciosa e para febre reumática se indicada.
- Anticoagulação se houver FA.

Insuficiência mitral aguda
– Tratamento: vasodilatador (nitroprussiato) e suporte com balão intra-aórtico (diminui a pós-carga), para redução do volume regurgitante valvar. Inotrópicos se necessário.

TRATAMENTO CIRÚRGICO

- Tentar preservar a valva sempre: valvoplastia. Há estudos que mostram melhor sobrevida dos pacientes submetidos à valvoplastia quando comparados àqueles submetidos à troca valvar. A valvoplastia preserva o arcabouço fibroso da sustentação cardíaca. É mais factível em casos de prolapso do folheto posterior da mitral.
- Se FE < 30% e não for conseguir preservar a valva, optar por não operar, já que geralmente há redução na fração de ejeção após o procedimento.
- Em casos de IMi funcional secundária à IC, pacientes devem ser tratados com os medicamentos indicados para essa condição. A terapia de ressincronização elétrica, quando indicada, pode melhorar substancialmente a fração regurgitante e os sintomas.

Indicações cirúrgicas – Insuficiência mitral	
Classe I	– Se IMi aguda sintomática. – Se IMi crônica grave, com NYHA CF II, III ou IV, se FE > 30% e DSVE < 55 mm. – Se IMi crônica grave, com disfunção de VE leve a moderada (FE 30-60%), ou com DSVE ≥ 40 mm. – Preferir plástica da valva mitral à troca valvar na maioria dos pacientes com IMi crônica que precisam de cirurgia.
Classe IIa	– Se IMi crônica grave, assintomático, com função VE preservada e novo episódio de FA ou hipertensão pulmonar (PSAP > 50 mmHg ao repouso ou 60 mmHg ao exercício). – Se IMi crônica grave devido à alteração primária do aparato mitral e CF III-IV, com FE < 30% ou DSVE > 55, quando o reparo valvar for altamente provável. – Se IMi crônica grave, assintomático, com função ventricular preservada e FA de início recente.
Classe IIb	– Reparo valvar se IMi crônica grave secundária devido à disfunção sistólica grave (FE<30%) com CF III-IV apesar de tratamento medicamentoso para IC otimizado, incluindo ressincronização cardíaca. – Plástica da valva mitral em IMi crônica reumática, grave, com FE ≥ 60% e DSVE < 40 mm, se realizada em centros experientes (onde taxa de sucesso da plástica é > 90%).

continuação

Classe III	– Não realizar se pacientes assintomáticos com IMi e função VE preservada (FE > 60%) e DSVE < 40 mm, se houver dúvida quanto à possibilidade de realização de plástica valvar. – Não realizar cirurgia valvar mitral isolada se IMi leve ou moderada.

Adaptado de Tarasoutchi *et al.*, 2011.

PROLAPSO DE VALVA MITRAL

- Prevalência de cerca de 2% da população. Geralmente assintomático, mas pode estar associado à dor torácica inespecífica, dispneia, fadiga ou palpitações. Pode estar associado a deformidades da caixa torácica, como *pectus excavatum*, ou outras condições, como defeito do septo atrial, síndrome de Turner, persistência do ducto arterial, síndrome de Marfan, cardiomiopatia, síndrome de Wolff-Parkinson-White e pseudoxantoma elástico.
- Ausculta cardíaca: clique mesossistólico. Pode haver sopros sistólicos tardios. Manobras que reduzem o volume de VE (por exemplo, Valsalva) trazem o estalido mais próximo da B1. Manobras que aumentam volume do VE, como agachamento, atrasam o clique, reduzindo, assim, a duração do sopro. Em geral, as manobras que aumentam o sopro da cardiomiopatia hipertrófica aumentam também a duração do sopro do PVM.
- Diagnóstico é primariamente clínico, mas pode ser confirmado por ecocardiograma – prolapso de uma ou ambas as cúspides de pelo menos 2 mm além do plano valvar no eixo longo, com ou sem espessamento. Espessamento valvar ≥ 5 mm reforça a possibilidade do diagnóstico.
- Pode haver piora importante do quadro clínico se houver ruptura de cordoalha tendínea.
- Plástica valvar é preferida à troca valvar caso haja necessidade.
- A última diretriz da *American Heart Association* excluiu o prolapso de valva mitral, mesmo com regurgitação, da indicação de realização de profilaxia para endocardite. Esse tema, porém, é controverso. Portanto, pode-se considerar a realização de profilaxia para endocardite infecciosa nesses pacientes, em especial no caso de paciente com quadro prévio de endocardite. Ver mais informações no capítulo 68 – Endocardite infecciosa.

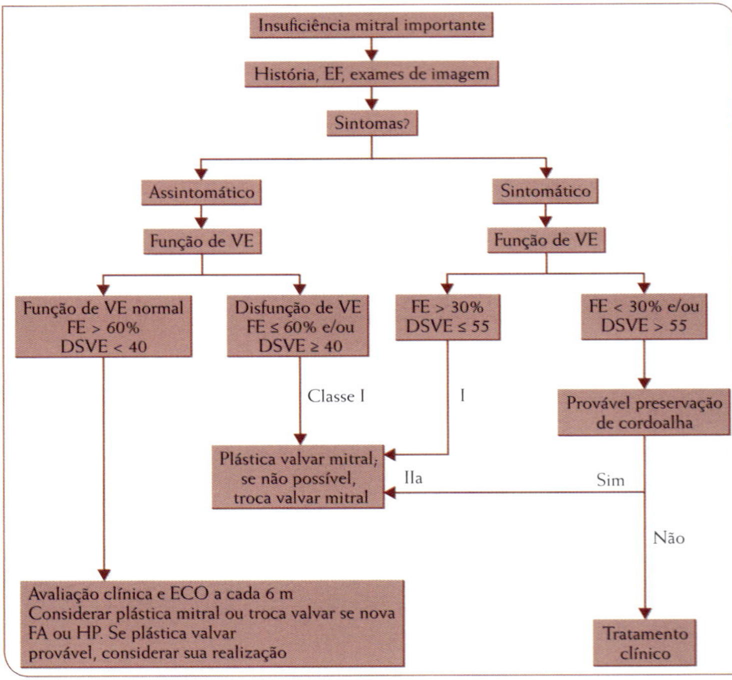

Adaptado de Bonow *et al.*, 2008.

LEITURA RECOMENDADA

1. Bonow RO, Carabello BA, Chatterjee K, et al. 2008 Focused Update Incorporated Into the ACC/AHA 2006 Guidelines for the management of patients with valvular heart disease. Circulation. 2008;118;e523-661.
2. Rosenhek R, Rader F, Klaar U, et al. Outcome of watchful waiting in asymptomatic severe mitral regurgitation. Circulation. 2006;113:2238.
3. Tarasoutchi F, Montera MW, Grinberg M, et al. Diretriz Brasileira de Valvopatias – SBC 2011/I Diretriz Interamericana de Valvopatias – SIAC 2011. Arq Bras Cardiol. 2011;97(5 suppl. 3):1-67.

68

Endocardite Infecciosa

Eduardo Cavalcanti Lapa Santos
Tarso Augusto Duenhas Accorsi

INTRODUÇÃO

- Apesar dos avanços da medicina, a incidência e a mortalidade da endocardite infecciosa praticamente não mudaram nos últimos 30 anos.

EPIDEMIOLOGIA

- A incidência fica em torno de 3 a 10 casos a cada 100 mil habitantes por ano.
- Nos últimos anos, o perfil epidemiológico da endocardite infecciosa vem mudando sensivelmente nos países desenvolvidos.
- Nesses locais, notou-se uma diminuição dos casos associados à valvopatia reumática, enquanto houve um aumento significativo de infecções relacionadas a próteses valvares, dispositivos intracardíacos [por exemplo: marca-passo, cardioversor-desfibrilador implantável (CDI) etc.], uso de drogas intravenosas, hemodiálise e acessos venosos centrais.
- Em vários países foi notada uma ascensão dos estafilococos como principal agente causador de endocardite infecciosa, substituindo os estreptococos. Isso se deve em grande parte à modificação dos fatores de risco associados à infecção. No Brasil, contudo, como o principal fator de risco para a endocardite persiste sendo a valvopatia reumática, o *Estreptococcus viridans* ainda é a etiologia mais comum.

Principais fatores de risco para endocardite por estafilococo
– Doença renal crônica em hemodiálise. – *Diabetes mellitus*. – Presença de dispositivos intravasculares (acesso venoso central, marca-passo, CDI, cateter de quimioterapia).

MICROBIOLOGIA

Microbiologia da endocardite infecciosa	
Casos com hemoculturas positivas	– 85% dos casos. – Os agentes mais comuns são os estafilococos, estreptococos e enterococos.
Casos com hemoculturas negativas devido ao uso prévio de antibiótico	– As hemoculturas podem ficar negativas por vários dias. – A maior parte é causada por estreptococos da flora bucal e por estafilococos coagulase-negativos.
Casos que frequentemente cursam com hemoculturas negativas	– Causados por agentes fastidiosos (demoram a crescer em meios de cultura tradicionais), dentre os quais se destacam: Brucella, fungos.
Casos que sempre cursam com hemoculturas negativas	– Causados por bactérias intracelulares, as quais não crescem em meios de cultura. Exemplos: *Coxiella burnetii, Bartonella* spp., *Chlamydia* spp., *Tropheryma whipplei*. – Para diagnóstico etiológico, é necessário o uso de outros métodos como testes sorológicos, amplificação de genes ou cultura de células.

Adaptado de Habib et al., 2009.

FISIOPATOLOGIA

- A sequência descrita classicamente como causadora da endocardite infecciosa é:
  1. Presença de lesão do endotélio (por jatos turbulentos secundários a valvopatias, trauma ocasionado por cateteres intravasculares, impurezas contidas em drogas injetadas na veia etc.).
  2. Deposição de fibrina e plaquetas no local da lesão endotelial como parte do mecanismo natural do organismo de responder à injúria. Esse depósito gera o que se chama de vegetação trombótica não bacteriana.
  3. Episódio transitório de bacteremia (por procedimentos invasivos como extração dentária ou mesmo por atividades cotidianas como escovar os dentes).
  4. Colonização da vegetação trombótica por bactérias circulantes no sangue.
  5. Proliferação da vegetação bacteriana.

QUADRO CLÍNICO

- Febre é o sintoma mais comum (presente em > 90% dos casos).
- Sempre suspeitar de abscesso perivalvar quando houver surgimento de novo bloqueio atrioventricular.

- É importante lembrar-se de endocardite no caso de pacientes com eventos embólicos sem etiologia definida. Na endocardite de câmaras esquerdas, o cérebro e o baço são os sítios mais acometidos. Já na endocardite de câmaras direitas e relacionada a dispositivos intracardíacos, como marca-passos, o pulmão é o sítio de embolia mais frequente.

Pensar em endocardite caso haja febre associada a um dos seguintes fatores
– Presença de novo sopro de regurgitação valvar. – Presença de doença cardíaca estrutural (ex: valvopatia, cardiopatia congênita). – Presença de prótese valvar ou de dispositivo intracardíaco (ex: marca-passo). – História prévia de endocardite. – Uso de drogas intravenosas. – Paciente imunocomprometido. – História de procedimento associado com bacteremia nos últimos dias/semanas – Quadro clínico de ICC. – Novo distúrbio de condução (ex.: BAV de primeiro grau, BAVT). – Hemoculturas com crescimento de organismos conhecidos por causar endocardite. – Fenômenos periféricos (ex: nódulos de Osler, manchas de Janeway, manchas de Roth). – Sinais neurológicos focais. – Evidência de embolia pulmonar (casos de endocardite de câmaras direitas). – Abscessos periféricos sem etiologia definida (ex.: abscesso esplênico, renal ou cerebral).

Adaptado de Habib *et al.*, 2009.

DIAGNÓSTICO

- Uma vez surgindo a suspeita clínica de endocardite infecciosa por causa de algum dos achados do quadro anterior, dois exames complementares são fundamentais para a confirmação do diagnóstico: o ecocardiograma e as hemoculturas.
- O ecocardiograma transtorácico é o exame de imagem inicial para avaliar a suspeita de endocardite. Dependendo dos achados do exame, decide-se sobre a necessidade de realização do ecocardiograma transesofágico.
- Em casos em que o ecocardiograma transtorácico já evidencia claramente o diagnóstico de endocardite, deve-se avaliar a disponibilidade de realização de ecocardiograma transesofágico. Caso o exame seja acessível no serviço, é interessante sua realização, uma vez que possui maior especificidade e sensibilidade para a detecção de complicações (exemplo: abscesso perianular).
- Nos casos em que o ecocardiograma transtorácico é normal, a qualidade da imagem desse exame é adequada e a suspeita clínica de endocardite é baixa, pode-se optar pela não realização do ETE.
- Em relação às hemoculturas, algumas dicas são importantes:

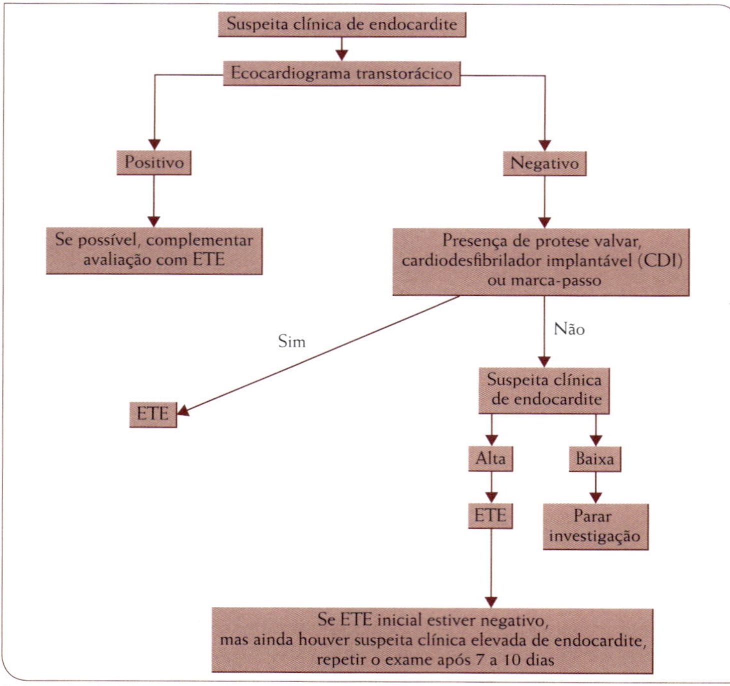

Adaptado de Habib *et al.*, 2009.

Hemoculturas na suspeita de endocardite infecciosa

- Colher três pares de hemoculturas – cada par é constituído por duas amostras contendo 10 ml de sangue (uma amostra para detectar agentes aeróbios e outra para anaeróbios). Assim, colhem-se seis garrafas de hemoculturas.
- Colher cada par de hemoculturas de uma veia periférica diferente. Evitar a coleta por acesso central já que isso aumenta o risco de contaminação, levando a resultados falso-positivos.
- Idealmente, aguardar pelo menos 30 minutos entre a coleta de cada par de hemoculturas.
- Como a bacteremia na endocardite é contínua, não há necessidade de aguardar o momento da febre para a coleta da hemocultura.
- Ainda pelo fato de a bacteremia ser contínua, normalmente a maioria das hemoculturas é positiva. Assim, deve-se desconfiar de contaminação se apenas uma amostra vier positiva.

- Os critérios modificados de Duke são os mais utilizados para dar o diagnóstico de endocardite, lembrando-se de que eles têm especificidade e sensibilidade ao redor de 80%, ou seja, servem como um guia para o diagnóstico, mas estão longe de ser uma verdade absoluta, não devendo, portanto, substituir o julgamento clínico.

Critérios maiores de Duke	
Hemoculturas positivas	– Agentes típicos de endocardite em duas amostras separadas (*Estreptococcus viridans*, *Streptococcus bovis*, bactérias do grupo HACEK; *Staphylococcus aureus* ou enterococos adquiridos na comunidade sem evidência de outro foco de infecção; ou – Agentes que podem causar endocardite isolados de forma persistente nas hemoculturas – duas amostras positivas colhidas com pelo menos 12 horas de diferença ou três ou mais amostras positivas; ou – Hemocultura positiva para *Coxiella burneii* ou IgG > 1:800.
Evidência de acometimento endocárdico	– Ecocardiograma revelando vegetação, abscesso ou nova deiscência parcial de prótese valvar. – Exame físico revelando sopro regurgitativo novo.
Critérios menores de Duke	
Fatores predisponentes	– Uso de drogas intravenosas ou cardiopatia predisponente.
Febre	– Temperatura superior a 38 graus.
Fenômenos vasculares	– Embolia arterial, embolia séptica para os pulmões, aneurisma micótico, hemorragia intracraniana, hemorragia conjuntival, manchas de Janeway.
Fenômenos imunológicos	– Glomerulonefrite, nódulos de Osler, manchas de Roth, presença de fator reumatoide.
Evidência microbiológica	– Hemoculturas positivas, mas que não preencham critérios maiores.
Diagnóstico de endocardite infecciosa definido se: – dois critérios maiores; ou – um critério maior e três menores; ou – cinco critérios menores.	

- O padrão-ouro para o diagnóstico de endocardite infecciosa é a avaliação patológica da válvula acometida. Assim sendo, nos casos em que for necessária a troca valvar, sempre se lembrar de encaminhar a válvula nativa retirada para a anatomia patológica (avaliação microscópica, realização de culturas e, se possível, de exames moleculares como PCR).
- Sempre investigar focos de infecção que possam ter sido a origem da bacteremia que causou a endocardite. Sempre avaliar com cuidado a cavidade oral do

paciente, procurando lesões predisponentes. Caso nada seja achado, solicitar panorâmica da mandíbula para pesquisar focos dentários ocultos.

TRATAMENTO

- O uso de antibióticos é a pedra fundamental do tratamento da endocardite infecciosa. Como as defesas naturais do organismo têm pouca eficácia em combater a infecção, é necessário o uso de antibióticos bactericidas, e não de bacteriostáticos.
- A associação de antibióticos é mais eficaz que a monoterapia para a maioria dos agentes causadores de endocardite.
- Os aminoglicosídeos têm ação bactericida sinérgica quando usados em associação a betalactâmicos e glicopeptídeos, sendo usados na maioria dos esquemas.
- A duração do tratamento de endocardite de valva nativa varia de 2 a 6 semanas, dependendo do organismo envolvido. Já no caso de infecção de prótese valvar, o tratamento deve ser de, no mínimo, 6 semanas.
- Caso seja necessário realizar troca de valva nativa durante o tratamento de endocardite, deve-se manter no pós-operatório o esquema antibioticoterápico recomendado para valva nativa, e não o usado para endocardite de prótese.
- Mesmo se for necessária cirurgia de troca valvar, o primeiro dia de antibiótico deve ser considerado o dia em que a medicação foi efetivamente iniciada. Só há necessidade de se reiniciar a contagem dos dias após a cirurgia caso as culturas da válvula retirada sejam positivas ou padrão histológico de endocardite aguda. Nesse caso, deve-se direcionar o antibiótico de acordo com os resultados da cultura.
- De forma geral, o início do antibiótico não deve ser postergado, recomendando-se dar a primeira dose da medicação logo após o término da coleta das hemoculturas.

Sugestões de esquemas empíricos de antibióticos em casos de endocardite infecciosa	
Valva nativa ou prótese valvar implantada há mais de 12 meses.	Oxacilina 2 g, IV, de 4/4h + ampicilina 2 g, IV, de 4/4h + gentamicina 1 mg/kg, IV, de 8/8h.
Prótese valvar implantada há menos de 12 meses.	Vancomicina 15 mg/kg, IV, de 12/12h, associada à gentamicina 1 mg/kg, IV, 8/8h.

Adaptado do Guia de utilização de anti-infecciosos e recomendações para a prevenção de infecções hospitalares – 2012/2014 do Hospital das Clínicas da Faculdade de Medicina da Universidade de São Paulo.

Sendo isolado o germe por hemoculturas, o esquema antibiótico deve ser direcionado para o agente causador. A *American Heart Association* (AHA) sugere os seguintes esquemas:

EI em válvulas nativas causa por *Streptococcus viridans* ou *Streptococcus bovis* suscetíveis à penicilina			
Regime	**Dose**	**Duração (semanas)**	**Recom.**
Penicilina G	12-18 milhões U/24h (4 a 6 doses)	4	IA
Ceftriaxona	2 g/24h, IM ou IV (dose única)	4	IA
Penicilina G ou ceftriaxone + gentamicina	12-18 milhões U/24h (6 doses) 2 g/24h, IM ou IV 3 mg/kg/24 horas (dose única)	2 2 2	IB IB IB
Vancomicina	30 mg/kg/24h (2 doses)	4	IB

Particularidades:

- Se houver suspeita de resistência relativa do estreptococo às penicilinas, deve-se associar gentamicina nas duas primeiras semanas de tratamento.
- Se for endocardite de prótese valvar, deve-se prolongar o tratamento por 6 semanas (gentamicina permanece em 2 semanas).
- Se há suspeita de enterococo, deve-se sempre associar gentamicina e prolongar tratamento por 6 semanas.

EI causada por estafilococos na ausência de materiais protéticos			
Regime	**Dose**	**Duração (semanas)**	**Recom.**
Meticilino sensível Oxacilina + Gentamicina (opcional)	12 g/24h 4 a 6 doses 3 mg/kg/24h (2 ou 3 doses)	6 3 a 5 dias	IA
Alérgicos à penicilina Cefazolina + Gentamicina (opcional)	6 g/24h (3 doses) 3 mg/kg/24h (2 ou 3 doses)	6 3 a 5 dias	IB
Meticilino resistente à Vancomicina	30 mg/kg/24h (2 doses)	6	IB

EI causada por estafilococos na presença de materiais protéticos			
Regime	**Dose**	**Duração (semanas)**	**Recom.**
Meticilino sensível Oxacilina + Rifampicina + Gentamicina	12 g/24h, IV, 900 mg/24h (via oral ou EV – 3 doses) 3 mg/kg/24h (2 ou 3 doses)	≥ 6 ≥ 6 2	IB
Meticilino resistente Vancomicina + Rifampicina + Gentamicina	30 mg/kg/24h (2 doses) 900 mg/24h (via oral ou EV – 3 doses) 3 mg/kg/24h (2 ou 3 doses)	≥ 6 ≥ 6 2	IB

EI causada pelo grupo HACEK em válvulas nativas ou não			
Regime	**Dose**	**Duraçãob (semanas)**	**Recom.**
Ceftriaxona	2 g/24h (dose única)	4	IB
Ampicilina/ subactam	12 g/24h (4 doses)	4	IIa B
Ciprofloxacina	1.000 mg/24h, VO (2 doses) ou 800 mg/24h, IV (2 doses)	4	IIb C

Obs.: Todas as medicações devem ser administradas por via endovenosa (EV), a não ser quando especificado.

- Cerca de metade dos pacientes com endocardite necessita de abordagem cirúrgica. Os três motivos principais são:
  1. Insuficiência cardíaca (indicação mais comum de cirurgia na endocardite).
  2. Infecção não controlada apenas por antibióticos (segunda indicação mais comum de cirurgia).
  3. Prevenção de tromboembolismo.
- É mais comum ocorrer insuficiência cardíaca nos casos de endocardite de valva aórtica do que nos casos envolvendo a valva mitral.
- A causa mais comum de infecção não controlada por antibióticos é a extensão perivalvular da infecção (por exemplo: formação de abscesso perivalvar). Tal complicação é bem mais frequente em endocardite de prótese do que na infecção de valva nativa.

- O momento da cirurgia pode ser dividido em três categorias:
  1. Emergência (em menos de 24 horas).
  2. Urgência (dentro de dias após a indicação).
  3. De forma eletiva, após o término de 1 ou 2 semanas de tratamento com antibiótico.

Indicações de cirurgia na endocardite infecciosa
1- Emergência
Regurgitação ou obstrução das valvas mitral ou aórtica, levando a edema pulmonar ou choque cardiogênico refratários.
Presença de fístula para uma das câmaras cardíacas ou para o espaço pericárdico levando a edema pulmonar ou choque cardiogênico refratários.
2- Urgência
Regurgitação ou obstrução das valvas mitral ou aórtica levando à insuficiência cardíaca ou associado a sinais ecocardiográficos de alteração hemodinâmica (fechamento precoce da valva mitral ou hipertensão pulmonar).
Febre persistente com hemoculturas positivas após 7 a 10 dias de tratamento.
Complicação local (abscesso, fístula, vegetação com tamanho crescente, apesar do tratamento com antibióticos).
Infecção causada por fungos ou outros organismos resistentes.
Vegetacões grandes (> 10 mm) de valva mitral ou aórtica associadas a episodios embólicos, apesar do tratamento antibioticoterápico adequado.
Vegetações > 15 mm em valva mitral ou aórtica (indicação 2B).
3- Eletiva
Acometimento de valva mitral ou aórtica levando à regurgitação importante, mas sem sinais de insuficiência cardíaca (indicação 2A).

Adaptado de Habib *et al.*, 2009.

- Todas as indicações são classe I de evidência, a não ser pelas duas exceções colocadas em negrito.
- A maioria dos casos de embolia ocorre na primeira semana de diagnóstico da infecção. Após 2 semanas de tratamento, a incidência dessa complicação diminui bastante. Assim, quando a cirurgia for realizada para prevenção de tromboembolismo, o ideal é que seja feita precocemente (< 1 semana a partir do diagnóstico).
- Antes da realização da cirurgia de troca valvar, deve-se observar se há indicação de coronariografia pré-operatória.

Indicações de coronariografia antes de cirurgia valvar
Homens com > 40 anos.
Mulheres na pós-menopausa.
Pacientes com fatores de risco para doença cardiovascular.
Pacientes com antecedentes de doença arterial coronária.

- Evitar realização de coronariografia em casos em que houver grandes vegetações em valva aórtica, em razão do risco de embolização. Nesses casos, considerar a realização de angiotomografia de coronárias para excluir a presença de coronariopatia.

OUTRAS COMPLICAÇÕES

- Nos casos de hemorragia intracraniana, o ideal é que a cirurgia cardíaca seja postergada por pelo menos 1 mês.
- Pacientes que vinham em uso de anticoagulante oral e que cursam com AVCI embólico durante episódio de endocardite infecciosa devem ter a medicação suspensa, deixando-se em seu lugar heparina não fracionada em bomba de infusão contínua por pelo menos 2 semanas. Controlar o tempo de tromboplastina ativada com atenção. Caso ocorra transformação hemorrágica do AVC, a heparina tem tempo de meia-vida mais curto que a varfarina, além de ter seu efeito facilmente revertido pelo uso de protamina.
- Já pacientes que cursam com acidente vascular cerebral hemorrágico (AVCH) devem ficar sem qualquer medicação anticoagulante. Caso o paciente possua prótese valvar mecânica, deve-se discutir com uma equipe multidisciplinar o melhor momento de se iniciar heparina não fracionada em bomba de infusão contínua.
- Aneurismas micóticos ocorrem mais frequentemente no sistema nervoso central. Devem ser investigados em qualquer paciente com endocardite infecciosa que desenvolva sintomas neurológicos (cefaleia, sinais focais etc.). Tomografia computadorizada ou angiorressonância são boas opções, mas o padrão-ouro ainda é a arteriografia.
- Insuficiência renal aguda ocorre em cerca de 30% dos pacientes com endocardite infecciosa.

Causas de insuficiência renal aguda em pacientes com endocardite infecciosa
1. Glomerulonefrite por vasculite e imunocomplexos.
2. Infarto renal por embolia séptica.
3. Instabilidade hemodinâmica em pacientes que evoluem com insuficiência cardíaca ou choque séptico.
4. Toxicidade por antibióticos (principalmente aminoglicosídeos e vancomicina).
5. Nefrotoxicidade por agentes contrastados usados em métodos diagnósticos.

- Após a retirada do sistema, evitar colocar marca-passo provisório por causa do alto risco de reinfecção. Avaliar se ainda há necessidade de marca-passo definitivo. Se houver e o paciente for completamente dependente do dispositivo (por exemplo: BAVT sintomático), é melhor optar por um marca-passo epicárdico menos sujeito a risco de infecção. Caso não seja necessário o implante imediato de um novo marca-passo, o ideal é aguardar dias ou semanas de antibioticoterapia para, então, implantar o novo sistema, idealmente no lado contralateral ao do marca-passo prévio.

Endocardite de câmaras direitas

- O principal fator de risco é o uso de drogas intravenosas. Também pode ocorrer em pacientes portadores de marca-passo/CDI e cateter venoso central, além de pacientes com certas formas de cardiopatias congênitas.
- A valva tricúspide é o sítio usual da infecção.
- *Staphylococcus aureus* é o agente mais comum.
- É comum ocorrer embolia séptica para os pulmões.
- O prognóstico é bem melhor do que o das outras formas de endocardite (mortalidade intra-hospitalar de 10%).
- Sempre se deve usar cobertura para *S. aureus*. Geralmente é utilizada a oxacilina.
- O tratamento clínico geralmente é eficiente. Considerar cirurgia se:

1. Microrganismos de difícil erradicação (por exemplo: fungos);
2. Bacteremia persistente por mais de 7 dias, apesar do tratamento clínico adequado;
3. Presença de vegetações > 20 mm na tricúspide mesmo após embolia pulmonar recorrente;
4. Insuficiência cardíaca direita secundária à insuficiência tricúspide refratária ao tratamento clínico.

PROFILAXIA

- As recomendações em relação à profilaxia de endocardite infecciosa têm mudado bastante desde 2007. Atualmente, a Sociedade Americana e a Sociedade Europeia de Cardiologia são bastante restritivas em relação às indicações de profilaxia para endocardite infecciosa. Já a Sociedade Brasileira de Cardiologia (SBC), por meio de suas diretrizes de cuidados perioperatórios, assim como da diretriz de valvopatias, é mais liberal no uso de antibiótico profilático antes de determinados procedimentos. Recomenda-se seguir as orientações da SBC.
- Para simplificar essas indicações, devem-se observar as tabelas a seguir:

Tabela 1 – Pacientes com alto risco de desenvolver endocardite infecciosa grave
– Portador de prótese cardíaca valvar.
– Valvopatia corrigida com material protético.
– Passado de endocardite infecciosa.
– Valvopatia adquirida em paciente transplantado cardíaco.
– Cardiopatia congênita cianogênica não corrigida.
– Cardiopatia congênita cianogênica corrigida com lesão residual.
– Cardiopatia congênita corrigida com material protético.

Tabela 2 – Procedimentos odontológicos com alta probabilidade de bacteremia
– Procedimentos que envolvam manipulação de tecido gengival, região periodontal ou perfuração de mucosa oral.

Tabela 3 – Outros pacientes com risco aumentado de desenvolver endocardite infecciosa
– Valvopatias não citadas na Tabela 1 ou na Tabela 5.
– Cardiopatias congênitas não citadas na Tabela 1 ou na Tabela 5.

Tabela 4 – Outros procedimentos com risco de bacteremia
– Procedimentos dentários não citados na Tabela 2 ou 5.
– Procedimentos esofagianos, geniturinários, gastrointestinais ou do trato respiratória que envolvam lesão de mucosa.

Tabela 5 – Não fazer profilaxia de forma alguma se
– comunicação interatrial.
– comunicação interventricular ou persistência do canal arterial corrigidas e sem defeitos residuais.
– cirurgia de revascularização miocárdica.
– prolapso de valva mitral sem regurgitação.
– após colocação de *stents*.
– sopros cardíacos inocentes.
– portadores de marca-passo ou cardiodesfibrilador implantável.
– história de doença de Kawasaki.
– história de febre reumática, mas sem sequela valvar.
– procedimentos sem risco de bacteremia.
– os seguintes procedimentos odontológicos – anestesia local em tecido não infectado, radiografia odontológica, colocação ou remoção de aparelhos ortodônticos, ajuste de aparelhos ortodônticos, colocação de peças de aparelhos ortodônticos, queda natural de dente de leite, sangramento oriundo de trauma da mucosa oral.

Adaptado de Tarasoutchi *et al.*, 2011.

69

Febre Reumática

Fernando Côrtes Remisio Figuinha
Tarso Augusto Duenhas Accorsi

INTRODUÇÃO

- Os gastos do Sistema Único de Saúde (SUS) com internações, tanto clínicas como cirúrgicas, relacionados à febre reumática (FR) e à cardiopatia reumática crônica foram de mais de 157 milhões de reais em 2007. Das cirurgias cardíacas realizadas nesse período, 31% foram em pacientes com lesões sequelares da febre reumática.
- A FR aguda ocorre devido a uma reação imune tardia que surge após infecção pelo estreptococo beta-hemolítico do grupo A de Lancefield (geralmente de orofaringe), podendo atingir articulações, coração, pele e sistema nervoso central (SNC).
- Há um mimetismo molecular entre a proteína M do estreptococo e do tecido cardíaco ou das articulações. Deve haver uma suscetibilidade do hospedeiro: HLA classe II (no Brasil, os tipos DR7 e DR53 aumentam a suscetibilidade da pessoa em ter um surto de febre reumática).
- Ocorre predominantemente em crianças e adolescentes. Rara em < 3 anos.

DIAGNÓSTICO

- Critérios de Jones: positivo se dois critérios maiores ou um maior e dois menores (se for coreia de Sydenham, pode ser feito diagnóstico com apenas um critério maior).

Critérios de Jones	
Maiores	**Menores**
Cardite Artrite Coreia de Sydenham *Eritema marginatum* Nódulos subcutâneos	Artralgia (na ausência de artrite). Febre. Elevação de provas de atividade inflamatória [velocidade de hemossedimentação (VHS), dosagem de proteína C reativa (PCR)]. Intervalo PR prolongado ao eletrocardiograma (ECG).
Critério obrigatório: evidência de infecção pelo estreptococo do grupo A por meio de cultura de orofaringe, teste rápido para EBGA e elevação dos títulos de anticorpos (ASLO – antiestreptolisina O).	

- É necessário confirmar também infecção prévia pelo estreptococo. Pode-se solicitar cultura de orofaringe, teste rápido para detecção do antígeno do EBGA ou títulos de anticorpos – ASLO. A cultura e o teste rápido têm boa sensibilidade se colhidos na fase aguda da faringoamigdalite. A elevação dos títulos de ASLO se inicia por volta do 7º dia após a infecção e atinge o pico entre a 4ª e a 6ª semana, mantendo-se elevada por meses, às vezes até por 1 ano após a infecção. Cerca de 20% dos pacientes com febre reumática não cursam com elevação da ASLO.
- A elevação dos títulos da ASLO significa somente que o paciente teve contato com o estreptococo. Não significa que o paciente teve um episódio de febre reumática.
- Critérios menores:
  - ◊ Artralgia: padrão poliarticular migratório e assimétrico envolvendo grandes articulações. Não considerado critério menor se houver presença de artrite (sinais inflamatórios presentes).
  - ◊ Febre: sem padrão característico.
  - ◊ Intervalo PR: considerado aumento em adultos quando > 0,20s.
  - ◊ Provas de atividade inflamatória: são inespecíficas, mas auxiliam no monitoramento da presença de processo inflamatório e da sua remissão. Opções: VHS, dosagem de PCR (mais fidedigno). Outros exames que podem se elevar na FR aguda são: alfa-1-glicoproteína ácida e a porção alfa-2-globulina da eletroforese de proteínas.

Cardite reumática

- Pode ocorrer de 1 semana a 3 meses após infecção pelo estreptococo.
- É a segunda manifestação mais comum. Ocorre em 40% a 70% no primeiro surto.
- Pode haver pancardite – acometimento das três camadas: endocardite (valvite), miocardite e pericardite (achado raro; pericardite fibrinosa, com aspecto de pão com manteiga; não leva à constrição).
- Pode acometer valvas e deixar sequelas: acomete principalmente a valva mitral, seguida da valva aórtica. A insuficiência mitral é a manifestação mais comum na forma aguda, e a estenose mitral é a mais característica de FR.
- **Quadro clínico:** anorexia, palpitações (taquicárdicas), dor torácica (pericardite – melhora ao inclinar o tórax para frente), sintomas de insuficiência cardíaca (IC) [dispneia aos esforços, ortopneia, edema de membros inferiores (MMII)].
- Sinais sugestivos ao exame físico: febre (variável), taquicardia (quase sempre), atrito pericárdico (em até 20%), cardiomegalia (em 50% – desvio do ictus), sinais de IC (em até 20% – B3, estertores crepitantes em base pulmonar, hepatomegalia e edema). Sopro cardíaco (em 90% a 100%).
- No quadro agudo, podem aparecer sopros decorrentes do quadro inflamatório valvar. Não significa necessariamente que ficará com sequela valvar. Os sopros mais comuns encontrados num surto agudo são sopro holossistólico regurgitativo em foco mitral (insuficiência mitral), sopro protodiastólico aspirativo em foco aórtico e aórtico acessório (insuficiência aórtica) e/ou sopro mesodiastólico em ruflar (sopro de Carey-Coombs – por estenose mitral relativa decorrente da valvite).
- A cardite recorrente é suspeitada por meio da detecção de um novo sopro ou pelo aumento da intensidade de sopros previamente existentes, atrito ou derrame pericárdico, aumento da área cardíaca ou insuficiência cardíaca associada à evidência de infecção estreptocócica anterior.
- Pode haver cardite subclínica, com alterações valvares com aspecto patológico visíveis somente ao ecocardiograma.
- Em pacientes com sequela valvar de febre reumática, quando ocorre descompensação do quadro clínico, deve-se sempre descartar a presença de um novo surto reumático.
- Caso haja suspeita de endocardite infecciosa, deve-se realizar diferencial também com cardite reumática, uma vez que as duas condições podem se apresentar com sintomas semelhantes, como piora de um sopro prévio, sintomas de IC, taquicardia e febre.

Prognóstico

Sem lesão prévia, com cardite: 70% evoluem sem sequela.

Com lesão prévia, com cardite, sem IC: 40% evoluem sem sequela.

Com cardite e IC ou pericardite: 32% evoluem sem sequela.

Com lesão prévia, com cardite, com IC ou pericardite: 11% evoluem sem sequela

- Tendência de novos surtos após o primeiro surto, principalmente nos dois anos subsequentes.

continuação

Tratamento: no surto agudo:
Erradicação da infecção estreptocócica: penicilina G benzatina 1.200.000 UI intramuscular profundo ou 50.000 UI/kg.
Anti-inflamatórios (anti-inflamatórios não hormonais ou corticoides). No caso de cardite moderada a grave, deve-se preferir uso de corticoides.
Dose: prednisona 1 a 2 mg/kg/dia, via oral (VO) (até 80 mg/dia), durante 10 a 14 dias. Reduzir lentamente até retirada completa em 8 a 12 semanas (I-B). Se quadro refratário, há opção de pulso com metilprednisolona endovenosa (I-C).
Tratamento para IC: vasodilatadores (inibidores da enzima de conversão da angiotensina – (IECA)], diuréticos (furosemida), digital (digoxina), drogas vasoativas ou tratamento cirúrgico de emergência (dependendo do quadro clínico do paciente).

Artrite

- Evolução autolimitada e sem sequelas. Manifestação mais comum da febre reumática aguda, ocorrendo em 75% dos pacientes.
- Início de 1 a 3 semanas após infecção estreptocócica.
- Apresenta-se em dois tipos:

Artrite típica (80% dos casos)

- Poliartrite aguda, assimétrica e migratória (sintomas duram de 1 a 5 dias em uma articulação e depois aparecem em outra).
- Acomete grandes articulações (joelhos, tornozelos, punho, cotovelos).
- Dor de grande intensidade e desproporcional aos achados de inflamação (rubor, inchaço).
- Boa resposta a anti-inflamatórios não hormonais (AINH).
- Duração de cerca de 1 mês.

Artrite atípica

- Aditiva (pega várias articulações –70%), monoarticular (15%), rigidez matinal (20%).
- Comprometimento de pequenas articulações e coluna é frequente.
- Duração de até 9 meses.
- No início do quadro, se ainda sem caracterização do padrão da artrite, o ideal é usar somente analgésicos comuns, uma vez que o uso de AINH pode levar à melhora rápida do quadro inflamatório e mascarar o padrão migratório, dificultando a definição diagnóstica.
- Diagnóstico diferencial: artrite reumatoide juvenil (ARJ), lúpus eritematoso sistêmico (LES), artrite bacteriana, artrites associadas a doenças hematológicas (anemia falciforme) e neoplasias (leucemia linfoblástica aguda).
- Síndrome de Jaccoud: complicação rara de surtos repetidos de FR. Pode apresentar desvio ulnar, subluxação e flexão das articulações metacarpofalangianas e hiperextensão das interfalangianas proximais. Ocorre uma fibrose periarticular, e não sinovite. A febre reumática não deforma a articulação (diferentemente da artrite reumatoide). Pode haver pseudodeformação por alteração de partes moles, e não óssea.

continuação

Tratamento

Salicilatos – aspirina 4 a 8 g/dia em adultos, 80 a 100 mg/kg/dia em crianças, divididas em 6/6h. Utilizar essa dose por 2 semanas, com redução gradual em 4 semanas (I-A).

Opção: naproxeno 10 a 20 mg/kg/dia, de 12/12h. Usar por 2 semanas e reduzir gradualmente em 4 semanas (I-A).

Se optar por analgésicos comuns no início do quadro para não mascarar o padrão da artrite, pode-se utilizar paracetamol e/ou codeína.

O uso de corticoide para artrite não está indicado. Se necessário seu uso por quadro de cardite associado, não é necessário associar AINH ao corticoide por causa da artrite.

Coreia de Sydenham

- Início de 1 a 6 meses após infecção estreptocócica.
- Nesses casos, pode-se dar o diagnóstico de surto reumático apenas com essa manifestação isolada. Não se precisa de outros critérios menores ou de confirmação da infecção estreptocócica (como ASLO, por exemplo).
- Incidência: de 10% a 30%, principalmente no sexo feminino, em idade escolar e início da adolescência.
- Provas de atividade inflamatória geralmente normais. Duração de 1 a 2 meses (mas pode durar até 1 ano).
- **Características**

Movimentos involuntários, abruptos, desordenados, mais evidente em extremidades e face.

Cessam com o sono e pioram com o estresse, esforço físico e cansaço.

Labilidade emocional.

Fraqueza muscular (hipotonia).

Pode ter associação com sintomas obsessivo-compulsivos.

- **Testes**

Sinal do pronador: pronação das mãos quando da elevação dos braços acima da cabeça.

Escrita confusa (desenhar espiral em folha de papel).

Fala pode ficar incompreensível.

- Duração: 1 semana a 2 anos (média 3,5 meses).
- Curso: não deixa sequelas, porém a labilidade emocional pode persistir por longos períodos.
- **Diagnóstico diferencial**

Coreia induzida por drogas [psicotrópicos, neurolépticos, inibidores seletivos da receptação de serotonina (ISRS), antidepressivos tricíclicos (ADT), cocaína, etanol, teofilina/beta-adrenérgico, lítio, anticonvulsivantes, levodopa).

Coreia de encefalite viral.

continuação

Coreia do LES e da síndrome antifosfolípide.
Doença de Wilson (depósito de cobre em fígado e SNC).
Coreia de Huntington (doença autossômica dominante; pacientes mais velhos).
Síndrome de Tourette (tiques motores e fônicos – coprolalia; estereotipados).
Tireotoxicose.
Coreia gravídica.
Coreia familiar.

– **Tratamento**

Iniciar profilaxia para febre reumática.
O tratamento medicamentoso está indicado naqueles em que os movimentos incoordenados estiverem interferindo na atividade habitual.
Haloperidol 1 a 5 mg/dia, VO, duas vezes ao dia (iniciar 0,5 mg, VO, duas vezes ao dia e aumentar 0,5 mg a cada 3 dias), mantendo por mais 4 semanas após controle de sintomas (ou 0,025-0,15 mg/kg/d) (I-B).
Opção: valproato 20 a 30 mg/kg/dia (iniciar 10 mg/kg/dia e aumentar 10 mg/kg a cada semana até o máximo de 30 mg/kg/dia; mais sedativo) (I-B), carbamazepina 7 a 10 mg/kg/d (I-B).
Se refratário: corticoterapia – prednisona 1 a 2 mg/kg/d por 4 semanas e redução gradual após (IIb-B). Há relatos também do uso de imunoglobulina, EV, 1 g/kg por 2 dias, mas seu papel não está bem estabelecido.
Acompanhamentos psicológico e pedagógico.

Eritema *Marginatum*

- Incidência: 5% a 13%; mais frequente em pacientes com cardite e nódulos subcutâneos.
- Características: lesões maculares, eritematosas, com bordas nítidas avermelhadas e centro claro; não pruriginosas, indolores; localização preferencial em tronco, abdome e face interna proximal de membros superiores e inferiores.
- Duração: algumas horas ou minutos e podem aparecer, em caráter intermitente, por meses.
- Diagnóstico diferencial: septicemias, reações a drogas, conectivopatias.

Nódulos subcutâneos

- Incidência: manifestação rara (menos de 3%). Fortemente associados à cardite grave.
- Início: várias semanas após infecção estreptocócica.
- Características: nódulo duro, indolor, móvel, localizados nas superfícies das articulações, sobre proeminências ósseas e no couro cabeludo (cotovelos, punhos, joelhos, tornozelos, região occipital, tendão calcâneo e coluna vertebral); dimensão geralmente de 0,5 a 2,0 cm. Sem características inflamatórias.
- Histologia: semelhantes aos da artrite reumatoide juvenil.

continuação

- Duração: 1 a 2 semanas (até 1 mês).
- Diagnóstico diferencial: artrite idiopática juvenil poliarticular, LES, nódulos subcutâneos benignos.
- Regride rapidamente com o tratamento da cardite.

MANIFESTAÇÕES CLÍNICAS E TRATAMENTO

Profilaxias

Profilaxia primária
– Reconhecimento e tratamento das infecções estreptocócicas, como a faringoamigdalite, com a finalidade de prevenir o primeiro surto de FR, por meio da redução do contato e erradicação do estreptococo.
– Medicação indicada: Penicilina G benzatina 1.200.000UI IM, uma vez, se ≥ 20 kg (se < 20 kg, 600.000 UI, IM, uma vez) (I-B).
– Opções à penicilina G benzatina: Penicilina V 500.000 UI, VO, 8/8h (ou 25.000 a 50.000 UI/kg/dia, VO, 8/8h), por 10 dias. Amoxicilina 500 mg, VO, 8/8h por 10 dias (ou 30 a 50 mg/kg/dia, de 8/8h, por 10 dias). – Caso alérgico à penicilina: Estearato de eritromicina 40 mg/kg/dia, VO, 8/8h (máximo 1 g/dia) por 10 dias (I-B). Clindamicina 15 a 25 mg/kg/dia, VO, 8/8h (máximo 1.800 mg/dia) por 10 dias (I-B). Azitromicina 20 mg/kg/dia, VO, 1x/dia (máximo 500 mg/dia) por 3 dias.

Profilaxia secundária
– Uso contínuo de antibiótico específico em pacientes portadores de FR prévia ou com cardiopatia reumática comprovada, para prevenir colonização ou novas infecções estreptocócicas, que poderão levar a novos surtos da doença.
– Medicação indicada: Penicilina G benzatina 1.200.000UI, IM, 21/21 dias se ≥ 20 kg (se < 20 kg, 600.000 UI, IM, 21/21 dias) (I-A). Há discussão quanto ao uso de penicilina IM a cada 15 dias em países subdesenvolvidos ou em casos de cardite grave.
– Opções à penicilina G benzatina: Penicilina V 250 mg, VO, 12/12h. – Caso alérgico à penicilina: Sulfadiazina 1 g, VO, 1x/dia (se peso < 30 kg, 500 mg, VO, uma vez ao dia). Eritromicina 250 mg, VO, 12/12h.

Duração da profilaxia secundária
– FR sem cardite prévia: até 21 anos ou por 5 anos após último surto (cobrir o maior período) (I-C). – FR com cardite prévia, sem sequelas: até 25 anos ou por 10 anos após surto (cobrir o maior período) (I-C). – FR com cardite prévia e com sequelas (lesão valvar residual moderada a grave): até 40 anos ou por toda a vida (avaliar fatores de risco, como exposição ocupacional) (I-C). – Após cirurgia valvar: por toda a vida (I-C).

- Profilaxia para endocardite infecciosa: ver no capítulo 68 – Endocardite infecciosa.

Exemplo de prescrição

Paciente do sexo masculino, de 14 anos, 60 kg, sem antecedentes mórbidos prévios, procurou atendimento ambulatorial com quadro de dispneia aos grandes esforços há 2 semanas, com edema de membros inferiores discreto, associado à dor articular que se iniciou no joelho direito, passando para cotovelo esquerdo após 4 dias. Refere quadro de dor de garganta há cerca de 1 mês, que tratou somente com analgésicos. Ao exame físico, apresentava calor e edema em cotovelo esquerdo, além de sopro holossistólico regurgitativo em foco mitral. Exames séricos com elevação de PCR, VHS e ASLO. Feita hipótese diagnóstica de surto agudo de febre reumática (cardite + artrite) e iniciado tratamento.

Exemplo de prescrição – surto agudo de febre reumática
Dieta geral hipossódica com restrição hídrica. Prednisona 60 mg, VO, uma vez ao dia. Penicilina G benzatina 1.200.000 UI, IM, profundo uma vez agora e a cada 21 dias. Furosemida 40 mg, VO, uma vez ao dia. Paracetamol 500 mg, VO, 6/6h se houver dor articular. Amoxicilina 500 mg – 4 comprimidos, VO, 1 hora antes de procedimentos dentários.

LEITURA RECOMENDADA

1. Barbosa PJB, Müller RE, Latado AL, et al. Diretrizes Brasileiras para Diagnóstico, Tratamento e Prevenção da Febre Reumática da Sociedade Brasileira de Cardiologia, da Sociedade Brasileira de Pediatria e da Sociedade Brasileira de Reumatologia. Arq Bras Cardiol. 2009;93(3 suppl. 4):1-18.
2. Carapetis JR. Rheumatic heart disease in developing countries. N Engl J Med. 2007;357:439.
3. Stollerman GH. Rheumatic fever. Lancet. 1997;349:935.

Apêndice

70

Guia de Administração Intravenosa de Medicamentos Cardioativos

André Gustavo Santos Lima

ADRENALINA OU EPINEFRINA (SOLUÇÃO PARA INFUSÃO CONTÍNUA)

- **Nomes comerciais**: Epifrin®; Efrinalin®; Drenalin®.
- **Indicação**: vasopressor.
- **Apresentação**: ampola com 1 ml – Adrenalina 1: 1.000 = 1 mg/ml.
- **Diluição**:
  - ◊ Adrenalina 1 mg -----------12 ampolas (12 ml) } EV
  - ◊ Soro glicosado a 5% -------188 ml
- **Concentração da solução**: 60 µg/ml.
- **Posologia vasopressora**: 2 a 10 µg/min.
- **Administração**: bomba de infusão em cateter venoso central.
- **Recomendações**: manter protegido da luz.

Tabela de infusão contínua de adrenalina						
Dose (µg/kg/min)		0,1 µg	0,5 µg	1 µg	1,5 µg	2,0 µg
Peso	50 kg	5 ml/h	25 ml/h	50 ml/h	75 ml/h	100 ml/h
	60 kg	6 ml/h	30 ml/h	60 ml/h	90 ml/h	120 ml/h
	70 kg	7 ml/h	35 ml/h	70 ml/h	105 ml/h	140 ml/h
	80 kg	8 ml/h	40 ml/h	80 ml/h	120 ml/h	160 ml/h
	90 kg	9 ml/h	45 ml/h	90 ml/h	135 ml/h	180 ml/h

AMIODARONA, CLORIDRATO (SOLUÇÃO PARA INFUSÃO CONTÍNUA)

Nomes comerciais: Ancoron®, Atlansil®, Miodon®.
Indicação: antiarrítmico.

Apresentação: ampola 50 mg/ml com 3 ml → 150 mg/ampola.
Diluente: diluir sempre com soro glicosado a 5%.

- **Recomendações**: utilizar recipientes de vidro ou poliolefina. Reduzir dose em pacientes com disfunção hepática.
- **Administração**: bomba de infusão e, preferencialmente, acesso venoso central (risco de flebite em acesso venoso periférico).
- **Diluição**:
  - Ataque:
    ◊ Amiodarona 150 mg----------1 ampola (2 ml) } EV em 10 a 20 min
    ◊ Soro glicosado a 5%--------------100 ml
  - Manutenção por 24 horas (900 mg/24h):
    ◊ Amiodarona 150 mg-------6 ampolas (18 ml) } EV conforme tabela abaixo
    ◊ Soro glicosado a 5%--------482 ml

Tabela de manutenção	
Dose	**Infusão**
1 mg/min durante as primeiras 6 horas	33,3 ml/h da solução
0,5 mg/min durante as próximas 18 horas	16,6 ml/h da solução

DOBUTAMINA (SOLUÇÃO PARA INFUSÃO CONTÍNUA)

- **Nomes comerciais**: Dobutrex®; Dobtan®; Dobutariston®; Dobutal®; Neobutamina®; Dobutanil®.
- **Indicação**: agente agonista adrenérgico (inotrópico positivo).
- **Apresentação**: ampola de 250 mg/20 ml.
- **Diluentes**: soro glicosado a 5% ou cloreto de sódio a 0,9%.
- **Recomendações**: não necessita de proteção à luz. Infusão pode ser realizada em acesso periférico ou acesso central com bomba de infusão. Incompatível com bicarbonato de sódio.
- **Posologia**: usual → 2,5 a 20 µg/kg/ min – Máxima→ 40 µg/kg/min.
- **Diluição**:
  - Solução-padrão:
    ◊ Dobutamina 250 mg -----------1 ampola (20 ml) } Conforme tabela a seguir
    ◊ Soro glicosado a 5%------------230 ml
  - **Concentração da solução**: 1.000 µg/ml

Tabela de infusão contínua de dobutamina – padrão						
Dose (µg/kg/min)		5 µg	7,5 µg	10 µg	15 µg	20 µg
Peso	50 kg	15 ml/h	22 ml/h	29 ml/h	44 ml/h	60 ml/h
	60 kg	18 ml/h	27 ml/h	36 ml/h	54 ml/h	72 ml/h
	70 kg	21 ml/h	31 ml/h	42 ml/h	63 ml/h	84 ml/h
	80 kg	24 ml/h	36 ml/h	48 ml/h	72 ml/h	96 ml/h
	90 kg	27 ml/h	40 ml/h	54 ml/h	81 ml/h	108 ml/h

- Solução concentrada:
  - ◊ Dobutamina 250 mg-----------4 ampolas (80 ml) } Conforme tabela abaixo
  - ◊ Soro glicosado a 5%---------------170 ml
- **Concentração da solução:** 4.000 µg/ml

Tabela de infusão contínua de dobutamina – concentrada						
Dose (µg/kg/min)		5 µg	7,5 µg	10 µg	15 µg	20 µg
Peso	50 kg	3,8 ml/h	5,6 ml/h	7,5 ml/h	11,3 ml/h	15 ml/h
	60 kg	4,5 ml/h	6,8 ml/h	9 ml/h	13,5 ml/h	18 ml/h
	70 kg	5,3 ml/h	7,9 ml/h	10,5 ml/h	15,8 ml/h	21 ml/h
	80 kg	6 ml/h	9 ml/h	12 ml/h	18 ml/h	24 ml/h
	90 kg	6,8 ml/h	10 ml/h	13,5 ml/h	20,3 ml/h	27 ml/h

DOPAMINA (SOLUÇÃO PARA INFUSÃO CONTÍNUA)

- **Nomes comerciais**: Dopacris®; Dopabane®; Constriction®; Dopimex®.
- **Indicação**: agente agonista adrenérgico, inotrópico positivo, vasopressor.
- **Apresentação**: ampola de 200 mg/5 ml.
- **Diluentes**: soro glicosado a 5% ou cloreto de sódio a 0,9%.
- **Recomendações**: bomba de infusão em acesso central. Incompatível com bicarbonato de sódio.
- **Posologia**: usual → 1-5 a 20 µg/kg/ min – Máxima→ 50 µg/kg/min.
  - **Dose baixa: 1-5 µg/kg/min** → Aumento do fluxo sanguíneo renal (receptores dopaminérgicos)
  - **Dose intermediária: 5 a 15 µg/ kg/min** → Aumento do fluxo sanguíneo renal, da frequência cardíaca, da contratilidade cardíaca e do débito cardíaco (receptores beta)
  - **Dose alta: > 15 µg/kg/min** → Vasoconstricção e elevação da pressão arterial sistêmica.

- **Diluição**:
  - Solução-padrão
    - ◊ Dopamina 50 mg/10 ml-----------5 ampolas (50ml) } Conforme tabela abaixo
    - ◊ Soro glicosado a 5%------------------200 ml
  - **Concentração da solução**: 1.000 µg/ml

Tabela de infusão contínua de dopamina						
Dose (µg/kg/min)		5 µg	7,5 µg	10 µg	15 µg	20 µg
Peso	50 kg	9 ml/h	15 ml/h	22,5 ml/h	30 ml/h	37,5 ml/h
	60 kg	10,8 ml/h	18 ml/h	27ml/h	36 ml/h	45 ml/h
	70 kg	12,6 ml/h	21 ml/h	31,5 ml/h	42 ml/h	52,5 ml/h
	80 kg	14,4 ml/h	24 ml/h	36 ml/h	48 ml/h	60 ml/h
	90 kg	1 ml/h	30 ml/h	45 ml/h	60 ml/h	75 ml/h

NOREPINEFRINA OU NORADRENALINA

- **Nomes comerciais**: Novanor®; Epifrin®; Hyponor®.
- **Indicação**: agente agonista adrenérgico, vasopressor.
- **Apresentação**: ampola de 4 mg/4 ml.
- **Diluentes**: soro glicosado a 5% (preferencialmente) ou cloreto de sódio a 0,9%.
- **Recomendações**: bomba de infusão em acesso central. Incompatível com bicarbonato de sódio. Infundir em equipo fotoprotegido.
- **Posologia**: usual → 0,01 a 3 µg/kg/min
- **Diluição**:
  - Solução-padrão
    - ◊ Noradrenalina 4 m/4 ml-----------4 ampolas (16 ml) } Conforme tabela abaixo
    - ◊ Soro glicosado a 5%------------------234 ml
  - **Concentração da solução**: 64 µg/ml

Vol. (ml/h)	3 ml/h	5 ml/h	10 ml/h	15 ml/h	20 ml/h	25 ml/h	30 ml/h	35 ml/h	40 ml/h	45 ml/h	50 ml/h
50 kg	0,06 µg	0,11 µg	0,21 µg	0,32 µg	0,43 µg	0,53 µg	0,64 µg	0,75 µg	0,85 µg	0,96 µg	1,07 µg
60 kg	0,05 µg	0,09 µg	0,18 µg	0,27 µg	0,36 µg	0,44 µg	0,53 µg	0,62 µg	0,71 µg	0,80 µg	0,89 µg
70 kg	0,05 µg	0,08 µg	0,15 µg	0,23 µg	0,30 µg	0,38 µg	0,46 µg	0,53 µg	0,61 µg	0,69 µg	0,76 µg
75 kg	0,04 µg	0,07 µg	0,14 µg	0,21 µg	0,28 µg	0,36 µg	0,43 µg	0,50 µg	0,57 µg	0,64 µg	0,71 µg

continuação

80 kg	0,04 µg	0,07 µg	0,13 µg	0,20 µg	0,27 µg	0,33 µg	0,40 µg	0,47 µg	0,53 µg	0,60 µg	0,67 µg
85 kg	0,04 µg	0,06 µg	0,13 µg	0,19 µg	0,25 µg	0,31 µg	0,38 µg	0,44 µg	0,50 µg	0,56 µg	0,60 µg
90 kg	0,04 µg	0,06 µg	0,12 µg	0,18 µg	0,24 µg	0,30 µg	0,36 µg	0,41 µg	0,47 µg	0,53 µg	0,59 µg
95 kg	0,03 µg	0,06 µg	0,11 µg	0,17 µg	0,22 µg	0,28 µg	0,32 µg	0,39 µg	0,45 µg	0,51 µg	0,56 µg
100 kg	0,03 µg	0,05 µg	0,11 µg	0,16 µg	0,21 µg	0,27 µg	0,32 µg	0,37 µg	0,43 µg	0,48 µg	0,53 µg

NITROPRUSSIATO DE SÓDIO

- **Nomes comerciais**: nipride®; Nitroprus®.
- **Indicação**: vasodilatador arterial e venoso.
- **Apresentação**: frasco-ampola de 50 mg (pó liofilizado) – 2 ml.
- **Diluentes**: soro glicosado a 5% (preferencialmente), cloreto de sódio a 0,9%, Ringer.
- **Recomendações**: bomba de infusão em acesso central ou periférico. Necessário proteção para luz.
- **Posologia**: usual → 0,25 a 10 µg/kg/ min.

  Obs.: quando doses > 3 µg/kg/ min por mais de 3 dias, devem-se monitorar níveis de tiocianato diariamente.
- **Diluição**:
  - Solução-padrão
    - ◊ Nitroprussiato 50 mg------------1 ampola (2 ml)
    - ◊ Soro glicosado a 5%-------------------248 ml

    } Conforme tabela abaixo
  - **Concentração da solução**: 200 µg/ml

Tabela de infusão contínua de nitroprussiato							
Dose (µg/kg/min)		**0,5 µg**	**1,0 µg**	**2,0 µg**	**4,0 µg**	**6,0 µg**	**8,0 µg**
Peso	**50 kg**	7,5 ml/h	15 ml/h	30 ml/h	60 ml/h	90 ml/h	120 ml/h
	60 kg	9 ml/h	18 ml/h	36ml/h	72 ml/h	108 ml/h	144 ml/h
	70 kg	10 ml/h	21 ml/h	42 ml/h	84 ml/h	126 ml/h	168 ml/h
	80 kg	12ml/h	24 ml/h	48 ml/h	96 ml/h	144 ml/h	192 ml/h
	90 kg	14 ml/h	27 ml/h	54 ml/h	108ml/h	162 ml/h	216 ml/h
	100 kg	15 ml/h	30 ml/h	60 ml/h	120 ml/h	180 ml/h	240 ml/h

NITROGLICERINA

- **Nome comercial**: Tridil®.
- **Indicação**: vasodilatador.
- **Apresentação**: ampola 25 mg/5 ml e 50 mg/10 ml.
- **Diluentes**: soro glicosado a 5% ou cloreto de sódio a 0,9%.
- **Recomendações**: bomba de infusão em acesso central ou periférico. Administrar em frasco de vidro (recipientes de PVC podem adsorver 30% a 80% do princípio ativo).
- **Posologia**: usual → 5 a 20 µg/ min – máxima→ 400 µg/ min.
- **Modo de usar**: iniciar infusão 5 µg/ min, aumentando-se 5 µg/ min a cada 3 a 5 min com titulação da dose.
- **Diluição**:
  - Solução-padrão
    - ◊ Nitroglicerina 50 mg/10 ml------1 ampola (10 ml) } Conforme tabela abaixo
    - ◊ Soro glicosado a 5%------------------240 ml
  - **Concentração da solução**: 200 µg/ml

Tabela de infusão contínua de nitroprussiato						
Dose (µg/min)	5 µg/min	10 µg/ min	20 µg/ min	30 µg/ min	40 µg/ min	50 µg/ min
Volume (ml/h)	1,5 ml/h	3,0 ml/h	6,0 ml/h	9,0 ml/h	12 ml/h	15 ml/h

ESTREPTOQUINASE

- **Nomes comerciais**: Solustrep®; Streptase®.
- **Indicação**: fibrinolítico.
- **Apresentação**: frasco 1.500.000 UI (pó liofilizado).
- **Diluentes**: soro glicosado a 5% (preferencialmente), cloreto de sódio a 0,9%, Ringer.
- **Recomendações**: bomba de infusão em acesso periférico.
- **Posologia**: usual no infarto agudo do miocárdio → 1.500.000 UI em 30 a 60 min.
  Obs.: Em caso de hipotensão, reduzir a taxa de infusão.
- **Diluição**:
  - Solução-padrão
    - ◊ Estreptoquinase 1.500.000 UI---1 ampola (5 ml) } Conforme tabela a seguir
    - ◊ Soro glicosado a 5%------------------100 ml
  - **Infundir 100 a 200 ml/h**

Contraindicações absolutas	Contraindicações relativas
– Qualquer sangramento intracraniano. – Acidente vascular cerebral (AVC) isquêmicos nos últimos 3 meses. – Dano ou neoplasia no sistema nervoso central. – Trauma significante na cabeça ou rosto nos últimos 3 meses. – Sangramento ativo ou diátese hemorrágica (exceto menstruação). – Qualquer lesão vascular cerebral conhecida (malformação arteriovenosa). – Suspeita de dissecção de aorta.	– História de AVC > 3 meses ou patologia intracraniana não listada nas contraindicações. – Gravidez. – Uso atual de antagonistas de vitamina K (quanto maior o INR, maior o risco de sangramento). – Sangramento interno recente (< 2 a 4 semanas). – Ressuscitação cardiopulmonar traumática ou prolongada (> 10 min) ou cirurgia < 3 semanas. – Hipertensão arterial não controlada (pressão arterial sistólica > 180 mmHg ou diastólica > 110 mmHg). – Punções não compressíveis. – Hipertensão arterial crônica importante e não controlada. – Ulcera péptica ativa. – Exposição prévia à estreptoquinase (mais de 5 dias) ou reação alérgica prévia.

VASOPRESSINA

- **Nome comercial**: Encrise®.
- **Indicação**: vasopressor.
- **Apresentação**: ampolas 20 UI/ml (1 ml).
- **Diluentes**: soro glicosado a 5%, cloreto de sódio a 0,9%, Ringer.
- **Recomendações**: bomba de infusão em acesso central.
- **Posologia**: usual → 0,01 a 0,04 UI/min.
- **Diluição**:
  - Solução-padrão
    - ◊ Vasopressina 20 UI/ml---1 ampola (1 ml)
    - ◊ Soro glicosado a 5%------------------200 ml
  - **Concentração da solução**: 0,1 UI/ml

LEVOSIMENDANA

- **Nome comercial**: Simdax®.
- **Indicação**: inotrópico positivo (aumento da sensibilidade miocárdica ao cálcio).
- **Apresentação**: ampolas de 2,5 mg/ml (5 ml).
- **Diluentes**: soro glicosado a 5%.
- **Recomendações**: bomba de infusão em acesso periférico ou central.
- **Posologia**:
  - ◊ Ataque → 12 a 24 µg/kg/min durante 10 minutos;
  - ◊ Manutenção → 0,1 µg/kg/min. Após 30 a 60 minutos, avaliar resposta. Se necessário, aumentar infusão para 0,2 µg/kg/min.
- **Duração**: infusão durante 24 horas (insuficiência cardíaca descompensada)
- **Diluição**:
  - Solução-padrão
    - ◊ Levosimedan 2,5 mg/ml------1 ampola (5 ml)
    - ◊ Soro glicosado a 5%-----------------495 ml

    } Conforme tabela abaixo
  - **Concentração da solução**: 0,025 UI/ml

Tabela de infusão contínua de levosimendana			
Dose (µg/kg/min)		0,01 µg	0,02 µg
Peso	50 kg	12 ml/h	24 ml/h
	60 kg	14,4 ml/h	28,8 ml/h
	70 kg	16,8 ml/h	33,6 ml/h
	80 kg	19,2 ml/h	38,4 ml/h
	90 kg	21,6 ml/h	43,2 ml/h

MILRINONA

- **Nome comercial**: Primacor®.
- **Indicação**: inotrópico positivo e vasodilatador.
- **Apresentação**: ampolas de 1 mg/ml (20 ml).
- **Diluentes**: soro glicosado a 5% ou cloreto de sódio a 0,9%.
- **Recomendações**: bomba de infusão em acesso periférico ou central. Precipita com contato com furosemida.
- **Posologia**:
  - Ataque → 50 µg/kg lentamente durante 10 minutos (opcional);
  - Manutenção → 0,0375 a 0,75 µg/kg/min. Dose total em 24 horas não deve ultrapassar 1,13 mg/kg.
  - Ajuste para função renal:

Cl_{cr} 50 ml/min: 0,43 mcg/kg/min
Cl_{cr} 40 ml/min: 0,38 mcg/kg/min
Cl_{cr} 30 ml/min: 0,33 mcg/kg/min
Cl_{cr} 20 ml/min: 0,28 mcg/kg/min
Cl_{cr} 10 ml/min: 0,23 mcg/kg/min
Cl_{cr} 5 ml/min: 0,2 mcg/kg/min

- Diluição:
  - Solução-padrão
    - ◊ Milrinona 1 m/ml-----------1 ampola (10 ml)
    - ◊ Soro glicosado a 5%-----------------80 ml
  - **Concentração da solução**: 0,025 UI/ml

LIDOCAÍNA

- **Indicação**: antiarrítmico e anestésico.
- **Apresentação**: ampola de 20 m /ml.
- **Diluente**: soro glicosado a 5%.
- **Recomendações**: não necessita de proteção à luz. Infusão pode ser realizada em acesso periférico ou acesso central com bomba de infusão.
- **Posologia**:

  Ataque → 1 a 1,5 mg/kg (velocidade de infusão de 25 a 50 mg/min). Após 5 min, pode-se repetir o ataque de 0,5 a 1 mg/kg (dose máxima de 3 mg/kg). Para o volume do medicamento a ser administrado, utilizar a fórmula:
  - Volume de lidocaína a 2% (ataque) = peso ÷ 20 (p. ex.: 70 kg ÷ 20 = 3,5 ml).

  Manutenção: 0,02 a 0,05 mg/kg/min (velocidade de infusão de 1 a 4 mg/min).

DILUIÇÃO

- Solução-padrão – infusão contínua
  - ◊ Lidocaína a 2% sem vasoconstritor--25 ml
  - ◊ Soro glicosado a 5%-------------------225 ml

  Velocidade de infusão de 30 a 120 ml/h
- **Concentração da solução**: 2 mg/ml

- **Efeitos adversos**: toxicidade do sistema nervoso central (tontura, parestesia, confusão mental, estupor , tremor, inquietação, coma e convulsões), do sistema cardiovascular (bradicardia, hipotensão e aumento do limiar de desfibrilação).

Índice Remissivo

A

B

C

D

E

F

G

H

J

K

L

M

N

O

P

R

S

T

U

V

X